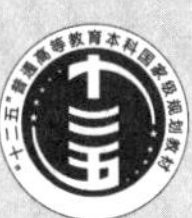

普通高等教育"十二五"国家级规划教材
全国高等医药院校教材

供基础、预防、临床、护理、药学、生殖、法医学等专业用

性医学

SEXUAL MEDICINE

主　　编　张　滨　陈　俊　陈　斌

副 主 编　蔡柳洪　罗　斌　李宏军
　　　　　过　斌　肖明朝

审　　校　马晓年　邸晓兰

编写秘书　肖恒军

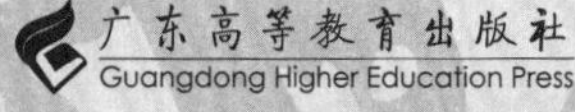

广东高等教育出版社
Guangdong Higher Education Press

·广州·

图书在版编目（CIP）数据

性医学/张滨，陈俊，陈斌主编. —广州：广东高等教育出版社，2015. 8
ISBN 978 -7 -5361 -5254 -0

Ⅰ. ①性… Ⅱ. ①张… ②陈… ③陈… Ⅲ. ①性医学 Ⅳ. ①R167

中国版本图书馆 CIP 数据核字（2014）第 268681 号

性医学
Xing Yixue

本书策划：刘宗贵
责任编辑：黄冬萍　李婷婷
责任校对：施　仁
封面设计：阿　丁
出版发行：广东高等教育出版社
地　　址：广州市天河区林和西横路/510500
电　　话：（020）87553335
印　　刷：珠海市鹏腾宇印务有限公司
开　　本：787 mm×1 092 mm　1/16
印　　张：29. 25
字　　数：694 千
版　　次：2015 年 8 月第 1 版
印　　次：2015 年 8 月第 1 次印刷
印　　数：1 ~3 000 册
定　　价：65. 00 元

参加编写人员

（以姓氏拼音为序）

蔡柳洪（中山大学）
陈　斌（上海交通大学）
陈　俊（中山大学，华南师范大学）
陈业辉（广州市第一人民医院）
邓大中（广东警官学院）
邸晓兰（北京回龙观医院）
甘照宇（中山大学）
过　斌（北京回龙观医院）
黄晨玲子（暨南大学）
江　沛（中山大学）
李宏军（中国协和医科大学）
梁　红（北京回龙观医院）
梁季鸿（广西医科大学）
梁蔚波（暨南大学）
林　芸（广东省人民医院）
刘华清（北京回龙观医院）
刘穗玲（中山大学）
龙　云（北京大学深圳医院）
娄文佳（中国协和医科大学）
陆　春（中山大学）
罗　斌（中山大学）
罗　新（暨南大学）
马　湉（山东大学）
马　琳（中山大学）
马保华（山东大学）
马晓年（清华大学）
牛亚娟（北京回龙观医院）
齐　涛（中山大学）
苏　宇（广州医科大学）
陶　欣（中山大学）
王　宁（北京回龙观医院）
王鸿祥（上海交通大学）
王云岭（山东大学）
夏婷婷（中山大学）
肖恒军（中山大学）
肖明朝（重庆医科大学）
臧志军（中山大学）
张　滨（中山大学）
张　炎（中山大学）
张二红（中山大学）
张建伟（山东中医药大学）
张晋碚（中山大学）
张亚男（中山大学）
张延丽（山西医科大学）
赵良运（昆明理工大学附属医院）
周少虎（广州中医药大学）
朱　辉（北京大学深圳医院）
朱　兰（中国协和医科大学）

内容简介

本书是教育部普通高等教育“十二五”国家级规划教材，也是“十一五”规划教材的修订版。内容包括：绪论、生殖系统的解剖及生理、脑的性功能、性心理及性行为、性的伦理道德、同性恋、性心理障碍、精神障碍与性功能障碍、生殖器官先天性疾病及损伤、性腺内分泌调节与性腺疾病、男性性功能异常、女性性功能障碍、躯体疾病与男性性功能障碍、躯体疾病与女性性功能障碍、外生殖器整形外科、认知疗法及行为疗法、性传播疾病、性法医学、计划生育与性、性医学教育、影响性功能药物共21章。从临床医学角度介绍常见性功能疾病的发生、临床表现、诊断以及治疗方法。该书编撰的指导思想强调三个方面，即性的生物学、心理学和社会学是性医学不可或缺的构成要素，性功能障碍诊疗中应重视男女性别因素的相互作用，以及性医学与其他相关学科间的交叉渗透。脑功能研究是现在以及将来医学研究重点，在《性医学》修订版中增加《脑的性功能》一章。根据国外性医学教育的经验，增加《性医学教育》一章，希望对在校学生和医护人员的继续医学教育有所帮助。本书为全国医学院校本科生教材，也可作为研究生及泌尿外科、男科、妇科、精神心理科、康复科、内分泌科、全科等各专科医师的参考用书。

前　言

性医学在我国学科分类标准中被列为临床医学二级学科（代码：320.51）。

为了适应国家的临床医学教育综合改革模式的需求，探索“性医学”的教学模式，提高教学质量，2012年由中山大学、上海交通大学、山西医科大学联合举办的“性医学课程建设研讨会”，就性与生殖健康教育现状、教材建设、教学内容与形式、效果评估、师资建设等进行广泛交流，并就课程建设、开展过程中遇到的难点与热点问题展开讨论，达成几点共识：在医科院校设置“性医学”课程非常必要；需要有统一的教学大纲；加强教材建设和师资培训；重视教学效果的评估以及教育交流平台的建设。会议上正式启动了教育部普通高等教育“十二五”国家级规划教材《性医学》的编写，确定了编写的基本原则和要求。目标是培养医学生性医学的基础理论、基本知识和基本技能，为以后的临床工作和继续深造打下一个良好的基础。同时注重教材的思想性、科学性、先进性、启发性和实用性。

性医学是一门以两性关系为轴心的临床医学。与其他学科不同，性医学将夫妻看成为一个整体，注重教育和预防，在疾病的诊断中注重精神心理因素，在治疗中加强认知行为的辅导。近40年来，伴随现代化的迅速发展、人们生活观念和生活方式的急剧改变，各种婚姻问题及矛盾、性传播疾病包括艾滋病的蔓延，使男、女性功能与生育能力受到前所未有的威胁，青少年以及老年人的两性问题所带来的社会影响等问题也亟待解决，这些问题的存在对性医学的发展提出迫切的要求。同时，近年来性医学的研究同其他领域的研究一样已经取得了飞速的进展，这使我们更加深入地认识了性反应的解剖和生理、神经递质和性药理学的作用以及大脑在性唤起中的运行机制；对于男、女性功能障碍，性心理障碍的定义和诊断虽然存在争议，但逐渐趋于共识；治疗也从单一的性行为治疗模式，走向了药物、外科手术、性行为训练、心理辅导等有机结合在一起的综合治疗。基因治疗、干细胞治疗和组织工程技术在这个领域的临床前研究也逐渐看到了前景。但是未知的领域更多，需要进一步深入探索。因此性医学的普及和再教育显得更加迫切和重要。

在广泛征求和搜集兄弟院校“性医学”课程建设经验基础上，结合近年来国内外性医学基础理论和临床诊疗的新进展，编委会对全书每一章节的内容进行了仔细地筛选。最后确定全书共21章。重点介绍性医学发展简史、生殖器官发育及生理、脑的性功能、性心理及性行为、性的道德伦理、同性恋、性心理障碍、精神障碍与性功能障碍、生殖器官先天性疾病及损伤、性腺内分泌调节与性腺疾病、性功能障碍、躯体疾病与性功能障碍、外生殖器整形外科、认知疗法及行为疗法、性传播疾病、性法医学、计划生育与性、性医学教育等内容。

教材编写得到中山大学教务处、广东高等教育出版社领导的大力支持，各兄弟院校专家提出了宝贵意见，山西医科大学徐计秀教授，深圳市妇女儿童心理健康服务中心周旭硕士，中山大学附属第三医院胡志明硕士、黄展森硕士、蒋满波硕士以及该科室的全体同仁给予了热情的帮助，使《性医学》能够如期出版，在此表示诚挚的感谢！

“性医学”是一门新兴的交叉学科，在编写过程中编者们投入较多精力检索了大量国内外文献，在此基础上汇编成章，但是由于各位编者的专业各有侧重，加之水平和时间有限，书中错误、疏漏之处在所难免。我们恳请广大师生不吝赐教，惠予指正，为该书提供宝贵的意见。

编　者

2014年10月28日

目 录

第一章 绪 论

第一节 人类的性

一、人类性的进化

（一）生物学进化对人类性特征的影响

人类性特征（human sexual traits）伴随着人类的进化过程不断进化。400 万至600万年前，人类从灵长类动物（primate）开始分化出来。50 万至 200 万年前，逐渐进化为直立人（homo erectus）。人类在从树栖灵长类离开森林走向地面，又从半直立演化到完全直立人的过程中，躯体结构逐步适应了直立行走。同时女性阴道开口朝前的进化改变了人类的性交姿势（sexual posture），即从“后入位”演变为今天面对面的“前入位”性交方式。面对面性交方式的意义：①面对面性交提高双方性刺激强度，使双方性交获得更满意的效果。性交的双方可以在性交过程中互相观察对方丰富的面部表情。双方运用表情、神态、举止以及语言进行心理和情感的交流。一方的性兴奋容易反馈和诱发对方兴奋。②体表肌肤的正面摩擦使对性敏感区刺激范围扩大，如扩大到口唇区、乳房、生殖器、大腿内侧等部位。③面对面性交方式使双手得到更多的自由，有利于性前戏的抚摸，加速性兴奋的进程。另外在违背意愿的性暴力中，受害人可用双手抵抗对方以增加性交难度。

只要有利于夫妻双方身心健康的性行为方式都是正常的。诚然，人类性交方式并非唯一也非一成不变。马晓年指出，在性活动中所采取的性交姿势或称性交体位，对性反应的性质和强度有很大的影响。事实上并不存在一种能够适合于所有配偶的性交体位模式。当男女双方的体格、性功能、性器官大小的差异等问题造成性交过程不满意时，必须采用不同性交体位来补救并找出最容易达到性高潮（sexual orgasm）的性交体位。不同性交体位的尝试有助于提高性生活质量，人们可以在实践中找到更理想、更适合于自己身体条件和性满足感的性交体位。配偶之间如果忽视了最适宜的性交体位，常常会造成性生活的不和谐或性功能障碍。

人类的另一个性特征是发情期消失，性行为从生殖程序中独立出来。几乎所有兽类都是为了更好地繁衍后代，季节性地短时期发情交配。而人类（部分黑猩猩的性交习性与人类相似）选择性交的时机与女性排卵并没有必然联系，也就是人类性交行为与生殖没有绝对的对应关系。

而从生物学角度来说，性交与繁殖的关系非常密切。由于不是每次性交都能导致女性怀孕，而且手淫这种同样满足排泄欲的性行为也不是以生育为目的，因此人类祖先并不懂得性交在生育中的作用。有人指出人类性行为的原动力是为了达到一种心身愉悦的境地，弗洛伊德称这种原动力为性欲（libido，力比多），它是一种本能（instinct）。与动物不同的是人类可以事先安排和策划性活动或借助外部力量来达到这种目的。事实上人类性行为的动力及方式除了受生物学因素影响之外，还受到心理活动及社会因素等诸多因素的影响。

因此，人类发情期的消失使人类性行为有了更多的选择。据研究，母系社会时期女性对性交的接受能力很强，交配时间长，常处于性活跃状态。这种性欲高涨的生理特征，可能有利于吸引更多的男性来关心家庭成员、建立稳定的家庭关系，因此在母系社会形成过程中起着重要的作用。

（二）人类婚姻关系是社会发展的结果

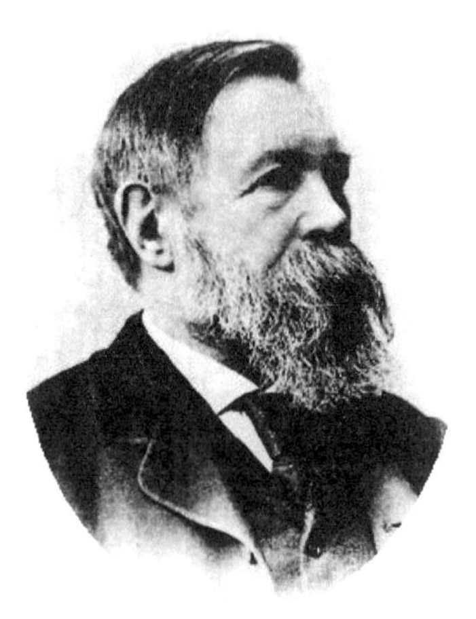

图 1－1 弗里德里希·恩格斯

弗里德里希·恩格斯（Friedrich Engels，1820—1895）（如图 1－1 所示）认为，婚姻是一定社会制度下男女两性结合而产生的一种社会关系（social relationship）。它的性质、特点和发展受到一定自然规律的影响，但主要取决于生产关系。在原始社会的群婚（group marriage）时期没有婚姻家庭形态存在。那时候的群婚杂交说不上什么隐蔽性、羞耻感，也不存在任何排他性，性交只是一种简单的性欲发泄。最早的婚姻家庭形态是“血族群婚制（bloodline group marriage）”。这种婚姻关系允许同辈间发生性关系，即由嫡系的和旁系的兄弟与姐妹之间集体相互婚配。随后婚姻制度发展为“对偶婚姻制（dual marriage）”，即一个男（女）性与一群姐妹（兄弟）保持婚姻关系。“对偶婚姻制”是“一夫一妻制（monogamy）”的过渡形式。恩格斯在评价人类从群婚状态发展到“对偶婚姻制度”的变化时指出：毋庸置疑，凡血亲婚配因这一进步而受到限制的部落，其发展一定要比那些依然把兄妹之间的结婚当作惯例和义务的部落更加迅速，更加完全。这一进步的影响有多么强大，可以由氏族的建立来证明；氏族就是由这一进步直接引起的……并且在希腊和罗马我们还由氏族直接进入了文明时代。

很早以前，人类就从无数事实中逐渐感悟到血缘关系密切的男女结婚后生育能力往往较低，婴儿的死亡率较高，后代畸形率较高，因此，乱伦禁忌（incest taboo）逐渐形成。在古代犹太教中那些违背传统性行为准则的人所遭受的处置是极为惨烈的，因此一个人即使面临死亡也不敢轻易乱伦。古人视同姓为同宗。周代起就有同姓不通婚的严格规定，如“娶妻不娶同姓，故买妾不知其姓则卜之”，“男女同姓，其生不蕃”等。虽然我国人民很早以前就认识到血亲通婚将带来人种衰退的道理，但并未意识到异姓延伸的旁系血亲婚姻所带来的危害，因此“亲上加亲”的姑表、舅表、姨表联姻备受礼赞。表亲结婚在我国相当长的历史时期中是常见事实，这源于人们对遗传疾病知识缺乏了解。我国2001年修改的《中华人民共和国婚姻法》第七条规定：直系血亲（lineal consanguinity）和三代以内的旁系血亲（collateral consanguinity）禁止结婚。三代之内血亲关系是指自己与父母、祖父母、外祖父母，或自己与子女和孙子女等；三代以内旁系血亲包括：从祖父母、外祖父母同源而出生的男女，如自己的叔、伯、姑母、舅、姨等，以及自己的兄弟姐妹、堂兄弟姐妹、舅表兄弟姐妹、姨表兄弟姐妹、姑表兄弟姐妹、同父异母兄弟姐妹和同母异父兄弟姐妹。目前，我国关于婚姻关系的法律规定和道德观念两者之间确实存在某些脱节。有合法而不合理的，如岳母与女婿、公公与媳妇、继父母与继子女的婚姻；有合理而不合法的，如表亲结婚。

二、人类性的三种属性

（一）性的生物属性

1. 性的生物学基础

人类通过有性生殖（amphigenesis）繁衍后代。有性生殖所继承雄雌亲代各一半遗传物质的后代比无性生殖（agameon）产生的后代更能适应多变的生活环境，并且产生出无数复杂的与性相关的问题，如性别差异、求偶、性竞争、性爱等。当人类胚胎发育到2个月大的时候就能辨别出男女性别，具备XY性染色体的男性胎儿睾丸产生雄激素，具备XX性染色体的女性胎儿卵巢产生雌激素，分别促进男女生殖系统的分化发育。性激素的分泌是产生性欲（sexuality，libido sexualis）和维持性欲的先决条件。产生性欲所必须具备的完整生物学基础除了性激素之外，还必须有性的神经传感系统，如男女的性敏感区、性传导神经、脊髓低位性兴奋中枢和大脑皮质。但是一些脊髓完全截瘫的患者依然保持性欲，表现在接受视听性刺激（audio-visual sexual stimulation，AVSS）时出现性兴奋现象。

2. 男女两性的生物学差异

男女两性生物学上的差异决定于两者性染色体的不同。被称为第一性征（primary sex characteristics）的生殖器是两性差异的根本特征。经过青春期发育阶段，青少年男女在身材、体态、相貌、声音等方面表现出明显的差异。第一性征以外的男女所特有的身体差异称为第二性征（secondary sex changes）。性功能发育成熟后，两性均能按照自身生理规律表现出各种性特征及性行为。男性的生殖器以阴茎为代表，在性交中有插入之用；女性的性交器官是阴道，在性交中起到接纳承受作用。这种解剖的差异正好与男女两性的性行为、性心理、生殖特征相匹配。性交过程中男性往往表现主动，而女性则表现被动。男女性差异表现在由于女性妊娠期与月经期，女性一生中性交机会可能少于男性，而男性一生中究竟能有多少次性交活动是一个令男性着迷的话题。

外来的性刺激及内在的性幻想产生的性兴奋使男女身体出现不同的反应，如脸红、心跳、冒汗、吞咽动作等。男性阴茎充血勃起、前列腺及尿道腺体的迅速分泌导致盆腔组织、器官处于高压状态，形成一种持续的性胀满快感。性兴奋度越高，盆腔器官压力越大，性快感越明显。随着射精的开始，盆腔器官压力迅速下降，同时产生一种如释重负的欣快感。在女性外生殖器的相应区域，同样存在着勃起组织。性兴奋时勃起组织充血，并呈现勃起反应。

（二）性的心理属性

1. 性别（sex）

性别有生物学上的性别和心理学上的性别。生物学的性别以性染色体为判定依据，心理学的性别在于性的自我意识和社会认同。儿童从开始懂事起就通过别人对自己的称谓、态度、穿着、行为制约等方面，逐渐确立自己的性别意识。如在家里男孩被要求向父亲学习，而女孩则被要求向母亲学习。除了性别的自我意识和家庭的性别对待差异之外，社会上对什么样才算是男性或女性也有不成文的规矩，男性被认为做事果断，有才干，自主性、攻击性、逻辑性和冒险性都较强；而女性则做事优柔寡断、性情温柔、健谈、富于同情心。

2. 性欲（sexuality，libido sexualis）

性欲是两性相交的先决条件，指两性之间产生性交的欲望。性欲是一种能力，也是一种表现。性欲的能力是指一个人是否具有产生性欲的生物学基础，包括性激素、身体结构、身体状态等。性欲表现就是性兴奋。性兴奋强弱受到环境、对象、情绪的影响。对于有判断能力的人可以通过意识调整来对性欲进行强化或抑制。心理学家埃利斯认为性欲包括两部分，即性胀满欲和性消胀欲。他指出："性胀满（性兴奋的形成）和性消胀（性高潮后性兴奋的解除）不是两个截然不同的过程，而是同一过程的两个阶段。"弗洛伊德在《性欲三论》一书中指出："儿童降生到这个世界上来的时候就带着性活动的种子，在他们开始摄取营养时就已经享受到性满足了。"性欲就其兴奋程度而言，男性一般都比女性表现得更为强烈；而就其冲动方式而言，男性表现主动，女性表现被动。

3. 性幻想（sexual fantasy）

性幻想亦称性想象（sexual imagination），性幻想是与性有关的虚构想象，即在清醒状态下宣泄性能量的性情景臆想。男女手淫时幻想虚拟的性对象，通常是最可以勾动情欲的人，或是自己认为最有魅力的人。有些人即使有性伙伴在场也可能采用这种方法来提高性欲，加速性反应进程。每个正常人都可能存在性幻想。有意识、有节制的调控性幻想并非病态；婚前男女有适当的性幻想是正常的；婚后男女存在性幻想也并不代表不道德。美国精神病学教授贺兰特·凯查杜里安（Katchadourian Herant A）在《人类性学基础》一书中分析说："那些在这种情况下能有效地使用幻想的人，会安全的将幻想的性欲增加功能和它完成希望的成分相分离。并且，幻想越离奇，也就越无害。想象和一个不存在的或不可能得到的人物（如一个电影明星）做爱所对于性伙伴的威胁，比以隔壁邻居作为幻想人物所产生的威胁要小得多。"

4. 性行为（sexual behavior）

性行为是指在性欲的驱使下，以获取性快感为目的所表现出来的，可以观察的动作及反应。最典型的性行为是两性的性交。性行为有如下分类：

（1）按照性行为的对象分类：①以人为对象的性行为；②以动物为对象的性行为；③以物体为对象的性行为，如男用或者女用的性用具；④手淫性行为；⑤虚拟性行为，如网络性行为、梦交、意淫等。

（2）按照性行为方式分类：①阴茎对阴道的性行为方式；②阴茎对肛门的性行为方式；③生殖器（阴茎或阴道）对口腔的性行为方式；④口对口的接吻的性行为方式，但是并非所有接吻都属于性行为，在不同民族、不同的接吻对象、不同的接吻部位所代表的意义不同；⑤身体其他部位接触的性行为方式。

(3) 按照法律、社会规范分类：①符合社会道德、法律允许的性行为，如符合夫妻双方意愿的性生活；②不符合社会道德、违法的性行为，如婚外性行为、强奸等。

(三) 性的社会属性

个人性行为不是隔绝于社会的单纯生物学表现。它同时具有明显的社会属性，受社会伦理道德所规范，受社会法规所制约。而无数有序的两性性行为模式则构成社会的人文内涵，并且促进社会文明发展。在公众场所表现的一切与性有关的言行都不属个人问题。在不同的时代和不同的文化背景下性的道德伦理有不同的规范。个人为了得到特定社会的接纳，就必须遵守道德规范。"性角色（sex role）"这个术语突出男女之间的生物学差异，而"性别角色（gender role）"这个术语，比较强调男女之间的社会属性差异。

性行为过度或性行为缺失均会带来不良的社会问题。性行为过度造成的社会问题指某类性行为对社会造成负面影响，如强奸、嫖娼、卖淫等犯罪行为；性行为缺失的社会问题指由于成年人长期缺乏性生活所造成个人心理和行为失常，当这种情况普遍存在时就可能成为一种社会问题，如外来工或老年人长期缺乏夫妻性爱。

社会对个人的性行为干涉，除了个人性行为往往必须得到家庭、社会以及性对象的允许之外，还包括国家对男女适婚年龄的限制，以及通过行政手段进行计划生育以达到控制人口数量，提高人口素质，促进社会发展的目的。这虽然违背某些个人意愿，却在一定的时期内有利于社会的发展。

人类性行为、性关系、性观念等势必对社会发展产生重大影响。古往今来，各个国家、民族都非常重视有关性的法律制度建设。性法制所涉及的内容因时代、国家、民族、政治、经济、文化和地理等因素的不同而各异。

三、性崇拜及性医学萌芽

(一) 性崇拜

人类进化的历程就是生存和繁衍的过程。由于远古时代的生存环境非常恶劣，导致古人类生殖能力非常低，婴儿死亡率也相当高。因此一个人有多个性伴侣或者经常变换性伴侣的群婚生活方式被认为是适合当时的生存条件，有利于增加繁衍机会。身体强壮、勇敢的男人可以优先选择心仪的配偶，或者得到更多的配偶。由于不理解性行为与生殖现象的关系，古人类对生殖器、性交、生殖感到神秘，产生了生殖器崇拜、性交崇拜和生殖崇拜。

(二) 性医学萌芽

古人类为了在恶劣的环境中生存，就必须不断地调整自己的生活方式，学会保护自己。从原始社会开始，人们就通过长期的生活和劳动实践，观察、体验并创造了各种保健治病方法。他们在实践中逐步认识到某些药用植物、动物和矿物的性能，通过总结获得原始的医疗经验。

巫术（magic）和巫医（witch doctor）的出现是人类社会发展的必然产物，是医学体系形成过程的必然阶段。由于历史条件的限制，古人类还无法对一些生理病理现象和自然界中形形色色的现象做出合理的解释。他们幻想有一种超越自然、凌驾于自然之上的超自然力量即神灵存在，在这种社会背景下人类历史上出现了巫术。

进入新石器时代以后，伴随着原始的农业、手工业、畜牧业的出现和发展，巫术发展到一个新的阶段。在漫长的生活实践中，人类开始掌握一些自然科学知识，并在日常生活中应用。巫师中的一部分人吸取和总结某些医药经验并加以施用，出现了医巫相混的情景。

随着医疗技术的不断发展，医学逐渐从巫术中脱离出来，走上独立发展的道路。性医学的发展和其他门类的医学一样经历了漫长而又曲折的过程。人类为了生存和繁衍后代，在与疾病的长期斗争中不断学习如何保护自己、消除病痛，并将心得体会积累起来，传递给后代。世界各国沉淀下来的丰厚灿烂性保健文化促进了性医学萌芽，如中医文化认为大多数雄性外生殖器和男人外生殖器是同类物，食之有“以形补形”的作用。人类尝试干预生育的做法已经有数千年历史。17 世纪英王查理二世的御医 Condom 医师发明了男用保险套。古埃及人在很早以前就有了关于性保健的记载，如禁止女性在经期性交和手淫，规定男孩到 14 岁时必须施行包皮手术等。古希腊人认为选择季节生育有利于孩子健康是科学的。时至今日，古代性文化中的精华内容对人们依然有着相当大的裨益。

第二节　西方现代性医学发展简史

现代性医学的起源地在欧洲。从 19 世纪开始，欧洲涌现出一大批优秀的性学（性科学，sexology）先驱。他们的杰出贡献推动了性学包括性医学在内的发展。这些性学先驱们包括精神病学家、妇产科学家、心理学家、生理学家和教育学家等。性心理学和性医学被认为是性学的基础和核心。

一、性学的创立与心理学研究

西方的一些医生，特别是精神病医生、皮肤病医生，首先将科学研究的方法应用到性的有关问题上。从 19 世纪末到 20 世纪初，许多重要的性研究著作相继问世，为现代性学的构建打下良好的基础，当时性学领域中的部分研究内容已经达到相当成熟的程度。

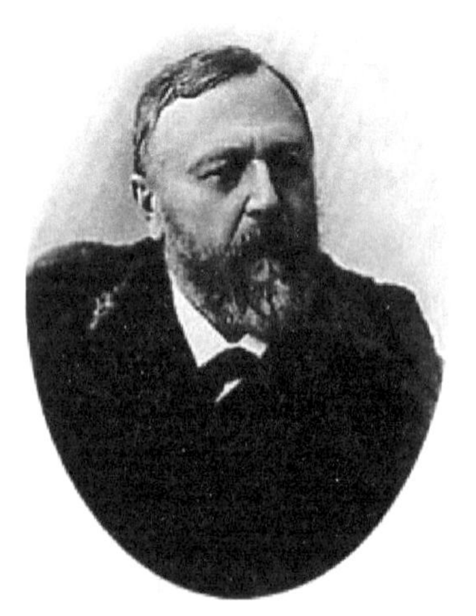

图 1－2　理查德·冯·克拉夫特－埃宾

理查德·冯·克拉夫特－埃宾（Richard Von Krafft-Ebing，1840—1902）（如图 1－2 所示）是一名德国精神病医生。1886 年克拉夫特－埃宾的划时代著作《性心理病》（*Psychopathia Sexualis*）问世，代表着近代性医学对性行为异常、继而对正常性行为研究的开始。这本书被认为是现代性学和性医学的奠基之作。这本书问世后大受欢迎，广为流传，在作者逝世之前便已增订出版到第 12 版。克拉夫特－埃宾在《性心理病》一书中概括了早期医学尤其是精神病学对性的研究。第一次把性的疾患独立出来讨论。由于当时的性生理学和性医学还没有巨大突破，社会上急需解决种种性心理现象是否属于道德败坏抑或犯罪问题，因此性学研究主要集中于性心理方面，尤其是变态性心理和心理病理学。伊万·布洛赫（Iwan Bloch）把他看作是“现代性病理学的真正奠基者”。克拉夫特－埃宾提出了“变态”这个概念，后人将这概念应用于性医学。在后人看来，克拉夫特－埃宾的某些理论基础是错的，但是由于他首次把性的研究纳入医学领域而备受后人尊重。

西格蒙德·弗洛伊德（Sigmund Freud，1856—1939）（如图1－3所示）是奥地利精神病医生、心理学家，精神分析学派的创始人。弗洛伊德提出了著名的幼儿性欲理论、性本能学说和人格结构论等。他在实践中首创了精神分析疗法。精神分析学说讨论最多的是性本能，但是受到指责最多的也是有关性本能的内容。弗洛伊德精神分析疗法的理论核心是泛性论，他认为以性本能为核心的本能冲动一直受到“超自我”原则的压制。它们总想冲破种种压制去实现满足，其主要方法就是通过各种玄妙的潜意识过程（如人的做梦、精神失常、性错乱等），变相地向外宣泄（catharsis）。但是，泛性论缺乏充分的科学和实践依据。他的性心理学理论冲击了传统的、陈旧的性观念，促成人们对性采取更为开明的态度，对“反常性行为”采取更为宽容的态度，不再把性问题视为神秘、见不得人的事，有力地推动和促进了性学的飞速发展。弗洛伊德的论著颇丰，如《精神分析导论》《梦的释义》《两性社会关系》等著作均具代表性。特别是在《爱情心理学》一书中，他汇集了有关性学的论述，1905年发表的《性欲三论》则是他自认为自己所有著作中最有生命力的。他在书中大胆地提出恋父恋母情结、诱惑论、阉割焦虑、两性同体、升华作用、压抑感等理论。虽然弗洛伊德的一些理论和观察结果不乏质疑之声，但他依然是一位国际上公认的心理学权威。

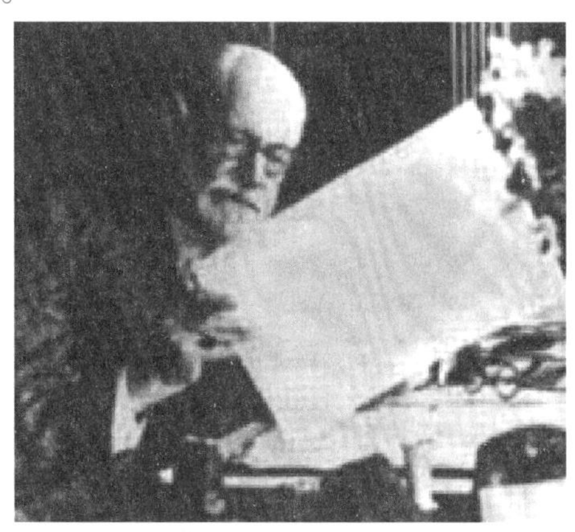

图1－3 西格蒙德·弗洛伊德

亨利·哈夫洛克·埃利斯（Henry Havelock Ellis，1859—1939）（如图1－4所示）是英国著名性心理学家，也是一位很有影响力的科学家、思想家、作家和文学评论家，当时被誉为“最文明的英国人”。他始终反对宗教、道德和习俗三位一体对于妇女的压迫和禁锢，深切同情妇女对权利和自由的要求。他认为正是当时所谓的文明阻碍了正常的性表达和性活动。他还指出性兴奋是一个极其自然的过程，也是机体本身固有的功能。他的第一部著作《性反常：相反的性感受》在英国遇到了检查制度方面的问题。后来将该书翻译成德文后才在德国出版（1896），并在德国产生重要影响。1896—1928年，埃利斯根据个案分析写出七册的《性心理研究录》，对人类性行为做了客观和系统的介绍，成为性心理学的创始者之一。他的工作成果在英语国家流传很广，对人们的性观念产生了重大影响。他对性心理学的研究为性教育奠定了科学基础。

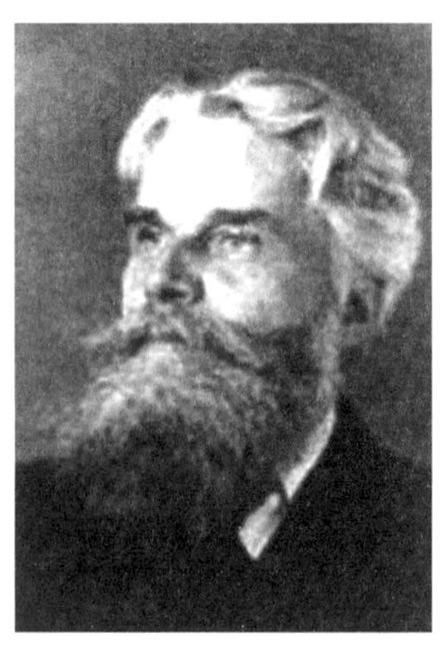

图1-4 亨利·哈夫洛克·埃利斯

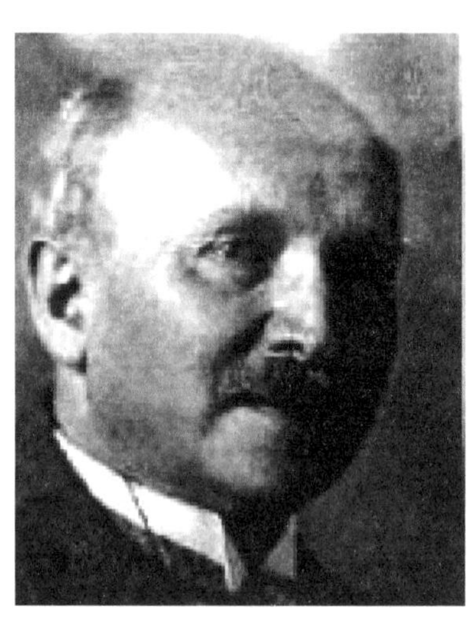

图1-5 阿尔伯特·摩尔

阿尔伯特·摩尔（Albert Moll，1862—1939）（如图1-5所示），是德国柏林的神经精神病医生。他的三部早期重要的性学著作是：1891年出版的《相反的性感受（同性性行为）》，1897年著书《性欲调查》，1909年发表第一本有关儿童性生活的书《儿童的性生活》。《性欲调查》讨论了性欲的本质，该书对弗洛伊德有重要影响；《儿童的性生活》首次阐述了幼儿性欲的概念，该书对弗洛伊德可能产生一定的影响。1913年他领头成立了"实验心理学学会"和"国际性学研究会"，并于1926年10月10日在柏林议会大会议厅组织召开了第一次"纯科学的"国际性学研究大会。

马格努斯·赫希菲尔德（Magnus Hirschfeld，1868—1935）（如图1-6所示）是德国医学家，早期性学界最有影响的人物之一。他最大的兴趣是研究同性恋，早在1896年他就用笔名写了《怎样解释男人或女人爱同性的人》一书。1914年著《同性恋》，认为同性恋是一种自然变异。1919年，他在柏林成立了世界上第一个性学研究所，下设性生物学、性医学、性社会学和性人类文化学4个研究室。该研究所有3项特别引人注目的服务项目：①婚前咨询中心（在德国是首家）；②每周举行一次的公共学术交流和讨论；③医学—法律服务，提供专家证明，特别是犯罪案例。在成立一年之内，他们的免费咨询服务便积累了近2万份病例。1908年，他主编出版了世界上第一种性学杂志，独立发行了1年共12期，以后与其他杂志合并出版发行。1921年他组织了人类历史上第一次国际性的性学会议"在性学基础上的性改革国际大会"，大会上宣读了38篇论文，包括性内分泌学、性和法律、生育控制和性教育4个方面。随后，他又组织了4次这样的会议。1928年他和别人合作组织了"性改革世界同盟"，在哥本哈根召开的首届会议上他当选为主席（第二、第三届主席为埃利斯和福勒尔）。1928年他出版了涉及整个性学领域的《性学》5卷本。

伊万·布洛赫（Iwan Bloch，1872—1922）（如图1-7所示）是德国皮肤病医生。他于1906年创立德文词汇"性的科学"（sexualwissenschaft）这个学术用语，确立性学研究方法论这门新学问。布洛赫被誉为"性学之父"，成为现代性学奠基人之一。布洛赫于1907年著《我们时代的性生活》，1912年他开始主编《性学手册大全》，实际上只出版了3卷：《妓女》（2卷，布洛赫，1912、1915）；《同性恋》（赫希菲尔德，1914）。他和赫希菲尔德、摩尔等人共同提出性变态不是罪恶，而是心理疾病，甚至只是一种变异。他们一起为性教育、性改革而斗争。由于他们的努力，性学研究在世纪转折之际建立起来了。

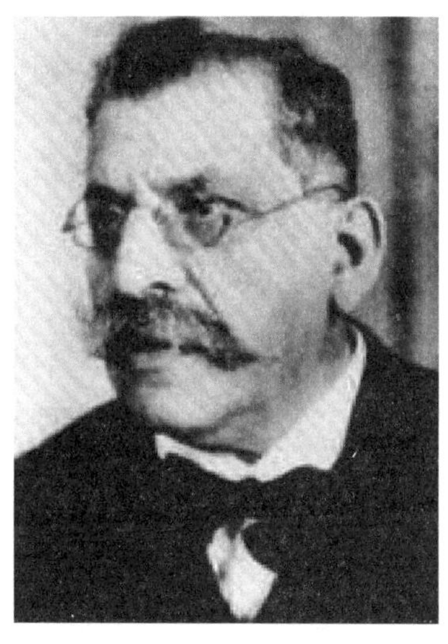

图1－6　马格努斯·赫希菲尔德

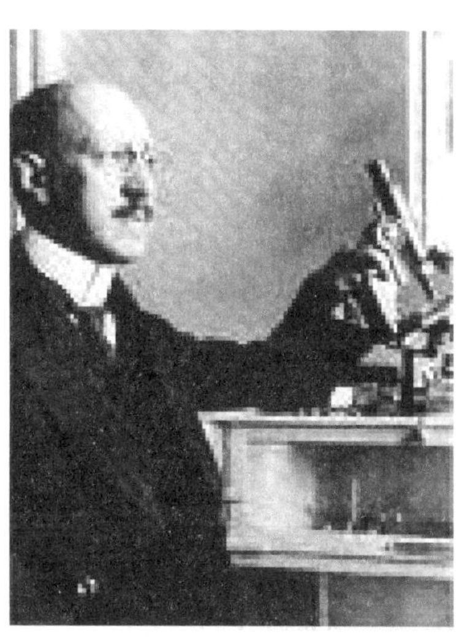

图1－7　伊万·布洛赫

二、性学的行为学及实验研究

尽管人类探索性学的历程非常坎坷，但是科学家们对性的研究一刻也没有停止。第二次世界大战前，一些性行为调查研究、性反应的实验室研究已经开始，其中最著名的性学家是华生和金西。

约翰·布鲁德斯·华生（John Broadus Watson，1878—1958）（如图1－8所示）是美国行为主义心理学家。他早期研究动物心理学和儿童心理学，建立了最早的动物心理实验室。1913年他发表了《行为主义者心目中的心理学》一文，正式宣告行为主义心理学的诞生。1914年他出版第一本系统阐述行为主义的专著《行为：比较心理学导言》，主张心理学是研究动物和人类行为的自然科学，应以“刺激—反应”公式作为行为的解释原则。两年后，38岁的华生被选为美国心理学会主席。1919年他出版了第二本专著《从一个行为主义者的观点看心理学》。1925年他在《行为主义》一书中指出人和动物之间没有本质区别，宣称“刺激—反应”这一公式是从生物界直到人类社会的普遍适用的法则。他强调环境对人的行为的作用，认为人的行为依存于客观环境，仅接受外界的刺激并做出反应。他和女秘书合作进行人类性行为方面的研究工作未能得到他妻子和世人的理解。最后他妻子不择手段地破坏了他的实验室和资料，随

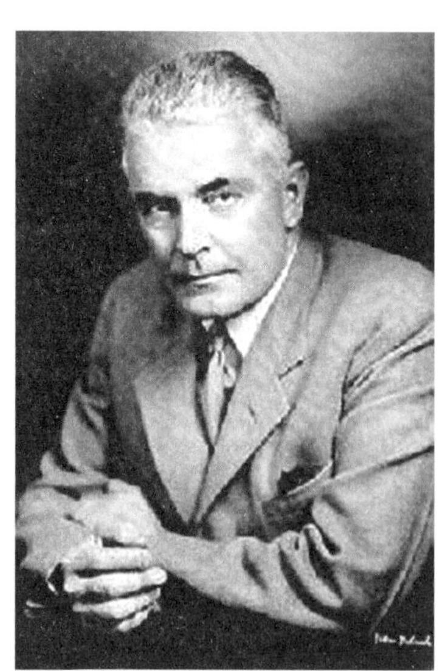

图1－8　约翰·布鲁德斯·华生

之与他离婚。他本人也被法院判为“行为很坏的专家”。研究资料被洗劫一空，研究结果因未能发表而不为世人所知。

阿尔弗雷德·C. 金西（Alfred C. Kinsey，1894—1956）（如图1－9所示）是美国印第安纳大学的动物学教授。在从事25年昆虫研究之后，他于1937年被印第安纳大学邀请讲授性教育和婚姻课程，从此转到对人类性行为的研究。他组织一批社会科学家一同设计了一套特殊的面对面调查和记录男女性行为的方法，取代了过去的门诊积累和实验室观察方法。他们研究了美国17 000多例不同肤色、不同年龄、不同教育程度、不同职业、不同地区男女性生活的各个方面。调查问题多达350个，521项。1948年和1953年他和同行发表了两大册共803页的专著《人类男性性行为》和《人类女性性行为》。他的调查报告表明“美国白人中有37%的男子和13%的女子在青春期以后有过能达到性高潮的同性性行为”；“92%的男子和62%的女子有过手淫”；“大多数男子和半数的女子承认有过婚前性行为”；“半数已婚男子和1/4已婚女子至少有过一次婚外性行为”；“半数以上的人有过口—生殖器性交”。他的报告极大地影响了人们的性观念。他崇尚性行为，认为性行为本身是一件好事。他指出“从生物学观点出发，我认为人们为发泄情感而采取的任何方式都是自然的”。他认为“性行为本身是应该受到尊重的”；“性行为的方式因社会地位、教育程度的不同而有显著差别。如受过高等教育的人中有90%以上的人有过口—生殖器性交，而在文化程度很低的人群中却只有20%”。金西工作报告的发表极大地推动了性知识的普及，使性教育成为一项群众运动，开阔了人们久已闭塞的眼界。金西的调查对象主要集中在城市的中、上层社会，忽略了对农村人口和黑人的调查，从而使调查研究结果存在缺陷。但是他的调查报告依然是人类性行为研究的不朽巨作。

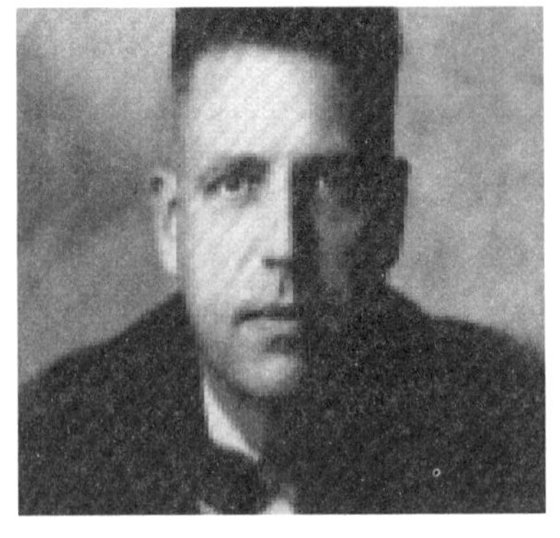
图1－9　阿尔弗雷德·C. 金西

三、性学的治疗学应用

威廉·H. 马斯特斯（William H. Masters，1915—2001）和维吉尼亚·E. 约翰逊（Virginia E. Johnson，1925—2013）（如图1－10所示）夫妇是美国乃至世界著名的性学家。他们继承了华生所开创的性实验室研究的事业，在人类性反应实验中取得巨大的成功。他们在实验室用摄影和记录装置记录手淫、性交、性高潮等活动中阴茎周长变化；采用内置照相机的透明塑料阴茎模拟物来观察阴道壁的各种变化；记录心率、呼吸、血压、肌肉收缩等基本生理变化。1966年出版的《人类性反应》一书，以性实验室研究的成果轰动世界（该书于1989年由马晓年等人翻译并在北京出版）。这本书详细总结了他们在十几年里研究过的1万多个性反应周期的资料，提出人类性反应的四阶段划分法，从而使全世界对性反应的描述有了共同语言。他们所做的工作纠正了广为流传的“手淫有害论”的错误；纠正了弗洛伊德关于妇女反应高潮分为“阴蒂高潮”和“阴道高潮”两种类型并极力贬低“阴蒂高潮”的错误认识；延长了人们认可的性生活年龄，即衰老

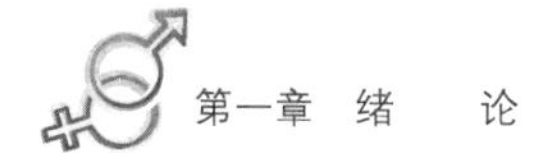

并不意味着性欲的必然减退和性高潮能力的必然丧失；首次提出男子在高潮射精后具有性不应期和女子具有多次性高潮的能力；观察到哺乳可以引起妇女的性反应，实行母乳喂养的妇女的性欲和体力的恢复比不哺乳的母亲更快；提出性功能障碍的治疗需要夫妻双方的共同参与等。1959 年始，他们开始研究和治疗人类性功能障碍。经过多年的努力，他们创立了性感集中训练等一整套性行为疗法，并总结于《人类性功能障碍》（1970）一书中，使众多患者摆脱了性的烦恼。以后他们又出版了有关同性恋治疗中的伦理问题等一系列著作，为性学研究做出了重大贡献。

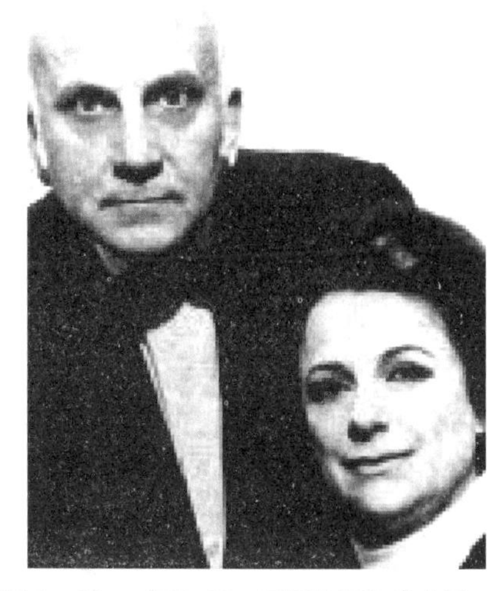
图 1－10 威廉·H. 马斯特斯和维吉尼亚·E. 约翰逊

四、性医学的迅速发展

现代性医学研究的一个重大突破是揭示阴茎勃起的血流动力学机制。1952 年 Conti G. 首先用图解方式，推断阴茎勃起和疲软过程中阴茎海绵体的血流变化。他认为进入阴茎海绵体的动脉内膜上存在瓣膜结构；在进入海绵体的动脉和流出海绵体的静脉之间存在动静脉短路。当阴茎勃起时，动脉瓣膜开放而动静脉短路闭合，从而保证较多的血流进入阴茎海绵体。当阴茎疲软时，动脉瓣膜闭合而动静脉短路开放，血液流出海绵体。虽然后来进一步研究并没有发现阴茎动脉内膜存在 Conti G. 所说的瓣膜结构，但 Conti G. 对阴茎勃起机制的推理为后人的研究奠定了基础。20 世纪 80 年代以来，随着生物医学研究取得巨大的进展以及医学各学科间的交叉渗透，医学科学中形成了一批新的交叉学科（intersection of science）和边缘学科（frontier branches of science）。阴茎勃起功能障碍（Erectile Dysfunction，ED）的病因、病理机制、诊断方法、治疗等研究水平迅速提高。至今数十种新的 ED 诊断技术和手术治疗方法得以开发和应用，给众多患者带来新的希望。1998 年，高选择性 5 型磷酸二酯酶（phosphodiesterase type 5，PDE－5）抑制剂（西地那非，商品名：万艾可）在美国上市。西地那非通过抑制海绵体平滑肌中 PDE5 而降低环磷酸鸟苷（Cyclic Guanosine Monophosphate，cGMP）的水解，海绵体平滑肌松弛，阴茎勃起。全球 100 多个大规模临床研究已证实西地那非对不同程度的器质性、心理性及混合性 ED 均有卓越疗效。根据疗效—剂量临床研究结果显示，25 mg、50 mg、100 mg 三种剂型的有效率分别为 62%、74% 和 82%。西地那非治疗 ED 的疗效令世界轰动。它的问世给现代性医学带来重大突破，是性治疗方法的又一场革命。美国纽约州立大学卫生科学中心的罗伯特·F. 佛奇戈特（Robert F. Furchgott，1916—2009）、加利福尼亚大学的路易斯·J. 伊格纳罗（Louis J. Ignarro，1941— ）和得克萨斯大学医学院的佛里德·默拉德（Ferid Murad，1936— ）三位药理学家共同揭示一氧化氮（Nitric Oxide，NO）舒张血管平滑肌，从而扩张血管的机制，为西地那非的研究奠定了基础，因此三人共同获得了 1998 年度诺贝尔生理/医学奖（如图 1－11 所示）。

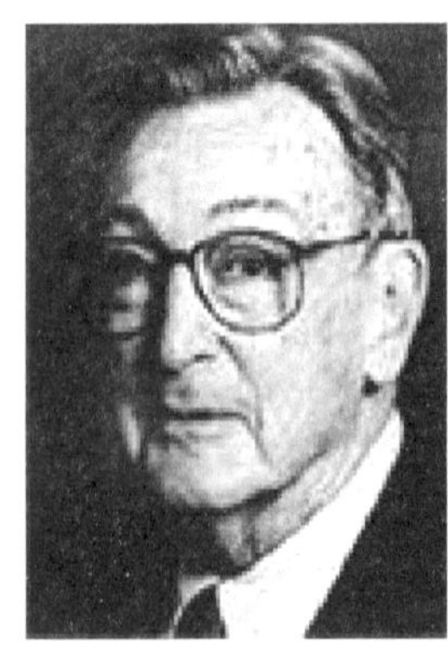
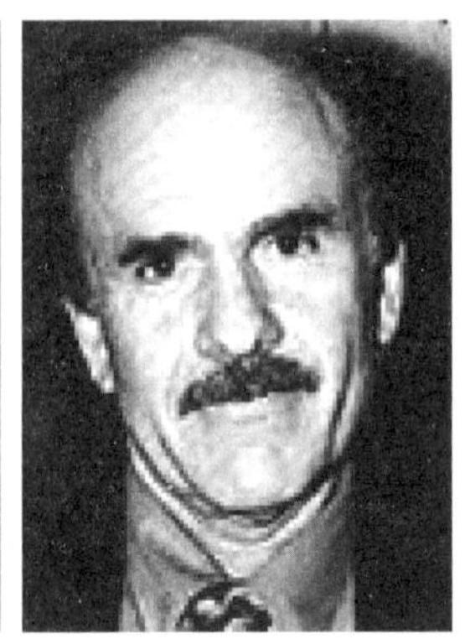
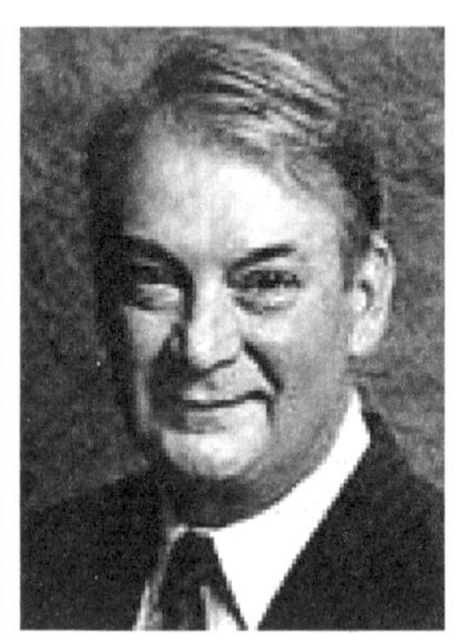

图 1－11　佛奇戈特（左），伊格纳罗（中），默拉德（右）

（张　滨　蔡柳洪）

第三节　中国古代性医学

一、中国古代性医学的渊源与概况

我国古人把性生活的技巧、学问称为房中术，或称为房室养生学，即早期的性学及性医学。中国古代性科学是传统文化的重要组成部分，其研究主要有三个目的：第一，养生保健，延年益寿；第二，延续后代与优生；第三，预防疾病和祛除疾病。与世界其他古文明中的性文化相比较，其学术上的最大特点在于将性生活与养生紧密地结合在一起，即两性在享受性快乐及优生中，还能兼及健康与长寿。千百年来，这一科学的学术思想一直是中国性学研究的主流，而“性能养生”的认识亦一直影响着人们的性观念和性生活。

房中术在中国传统文化中占有重要位置，被认为是“天下至道”。中国古代房中术形成于距今 2 000 多年前的先秦时期，是世界上最早的性学，也是较为完善的古代性学。周朝即已诞生的《易经》中乾、坤二卦即是两性生殖器的记号，把“男精女血”“男女媾精”看成与天地和合同样重要，是“万物化生”的基础。春秋时代《老子》最早提出房室养生理论“节欲保精”；儒家学派的孟轲，首先提出性欲是人类的本能的观点。《孟子・告子上》概括出：“食色，性也。”说明食欲与性欲乃是人的两种基本本能。这与《礼记・礼运》论述的“饮食男女，人之大欲存焉”有相通之处。秦汉时期的《黄帝内经》是祖国医学的经典，有不少性医学的论述。《素问・上古天真论》系统阐述了人体生长发育规律：“女子七岁，肾气盛，齿更发长。二七天癸至，任脉通，太冲脉盛，月事以时下，故有子。……七七任脉虚，太冲脉衰少，天癸竭，地道不通，故形坏而无子也。丈夫八岁，肾气实，发长齿更。二八，肾气盛，天癸至，精气溢泻，阴阳和，故能有子。……八八天癸尽矣，故发鬓白，身体重，行步不正，而无子耳。”精辟论述了生殖与性机能的发生、成熟与衰老的全过程。此外，还记述了不少男女性功能障碍与性器官病

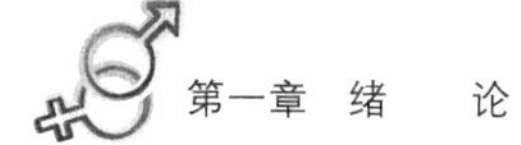

症，从病因学角度，确定房事不节是某些疾病发生的原因之一。

两汉时期研究性科学的著作较多。东汉班固所撰《汉书·艺文志》，将“方技”列为一类，分医经、经方、房中、神仙四种，共三十六家，而房中一种即占八家，合计六十八卷。1973年在长沙的汉代马王堆出土的竹木简医书中，《十问》《合阴阳》《天下至道谈》专论房中养生与性保健；帛书《养生方》与《杂疗方》亦涉及部分性保健内容，开拓了性心理生理学研究，还最早将仿生学运用于性医学中，开创了古代性治疗学。《汉书·艺文志》曾概括指出：“房中者，性情之极，至道之际，是以圣人制外乐以禁内情，而为节文。”东汉张仲景在《金匮要略》中指出，各种疾病发生的原因不外三个方面，而“房室所伤”是其中之一，因此强调“房室勿令竭管”。东汉顺帝时，张道陵创立道教，并将房中术引入之，“其治病事，皆采取玄素”。从此道教与房中术结下不解之缘，在修道中同时进行性修炼，用于延年益寿。

至此，古代性医学作为一门科学的基础已经形成。

由于封建社会的政治变动，以及古代东方传统风俗文化对性科学研究的局限等诸多原因，房中术经历了一条由基本成型到发展兴盛，又逐渐转为沉寂的过程。

在中国封建社会繁荣鼎盛的唐王朝，房中术的流行达到一个高潮，性风俗开放。唐代著名诗人白居易之弟白行简所写的《天地阴阳交欢大乐赋》，以轻松的笔调描绘了当时社会各个层面的多种性生活。房中术在以后发展的最显著特点是许多亦道亦医的学者，如葛洪、陶弘景和孙思邈等，均对房中术内容丰富起了很大作用。此后是中国房室养生学的畸形发展时期。方术之士四起，道教学说掺杂其中，房中术之作鱼龙混杂。学术观点转为“闭精纵欲”，提出采阴补阳、还精补脑，以至“成仙得道”之说。其中不实之处甚多。

宋元明清，是中国房室养生学发生嬗变的第三时期。宋明理学兴起，儒学复兴。期间一方面受程朱理学的影响，推行其“存天理，灭人欲”的说教，性科学被列为“旁门左道”的范围。社会对性关系的限制日趋严厉，如包办婚姻、女性缠足以及“功过录”和对女性贞节的称颂等。另一方面，宫廷中“春方”肆行，市井间性文化泛滥。从《金瓶梅》《肉蒲团》等书中所描写的性生活状况，可看出性技巧、性工具、春药的滥用，而失却了房中术原本纯真的理念与宗旨。

宋明之间是蒙古族统治中国的元朝，随之而入的喇嘛教性秘术与道教性秘术融合，盛行于宫廷。在这一历史背景中，房中术和房中书的流传逐渐沉寂。但这一时期祖国医学却得到很大发展。中医家在著作中并不反对房中术，但耻于写出或探讨其中的性行为，而专注于生殖和性功能障碍的治疗，并提倡节欲，以符合儒家规范。如982年由日本人丹波康赖整理的《医心方》就辑录了唐以前房中术之大全。

清代是中国封建史上最后一个王朝，统治者以严厉的儒家思想治理国家，试图力挽明末侈糜淫乱的亡国之风。在“严绝非圣之书”的禁令下，房中书基本绝迹。房中术亦随之基本消亡，从而给后世造成了中国几千年文明中的性封闭、性压抑、性无知的错觉。

二、中国古代性医学的主要内容和成就

（一）古代中医性医学的主要内容和特点

中医性学著作具有三个显著的特点：第一，注重性生活与养生长寿的研究；第二，

重视性与子嗣优生的研究；第三，性疾病治疗的研究。这也就是中医性医学的基本特色。

1．房室养生的研究

我国古代的医家、道家、养生家，无不把房室养生放在性医学研究的首位。《老子》所倡导的节欲保精学说是中医性医学的理论纲领，《养生方》《黄帝内经》《素女经》和《洞玄子》等书中均有较系统的总结。

后世医家如唐代孙思邈认为，性生活不是为了淫荡纵欲，图乐于一时，而需节欲以养生。故不宜纵情女色，耗伤身力。其目的应在补益精气、祛病抗老。元代李鹏飞在其《三元延寿参赞书》中，论述了节欲宝精的重要理论。元明清的大医家张介宾、朱丹溪（1281—1358）元代人等，也都有节制性欲的论述。张介宾的《类经》直接提出“善养生者，必宝其精”的观点。

2．性与子嗣优生的研究

古人认为，生儿育女，乃人之大伦。孟子曰：“不孝有三，无后为大。”所以，子嗣优生也是中医性医学研究的重要内容。《孔子家语·本命解》：“男子十六通精，女子十四而化，是则可以生人矣。”孙思邈亦说过，夫妇通过性生活而生育后代，这是“人伦之本，王化之基”。在东汉，王充就提出“疏”之说，主张生育间隔要稀疏而优生。

明代医家王肯堂指出，夫妇性生活之所以能孕育成胎，是与情欲的相互感应，使精血的妙合凝结分不开的。明代万全氏也指出，夫妇匹配是为了“广子嗣，续纲常”，夫妇有亲爱之情，才能使“阳施阴受，血开精合”而有子。

3．性疾病治疗与预防的研究

我国古代性医学的研究中，性疾病治疗主要是指对性功能障碍的治疗，如男性阳痿、女性阴冷等。宋代以后，房中术的行为部分被逐渐从医书中剔除，而对性功能障碍的治疗却在“求子”“子嗣”等类目下得到一定的发展；治疗手段已从较为单一的补肾壮阳转为辨证论治，即根据不同的病症施用不同的方药。

对这方面的治疗还包括一些心理和行为疗法的内容，探索了夫妇的某些疾病通过性生活予以预防或治疗的措施。如《素女经》中就提出了用房中术辅以药物治疗的方法。《外台秘要》《千金方》《医心方》中亦收集了不少前人治遗精、早泄、阳痿、阴痒及虚劳等的药方和性生活的注意要点，如用秃鸡散或鹿角散治男子五劳七伤、阳痿、早泄等。在预防性传播疾病方面，早在《内经》和《金匮要略》等先秦或汉代的医书中即有“淋病”的记载。梅毒是16世纪由海外传入中国的，中国医家最早知道应用含有水银的砷剂治疗。

（二）古代性医学研究的主要成就

中国古代性医学在性观念、性心理和生理反应、性行为（性交体位、动作和技巧）、性疾病治疗、孕育与优生、性禁忌等方面取得一系列的成就。

1．最早开拓了性医学的研究

西方现代性医学的提出还不够一个世纪的历史，但我国却可上溯至2 000多年的秦汉以前，是世界上最早的性学，也是较为完善的古代性学。我国古代性医学不仅开创早，而且所存文献资料数量众多，内容丰富。如古代房中术的专书，据《汉书·艺文志》记载有房中八家，可惜皆已失传。马王堆汉墓医书中有记录君臣讨论男女性生活及饮食以祛病延年的《十问》；阐述“合男女必有则”的《天下至道谈》；探索性生活生理及注意事项的《合阴阳方》等。此外，《太清经》《产经》《内经》的部分章节，《玄女经》《玉房指要》《洞玄子》《千金方》《医心方》《妇人大全良方》及《广嗣纪要》等，涉及性医学及养生学、优生学等领域，对男女性器官、性心理、性生理和性治疗等做了生动深入的论述；《天下至道谈》提出女性生殖器官的十二个名词；《广嗣纪要》有女性先天生理缺陷和生殖器官畸形而致不孕的“五不女”记载。分析性疾患的病因病机，研制方药，施之临床，滋阴壮阳方面记述颇多。许多行之有效的方剂，在治疗性功能障碍、不孕不育等方面一直指导后世，迄今仍具有临床指导意义。

2. 性养生研究

较之于世界其他古文明的性文化，中国古代性医学最大特点在于将性生活与养生紧密地结合在一起，即两性在性活动中享受性快乐，能兼及健康与长寿。千百年来，这一思想一直是中国性学研究的主流，而性能养生的认识亦影响着人们的性观念和性生活。爱惜精气的房中养生理论，是纵贯几千年的至理名言。古代房中术结合导引模仿某些动物或植物的形态动作，提出了“九法”“十势”“三十法”等性交姿态，包括交合前亲昵，交合时体位、动作和技巧等，以疗疾除病养生。《天下至道谈》载性养生方法“七损八益”。“七损”指房室交合中对人体的七种损害：闭、泄、竭、勿、烦、绝、费；“八益”寓气功导引于两性交媾活动中：治气、致沫、知时、蓄气、和沫、积气、持赢、定顷，对维护男女身心健康，减少妇女疾病，乃至优生优育，都有积极意义。因此，国外学者如高罗佩（Robert Hans van Gulik，1910—1967）、李约瑟（Joseph Terence Montgomery Needham，1900—1995）等人皆认为中国古代房中术所展示的是合理而又健康的性生活。

3. 性理论研究

性观念的理论基础在于天人相应，男女交媾符合天地阴阳变化的规律，“乾为父，坤为母”。唐代白行简《天地阴阳交欢大乐赋》，就以天与地、阴与阳的交合表示男女交欢。孤阳不长，寡阴不生，两性交合通过阴阳结合实现阴阳互补，以达到利生的目的。古人对于男女性观念的差异研究较深入，男性主要在于节欲，一指节制交合的次数；二指节制交合时射精。房中术对精液的珍惜来源于中国传统文化对精气的重视。女性则强调性满足，认为只有在女性最大满足的情况下，才对男女双方的身体有利，《妇科玉尺》谓：“男女情动，彼此神交，然后行之，则阴阳和畅，精血合凝，有子之道也。”性生理和性心理是房中术的研究内容之一，《养生方》《合阴阳方》及其后的《素女经》《玉房秘诀》等著作均记载有相关认识。讲究性技巧，重视女性性高潮，少女“欲得男了”是正常心理生理反应，女子性欲高潮出现“女之快”的表现，并描述在房事过程中反应女性情态、动作、生理和性欲快感的五征、五音、五欲、八动、十已等。高罗佩在《中国古代房内考》中以“五征”为例，认为它与现代美国性学家金西在 *Sexual Behaviour of the Human* 中的“性反应与性高潮的生理”相关部分细节上完全一致。

4. 子嗣优生优育研究

提倡晚婚。《周礼》曰“男子三十而娶，女子二十而嫁”，《景岳全书》提出“年将未冠，壬水方生，保养萌芽正在此时，而无知孺子，遂摇女精”，“苞萼未成而蜉蝣”，此时房事，喻作“未实之粒”下种，“未足之蚕”作茧，易损精血，致虚损早衰。“孕而不育，育而子脆不寿"。交合时男女"神合意感"，情志专一平静，安定从容，方能孕育优生。重视胎教，对孕后男子别寝，孕妇逐月养胎都提出了明确的要求。如《妇人规·胎孕类·胎候》引《巢氏病源论》曰："欲子端正庄严，常口谈正言，身行正事；欲子美好，宜佩白玉；欲子贤能，宜看诗书。"至今仍具有实践和指导意义。汉代王充《论衡》论及"疏"字，即生育间隔要稀疏，既对父母身体健康有益，同时也是优生优育保证子代健康的重要条件。

关于男性不育，明代张介宾在《宜鳞策·疾病一》明确指出了不育的男性病因。这在男尊女卑的封建社会，确是难能可贵的。中医性医学对某些孕育残缺痴呆子女的防范，也曾从医学气候学、营养学和生理心理学等领域进行过探索。

（张建伟　周少虎）

第四节　性医学及相关学科

一、性医学研究范畴

性医学是性学的基础和核心，也是一门新兴的边缘学科。性医学与其他医学学科和自然科学、社会科学有着广泛的联系。性医学的内涵贯穿人类性生物学、性心理学及性临床医学。马晓年归纳性医学的研究范畴包括以下内容：

（1）性器官的解剖与生理（含性化学、神经、激素及神经递质）。

（2）性发育生物学与遗传和优生。

（3）性心理发育与性健康教育（含儿童期及青春期与性）。

（4）人类性行为及其年龄变化。

（5）人类性反应及其年龄变化（含老年与性）。

（6）性卫生与性保健。

（7）性取向与相关问题。

（8）性心理障碍。

（9）性功能障碍。

（10）性传播疾病与艾滋病。

（11）疾病与性（精神疾病与人格障碍、躯体疾病）。

（12）生育与性（含不育、避孕与性）。

（13）药物与性（含性药学）。

（14）社会及环境与性（含性犯罪中的医学问题）。

（15）性治疗的理论与实践。

（16）传统性医学。

二、性医学的相关学科

性医学是性学的重要组成部分，性医学和性学的其他分支学科相互渗透和相互影响，共同筑建成一个完整的学科体系。性学的构成主要由三个相互渗透、相互依托的科学体系支撑，即：性生物学—性医学—性社会学，由这三个科学体系又派生出多个门类的学科分支。包括：①发育学，②性解剖学，③性生理学，④性医学，⑤性心理学，⑥性行为学，⑦性犯罪学，⑧性法学，⑨性法医学，⑩性社会学，⑪性伦理学，⑫性教育学，⑬性哲学，⑭性宗教学，⑮性民俗学，⑯性美学等。这些边缘学科无一不是相互渗透。性医学包括的或与之密切相关的学科主要有：①性发育学，②性解剖学，③性生理学，④性心理学，⑤性行为学，⑥性法医学，⑦性社会学，⑧性伦理学，⑨性教育学等。

（一）性发育学

性发育学以遗传学为基础，以疾病为中心，阐述人体发育过程中生殖系统正常的形态和功能，畸形和疾病发生的机制以及应该采取的防治措施。性发育学从优生优育角度强调婚姻中配偶的选择、避免近亲结婚、做好婚前检查。出生后人的生殖系统经历从发育、成熟到衰老的过程，掌握各个时期性发育特点有利于保健以及必要的临床干预。青春期是人的一生中变化最大的时期，伴随性器官的迅速发育，男女之间的生理、心理行为特点以及社会角色分化明显。到了中老年，人的器官功能逐渐衰退是不可抗拒的自然规律，其中包括性功能。随着人类寿命不断延长，老年人对性功能的保健养生表现出前所未有的热情，这种需求给相关科学提出新的课题。

（二）性解剖学和性生理学

研究性解剖学和性生理学是理解人类性心理和性行为的基础。男女之间互相吸引的重要原因是双方性器官构造的不同以及在性激素作用下所表现的性生理差异。中国古代宫廷利用阉割术制造太监的手段说明古人在很早以前就已经谙熟睾丸对男性性功能的作用。现代变性手术除了最大限度地改变性器官外形之外积极保留一些性功能，可以密切性伴侣间的关系。随着对阴茎动脉系统和静脉系统的深入认识，我们更加清晰地了解阴茎勃起机制。血管性勃起功能障碍的手术治疗正是基于对阴茎解剖的深刻认识。从女性阴道的神经末梢全部集中在外 1/3 段、性兴奋后充血肿胀的也还是外 1/3 段的解剖生理事实，我们意识到刺激女性性兴奋而获得性满足所需的阴茎长度。进一步研究证明促使女性兴奋的关键不在于阴茎的粗细长短，男女双方情感基础以及性交技巧才是提高性交质量的重要因素。性医学中的夫妻性感集中训练、残疾人群的性行为训练方案的设计也是以性解剖生理为依据的。

（三）性心理学和性行为学

性心理是人类对性的态度以及性冲动、性行为的心理活动，性行为是性心理活动结果的外在表现形式。男女一方的性行为又可以影响另一方的性心理变化。性心理学和性行为学是性学的重要组成部分和基础，它与性医学有着千丝万缕的关系。性心理学以性行为的心理活动为基础，探索社会因素对性行为的影响及其规律；性医学以生物学为基础，从临床角度研究各种原因导致的性功能障碍、性心理障碍等疾病。性行为学的研究在性医学中广泛应用，如性医学科的医生除了熟悉男女性生理特点之外，还必须充分了解男女性心理、性反应、性感受的差异。在分析各类性功能障碍的病因基础上，根据个人具体情况设计相应的治疗方案。

（四）性法医学

性法医学是应用性医学及有关的知识，研究和解决司法实践中涉及的有关性问题的一门边缘学科。它的任务是：①运用现代法医学、性医学理论和技术，对刑事犯罪案件中涉及法律的各种性犯罪现场、尸体、活体等进行勘验、检查、检验鉴定；②民事案件中的性功能状态、生育功能、亲子、性别的法医学鉴定；③医疗纠纷案件中涉及性问题的鉴定。性功能状态鉴定是性法医学的重要内容，由于性功能和性行为的特殊性（如性欲高低、阴茎勃起功能、射精功能等），性法医除了掌握相关鉴定技术之外，还必须熟悉性生理学、性心理学、性社会学等相关知识。

（五）性社会学

性社会学研究主要包含三个层面：第一层面是男女两性性活动的社会属性，第二层面是社会相关因素对两性性活动的制约，第三层面是两性关系的社会问题。

1. 男女两性性活动的社会属性

人类两性交往有三个目的：第一是为了繁殖后代，第二是在情感的交流中得到一种精神安慰，第三是为了满足肉欲。三个目的可能交错一起也可能独立存在。两性的交往需要建立关系，这种关系的实质可能是两相情愿、志同道合，也可能是通过诱引、欺骗、买卖建立的，还可能是不平等的，通过威胁、强迫手段，一方将个人的愿望强加在另一方身上而形成的两性关系。不管什么目的和性质的两性关系都体现出性的社会属性。人生活在社会中并不是孤立的，他（她）的言行举止会得到社会的评价，形成他（她）的社会价值，这种价值对两性关系发展产生影响。男女的两性活动如果遵守社会规则就会受到社会的承认，那么社会也将为他（她）们的健康发展提供保障条件。

2. 社会对两性性活动的制约

性活动具有社会属性就必然存在性的社会制约。凯查杜里安认为社会对两性性行为的控制主要源于社会必须掌握人口的发展，虽然某些特定性行为可能与人口繁衍无关，但是性行为所伴随的强烈感情并且带来的冲突仍然是社会制约的理由。社会通过习俗、伦理和法律等多层次多渠道对两性的性活动进行制约和维护，使人在社会环境中体现出自身的价值，保障公民应有的性行为权利和由此建立起来的性关系。性社会学还研究如何规范引导和调节人们的性关系和性行为，以利于服务社会生产力的发展，推动社会进步并繁荣人类文明。

3. 两性关系的社会问题

嫖娼、卖淫、少女怀孕、性病、婚外恋等现象给社会和家庭带来严重的不良影响，解决这些问题需要全社会的共同关心和努力，也是包括性医学在内的所有性学工作者义不容辞的责任。

（六）性伦理学

性伦理学是对人类性道德进行系统思考和研究的一门科学，它源于性道德，同时又是性道德的高级表现形式。性道德对性行为表现内容及方式、由性行为产生并影响性行为的思想意识、性行为的社会规范进行善恶评价。道德是人类在长期的社会实践中形成并由经济基础决定的，它随着社会经济关系的变化而变化。因此，道德具有历史性、阶级性、民族性、稳定性和创新性。在信息社会的今天，各种习俗、文化、观念、道德产生前所未有的碰撞，传统道德受到严重冲击。我国性伦理学既要研究性道德与社会主义制度、民族传统、习俗相适应，又要研究社会发展对性道德规范提出的要求。

性伦理学与性医学的关系非常密切。性医学涉及两性的医学问题不可避免地涉及性伦理学的范畴，譬如，对女性性恐惧的治疗将关联到患者丈夫是否有婚内强暴、施虐行为。据报道，国外有阴茎异体移植的尝试，这些医学技术已经超越了传统的医学领域而涉及整个生命科学领域，人类社会原有的伦理学观念受到新的生物学观念的冲击。自然科学的发展不断挑战着传统的伦理体系，这种挑战在生殖医学和伦理学之间的矛盾表现得更加激烈，而伦理的首要任务是从意识形态角度保障社会的稳步发展并提出相应的行为准则。

（七）性（健康）教育学

性教育或称性健康教育是一个长期备受关注的话题。自 1955 年开始，瑞典在中小学实施强制性的性教育，40 年后的调查结果表明，瑞典的男女青年第一次性交年龄提前，近一半人口不组建家庭。因此，有人怀疑性教育的效果，认为针对青少年的性教育有可能带来预想不到的反作用。美国和英国在经历同样的性开放式教育所带来的阵痛之后，开始反思以往的性教育内容，1996 年美国以立法手段推行禁欲的性教育。目前，如何开展性教育的问题已经得到社会各界的重视。有些专家认为，对待不同年龄的教育对象其教育内容应该有所区别，他们强调性法制、性道德伦理等内容是教育重点，单纯地对青少年进行避孕教育可能招致部分人无忌婚前性行为。性教育是一个系统工程，必须在政府的倡导下得到多个部门的协助，特别是媒体。性教育与性医学教育的关系非常密切，两者的主要区别是：①性教育的教育对象是社会、学校非医学专业人群，性医学教育的对象是医学生、医务人员；②性教育内容包括性的解剖、生理、心理行为、道德文明、卫生知识等，性医学教育内容在性教育的基础上重点突出性疾病医疗的临床知识和相关诊疗技能培训。

第五节 学习性医学的意义及方法

一、学习性医学的意义

（一）社会意义

我国社会长期处于一种性禁锢状态，封建思想意识根深蒂固，人们只要提起性的有关知识就可能被扣上“下流”“不务正业”的帽子。目前包括性医学在内的所有性学领域的研究进展较为缓慢，而面对今天各种性的社会问题的冲击，我们的性学研究及对策远远不能适应社会要求，针对青少年生殖健康教育的做法似乎还没有成熟的模式。性医学是性学的基础和核心，研究和发展性医学势必丰富性社会学、性法学、性伦理学和性教育学等内容。加强性医学研究才能进一步提高整个社会的性教育水平、保护合法的性行为、促进社会精神文明的发展。

（二）医学意义

性行为伴随着人的一生。目前我国性医学教育及专科机构尚未普及，相当多的患者无法得到合理治疗。性咨询、性治疗是实践性和经验性较强的科学，专科医生必须接受系统的学习并掌握一定临床技能才能胜任。随着新的性问题不断出现，性医学既要考虑现实社会的需求，也要把握未来科学发展的方向。性医学是医学的分支学科，与其他医学学科关系密切，如阴茎勃起功能的影响因素，包括激素、神经、血管和大脑皮质功能等，一种或几种因素异常将导致勃起功能障碍。勃起功能障碍也可能是某种全身性疾病的早期症状，如糖尿病、心血管疾病、脑肿瘤、精神神经疾病等。因此不管是全科医生或专科医生都有必要学习一些性医学知识，在临床中减少误诊误治发生。

二、学习性医学的方法

性医学是一门涉及患者隐私的学问。一名好的性医学专科医生应该有良好的医疗工作作风和崇高的医德修养，遵循科学原则和道德原则。性医学是性学和医学两门科学体系的交叉学科，在各自的科学体系中又与其他分支学科互融贯通，范围很广，内容很多。由于性医学内容覆盖了部分泌尿外科学、男科学、内分泌学、妇产科学、精神病学、皮肤病学知识等，学习性医学必须做到通专结合、触类旁通、利用条件、学习为本、科研创新。从生物—心理—社会—环境的新型模式中去认识和理解性医学的概念和内涵，把性生物学知识与社会学知识结合起来，理论联系实际，提高学习质量。在临床诊断治疗中要注意男女的一体性，特别是两性的情感、行为和功能的互助互补作用，避免重视治疗而轻视咨询的做法。性咨询是性医学的重要内容，也是性治疗的开始和组成部分，只有通过刻苦地学习和锻炼才能提高自己的临床咨询水平。

（张　滨　蔡柳洪）

【本章思考题】

1. 人类性活动与动物的性活动主要有哪些生物学差异？
2. 举例说出人类性的社会属性。
3. 学习西方现代性医学发展简史有什么启迪？
4. 中国古代性医学的特色和主要研究成就是什么？
5. 医学生学习性医学课程为什么是必要的？
6. 如何看待性道德的稳定性和创新性？
7. 性健康教育与性医学教育的差异是什么？

【本章参考文献】

1. Conti G. Contribution to the Knowledge of the Devices Regulating the Flow of Blood

through the Arterial and Venous Vessels of the Penis in Man [J]. Boll Soc Ital Biol Sper, 1950, 26 (6): 909-911.

2. Conti G. The Erection of the Human Penis and its Morphologico-vascular Basis [J]. Acta Anat (Basel), 1952, 14 (3): 217-262.

3. Benson G S, McConnell J A, Schmidt W A. Penile Polsters: Functional Structures or Atherosclerotic Changes? [J]. J Urol, 1981, 125 (6): 800-803.

4. 达维逊 L, 果敦 L K. 性别社会学 [M]. 程志民, 刘丽, 宋坚之, 等, 译. 重庆: 重庆出版社, 1989.

5. 卢盛波, 宋书功. 性医学教程 [M]. 北京: 中医古籍出版社, 1994.

6. 马晓年. 现代性医学 [M]. 2 版. 北京: 人民军医出版社, 2004.

7. 彭晓辉. 性科学概论 [M]. 北京: 科学出版社, 2002.

8. 尚玉昌. 行为生态学 [M]. 北京: 北京大学出版社, 1998.

9. 王学礼, 郑怀林. 世界传统医学养生保健学 [M]. 北京: 科学出版社, 1998.

10. 西格蒙德·弗洛伊德. 性欲三论 [M]. 赵蕾, 宋景堂, 译. 北京: 国际文化出版公司, 2000.

11. 朱坚, 苗林. 性健康教育教程 [M]. 北京: 中国医药科技出版社, 2002.

12. 达尔文. 人类的由来及性选择 [M]. 叶笃庄, 杨习之, 译. 北京: 科学出版社, 1982.

13. 罗金斯基, 列文. 人类学 [M]. 王培英, 汪连兴, 史庆礼, 等, 译. 北京: 警官教育出版社, 1993.

14. 张昀. 生物进化 [M]. 北京: 北京大学出版社, 1998.

15. 贺兰特·凯查杜里安. 人类性学基础: 性学观止 [M]. 李洪宽, 译. 北京: 农村读物出版社, 1989.

16. 库尔牧·哈斯, 阿德莱德·哈斯. 人与性 [M]. 赵西苑, 王炳强, 译. 北京: 中国工人出版社, 1989.

17. 徐纪敏. 性科学 [M]. 长沙: 湖南人民出版社, 1988.

18. 伊·科恩. 性学 [M]. 陈训明, 译. 贵阳: 贵州人民出版社, 1990.

19. 张玫玫, 杨秀萍, 张滨. 性伦理学 [M]. 北京: 首都师范大学出版社, 1998.

20. 布赖恩, 等. 动物 [M]. 王莹, 张鹏, 译. 济南: 山东教育出版社, 2005.

21. 贾桂枝, 冬奕伦, 赵辉, 等. 科学婚配 [M]. 北京: 北京科学技术出版社, 1993.

22. 林聚任. 社会性别的多角度透视 [M]. 广州: 羊城晚报出版社, 2003.

23. 何裕民, 张晔. 走出巫术丛林的中医 [M]. 上海: 文汇出版社, 1994.

24. 余凤高. 西方性观念的变迁: 西方性解放的由来与发展 [M]. 长沙: 湖南文艺出版社, 1996.

25. 马克思, 恩格斯. 马克思恩格斯选集: 第 4 卷 [M]. 北京: 人民出版社, 1972.

26. 宋书功. 中国古代房室养生集要 [M]. 北京: 中国医药科技出版社, 1991.

27. 蔡俊, 李文坤. 性科学与中国传统性修炼 [M]. 北京: 中国中医药出版社，1998.

28. 王明辉. 中医性科学［M］. 武汉：湖北科技出版社，1989.

29. 金福男. 历代房事秘经［M］. 长春：吉林摄影出版社，2002.

30. 金之刚. 实用中国男性学［M］. 北京：学苑出版社，1993.

31. 高罗佩. 秘戏图考［M］. 杨权，译. 广州：广东人民出版社，1992.

32. 瑞妮丝，毕思理. 金赛性学报告［M］. 王瑞琪，等，译. 济南：明天出版社，1993.

33. 李彪. 中国传统性治疗学［M］. 海口：三环出版社，1991.

34. 刘达临. 中国性史图鉴［M］. 2 版. 长春：时代文艺出版社，2003.

第二章　生殖系统的解剖及生理

人类生殖系统由内生殖器和外生殖器构成。男性生殖系统由内生殖器（生殖腺、生殖管道和附属性腺）和外生殖器（阴茎和阴囊）组成。其中，男性生殖腺为睾丸，男性生殖管道由附睾、输精管、射精管、尿道连接而成，男性附属性腺有精囊腺、前列腺、尿道球腺和尿道旁腺等。女性内生殖器包括阴道、子宫、卵巢及输卵管。女性外生殖器指生殖器的外露部分，又称外阴，包括阴阜、大阴唇、小阴唇、阴蒂和阴道前庭。

第一节　男性生殖系统的解剖

一、男性内生殖器

（一）睾丸

1. 形态与结构

睾丸是一实质性器官，位于阴囊内，大小对称，左右各一，呈稍扁的卵圆形，表面光滑，分内外两面，前后两缘和上下两端，成人长 4 ~ 5 cm，宽 2 ~ 3 cm，厚约 3 cm，体积 12 ~ 20 mL。睾丸的内侧面平坦，与阴囊中隔贴附；外侧面隆突，邻阴囊外侧壁；前缘游离而略隆突；后缘平坦，附着睾丸系膜，有血管、神经和淋巴管出入，并与附睾相连；上端后部被附睾头遮盖，朝向前外方；下端游离朝向后内方。

睾丸外有精索外筋膜、提睾肌筋膜及精索内筋膜，均来自前腹壁各层。睾丸表面由鞘膜脏层、白膜和血管膜组成的睾丸被膜包裹。鞘膜脏层与壁层间形成一鞘膜腔，腔内有少量浆液起润滑作用，有利于睾丸在阴囊内活动，减少摩擦。鞘膜脏层的深面是一层坚硬的由致密结缔组织构成的白膜，内面为血管膜，与白膜连接紧密。

睾丸被膜支持和容纳睾丸实质。睾丸被膜具有自发性收缩，睾丸被膜的收缩和舒张对睾丸实质具有按摩或泵的作用，可促使睾丸精了向附睾排放。睾丸被膜的舒缩可受多种因素影响，如内源性前列腺素、神经因素、温度等。

白膜和下方的血管膜在睾丸后缘处增厚，形成睾丸纵隔。由纵隔发出一系列小隔深入睾丸实质，将睾丸分隔成 200 ~ 300 个睾丸小叶，每个小叶内有 2 ~ 4 个弯曲细长的曲细精管，构成睾丸的实质。每个小叶中的曲细精管，在小叶尖端接近纵隔处汇成一条短而细直的直细精管，进入睾丸纵隔，形成睾丸网。由睾丸网发出 12 ~ 15 条睾丸输出小管，穿过白膜进入附睾头。直细精管、睾丸网和睾丸输出小管将曲细精管产生的精子排入附睾。曲细精管间的疏松结缔组织为间质，内有间质细胞（Leydig 细胞），分泌雄激素（如图 2 – 1 所示）。

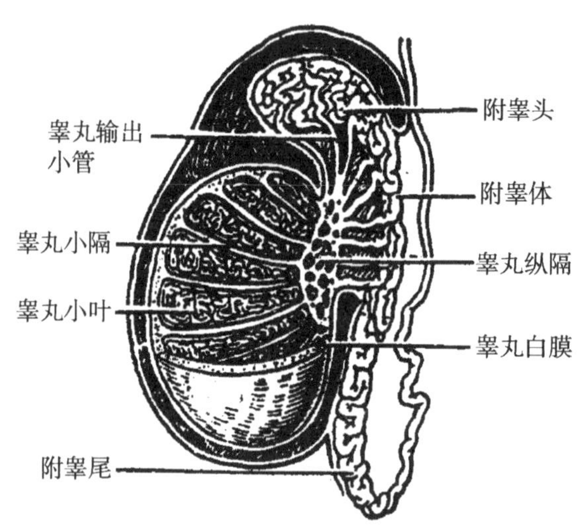

图 2-1　睾丸、附睾的结构

2. 血管、淋巴和神经支配

睾丸的血液供应主要来自精索内动脉、精索外动脉和输精管动脉。精索内动脉为睾丸的主要营养动脉，亦称睾丸动脉，来自肾动脉下方的主动脉前侧壁。精索内动脉沿腹股沟管穿行，并在睾丸上端发出分支至附睾，然后穿过睾丸纵隔，分成许多小支进入睾丸。精索外动脉来自腹壁下动脉，主要营养提睾肌及其筋膜，在外环水平与输精管动脉吻合，共同供应睾丸下部和附睾尾。输精管动脉主要营养输精管、附睾尾、附睾体及睾丸下部，与附睾动脉之间相互吻合形成睾丸血管网。

离开睾丸、附睾的静脉和输精管的静脉在精索内组成蔓状静脉丛，可分为三组：①前组由精索内静脉组成，左侧成直角汇入左肾静脉，右侧在右肾静脉下方斜行汇入下腔静脉；②中组由引流附睾尾部的静脉和输精管静脉组成，前者汇入腹壁下静脉和髂外静脉，后者部分汇入膀胱前列腺静脉丛到髂外静脉，部分伴随输精管汇入肾静脉和下腔静脉；③后组为精索外静脉，在腹股沟管外环处与精索分开，回流到腹壁下静脉。这些静脉相互之间有广泛的吻合支，甚至与对侧静脉也有吻合。由于睾丸静脉表浅，返回的静脉血温度接近阴囊表面温度，加之阴囊皮肤薄、散热快，精索内动脉与蔓状静脉丛相伴行，动静脉血流在逆行走行过程中实现逆行性热交换，这就使睾丸温度比体温低 3 ℃左右。这种温差是保证睾丸内精子正常发生的重要条件之一。

睾丸的淋巴管很丰富，形成浅、深两丛。浅丛位于睾丸固有鞘膜脏层的内面，深丛起始于睾丸内管道系统的毛细淋巴管，位于睾丸的实质内。右侧睾丸的淋巴管汇入肾静脉和主动脉交叉之间的主动脉前淋巴结和腔静脉前淋巴结，左侧睾丸的淋巴回流到主动脉旁淋巴结。

睾丸的神经来自肾神经丛的中部及下部纤维，生殖股神经的生殖支亦支配睾丸的被膜。

（二）生殖管道

1. 附睾

附睾呈新月形，位于睾丸后外侧，区分为头、体、尾三部分，外面有三层被膜包绕，最外层为鞘膜，中间层为厚而坚韧的白膜，最内一层为血管膜。由睾丸网发出的睾丸输出小管进入附睾后，弯曲盘绕形成上端膨大而钝圆的附睾头。睾丸输出小管末端汇合成一条高度卷曲的附睾管，构成附睾体与附睾尾。附睾尾部是精子主要的储藏处。附睾的血供、淋巴及神经支配同睾丸。

附睾管壁的组织结构和神经支配具有一定的规律性变化。附睾头部及体部的近端有收缩细胞层，与输出小管相似，交感神经的支配不多，且不进入细胞之间，只是形成疏松的管周丛。附睾体远端的收缩细胞属于典型的平滑肌细胞，体积也增大 3 倍左右，在附睾尾部的收缩细胞为平滑肌细胞所取代，肾上腺素能神经末梢深入结缔组织，止于平滑肌细胞。接近输精管时，交感神经支配逐渐增加，在输精管末端有胆碱能神经。从收缩细胞的结构和交感神经的支配特点来看，附睾管的起始端平滑肌有自发性节律性收缩，而尾部平时蠕动很微弱，一般仅在射精时出现强烈的节律性收缩，有利于射精反射时自附睾尾部快速将精液射出。

2. 输精管和射精管

输精管是附睾管的直接延续，管壁较厚，管腔细小。其行程较长，分为睾丸部、精索部、腹股沟部和盆部，最后末端膨大成壶腹，与精囊腺汇合成射精管。

输精管主要有输精管动脉分布，膀胱下动脉的分支有时亦供应输精管。输精管静脉引流部分汇入膀胱前列腺静脉丛到髂内静脉，部分伴随输精管汇入精索内静脉，并到肾静脉和下腔静脉。输精管的淋巴管丰富，与附睾和输精管动脉伴行，分别回流到腰淋巴结和髂淋巴结。输精管的神经来自精索丛下部的精索中神经，以交感神经的支配占优势。

射精管极短，仅有 2 cm 长，由输精管尖端和精囊腺的排泄管汇合而成，两侧射精管穿经前列腺实质，在尿道嵴两侧开口于尿道前列腺部。

3. 精索

精索由输精管、提睾肌、精索内动脉、精索外动脉、输精管动脉、精索蔓状静脉丛、精索神经、精索淋巴管、筋膜等组成。精索的被膜由提睾筋膜、提睾肌和睾丸精索鞘膜组成。精索的提睾肌使睾丸有不随意活动，特别是在性反应过程中，睾丸位置可升、可降。精索对维持睾丸和附睾的血液供给、神经支配和淋巴回流、保护睾丸及维持睾丸的最适温度、完成男性的生殖功能和性功能均具有重要作用。

4. 尿道

男性尿道是排尿和排精的共同管道。在阴茎未勃起状态下尿道呈“S”形。尿道起自膀胱的尿道内口，贯穿前列腺，尿生殖膈，终于阴茎的尿道外口，长 17 ~ 20 cm，可分为前列腺部、膜部、球部和阴茎部。以尿生殖膈为界，前列腺部及膜部尿道合称为后尿道，球部及阴茎部尿道合称为前尿道。

男性尿道在解剖上有三个狭窄部：尿道外口、膜部和尿道内口。三个膨大部：舟状窝、球部和前列腺部。成人正常尿道直径 0.8 ~ 0.9 cm，一般可插入 24 ~ 26 F 尿道器械。

前尿道有尿道腺（littre 腺），分布于黏膜下层，腺管开口于黏膜表面，可分泌无色透明的黏液，起润滑作用。在三角韧带之间有一对较大的腺体，叫尿道球腺（cowper 腺），其集合管开口在球部尿道的后部分，在射精时分泌清晰而略带灰白的黏液，组成精液的一部分。

（三）附属性腺

1. 前列腺

前列腺形状似一倒锥体形，位于膀胱颈和尿生殖膈之间，是一管腔状腺体，包绕尿道前列腺部。前列腺外形可分为底、体、尖三部分，前、后及两侧面。前列腺分为5叶：即前叶、中叶、后叶和两侧叶。两个射精管与尿道内口至精阜周围之间的前列腺组织呈圆锥状，称为中央带，在中央带周围的腺体，称边周带，边周带较大。中央带好发前列腺增生，边周带好发前列腺癌。此外，在精阜近端的尿道周有一部分组织，称为过渡带，约占前列腺的5%。前列腺在尿道的前面为肌肉纤维组织，在精阜近端，平滑肌加强，称为前列腺前括约肌，具有防止逆行射精的功能。研究证明，前列腺也是一个性敏感部位，对前列腺进行适当刺激时可以引起性兴奋。

前列腺的血管和淋巴：①动脉。前列腺的动脉来自膀胱下动脉、直肠下动脉及阴部内动脉等，但主要血供来自膀胱下动脉的前列腺分支。②静脉。前列腺周围的静脉很丰富，起自阴茎背深静脉，位于前列腺的前面和两侧的固有膜（真被膜）与筋膜鞘（假被膜）之间，形成前列腺静脉丛（plexus venosus prostaticus），静脉丛接受前列腺实质的静脉回流。③前列腺被膜和实质内均存在有毛细淋巴管及淋巴管，髂外、髂内淋巴结组是前列腺两个主要淋巴流向。

前列腺的神经来自直肠周围的盆腔神经丛，盆腔神经丛由来自 T_{11} ~ L_2 节段的交感神经纤维和 S_2 ~ S_4 节段的副交感神经节前纤维组成。副交感神经支配腺泡，促进腺体分泌，交感神经可使包膜和基质内的平滑肌收缩。

2. 精囊腺

精囊腺是一对椭圆形囊状器官，左右各一，位于膀胱底后方，输精管壶腹的外侧，前列腺的上方，直肠之前。其末端的排泄管与输精管汇合成射精管，开口于尿道前列腺部（如图2-2所示）。精囊腺的主要功能是分泌精囊液，占射出精液的2/3，其中的果糖是精子运动的重要能源，前列腺素可增强精子运动和穿透宫颈黏液的能力，蛋白酶抑制物可以稳定精子和顶体膜，保护精子。

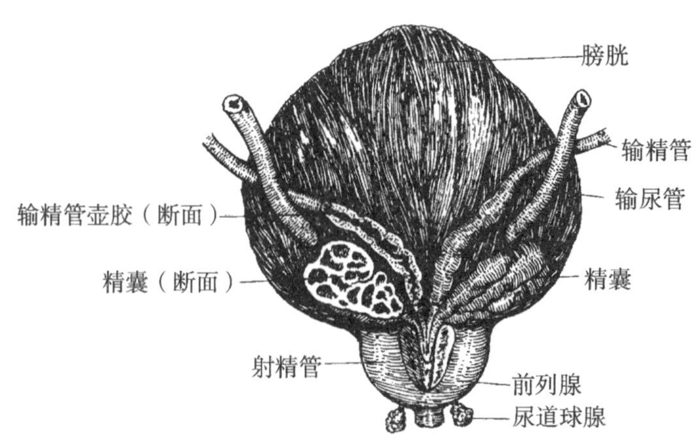

图2-2　精囊的解剖关系

精囊腺的血液供给由输精管动脉、膀胱下动脉、直肠下动脉分支组成，其静脉构成精囊腺静脉丛，入膀胱丛注入髂内静脉。精囊腺的淋巴管与静脉伴行，入髂内静脉。精囊腺的神经由输精管神经丛分支形成精囊腺神经丛。

3．尿道球腺

尿道球腺是一对直径 3 ~5 mm 的圆形小体，形似豌豆，呈棕黄色，位于会阴深横肌肌束内，膜部尿道之两侧，以细长的排泄管开口于球部尿道近端。尿道球腺的分泌量很少，一般在性兴奋开始之后不久即开始少量分泌，分泌物清亮黏稠，具有润滑尿道和阴茎头作用。

二、男性外生殖器

（一）阴茎

1．形态与结构

阴茎是男性性交时的交配器，也是男性尿道的组成部分，兼有排尿和射精功能。阴茎有疲软和勃起两种状态。

阴茎大小始终是男性关注的重要问题，尤其是青少年。阴茎的大小受年龄、发育、地区、种族、遗传、身体状况等多种因素影响。从实用角度讲，只要它的勃起长度足以插入阴道并完成阴道内射精，满足生殖与性交的需求，就认为是发育正常的。妊娠中后期胎儿的阴茎生长速度很快，出生时已经达到 2. 5 ~3. 5 cm。青春期开始后的阴茎生长快速，大约在 5 年的时间就可达到成人水平，增粗增长明显。只要青春期前的阴茎不短于 2. 5 cm，青春期后非勃起状态下不短于 4 cm，而且形态发育正常，就应该认为其阴茎发育正常。成年人阴茎疲软长度为 7 ~10 cm，勃起长度可增加一倍以上。阴茎勃起后与躯体形成的角度称为勃起角，站立位时阴茎的勃起角达不到 90°为勃起不全。勃起角主要与海绵体内的压力大小有关，在 20 岁左右最大，中年以后逐渐减小，可能与海绵体内维持压力降低和（或）悬韧带逐渐松弛有关。

阴茎分为根部、体部及头部，由两条阴茎海绵体和一条尿道海绵体组成。两条阴茎海绵体位于背部，于会阴部向左右两侧分开称为阴茎脚，牢固附着于同侧耻骨支及坐骨结节上。阴茎海绵体为结缔组织和平滑肌形成的海绵状结构，也称之为由窦状隙系统组成的迷路样结构，内部有许多互相交通的小腔隙（窦状隙）与血管相通，又称为海绵体血窦，是由海绵体小梁所围绕成的不规则裂隙，小梁则形成相邻血窦之间的隔板。人们普遍认为，这些窦状隙系统是对神经刺激敏感的固有的主动收缩单位。当海绵体充血时，阴茎即变粗变硬，引起勃起。

每个海绵体之外有一层坚韧的纤维膜（白膜）包绕，起到封闭阴茎勃起器官（海绵体）的作用，在阴茎勃起时的白膜可压迫导静脉以减少静脉的血液流出，使得阴茎的勃起程度逐渐加强，阴茎也由软变硬，最后达到坚挺的状态。两条阴茎海绵体邻面的白膜相融合，形成阴茎中隔。左右海绵体内的血液可以在彼此间通过中隔上的间隙自由来往，所以向一侧阴茎海绵体内注入血管活性药物诱发勃起时，药物会快速透入另一侧发挥同样的作用。

尿道海绵体位于两条阴茎海绵体在腹侧形成的沟内，末端膨大，形成阴茎头，其尖端有尿道外口。阴茎头在勃起时也是很软的，其海绵样外观是由于存在众多吻合的具有较厚肌肉管壁的静脉丛。阴茎头内的尿道部分扩张，并向两侧压缩进去，形成一个裂隙样通道，称作舟状窝。尿道海绵体后端膨大形成尿道球，与尿生殖膈相连。尿道球和尿道海绵体的尿道部分及阴茎头在勃起时只发生体积的扩张，而不会像阴茎海绵体那样因为具有厚韧的白膜而赋予阴茎勃起时所具有的硬度。阴茎头也是由勃起组织组成，通过丰富的静脉丛与尿道海绵体相通。

白膜外面依次为阴茎筋膜、皮下组织和皮肤。阴茎皮肤薄而柔软，富有伸缩性，可以自由滑动，具有显著的延展性，适应于阴茎勃起时的伸展。阴茎皮肤在冠状沟皮肤反折在龟头外面成为包皮，由内外两层皮肤构成，内层皮肤润滑细腻、未角化，更接近黏膜特性，并在阴茎颈处反折延续覆盖阴茎头。包皮在尿道口的下方，形成皱襞，与阴茎头相连，为系带。

包皮下面的分泌物易于在包皮腔内积聚，形成包皮垢，其来源包括阴茎头和包皮的脱落或破碎的上皮细胞，包皮腺、阴茎头冠和颈部小腺体产生的松软豆渣样分泌物，尿液残渣等。包皮垢有特殊气味，无生理作用，有人认为与婚后配偶宫颈癌的发生有关。幼儿包皮包裹整个阴茎头，随着年龄的增长包皮逐渐退缩至阴茎头冠之后，如果成人包皮遮住尿道外口为包皮过长，包皮开口过小不能翻转者或甚至与阴茎头粘连则称为包茎。包皮过长或包茎易引起包皮和阴茎头炎，甚至可发生阴茎癌，应引起重视。

覆盖于人类海绵体的骨骼肌（横纹肌），即球海绵体肌和坐骨海绵体肌均与勃起无关，但在射精过程中它们均进行有规律的收缩，有助于精液的射出。也有人认为，这两组肌肉的收缩将有助于遏制静脉血的回流而使阴茎勃起得到加强；反之，当它们过于薄弱时，将成为勃起功能障碍的促进因素之一。

2. 血管、淋巴和神经支配

阴茎的血液供应十分丰富，主要由来自阴部内动脉的分支阴茎背动脉和阴茎深动脉供应。阴茎背动脉发出分支营养阴茎海绵体和阴茎被膜，末端分支营养阴茎头和包皮。阴茎深动脉分支营养阴茎海绵体，两侧交通。尿道海绵体由阴部内动脉分支尿道球动脉和尿道动脉分布，尿道动脉、阴茎背动脉和阴茎深动脉互相吻合。阴部外浅动脉发出的分支阴茎背浅动脉，在阴茎浅筋膜内前行达阴茎头，供应阴茎皮肤。

阴茎的静脉回流分深浅两组，浅组由阴茎浅静脉引流阴茎皮肤的血液，分左右两支经阴部外浅静脉回流入大隐静脉。深组由阴茎背深静脉引流阴茎头和海绵体的血液，于Buck 筋膜下行走，穿过尿生殖膈至前列腺静脉丛，再经膀胱下动脉，回流入髂内静脉。

阴茎的淋巴管分浅、深两组，浅组接受包皮、阴茎皮肤、皮下组织及阴茎筋膜的淋巴，注入腹股沟浅淋巴结；深组接受阴茎头及海绵体的淋巴，与阴茎背深静脉伴行，注入腹股沟深淋巴结，再向上入髂淋巴结。

阴茎的感觉神经来自阴部神经的分支阴茎背神经，走行于阴茎背动脉的两侧至阴茎头，分支分布于阴茎皮肤、包皮和阴茎头。阴茎头有着丰富的神经支配，对外界刺激十分敏感，在性感觉的传导上有着特殊的意义。另外，髂腹股沟神经分支在阴茎底部也供应阴茎皮肤。阴茎的交感神经和副交感神经来自盆丛，沿血管分布于阴茎海绵体和尿道海绵体。交感神经包括阴茎海绵体小神经，分布于阴茎，形成阴茎海绵体丛。副交感神经亦称勃起神经，其兴奋时引起血管扩张充血，从而引起阴茎勃起。勃起的阴茎及周围肌肉的收缩可压迫阴茎血管，防止血液回流，使阴茎勃起得以维持。

（二）阴囊

1. 结构

阴囊是腹壁的延续部，为一皮肤囊袋，皮肤薄而柔软，皮下组织为肉膜，厚1～2 mm，主要为平滑肌组成，并含有致密的结缔组织和弹性纤维。肉膜由正中线伸入深部形成阴囊膈，将阴囊分为左右两个囊腔。

阴囊皮肤有明显的色素沉着，富有汗腺、皮脂腺及少量阴毛。阴囊壁由多层组织构成，均由腹壁各层延续而来，自外向内为皮肤、肉膜、提睾筋膜、提睾肌、睾丸精索筋膜、睾丸固有鞘膜和鞘膜腔（如图2－3所示）。

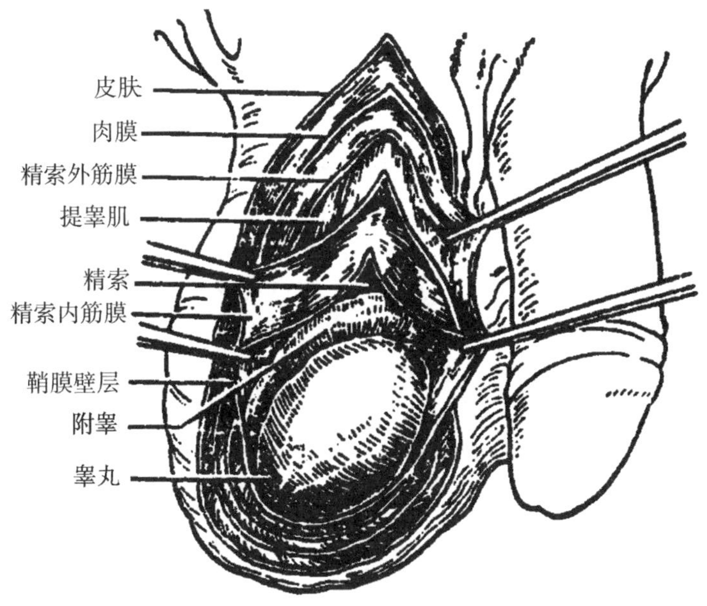

图2－3 阴囊的结构

若出生后，睾丸未下降到阴囊而停滞于腹腔或腹股沟管内，称为隐睾。阴囊的主要生理功能是保护睾丸和精索，调节睾丸的温度。

2. 血管、淋巴和神经支配

阴囊的血液供应丰富，前部的血供由股动脉的分支阴部外动脉供应，后部由会阴动脉的分支阴囊后动脉供应。此外尚有精索外动脉及精索内动脉分支供应。阴囊的静脉与动脉平行，回流入同名静脉及阴茎背静脉。阴囊的淋巴引流至腹股沟浅、深淋巴结，其淋巴管与阴茎淋巴管之间有广泛交通。阴囊前壁的神经由髂腹股沟和精索外神经供应，后壁由来自阴部内神经的会阴浅神经分支分布。

第二节 男性生殖系统的生理

人们对性器官的态度是多样的，既被其诱惑，又对其排斥；既为之想入非非，又对其恐惧焦虑。这种矛盾的心理状态使许多男性，甚至包括关注男性健康的女性，对男子性器官的大小、形态、性能力充满了关切和焦虑情绪，甚至不能坦诚地审视和面对自己（或伴侣）的性器官，为此引发了许多荒唐事件，甚至悲剧。当然，人们最终恐惧和焦虑的还是男性性器官的功能状态。

一、勃起的生理分期

阴茎充分勃起的确定必须具备以下条件：阴茎体积显著增加并达到足够硬度；站立位时阴茎上挺的勃起角度达到或超过90°；牵拉阴茎、阴茎头时阴茎海绵体不能再被牵长。所谓足够硬度系指以两手挤捏阴茎海绵体时不再能捏扁变形，虽然阴茎头在两指间挤捏时仍能变形，两指间可以感受到有一定的压力。为了适应于临床工作中确定阴茎勃起硬度的需要，将阴茎勃起硬度分为四级：Ⅰ级，充盈状态；Ⅱ级，稍硬，但不能插入；Ⅲ级，较硬，勉强插入；Ⅳ级，很硬，轻松插入。

二、勃起机制的理论模式

在对生殖系统解剖和功能研究的基础上，通过观察和分析阴茎勃起的系列生理反应，学者们提出了多种阴茎勃起的理论模式。多数学者认为，阴茎勃起可能是：①血管垫松弛的主动过程。动脉血管垫松弛使血管对动脉内压力和血流速率的阻力减少，而静脉血管垫收缩则可进一步强化阴茎的勃起作用。②动脉血管扩张的被动过程，或主动与被动过程同时发生。动脉血管扩张使阴茎窦状隙系统内的动脉血流量增加，使阴茎体积增加并促使阴茎海绵体内压力增高。③动静脉交通支关闭的主动过程。可防止血液直接从动脉系统经由交通支排进静脉，从而使血流在阴茎海绵体内潴留。④海绵体组织及小梁平滑肌松弛的主动过程。阴茎海绵体平滑肌的弹性在控制阴茎勃起和松弛状态的血流动力学方面起着重要的作用，包绕窦状隙的小梁内平滑肌的松弛可造成窦状隙空间的扩大和阻力降低，联合动脉灌注的增加，将造成窦状隙空间最大限度的扩张，这使得静脉阻断机制得以发挥其重要功效，限制血液从海绵体的流出，并使海绵体内压力不断增大。⑤静脉血管瓣膜关闭或调节的主动过程。可防止压力不断增加的情况下血液流失量的不断增加。⑥血管伸直的被动过程。可促进血流和保持压力。

在射精或中断性刺激后阴茎勃起的终止，是以阴茎螺旋动脉和窦状隙的平滑肌紧张性增加为标志，这导致动脉流入血量降低到基础值，而且窦状隙的体积也减小，从而促成静脉排放所需要的条件。

实际上，在阴茎的勃起和疲软反应过程中，上述的诸多机制可能都在不同程度上起作用，是一种多因素参与和调节的过程。

三、性反应的调控

健康男性性反应的特点是全身性的整体反应，包括远离原始的性接触部位的感觉输入和对这些感觉的感知，并最终通过阴茎的勃起反应来完成性交。阴茎勃起的充血过程涉及神经、血液循环、内分泌、局部解剖结构等的协调和相互作用，同时也受到心理、社会、人际关系等非生物学因素的影响。探讨阴茎勃起反应的调控机制，将为有效预防和治疗 ED 提供科学依据。

（一）神经系统

与性功能相关的神经系统作用机理尚未完全阐明，但涉及勃起的神经通路和神经递质的探讨成为当前的热门焦点，这主要归因于近年来在治疗男性勃起功能障碍领域的重大突破，即 5 型磷酸二酯酶抑制剂（PDE－5）的出现。

1. 外周系统

阴茎勃起是男性性反应的第一步，可以由下列两个因素单独或共同引起：①动情幻想及与五官无关的动情刺激，这种心理刺激通过胸腰部勃起中枢的调节而起作用；②人的 5 种基本感觉，即视觉、听觉、味觉、嗅觉和触觉，是能够激发性欲的肉体性刺激，其中触觉的作用最强，性刺激可通过阴部神经和骶髓勃起中枢的调节而起作用。传统观念认为，勃起是在副交感神经控制下发生的，但研究发现交感神经在勃起的调节中也具有重要作用。

自主神经系统支配的效应器细胞包括阴茎勃起的效应器、排精的效应器、分泌器官的效应器，它们都参与阴茎的勃起和整个性反应过程。

（1）阴茎勃起的效应器。自主神经通过对阴茎平滑肌的电生理活动、肾上腺素能成分、胆碱能成分、非肾上腺素能和非胆碱能成分、肽能成分、多巴胺能成分、对平滑肌的直接作用等方面来调节阴茎勃起反应。

此外，生殖内分泌激素（主要是雄激素）水平对阴茎的勃起也有重要的调控作用。小梁平滑肌的非神经控制，例如内皮的调节反应、前列腺素、γ－氨基丁酸（GABA）、降钙素基因相关肽、一氧化氮（NO）等，均对阴茎勃起有一定程度的调控作用，其中最为重要的发现就是 NO 在阴茎勃起中具有重要作用，并带动了 ED 治疗的革命。

（2）排精的效应器。接受腹下神经的节前神经纤维的支配。丰富的神经分布来自短肾上腺素能神经的肾上腺素能神经末梢。在神经支配较少的分泌管道的起始部分，收缩细胞的自主性是很明显的，它们可能不受自主神经细胞所支配。似乎只存在对平滑肌细胞起兴奋性作用的神经支配，而不存在对平滑肌起直接抑制作用的神经支配。

（3）分泌效应器。可能性最大的是交感神经的胆碱能刺激分泌神经支配的类型在男性生殖道中控制着大多数的分泌细胞。

2. 中枢神经系统

中枢神经系统（CNS）对性功能的调控包括两类中枢，即皮质和皮质下中枢区。皮质中枢将产生和加工能促进或抑制勃起反应的心理刺激，这种刺激可引起心理性勃起；皮质下中枢负责产生基本的性本能反应及对导致性兴奋的感觉传入的器官做出反应，这种来自皮质下中枢（脊髓）的刺激引起的勃起为反射性勃起。

边缘系统可能是勃起的主要的和最高级的调节中枢。边缘系统接受以触、视、听、嗅等形式传入的外部性刺激，表现为心理性皮层输入形式的心理刺激也在这里得到整合。经过对这些相关刺激的加工与处理后，主要位于下丘脑视前区的勃起中枢，通过自主神经系统向阴茎传出神经活动。传出神经通路经由中线前脑束到达黑质，通过脑桥腹外侧后，再经脊髓侧索下行至脊髓中胸腰及骶部的交感和副交感神经元。

下丘脑似乎在异性间性行为方面起着重要的控制作用，它与更高级的中枢和其他皮质下结构之间存在广泛的神经联系，还可通过对控制睾酮合成的垂体促性腺激素来进行神经内分泌调节。

（二）心理作用

中枢神经系统在性功能中的作用不仅仅局限于机械地加工内部的神经刺激。人们在对性反应的个体差异和性幻想在性唤起中的作用研究中，越来越认识到心理活动在人类性行为中的重要作用。男性阴茎勃起除了需要保留完整的神经血管功能之外，心理因素对阴茎勃起程度的影响非常重要。这种勃起表现为视觉、听觉、嗅觉或想象等刺激形式的传入冲动导致皮质感觉之后所引起。

反之躯体或精神方面的各种负面刺激也同样可以使处于性兴奋期的阴茎勃起消失或减弱，因此不良心理因素也可以对性功能起到抑制作用。这种心理性抑制作用还表现在对男性雄激素水平的影响方面，如处于严重紧张状态下的男子睾酮水平显著下降。

（齐　涛　李宏军）

第三节　女性生殖系统的解剖

女性生殖系统包括内外生殖器官和盆腔器官的支撑组织，以及相应的血管、淋巴和神经组织。

一、外生殖器官

外生殖器官指生殖器官的外露部分，又称外阴，其上界为阴阜、下界是会阴，两侧为两股内侧，包括阴阜、大阴唇、小阴唇、阴蒂和阴道前庭。会阴有狭义和广义之分，狭义会阴是指外生殖器与肛门间的狭窄区域；广义会阴则指盆膈以下封闭骨盆下口的全部软组织，呈菱形，以两侧坐骨结节间的连线为界，前方为尿生殖三角，男性有尿道通过，女性有尿道和阴道通过，后方为肛门三角，有肛管通过（如图 2－4 所示）。

（一）阴阜（mons pubis）

阴阜为耻骨联合前面隆起的外阴部分，由皮肤及厚厚的脂肪层所构成。青春期起，阴阜皮肤上开始长出阴毛，呈尖端向下的三角形。阴毛的疏密、粗细可因人或种族而异。

（二）大阴唇（labium majus）

大阴唇为外阴两侧、靠近两股内侧的一对纵长隆起的皮肤皱襞。前连阴阜，后连会阴，左、右大阴唇在阴阜融合成为前联合，在阴唇系带下方会合成为后联合。大阴唇外侧面与皮肤相同，青春期开始长出阴毛，有色素沉着；内侧面淡粉红色，湿润，类似黏膜，上无阴毛。大阴唇皮下为较厚的脂肪组织及静脉丛，受伤后易成血肿。成年未婚妇女和肥胖妇女的两侧大阴唇自然合拢，遮盖着小阴唇、阴道口及尿道口。经产妇的大阴唇由于分娩影响而向两侧分开。

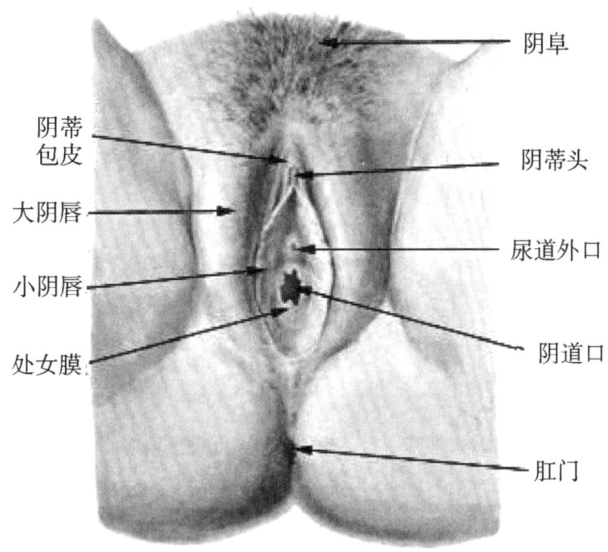

图 2-4 女性外生殖器官

（摘自：http：//www.cmu2h.com/fck/fcksite/wangshangkecheng/textbook/image/anatomy/wai.jpg.）

（三）小阴唇（labium minus）

小阴唇是大阴唇内侧一对薄的黏膜皱襞，表面光滑无毛、湿润，色褐或粉红、鲜红、黑红，富含神经末梢。两侧小阴唇在前端融合，再分为两叶，其前方的皮褶称为阴蒂包皮，后方的皮褶称为阴蒂系带，阴蒂就在它们的中间。小阴唇的后端在阴道口底下会合，与大阴唇后端融合，形成阴唇系带（frenum of labia）。

（四）阴蒂（clitoris）

阴蒂在胚胎学发生上是男性阴茎的同源器官，位于两侧小阴唇的顶端，在阴道口和尿道口的前上方，包括阴蒂头、阴蒂体和两个阴蒂脚，可以随性兴奋而充血勃起，只是不如男性那样有直接的生殖与排尿功能。国内史建、马晓年等于 1993 年测量了 356 例妇女的外阴结构的数据，结果表明阴蒂头长 6.73 ±1.29 mm，阴蒂头宽 4.73 ±0.85 mm；阴蒂体长 21.04 ±4.55 mm，阴蒂体宽 3.79 ±0.87 mm。

（五）阴道前庭（atria vaginae）

两侧小阴唇所圈围的棱形区称阴道前庭，在阴道前庭内有尿道口、阴道口、处女膜、前庭球及前庭大腺等结构。前庭大腺、尿道外口位于前方，阴道口位于后方。阴道口和阴唇系带之间有一个浅窝，称舟状窝。前庭球系一对海绵体组织，又称球海绵体，位于阴道口两侧，前与阴蒂相连，后接前庭大腺，表面为球海绵体肌所覆盖，有勃起性。前庭大腺，又称巴氏腺，位于两侧大阴唇后部 1/3 处，被球海绵体肌所覆盖，开口于小阴唇下端的内侧与处女膜交界的沟内，左右各一个大小如小蚕豆。前庭大腺容易发生炎症，当腺管开口阻塞时可以发生前庭大腺囊肿或脓肿。

处女膜（hymen）是环绕阴道口的中间有孔、不完全封闭的一层薄膜状组织。中间有一孔或多孔，其大小、形状、厚度因人而异，称为处女膜孔。处女膜有各种形状（如图 2-5 所示），一般在处女膜上有开口，否则月经将不可能排出。第一次性交阴茎进入阴道时使处女膜破裂或被伸展开，可能引起出血和轻度疼痛，这对人体健康无影响，剧烈运动，可能损伤处女膜，另外有的女子处女膜裂口先天较大、较松，而在第一次性交时不发生出血或无疼痛感。因此，对处女膜的过度重视，认为初次性交没有“落红”就是不贞洁的认识是错误的。

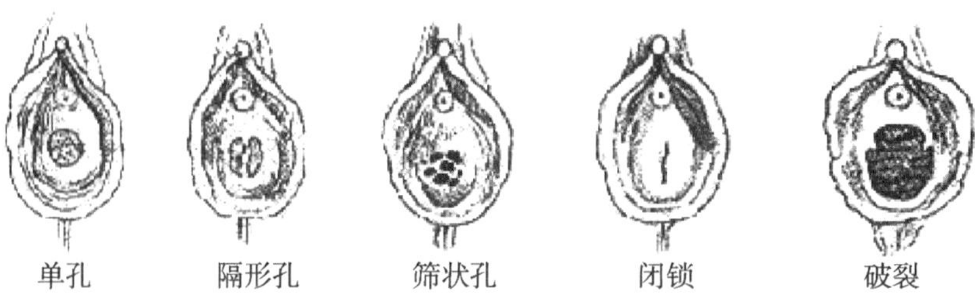

图 2-5　各种形状处女膜

（摘自：http://www.51 room.net/news1486.aspx.）

二、内生殖器官

内生殖器官包括阴道、子宫、卵巢及输卵管（如图 2-6 所示），卵巢和输卵管合称为“子宫附件”。

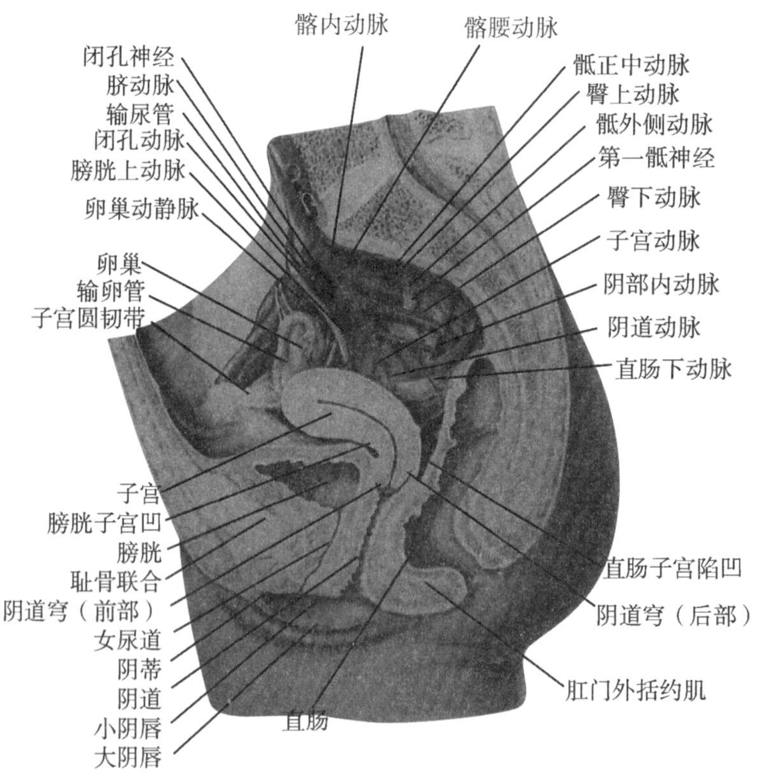

图 2-6　女性生殖器官

摘自：蔡爱露，刘守君．妇产科三维超声诊断图谱．沈阳：辽宁科学技术出版社，2003.）

（一）阴道（vagina）

阴道位于真骨盆的中央，前壁与膀胱、尿道相邻，后壁与直肠贴近，从阴道口一直延伸到子宫颈，上端连接凸入阴道中的子宫颈，呈上宽下窄、前壁短后壁长的管状。前壁长 7～9 cm，后壁长 10～12 cm。阴道壁围绕子宫颈周围形成阴道穹窿，包括前穹窿、后穹窿和两侧穹窿，其中后穹窿比较深，顶端与直肠子宫陷凹贴接，而直肠子宫陷凹又是腹腔中的最低部分，在此处进行穿刺或触摸可以诊断或治疗一些疾病。

阴道壁由黏膜、肌层和纤维层构成，平时阴道的前后壁紧贴在一起。年轻女性的阴道壁上有很多横纹皱襞和弹力纤维，所以弹性及伸展性都很好，性兴奋时黏膜还会分泌液体润滑阴道。但是多次分娩后或年老后，阴道壁会逐渐变得平滑，伸长性也变差。阴道黏膜由复层鳞状上皮覆盖，没有腺体，受性激素影响发生周期性变化。在正常的月经周期中，阴道上皮脱落的上皮细胞的形态随着卵巢内分泌的变化而改变，因此通过阴道脱落上皮的病理检查便可以初步判断卵巢的内分泌功能状况。

（二）子宫（uterus）

成年女性的子宫呈倒梨形位于盆腔中央膀胱和直肠之间，多数为前倾前曲位，前后略扁，重约 50 g，长 7～8 cm，宽 4～5 cm，厚 2～3 cm，宫腔容积约 5 mL。子宫可分为宫底、宫体、宫颈和子宫峡部四部分。宫底和宫体以输卵管入口处分界，其上端圆突的部分为宫底，其下为宫体。宫体下部有一突然变窄的部位，称为子宫峡部，峡部以下是子宫颈。在非妊娠期，子宫峡部不明显，长约 1 cm，在妊娠期逐渐拉长形成子宫下段，临产时可长达 7～11 cm，是剖宫产切口部位。宫颈部长 2.5～3 cm，近似圆柱形，其下端 1/3 突入阴道内称阴道部，上端 2/3 位于盆腔内。宫颈与宫体比例随年龄及内分泌状态等而变化，宫体与宫颈比例在婴儿期约 1∶2，青春期约 1∶1，成年期约2∶1。宫颈末端的中央是子宫与阴道相通的子宫外口，未产妇呈平滑椭圆形，经产妇因分娩时 3 点与 9 点发生撕裂变成横裂形，并将宫颈口分为前唇和后唇两部分。子宫从正常大小扩大到可以容纳足月胎儿，这期间子宫并不会长出新的肌肉细胞，而是完全依靠原有的细胞增大、拉长，因此在分娩时有缩复作用，将胎儿排出体外。绝经期后子宫逐渐萎缩变小。

子宫体部和底部由内膜层、肌层及浆膜层组成。

1. 内膜层

内膜层又称黏膜层，外观呈绒样，包括基底层和功能层。功能层为表面部分，约占子宫内膜厚度的2/3，受卵巢激素的影响，呈周期性变化并剥脱，产生月经。靠近子宫肌层的子宫内膜，称为基底层，无周期性变化。

2. 肌层

肌层很厚，由平滑肌构成，排列为内层环形和外层纵行。中间层肌纤维排列很不规则，有环形、纵行、螺旋形等，肌束之间有许多弹性结缔组织，并有大血管通过。子宫收缩时血管受压迫，能有效制止流产及产后的子宫出血。

3. 浆膜层

子宫底部及体部的外面被浆膜层所覆盖，与肌层紧贴不能分离。子宫峡部的腹膜比较疏松，手术时易于剥离。此处腹膜向前覆盖于膀胱顶部，形成一反折，称为膀胱子宫反折；向后覆盖于直肠前壁，形成直肠凹陷。子宫前后壁的腹膜向两侧延伸至子宫两旁会合而成阔韧带。

子宫颈主要由结缔组织构成，含少量平滑肌纤维、血管及弹力纤维。宫颈黏膜为单层柱状上皮覆盖，黏膜内腺体能分泌碱性黏液，是白带的主要组成部分；宫颈阴道部为复层鳞状上皮覆盖；子宫颈管柱状上皮和鳞状上皮交界区称宫颈上皮移形带或转化区，两种细胞的交界区位置随女性体内雌激素水平的高低、年龄、内分泌、阴道 pH 和病理状态不同而移动，是宫颈癌的好发部位。

（三）卵巢（ovary）

卵巢是产生卵子、分泌女性激素的器官。呈扁椭圆形，灰白色，左右各一个，位于子宫两侧。成人卵巢约长 4 cm，宽 3 cm，厚 1 cm。青春期前的卵巢表面很光滑，但在开始排卵后，因为排卵后愈合形成的疤痕，使得表面逐渐变得凹凸不平。绝经后卵巢逐渐萎缩并变硬，颜色也变得苍白。

卵巢位于输卵管后下方，内侧以卵巢固有韧带与子宫相连，外侧以骨盆漏斗韧带与骨盆壁相连，后缘游离，前缘借卵巢系膜连于子宫阔韧带的后面，系膜内有分布于卵巢的血管、神经和淋巴管出入。

卵巢的附属器官是附属于卵巢的胚胎残余器官，包括卵巢冠、囊状附件及卵巢旁体。卵巢冠又名副卵巢，位于卵巢系膜内，由 10 ~ 20 条横行的小管和一条卵巢冠纵管构成。囊状附件有一个或数个不等，常位于输卵管漏斗附近，是卵巢冠上方向下垂的小豆形有蒂的纤毛上皮小囊，其内含有液体，为中肾管头端的遗迹。卵巢旁体居于卵巢系膜内，卵巢冠的内侧，由数条上皮小管和血管球构成，是胚胎期中肾尾侧部中肾小管的遗迹。卵巢旁体常见于初生儿，在 5 岁后很少发现。

卵巢表面没有腹膜覆盖，由里向外为髓质、皮质、白膜及生发上皮。髓质内含大量血管、神经、淋巴管和疏松结缔组织；皮质含有大量处于不同发育阶段的卵泡及黄体和白体等；卵巢表面由单层立方形上皮细胞覆盖，称为生发上皮，内侧有一层致密纤维组织称为白膜。

（四）输卵管（fallopian tube）

输卵管为一对细长的管状器官，全长 8 ~ 12 cm。输卵管位于子宫底的两侧，呈冠状位被包裹于子宫阔韧带的上缘内，其内侧与子宫底的外侧角相连，向外到达卵巢的上方，游离于腹腔内。每侧输卵管有两个开口，一个开口于子宫腔，另一个开口于腹膜腔。女性腹膜腔可借输卵管、子宫和阴道与外界相通，输卵管常因阴道、子宫的上行感染或腹膜腔的炎症而受累，甚至阻塞。

输卵管由内向外可分为四部分，即间质部、峡部、壶腹部和漏斗部（如图 2 - 7 所示）。间质部是从子宫外侧角向内贯穿子宫壁的一段，长约 1 cm。峡部是从子宫外侧角水平向外延伸，达卵巢下端附近的一段，约占输卵管全长的 1/3，内接输卵管间质部，外连输卵管壶腹部，是输卵管结扎术的首选部位。输卵管壶腹部延续于输卵管峡部的外端，是输卵管最长、管径最粗的一段，还是卵子受精处，若受精卵植入此部，则形成输卵管妊娠。输卵管漏斗部位于输卵管的末端，膨大呈漏斗状，中央有输卵管腹腔开口，漏斗的周缘有多数放射状不规则的突起，称为输卵管伞，是“拾卵”的部位，手术时常以此作为识别输卵管的标志。

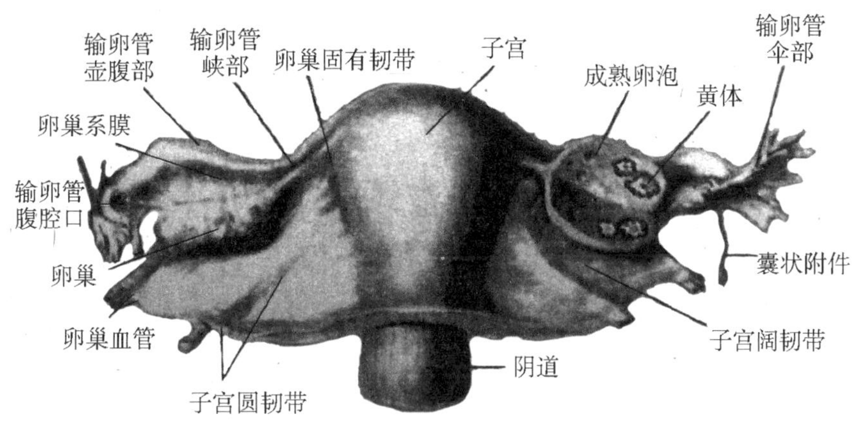

图 2－7　子宫、输卵管、卵巢背面观

（摘自：蔡爱露，刘守君．妇产科三维超声诊断图谱．沈阳：辽宁科学技术出版社，2003）

三、盆腔器官的支撑组织

盆腔骨骼包绕腹盆腔的下部，前方为耻骨联合下缘，后方为尾骨尖，两侧为耻骨降支、坐骨升支及坐骨结节，软组织封闭骨质盆壁之间的间隙，在站立时为腹盆腔的底部，称为盆底。所有的内生殖器都包含或依托在盆底中。盆底肌肉群、筋膜、韧带及其神经共同构成一个解剖和功能的整体，保持子宫、膀胱和直肠等的正常位置。

封闭骨盆出口的软组织包括多层肌肉和筋膜，有尿道、阴道和直肠经贯穿其中。盆底由外向内由三层组织构成，外层即浅层筋膜与肌肉，包括一对球海绵体肌、一对坐骨海绵体肌、一对会阴浅横肌和肛门外括约肌；中层即泌尿生殖膈，由上下两层坚韧的筋膜及一层薄肌肉组成，覆盖于耻骨弓与坐骨结节所形成的盆底前部三角形平面上；内层为盆底最坚韧的一层，即盆膈，由肛提肌（levator ani muscle）及筋膜所组成。盆底肌肉是维持盆底支持结构的主要成分，其中肛提肌起着最为主要的支持作用。肛提肌是成对的宽厚扁肌群，两侧肌肉相互对称，向下向内聚集成漏斗状。每侧肛提肌由前内向后外由耻尾肌、髂尾肌和坐尾肌三部分组成。肛提肌作为一个整体发挥作用，盆膈内有尿道、阴道和直肠穿过的生殖裂孔。盆腔肌肉功能正常时，盆腔器官保持在肛提肌板之上，远离生殖裂孔。

肛提肌的内、外面还各覆盖有一层筋膜。内层位于肛提肌上面，又称盆筋膜，为坚韧的结缔组织膜，覆盖骨盆底及骨盆壁，其某些部分的结缔组织较肥厚，上与盆腔脏器的肌纤维会合，分别形成相应的韧带，对盆腔脏器有很强的支持作用，包括子宫的四对韧带，即圆韧带、阔韧带和主韧带、骶骨韧带。

（一）子宫圆韧带（round ligament of uterus）

子宫圆韧带是由平滑肌和结缔组织构成的圆索状结构，是维持子宫前倾位的主要结构。该韧带起于子宫角外侧缘，输卵管近端的前下方，于子宫阔韧带两层腹膜之间，向前外侧伸展达骨盆壁，穿腹股沟管出皮下环，止于大阴唇前端的皮下。

（二）子宫阔韧带（broad ligament of uterus）

子宫阔韧带覆盖子宫前后壁的腹膜在子宫两侧合拢，其间为疏松结缔组织，其上缘游离，形成阔韧带，终止于骨盆侧壁；上缘内2/3包绕输卵管形成输卵管系膜，外1/3称为骨盆漏斗韧带，内有卵巢血管通过。在子宫体、子宫颈两侧的阔韧带内有大量疏松结缔组织、丰富的血管和淋巴，因此感染或恶性肿瘤易通过阔韧带扩散。子宫血管及输尿管都从阔韧带底部穿过。

（三）主韧带（cardinal ligament）

阔韧带的底部，纤维组织加强，称为主韧带，由平滑肌和结缔组织构成。主韧带是阔韧带最厚的部分，从子宫颈阴道上部连至骨盆侧壁，横行于子宫颈两侧和骨盆侧壁之间，使子宫维持在一定的水平高度，是固定子宫颈位置的主要力量。

（四）子宫骶骨韧带（uterosacral ligament）

子宫骶骨韧带由平滑肌和结缔组织构成，起自子宫颈后面的侧上方，由子宫颈呈八字形伸向两旁，绕过直肠终止在第二、第三骶椎筋膜上，作用是使子宫颈向后向上牵拉，与前三对韧带一起共同维持子宫前倾前屈位。

在这四对韧带的共同作用下使子宫能够保持正常位置，即在直立时，子宫底处于膀胱之上，子宫颈外口位于坐骨棘水平附近，子宫体前倾而宫颈向后，宫体和宫颈间形成一钝角。

四、血管、淋巴和神经组织

（一）女性生殖器官血液供应

女性生殖器的血液供应，主要来自子宫动脉、卵巢动脉、阴道动脉及阴部内动脉。各部位的动脉均有同名静脉及淋巴管伴行。除卵巢动脉来自腹主动脉外，其余动脉来自髂内动脉。

1. 子宫动脉

子宫动脉来自髂内动脉前支，沿盆壁下行，至阔韧带基底部急向内弯曲，在相当于子宫颈内口水平离子宫约2 cm处跨越输尿管，达子宫侧缘，分为上下两支，上支为主干，沿子宫侧壁迂回上行，沿途发出子宫体支供血给子宫前后壁，在宫底分为卵巢、输卵管及宫底3支；下支为子宫颈阴道支，供血给宫颈、阴道上部及部分膀胱，与阴道动脉吻合。

临床上，子宫动脉、输尿管及子宫颈之间的解剖关系有重要的意义。在切除子宫时，易在此处发生出血或损伤输尿管，必须警惕。

2. 卵巢动脉

卵巢动脉在第二腰椎左边由腹主动脉分出下行，经卵巢悬韧带下行入盆腔，经骨盆漏斗韧带上缘向中线横行，分支供血给卵巢及输卵管，最后与子宫动脉的卵巢支吻合。卵巢髓质内毛细血管汇集而成小静脉，经卵巢门离开，在卵巢系膜内构成卵巢静脉丛，最后汇集成卵巢静脉，与同名动脉伴行。左侧卵巢静脉注入左肾静脉，右侧卵巢静脉直接注入下腔静脉。在输卵管结扎时应选择在输卵管的中1/3处，特别注意保存子宫—卵巢血运的完整性，否则可能导致卵巢功能障碍，造成术后月经改变。

3. 阴道动脉

阴道动脉由髂内动脉前支分出，供血给阴道中部及部分膀胱，与子宫动脉的阴道支吻合。阴道下段则由痔中动脉与阴部内动脉供血。

4. 阴部内动脉

阴部内动脉由髂内动脉前支或中支分出，先由坐骨大孔穿出骨盆腔，绕过坐骨棘，再由坐骨小孔进入会阴肛门区，分出痔下动脉，供血给直肠下段及肛门，最后分支供血给会阴、阴唇及阴蒂等处。

盆腔静脉与各同名动脉伴行，接受各相应区域的血流回流，子宫和阴道静脉汇入髂内静脉。

（二）女性生殖器官淋巴分布

盆部的淋巴结均随血管而行，位置数目等均不恒定。髂淋巴组、腰淋巴组和骶前淋巴组引流内生殖器淋巴液，深、浅腹股沟淋巴组引流外生殖器淋巴，首先汇入沿髂动脉的各淋巴结，然后注入主动脉周围的腰淋巴结，最后在第二腰椎处汇入胸导管的乳糜池。

1. 外生殖器淋巴

外生殖器淋巴分深浅两部分，均汇入髂外淋巴结组。腹股沟浅淋巴结位于腹股沟韧带下方，10～20 个，一部分引流外生殖器、会阴、阴道下段及肛门部淋巴；另一部分沿大隐静脉引流会阴及下肢的淋巴，其输出管大部分汇入腹股沟深淋巴结，小部分汇入髂外淋巴结。腹股沟深淋巴结位于股静脉内侧的股管内，引流阴蒂、股静脉区淋巴及腹股沟浅淋巴，汇入闭孔、髂内淋巴结。

2. 内生殖器淋巴

淋巴结沿髂动脉排列，分髂外、髂内与髂总淋巴结再向上到腹主动脉旁的腰淋巴结，尚有 1～2 个位于骶骨与直肠之间的骶淋巴结。阴道下段淋巴主要汇入腹股沟浅淋巴结，阴道上段与子宫颈淋巴大部分汇入闭孔和髂内淋巴结，小部分汇入髂外淋巴结，并经子宫骶骨韧带入骶前淋巴结。子宫体及底部淋巴与输卵管、卵巢淋巴均输入腰淋巴结，子宫体两侧淋巴可沿子宫圆韧带进入腹股沟浅淋巴结。

（三）女性生殖器官神经分布

支配外阴部的神经主要为阴部神经，含感觉和运动神经纤维，由第二、第三、第四骶神经的分支组成，在坐骨结节内侧下方分为阴蒂背神经、会阴神经和痔下神经 3 支，分布于阴蒂、阴唇、会阴和肛门，临床上常用阴部神经阻滞麻醉进行阴道及外阴手术。内生殖器主要由交感神经和副交感神经所支配，交感神经纤维出自腹主动脉前神经丛，包括卵巢神经丛和骶前神经丛。骨盆的神经丛中有部分来自由第二、第三、第四骶神经的副交感神经，其中亦含有向心传导的感觉神经纤维。而子宫平滑肌有自律活动，即使完全切除其支配神经仍能有节律性收缩。

第四节　女性性生理

性交（coitus），是一个生理反应与心理感受交汇的过程，是人类繁衍的手段，是男女表达感情的主要方式，更是人类享受生活的途径之一。尼日利亚的一份调查报告显示：

384 例受访女性中，高达 242 例（63%）的女性有性功能障碍（sexual disturbance）。其中性欲异常占 8.3%，唤起障碍 5.4%，高潮异常 63.6%，性交痛 22.7%。性功能障碍的年龄峰值是 26～30 岁。2001—2002 年在澳大利亚进行的大样本研究中，19 307 例年龄在 16～59 岁的异性恋者接受了电话访问最近一次性生活的情况。95% 的受访者性活动至少包括了阴道性交。95% 的男性能达到高潮，而女性达到高潮者则只有 69%。种种资料显示女性了解更多的性生理知识有助于夫妻间的性生活和谐。

一、女性性反应

性反应是指人体在受到性刺激后，身体上出现的可以感觉到与观察到的，以及能测量到的变化。女性性反应涉及性系统多器官的生理变化。其功能复杂，而且个体差异比较大。女性性反应虽然启动较慢，但一旦激发可比男性更广泛及持久。

（一）阴蒂反应

阴蒂有着极为丰富的神经分布，对性刺激非常敏感。目前对阴蒂在女性性反应周期中究竟起什么作用仍不十分清楚。阴蒂的形态随着性反应周期而发生变化：兴奋期阴蒂头肿胀，阴蒂开始增粗增长；平台期阴蒂长度变短，缩于阴蒂包皮之下；高潮期阴蒂仍处于阴蒂包皮之下；直至消退期阴蒂大小才恢复正常。阴蒂的这种变化显然不利于阴茎直接接触阴蒂，从而推翻了旧的观念——女性能否进入性高潮取决于阴蒂接受直接刺激的程度。但性交时对阴蒂继发性刺激的作用不能排除，即在性交过程中，由于阴茎的不断抽动，对阴蒂的牵拉和压迫所产生的间接性刺激。这种对阴蒂的间接性刺激能充分刺激阴蒂与增强女性性紧张，担当性刺激感受转换器的角色。

（二）阴道反应

阴道是女性进行性交的器官，也是女性感受性刺激并由此引发性高潮的一个重要器官。在女性性反应周期中，阴道反应是由兴奋期时湿润、扩张与阴道壁颜色由于充血而增深呈紫红色开始。进入平台期，阴道外 1/3 明显充血，内 2/3 宽度与深度增加。高潮时，阴道开始出现 0.8 秒间隔的收缩，反复 10 余次。直到消退期，阴道才从收缩状态下松弛下来，阴道壁颜色恢复正常。

（三）子宫反应

在女性性反应周期中，子宫的反应是从性兴奋期开始，主要是子宫位置升高。到平台期时子宫的位置升高最为显著。性高潮期，随着阴道的节律性收缩，子宫也会发生一定程度的收缩。典型的高潮期，子宫反应是子宫肌肉的节律性收缩。它由底部开始，逐渐通过体部而终止于子宫下段。这种收缩与分娩初期发生的子宫肌层的收缩相似，只是收缩的幅度小而频率高。这种收缩往往发生于女性主观意识到性高潮经历开始后 2～4 秒。收缩强度平行于女性的自我感受。马斯特斯和约翰逊在观察月经期妇女手淫获得高潮时发现，在高潮结束之际或消退期最初几秒钟时，经血从宫颈外口喷射而出，其压力之大可以使血液直喷出阴道而不碰到放置在阴道内的窥阴器。

（四）性高潮

弗洛伊德曾将女性性高潮分为两种，阴道高潮和阴蒂高潮，并认为阴道高潮是比阴蒂高潮更成熟和更好的一种形式。而阴蒂高潮则更广泛存在于未成年的女性。20 世纪 60 年代，马斯特斯和约翰逊观察到女性在手淫（对阴蒂的直接刺激）、性交、人工性交中获得高潮时的生理反应是一致的，因此认为女性性高潮只有阴蒂高潮一种。但费舍尔（1974）报告说许多妇女能够说出阴蒂和阴道两种性高潮的区别。以辛格为代表的学者又提出女性性高潮的新分型，即子宫型高潮、女阴型高潮和混合型。关于高潮的一个事实是，女性在间隔很短的时间内，有时甚至仅有几秒钟时间的间隔，可连续经历 2 次或更多次的性高潮。这一点与男性有着显著的区别。

（五）G 点效应与女性高潮射液

G 点不是点，而是一个区域，格拉夫伯格于 1950 年首次阐述了这一区域的存在："在阴道前壁沿尿道走行的部位总可以找到一个性敏感区，这一性敏感区似乎为勃起组织所包绕。在性刺激过程中，女性尿道开始扩张，人们可以清楚地感觉到该敏感区增大并向阴道内突出。在高潮顶峰到来时它极度肿胀并向外凸出。高潮过后它又恢复到原来大小。"不同个体之间，G 点位置存在差异，大致在阴道入口 5 cm 的前壁处，直径大约 2 cm。1983 年，拉德斯、惠普尔和佩里 3 人合著的《G 点及人类性行为的其他新发现》一书提出，G 点的位置与男性前列腺的位置相似，并在那里发现了前列腺样组织构成。这些组织通过开放于尿道的细小管道把含有前列腺酸性磷酸酶的分泌物排至尿道内。连续刺激 G 点，可以使某些妇女像射精一样，有节奏地由尿道间断射出少许液体，这是一个不随意的过程。

二、性反应周期（sex reaction cycle）

海伦·卡普兰把性反应划分为三个独立的时期：①性欲期，并探讨了性欲形成时期的性障碍；②充血期，指生殖器官等部位的血管充血；③收缩期，指性高潮期肌肉的收缩反射。齐勃格尔德和艾力森于 1980 年提出了性行为的五期划分法，五期互相关联，又各具独立性，即①兴趣或性欲，②唤起，③生理准备（阴道润滑、肿胀和勃起），④高潮，⑤满意（一个人对所发生的经历的评价或感受）。事实上，女性性高潮的表现是一个连续的过程，在这里，我们将女性性交中从性欲开始被唤起到性交结束后重新平复的过程分为性欲期、兴奋期、平台期、性高潮期和消退期进行讨论。

（一）性欲期（sexual desire stage）

这一期包括对性活动的幻想和向往性活动。性欲是指发起性活动的冲动或生物学驱动力。性欲的内分泌基础是性激素。它将维持性欲的持续张力、紧张性和兴奋性，也即背景性性欲；性欲的神经基础是神经反射弧，它由性敏感区、传入神经、脊髓低级性中枢和大脑高级性中枢、传出神经和效应器（如性器官和全身肌肉等器官系统）所组成。它的功能是保持机体对环境性刺激的有效反应，激发或形成突出的性欲冲动并导致性行为，即应激性性欲。总之，性欲可因肉体刺激引起，也可因视觉、听觉、嗅觉等特殊感觉的刺激引起，还可因单独的心理刺激所引起。性欲在个人之间存在相当显著的差异，即使是同一个人，他/她的性欲也会随时间、地点、情境、对象的不同而有所变。性欲还受年龄、身体状况、工作压力、人际关系、意识形态、道德价值观念等多种因素的影响。一般来说很难给性欲确定一个正常的界限，那么也就很难给性欲低下或亢进确定一个标准。

（二）兴奋期（excitement stage）

这一期指从女性性欲被唤起，身体开始呈现性紧张的阶段。外阴是重要的女性性器官，是接受性刺激的感受器。阴阜皮下的丰富脂肪组织和皮肤上的阴毛，在性交时起支撑和减震缓冲作用。抚摸阴阜或轻轻揉捏可以起到性刺激作用，男女阴阜互相摩擦可以使女性产生性快感。大阴唇平时遮盖住小阴唇、阴道口和尿道口。兴奋期大阴唇张开，其遮盖部位露出表面，甚至暴露出阴道口。小阴唇黏膜下有丰富的神经分布，故感觉敏锐。由于大、小阴唇中含有丰富的神经纤维，在性刺激和性唤起中具有重要作用。阴蒂富有感觉神经末梢，感觉特别敏锐，是女性最敏感的性器官，对触摸尤其敏感，可以唤起较其他部位更为直接、迅速、强烈的性反应，也是女性最喜欢手淫的刺激部位。在性交过程中，阴茎一般不直接刺激阴蒂而是在阴道内抽动而牵动小阴唇，从而间接地刺激阴蒂。前庭大腺性兴奋时分泌黄白色黏液，起滑润阴道口作用。前庭球由于表面有球海绵体肌覆盖，可以感受心理和局部的刺激及来自阴蒂刺激产生的连锁反应，该肌收缩时压迫前庭球而使阴道口缩小。阴道本身没有分布任何的神经，阴道壁在性兴奋时可能因周围静脉丛的扩张而出现渗出液以润滑阴道，有利于阴茎的插入和抽动。阴道性兴奋时可以出现内 2/3 扩张、外 1/3 紧握，使阴茎和阴道的相握达到最佳，有利性感的享受和精液的射入、暂存及精子游入宫腔。在这一阶段里，我们还能观察到爱抚引起的乳头勃起和胀大，心跳加快，呼吸急促，血压有所上升，全身肌肉普遍紧张等。此期的标志性反应是阴道润滑和乳头变硬。女性与男性相比，性唤起较慢，兴奋需要的时间较长，因此男性要对女性进行刺激和爱抚即性前戏，同时避免其他因素的干扰。

（三）平台期（platform stage）

平台期是指性高潮到来之前，性唤起或性紧张达到一个较高而稳定的水平。此阶段最显著的特点是子宫的抬高反应。平时宫颈与阴道后壁相贴。在性紧张水平由兴奋期向平台期进展时，它将向后上方缓慢移动，阴道内 2/3 进一步扩张，子宫进一步上提。子宫的升高反应将在平台期结束，直至消退期重新返回小骨盆中原来的位置。子宫的支持组织在子宫的这种抬高反应中起着重要作用。产伤造成主韧带和盆隔的耻尾肌等支持组织损伤后，其子宫的抬高反应将显著减慢、减弱。性紧张造成的阔韧带等盆腔器官的显著充血也是子宫抬高的原因之一，因为静脉充血使这些结构本身缩短、变紧，从而继发性引起子宫抬高。其他反应如乳头明显勃起且乳晕充血，大阴唇充血隆起，小阴唇增大且变成紫红色，面部等部位出现性红晕，呼吸加快，心跳加快和血压升高更明显，全身肌肉紧张度加强。性红晕是一种斑丘疹样的红色皮疹。性红晕在兴奋晚期和平台期，首先在上腹部出现。接着向乳房扩展，甚至可扩展到下腹部、肩部以至肘前窝。在性高潮临近时，性红晕还会出现在腿的前面、侧面，臀部及背部也有性红晕。性红晕是血管扩张、皮肤充血的反应。

（四）性高潮期（orgasm stage）

这一期指女性身心紧张的状态达到了顶峰和性发泄阶段，以阴道和骨盆肌肉有节律性收缩为其特点。性高潮时，子宫也会产生节律性收缩，子宫颈和子宫体上升，阴道周围括约肌收缩，大阴唇伸展，还有阴蒂的勃起。同时，全身的反应强烈，表现为全身的肌肉紧张收缩，呼吸急促，呼吸频率可达 40 次/分，心跳加快，心率最高可达 160 次/分，血压升高更加明显。部分女性可以出现瞬间眩晕，从而出现非常短暂的意识丢失。女性达到性高潮时，有 2/3 的女性显示出大脑中枢的激活，如额下叶、扣带回、岛回、丘脑、尾状核和颞后叶。性高潮伴有特殊的性快感，但并不是每次性生活都能达到高潮，甚至有些妇女终其一生也不能达到性高潮。

（五）消退期（regression stage）

这一期是指性紧张状态逐渐松弛和消散的阶段。在这个阶段，性器官和全身的变化开始恢复；性红晕也按照出现时相反的顺序消失，直至完全恢复到正常无性唤起状态；通常伴随着一种松弛和欣快感。女性消退期较男性慢。宫颈在性反应中出现的特异反应往往发生在这一时期。宫颈外口轻度扩张，若女性未达性高潮，则观察不到子宫外口的这一生理反应。从宫颈口的扩张至关闭需要 20~30 分钟，多见于未产妇，但经产妇若存在显著产科损伤时就无法可靠地查明是否发生了这一反应。消退期宫颈口张开的临床意义是从理论上增加了精子进入宫腔的机会，然而事实上有很多妇女在从未获得性高潮的情况下接二连三妊娠。

三、性生理的神经支配

人类性反应是接受性刺激，信号的大脑分析、判断并做出反应的过程，因而大脑神经中枢在这里起着决定性的作用。大脑中枢反应受不同个体的性格、文化背景、教育程度、过去的经验等的影响。其调控是通过神经系统、内分泌系统复杂的生理、生化过程来实现。在大脑水平多巴胺能和 5-羟色胺能系统在性反应中有重要作用。肾上腺素能、胆碱能和 γ-氨酪酸等其他神经介质也起着一定的作用。在周围神经系统，肾上腺素能、胆碱能的激活能导致血流变化，引起阴道湿润等。

阴道外段 1/3 是由外胚层分化而来，富含神经纤维，所以对于触摸有反应的神经末梢只集中在阴道口附近。G 点恰恰位于这一区域，于是成了阴道内最重要的动情区。阴道内段 2/3 来自中胚层，没有神经末梢分布，因而阴道内 2/3 对疼痛与触觉都不敏感。

性高潮部分是生理性的，部分是心理性的，甚至截瘫妇女也可以获得性高潮。有些妇女即使供应阴蒂等部位的神经支配完全中断，仅仅通过性幻想也能达到高潮。由男性变为女性的变性人能够通过手淫或阴道内性交达到高潮，是因为皮肤中通常具有压力感受器，其心理准备也是很充分的，所以达到高潮并不成问题。

四、性生理的性激素影响

女性卵巢除了分泌雌激素、孕激素外，也可分泌少量的雄激素。雄激素与雌激素的结构有相似之处，都含有一个类似胆固醇的骨架。因此，雄激素与雌激素被称作为类固醇激素或甾体激素。卵巢、睾丸及肾上腺皮质都能合成甾体激素，它们的合成途径基本相似。女性体内的雄激素并非可有可无，女性性欲主要取决于雄激素的浓度。摘除女性肾上腺可导致性欲、性反应降低和性行为减少。男子雄激素主要来自睾丸，而女子雄激素主要来自肾上腺。但激素浓度与主观上性欲的要求和情欲激动时生理性充血程度并无显著关系。即使月经周期过程中存在着性欲冲动差异也是很小的。它更多地取决于社会家庭因素和个人生活文化经历，特别是双方的感情、社会环境及当时的情绪、性刺激是否适当等等，这些因素足以掩盖性激素在性欲中的作用。

人们观察到，由肾上腺皮质分泌的雄激素在人的青春期可迅速增加，可促进阴毛和腋毛的生长，并刺激皮脂增多，女性青春期生长加速，面部痤疮可能与雄激素分泌增加有关。如果女性肾上腺皮质有疾病，出现病理性的分泌亢进时，在青春期前或成年以后，可出现各种男性化特征，如多毛、乳房缩小、肌肉发达、声音低沉、阴蒂增大和出现胡须等。

老年女性性反应的特点在于，阴道润滑程度比年轻妇女差，阴道外 1/3 区段的收缩能力及内 2/3 区段的扩张能力都弱于中青年妇女。老年女性阴道壁变薄，阴道长度缩短 2 ~3 cm，宽度减少 0. 5 ~1 cm，外阴萎缩，大阴唇似乎已不存在，性高潮往往伴有轻微的子宫缩痛，这些改变都是缺乏充分雌激素的结果。

从胚胎发育看，正是由于雄激素的缺乏或不敏感性，才使胚胎向女性化分化发育。性激素的主要性生理作用有：①促进性器官发育，维持其成熟状态；②促进第二性征出现；③激发性欲，维持性功能。

（林　芸）

【本章思考题】

1. 精囊液有哪些生理功能？
2. 阴茎的形态和结构是怎样的？
3. 简述阴茎勃起机制。
4. 会阴的定义是什么？
5. 简述子宫 4 对韧带在维持子宫正常位置中的作用。
6. 试述女性性反应周期的表现。
7. 简述性激素对女性性生理的影响。

【本章参考文献】

1. De Lancey J O. The Anatomy of the Pelvic Floor [M]. Curr Opin Obstet Gynecol, 1994, 6 (4): 313 -316.

2. Fajewonyomi B A, Orji E O, Adeyemo A O. Sexual Dysfunction among Female Patients of Reproductive Age in a Hospital Setting in Nigeria [M]. J Health Popul Nutr, 2007, 25 (1): 101 -106

3. Richters J, Visser R, Rissel C, et al. Sexual Practices at Last Heterosexual Encounter and Occurrence of Orgasm in a National Survey [J]. J Sex Res, 2006, 43 (3): 217 -226.

4. Rowland D L. Neurobiology of Sexual Response in Men and Women [J]. CNS Spectr, 2006, 11 (8 Suppl 9): 6 -12.

5. 陈大元. 受精生物学——受精机制与生殖工程 [M]. 北京：科学出版社，2000.

6. 郭应禄，李宏军. 男性更年期综合征 [M]. 北京：中国医药科技出版社，2005.

7. 郭应禄，李宏军. 男性不育症 [M]. 北京：人民军医出版社，2003.

8. 黄宇烽，许瑞吉. 男科诊断学［M］. 上海：第二军医大学出版社，1999.

9. 尼施拉格，等. 男科学——男性生殖健康与功能障碍［M］. 3 版. 李宏军，李汉忠，主译. 北京：北京大学医学出版社，2013：9－67.

10. 莱珀. 前列腺疾病［M］. 英文影印版. 北京：科学出版社，2001.

11. 马晓年. 现代性医学［M］. 2 版. 北京：人民军医出版社，2004.

12. 马远方. 现代男性病［M］. 北京：北京医科大学，中国协和医科大学联合出版，1996.

13. 沃尔什. 坎贝尔泌尿外科学［M］. 7 版. 北京：科学出版社，2001.

14. 谢文英，王一飞，江鱼. 男性学［M］. 上海：上海科学技术出版社，1991.

15. 熊承良，吴明章，刘继红，等. 人类精子学［M］. 武汉：湖北科学技术出版社，2002.

16. 张君慧，吴明章. 男性生殖系统［M］//成令忠. 组织学. 2 版. 北京：人民卫生出版社，1993.

17. 顾美皎. 现代妇产科学［M］. 北京：人民军医出版社，2002.

18. 乐杰. 妇产科学［M］. 6 版. 北京：人民卫生出版社，2004.

18. 刘照旭，范医东，方笑雷，等. 性功能障碍的诊断与治疗［M］. 济南：山东科学技术出版社，2003.

19. Glenn Hurt W. 妇科泌尿手术学［M］. 2 版. 周荣庆，主译. 天津：天津科技翻译出版公司，2003.

第三章　脑的性功能

脑的结构非常复杂，功能极其多样。它支配着人的一切生命活动：语言、运动、听觉、视觉、情感表达等，也是一切思维活动的物质基础。脑决定人们如何去思考，做出何种行为，影响着人们各方面的功能。性功能是人类性活动的前提，是生育和繁衍的基础。那么脑在人类的性活动中扮演怎样的角色？如何调节人的性功能？本章通过对脑的结构、脑的主要功能、脑与性行为的关联、脑对性行为的促进作用、两性对性爱的不同感受以及性对脑的作用等方面进行阐述。

第一节　脑的简介

一、概述

脑是脊椎动物中枢神经系统的高级部位、生命机能的主要调节器。作为结构最复杂、功能极其完善的人体物质，人脑也是思维的器官，是心理、意识的物质本体。人脑的基本构成单位是神经细胞（神经元）和胶质细胞，可细分为6个主要部分：大脑（端脑）、间脑、小脑、中脑、脑桥和延髓。这些部位分布着很多由神经细胞集中而成的神经核或神经中枢，并有大量上、下行的神经纤维束，在形态上和机能上把中枢神经各部分联系为一个整体。

二、脑的构成

（一）大脑

大脑两半球主要由灰质表层、白质和皮下神经节，即大脑皮质、神经纤维髓质和基底神经节组成。由联合神经纤维（主要是胼胝体）连接大脑两半球。大脑可划分为额叶（思考和判断）、颞叶（记忆和情绪稳定）、顶叶（感觉处理及方向感）、枕叶（视觉处理）。还有一些重要结构在大脑深处，如前扣带回、基底节（焦虑和快感中心）和深边缘系统（情绪中心）（如图3－1所示）。

1. 额叶

额叶是大脑发育中最高级的部分，包括初级运动区、前运动区和前额叶皮层，位于中央沟以前。在人脑中，与其他脑叶相比，额叶最大，但有些动物几乎不存在额叶。

额叶的功能：与人类语言的形成和表达、自主意识的形成以及随意肌的控制有关。

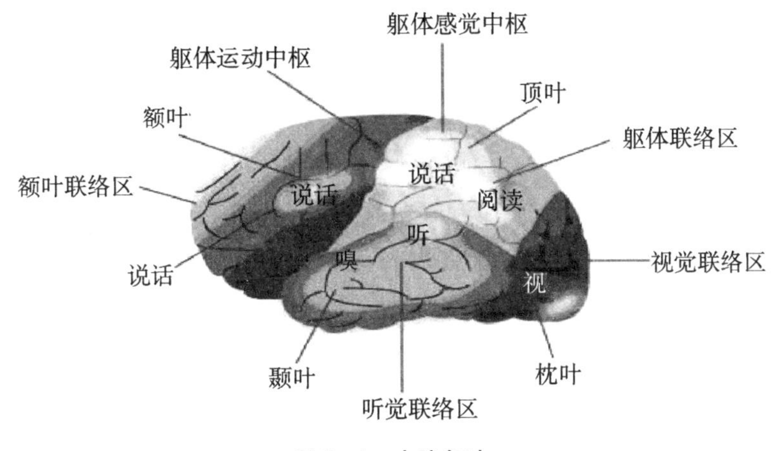

图 3－1　**大脑各叶**

2. 颞叶

颞叶位于外侧裂下方，被颞上沟和颞下沟分为颞上回、颞中回、颞下回。隐藏在外侧裂内的是颞横回。在颞叶的侧面和底面，在颞下沟和侧副裂间为梭状回，侧副裂与海马裂之间为海马回，围绕海马裂前端的钩状部分称为海马钩回。

颞叶的功能：颞上回的 41 区和 42 区及颞横回为听觉皮质区；颞上回的后部在优势半球为听觉言语中枢，称为 Wernicke 区，还包括颞中回后部及顶上小叶的缘上回和角回；海马钩回为嗅味觉中枢；颞叶的前部为精神皮质，与记忆、联想和比较等高级神经活动有关；位于颞叶内侧面的海马则与记忆有关。

3. 顶叶

在额叶、枕叶和颞叶之间，其前与额叶的分界线为中央沟，其后与枕叶的分界线为顶枕沟和枕前切迹的连线，其下与颞叶的分界线为外侧裂。

顶叶的功能：①前区。顶额联合区，负责身体感觉、味觉、触觉、性冲动、身体协调性以及身体认知。②中区。顶颞联合区，即韦克尼区，负责感觉性语言的认知处理。③后区。顶枕联合区，负责空间感觉（右脑）及数理逻辑（左脑）。

4. 枕叶

枕叶位于大脑半球后部，在枕顶沟和枕前切迹连线的后方；其内侧面以距状裂分成楔回和舌回。距状裂周围的皮质为视中枢，即纹状区接受视网膜视觉冲动。

枕叶的功能：主要负责视觉处理。视觉信息从视网膜光感受器到大脑枕叶视中枢的传导途径称为视路。枕叶病损时主要引起视觉障碍，偶可出现记忆缺陷和运动知觉障碍等症状，但以视觉症状为主。

（二）间脑

间脑位于两侧大脑半球之间，连接脑干与大脑半球。前方的界限为室间孔与视交叉上缘的连线，下方连接中脑，两侧则为内囊。间脑一般被分成丘脑、丘脑上部、丘脑下部、丘脑底部和丘脑后部五个部分。

间脑的功能：感觉整合中枢、运动整合中枢，调节体温、饥饿、口渴、情绪等人体生命活动。

（三）小脑

小脑位于大脑半球后方，覆盖在脑桥及延髓之上，横跨在中脑和延髓之间。它由胚胎早期的菱脑分化而来，中央为小脑蚓部，两侧为小脑半球。小脑表面的沟和裂将其分为三个主叶：绒球小结叶、前叶及后叶。

小脑的功能：通过与大脑、脑干和脊髓之间丰富的传入和传出联系，参与躯体平衡和肌肉张力（肌紧张）的调节，以及随意运动的协调。

（四）中脑

中脑介于间脑与脑桥之间。它从胚胎早期的中脑泡发展而来。在高等动物进化过程中，许多重要功能都逐渐向大脑皮层集中（这种现象叫作功能皮层化），中脑就成了产生视、听反射和运动、姿势等反射的皮层下中枢。

中脑的功能：是视觉和听觉的反射中枢，也是所有大脑皮层与脊髓间上行与下行神经通路的中转站。同时，中脑还可通过白质与其他中枢神经系统的分部相联系。

（五）脑桥

脑桥位于小脑下方延髓和中脑之间，腹侧面膨大的部分称为脑桥基底部，可见由横行纤维构成的连接小脑左右两侧的桥样结构，因此得名。基底部向两侧变窄，为脑桥壁，与小脑联系。基底部外侧有三叉神经出脑，横沟里由内向外依次有外展神经、面神经和位听神经。

脑桥的功能：至今尚不十分清楚。已有研究结果表明，脑桥参与了呼吸节律的控制，参与了肌肉运动的调控；脑桥内的一些神经核团，比如前庭神经核、三叉神经核、面神经核以及展神经核等，能与其他脑神经核发生联系，共同参与调节机体的生命活动，如听觉、身体平衡、角球运动、角膜反射等。

（六）延髓

延髓也叫延脑。居于脑的最下部，上接脑干，下与脊髓相连。其主要功能是控制机体的基本生命活动，如呼吸、心跳、消化等。延髓向下经过枕骨大孔与脊髓相连接。随着人脑各部的发育，胚胎时期的神经管在脑的各部内部形成一个连续相通的脑室系统。延髓是心血管的基本中枢，在延髓以上的脑干部分以及小脑和大脑中，均存在与心血管活动有关的神经元。

延髓具有多个中枢结构，与生命活动紧密相关，包括心血管中枢、心加速中枢、加压中枢、减压中枢、心抑制中枢、呼吸中枢等。此外，延髓还参与调节肌紧张以及消化道运动及分泌，同时对觉醒和睡眠活动也有一定的调节作用。

第二节　人脑研究

正常人的脑细胞有 140 亿 ~ 150 亿个，但只有不足 10% 的脑细胞被开发利用，其余大部分处于休眠状态。甚至有专家认为只有 1% 的脑细胞参加大脑的功能活动。30 岁以后，人脑细胞以10万个/天的速度死亡。虽然这对拥有150亿脑细胞的大脑来说是微不足道的，但如果死亡的是已开发的、有功能的脑细胞，则必然影响脑的功能，出现迟钝呆板。我们的大脑约有95%的潜能尚待开发与利用，即使像爱因斯坦这些科学精英的大脑，其开发程度也只达到13%左右。

一、大脑的开发

美国哈佛大学心理学教授、著名教育心理学专家霍华德·加德纳教授（Howard Gardener）在他的多元智能理论中指出："我们的大脑中至少还有七个不同的智力中心，但是大多数人只开发了这一潜能的一小部分。"现有研究认为，只要通过正确的方法对大脑加以开发，每个人都可能拥有不可思议的能力。开发人类大脑的目的便是要提高学习效率、增强记忆力，使人类的各项智能多元化发展，最终将不可思议的潜能引发出来。

有研究成果表明，人的大脑由左右两半球组成，通过由大约2亿束神经纤维组成的胼胝体进行频繁的信息交换。左右两部分大脑神经呈交叉状，各自将与其相反一侧的半身纳入自己的辖区内。研究发现，人脑左右半球有各自独立的意识活动。左脑倾向于用语言思维，右脑则倾向于感觉形象直接思维。大脑两半球具有一种合作关系，即左脑负责语言和逻辑思维，而右脑则做一些难以换成词语的工作，通过表象代替语言来思维。有部分科学家把左脑称为"自身脑"，把右脑称为"祖先脑"。他们认为，右脑包揽着人的生活所必需的最重要的本能和自律神经系统的功能，以及道德、伦理观念乃至宇宙规律等人类所获得的全部信息，储存着500万年人类智慧的基础软件。与右脑对应的左脑则储存人一辈子所获得的信息。从时间上计算，最多不过30～50年，极其短暂。虽然，各人因年龄、生存环境的不同，获取的信息量也不同，但无论如何，右脑储存的信息量远远大于左脑。有研究表示，右脑的信息储存量是左脑的10万倍。由此可见，超强的记忆离不开右脑。人脑记忆形象材料明显优于记忆抽象材料的效果。但是，人们在记忆中却没有很好地主动地运用这一规律。多年来，人们在学习和工作中，无论是机械记忆还是理解记忆，大多数情况下都是靠左半脑负载。右半脑或闲着，或只起被动辅助和衬托作用，没有挖掘和发挥右半脑担负形象记忆功能的作用，而只有当记忆材料本身是形象材料时才被动地适应这一规律。因此，要提高快速记忆力，开发右半脑的记忆潜能尤为重要。

二、与脑相关的新发现

2001年1月，加拿大科学家发现了人解读声音的大脑部位。"一见钟情"已令人费解，但研究发现，即使只闻其声而不见其人，也足以令人"一听倾情"。加拿大蒙特利尔神经病学院的一项研究发现，人脑某一特定部分，负责辨认人的声音，而这种辨认能力可以将人声所含的复杂情感解码，而这可能正是人们对歌星等声音"一听倾情"的关键。

同年5月，美国加利福尼亚旧金山大学科学家发现控制"自我"的人脑区域。神经学家布鲁斯·米勒的研究认为，研究组在治疗患有一种罕见的脑叶萎缩症的患者时，发现了控制人"自我"意识的脑部区域。这个位于人类大脑右额叶前部的某个区域，"储蓄”着人的自我意识。通俗点说，人的个性特质、信仰、喜好与厌憎之意，都是从那里产生。

另有科学家提出，脑部化学作用的不同，致使人的个性也有差异。加拿大研究人员发现，暴躁易怒的人，可能是其脑部的“血管收缩及神经调节剂（serotonin）”不足造成的，适度地服用提高这个化学成分的药物，可以达到安抚情绪、改善个性的效果。他们对100名脾气暴躁易怒的男女（各50名）进行研究后发现，服用“血管收缩及神经调节剂”后，这些人对别人的态度不再容易冷嘲热讽、不耐烦或容易生气，而更容易和别人相处。

三、脑研究计划

2013年1月28日欧盟宣布人脑计划（Human Brain Project，HBP）获得批准。人脑计划的目标是整合已有的神经科学数据和知识，在超级计算机上模拟人脑，以此来达到对大脑新的理解、找到脑疾病的治疗新方案和新的类脑计算技术。

2013年4月2日，美国白宫正式公布脑研究计划，以探索人类大脑工作机制、绘制脑活动全图，并最终开发出针对大脑不治之症的疗法。这项计划全称为“推进创新神经技术脑研究计划”，简称“脑计划”。启动资金达1亿多美元，为期10年，预计总投入逾30亿美元，被认为与人类基因组计划具有同样的意义。“脑计划”强调脑研究将加速新技术的开发和应用，使研究者能够绘制出单个神经元和复杂神经回路如何以思维速度交互的大脑动态图。这些技术将打开探索大脑如何记录、处理、使用、存储和检索海量信息的大门，揭示大脑功能和行为的复杂联系。

与美国的脑研究计划重视人脑活动过程相比，欧盟的人脑计划更加侧重于信息和计算技术的开发使用。通过计算机对大数据进行计算模拟，更好地实现人工智能。简单而言，欧盟的人脑计划是对人脑的计算机模拟，而美国的脑研究计划则主要用脑成像技术和多阵列电极记录神经元的活动，是对神经回路进行实验性测量，两者互为补充。尽管美国和欧盟的研究计划目标和使用方法各有侧重，但都关注人脑中数千亿神经元和数以十万亿计的连接或突触，以及它们如何有效地组织协同工作，从而使人类产生思维、情感、运动和记忆。

对人类而言，大脑的复杂程度及发挥的作用是其他任何器官无法比拟的，它对各年龄层的人都至关重要。过去25年针对大脑的研究取得了重大的成果，大脑对人类而言不再是一个陌生和深不可测的区域。科学家们的研究目标变得更加远大，理解人脑的运行机制不但有助于帕金森病、阿尔茨海默氏症等脑部疾病的诊断和治疗，还可揭示人脑的高能效、高可靠性之谜，窥探脑对性的调节功能。此外，对人工智能研发也具有重大意义。同时，它还有助于破译人机界面智能化的世纪难题，开发全新的信息处理系统。

第三节　大脑与性

脑的整体结构就是为有效收集信息并做精巧的综合处理。各种感官是专门收集各类信息的机构。各种感官的感受器将反映不同类型环境信息的物理或化学信号，转换成神经电脉冲信号。电信号传入中枢，为进行信息的综合处理准备了条件。大脑具有迅速处理信息与应付可能出现新情况的能力。我们知道脑的各个系统一起工作，产生了人类的个性、梦想和性能力等。

一、脑与性行为的关联

（一）前额叶皮层

大脑的额叶分成三个部分：初级运动区，控制人体运动，如行走、咀嚼和移动手指和脚趾；前运动区，作为运动前的策划地区；前额叶皮层，位于大脑的前1/3，涉及许多执行功能，如计划、思考、判断、组织、控制冲动及吸取教训，前额叶皮层就像一个司令官，控制着人们的行为。

当前额叶皮层功能正常时，人们能够完成自己的目标和有效地监督自己的言行。人们能够在说事情之前先思考这会带来什么后果，也能从错误的事情中吸取教训避免再次犯错。此外，人们通过分析和理解更专注于交谈，然后组织自己的行为，直到问题得到解决。人们能够表达他们的感受，比如不喜欢冲突、紧张和不安定。

当前额叶皮层功能不正常时，往往容易产生冲动。说什么或做什么不计后果，造成人际关系紧张（如说话前不思考，说出伤人的话）。此时往往只顾眼前，很难得到延迟性满足。在两性沟通上出现障碍，容易分心。在思考和表达上出现困难，伴侣往往抱怨这些人在处理感情问题上缺乏沟通；同时，这样的人往往表现为不安和暴躁，对噪声和触摸非常敏感。由于把握不了时间和空间，导致了他们对达成目标和完成任务有困难。许多前额叶皮层功能有问题的人表现出无意识的倾向，往往无事生非，寻求冲突。他们也倾向于寻求刺激或做高风险事情去吓唬他们的伴侣，如开快车、跳伞、与陌生人打架。此外，由于这些人对噪声、气味过于敏感，因此很容易注意力不集中。

前额叶皮层决定着人们如何思考，如何处理好与伴侣的关系。良好的两性关系决定了性生活的美好开始。

（二）前扣带回

前扣带回使人们感受安定、放松和灵活等情绪。它在大脑额叶深部，是大脑的主要开关，也可以说它是大脑的调节器，润滑人类的行为，并允许我们更加灵活，适应性强，随时改进。这部分大脑的功能帮助我们转移注意力，如从一件事情到另外一件事情，从理论转向实际，预见到生活中的各种可能情况。最好解释前扣带回功能的词是认知灵活性。合作也受到这部分大脑的影响，当前扣带回功能正常运行时，人们很容易进入到工作协作模式。

由于低血清素水平会使前扣带回功能过于活跃，使人们变得无法转移他们的注意力，表现为僵硬、认知不灵活、过度焦虑和反抗意识。当前扣带回过度疲劳时，人们的注意力会下降，行为能力会变得无意识，从而很难与其他人很好地合作。越是这样，人们越是想得多，过分担心未来，前扣带回的功能就越差，陷入恶性循环。这可能导致一个人经常想到负面事件和觉得这个世界很不安全。前扣带回过度活跃者，趋向于遇到问题就会有消极的想法或行为。他们可能会强迫自我找烦恼或不放过过去的伤害和恩怨，也可能会停留在消极的行为或强迫症，如频繁洗手和检查门锁等。

健全的前扣带回功能使人们在处理人际关系上变得圆滑，有良好的适应能力，很容易忘却别人对自己的伤害、过错，不会沉溺于往事，使人们对生活充满希望，积极乐观，与人相处融洽，鼓励互相帮助。如果有一个这样的伴侣，两人的感情会非常美满，性生活自然就会比较和谐。

（三）深层边缘系统

深层边缘系统位于脑的中心地带，大概有核桃大小。这部分的功能决定一个人的情感基调。当深层边缘系统不太活跃时，通常会有一个积极的、乐观的心态。而当它过于活跃时，心情就会低落。由于这种阴沉情绪，深层边缘系统通过对一天发生的事情进行过滤，对一些事情标记，然后就决定了人的情感状态。人们的情感记忆总的来说是非常可靠的，它稳定、积极地提升我们的感觉，如创伤和负面的经验让我们大脑以一种消极的方式去处理。深层边缘系统控制身体的睡眠、食欲周期以及社会联系。这方面的能力对我们的情感控制非常有用。深层边缘系统对嗅觉也是直接控制的，这就很容易理解为什么气味可以对人们的情感有强大的影响。

抑郁症、消极、情绪低落、性欲低与深层边缘系统太过活跃有关。这些人会感到绝望、患得患失，缺乏意志力贯彻落实工作目标。由于深层边缘系统控制睡眠和食欲，它功能的中断会导致习惯的改变。如抑郁发作时，人们食欲会减退，即使非常疲劳但还是失眠。深层边缘系统过度活跃是由于去甲肾上腺素、多巴胺、5－羟色胺的不足，通过补充剂或药物增加这些化学物质会有所帮助。深层边缘系统活跃性过低会降低人的动机、反应变慢和理解能力下降。

当深层边缘系统功能正常时，人们往往会更积极向上，更容易与他人相处。他们能准确地理解自己的情感，给他人更多的友善，能够成为俏皮、性感的性伙伴，能给伴侣创造美好的情感回忆，能用积极的态度去吸引他人。当深层边缘系统过度活跃时，就会使人变得消沉、无趣，与他人的关系越来越远。在这些人的眼中，他人都是不友善的，世界都是黑暗的，情感世界一片灰暗。他们的记忆大多数是阴暗的，这使他们很难进入积极的情绪记忆或感觉。他们消极的情绪往往会自我封闭，长此以往自然对性生活也就不感兴趣了。

（四）基底神经节

在大脑的基底处有一个大的额叶皮质将人与其他哺乳动物区分开来，称之为基底神经节。基底神经节通过与前额皮质和其他重要的大脑区域建立紧密关联，主管行为和学习功能，具有重要作用。基底神经节与认知的每一个方面几乎都有关系，也是大脑中一条重要通路的组成部分，又叫作中脑皮层边缘系统。它与动机和奖赏功能有关。基底神经节最初是由多巴胺激活，从而改变大脑的状态，触发学习、记忆和运动功能。

但是，基底神经节不仅只是促进欢愉情绪的产生，还可过滤不必要的信息后向其他区域传递信号，这使得人们能够专注于当前工作中最重要的部分。基底神经节还能帮助储存记忆，当人们发现自己处于相似的境地时会回忆起往昔；也会帮助人们组织自己的动作，这样就会对某种刺激做出相应的反应。

在功能核磁共振扫描中，基底神经节的许多区域，尤其是那些可以释放或接收多巴

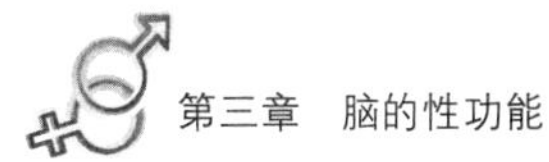

胺的部位，会在浪漫的爱恋情境下被激活。研究结果表明，多巴胺在建立配偶关系中起着很重要的作用。草原田鼠是“一夫一妻制”的物种，这些小型啮齿动物中有80%一生只有一个伴侣。最初的交配行为发生后，多巴胺释放，使它感到欢愉，促使大脑产生建立这个配对模式的信号。研究人员通过给草原田鼠注射药物抑制多巴胺的合成后发现，这些原本“一夫一妻制”的动物，交配以后也不能结成配偶。相反，给它们的大脑中注射可以增加多巴胺合成的药物后，它们甚至在没有发生交配的情况下就可以结为配偶。由此可见，是多巴胺起到了相应的作用，不仅强有力地巩固了从性交到形成初始配对的过程，也在后续的交配中，使得这些动物不断地维持这种配偶关系。

基底神经节系统功能正常者，往往比较冷静和放松，对未来充满美好的憧憬。他们的身体往往会感觉良好，并能自由地表达自己的性倾向。他们不易受外界的干扰，表现出俏皮和性感的一面，也能有效地处理冲突。基底神经节过度活跃者，会倾向于焦虑、恐慌和紧张，着眼于负面信息。这些负面信息，会使他们不信任其他人。他们往往有头痛、背痛以及各种身体不适的症状。因为充满戒备，没有精力去过性生活，性兴趣降低，性生活次数越来越少乃至停止。

（五）颞叶

颞叶位于太阳穴下方，眼睛的后方，涉及语言能力（听力和阅读）、储存记忆、处理音乐、说话的语气以及情绪稳定等。颞叶也有助于通过视觉识别事物，是脑识别事物的途径之一。此外，右颞叶与精神体验和洞察力有关。实验已经证明刺激右颞叶能增加宗教或精神体验，如感到神的同在。激活这部分大脑能够感受到高潮。位于颞叶内侧的海马功能是编辑信息并能将其存储长达数周。这些区域受到损害者，既不能存储新的记忆也不能记起过往几周的事情。

颞叶内还有一个结构是杏仁核，位于海马的前边，它控制人们的情绪反应。强烈的情绪可以提高海马神经元的编码过程并使其感觉更灵敏。因为它可以让人们更容易记住一些非常有用的“情绪刺激”，如被抢劫、美好的性体验，或回忆最近听到的一个有趣事情，对过去的某些事件记忆犹新。通过强调某些经历，杏仁核可以让人在将来具有更适当和迅速响应危险的时间，如能够识别潜在的抢劫犯或危险的出租车司机的时间，挽救生命。当杏仁核的功能正常时，人们往往能够以合乎逻辑的、深思熟虑的方式做出反应。过于活跃者的反应可能过激。杏仁核功能低下者无法读取准确的信息，做出的反应可能不符合逻辑。例如，如果听到妻子闺蜜的死讯却笑了，则杏仁核极有可能有问题了。

颞叶功能正常者往往情绪稳定，能够准确处理和理解别人在说什么，然后做出正确的应答。由于人的记忆中有个人的经验和身份感，因此往往可以精确地读取他人的情绪，控制好自己的脾气，准确地做出反应。

当颞叶功能不正常时，人的记忆就会错乱，不能正确地调取自己的个人经验和身份，导致情绪不稳定、喜怒无常、无端地愤怒。他们往往曲解别人的意思，然后言辞激动地想要表达自己的想法，对自己的过错概不承认或悔改。

两性关系需要互相理解沟通，颞叶功能正常能使人的情绪稳定并充分理解他人的意思，而且刺激颞叶还能使人更好地感受性高潮。

（六）下丘脑

下丘脑处于脑干上方，丘脑和基底神经节下方。这个小杏仁状的大脑区域在调节大脑和内分泌系统之间的交流中有着不可小觑的作用。换句话说，这块区域决定哪些激素可以释放到血液循环和大脑中。它与垂体直接相连，垂体又称为大脑的“主管腺体”，分泌激素到整个机体。

下丘脑调节机体和大脑中催产素和抗利尿激素的释放。催产素是一种神奇的化合物，甚至有人认为它或许有一些“魔力”。学术上而言，它是一种神经肽，可以作为一种神经递质刺激和抑制大脑中的神经细胞。当它被释放到血液中时会影响多种行为。如促进哺乳期的母亲产生乳汁；刺激子宫收缩，促进分娩；调节发情周期。在生产过程中，人工合成的催产素被用于加速分娩。由于这些母体效应，研究者最初以为催产素只有在女性身体中存在。随后发现，室旁核和视上核会直接分泌催产素到大脑——无论男性还是女性。在抚摸、性行为和社交联系的情境下，催产素会刺激腹侧被盖区的细胞作为回应。这些细胞一旦被激活，就会触发基底神经节中多巴胺的大量分泌。垂体是个杏仁状的腺体，位于下丘脑下方，释放其他重要的激素。

充分了解脑的各个系统，如前扣带回的特点，利用它们并制定策略可以改善人们的性关系。比如说伴侣的前额叶皮层功能处于低水平，需要使它兴奋起来，才会对性生活有兴趣。如何兴奋呢？带她去冥想和听专业的讲座是不行的，带她去看可怕的电影或骑摩托车就可以了，然后一场性爱就顺其自然了。

二、大脑对性行为的促进作用

从性的社会功能角度来看，大脑起着决定和价值评价的作用；而其他性器官只承担工具和手段的功能。性的社会功能一般有以下几种：生殖、表达爱、建立和保持某种关系、肉体快乐。如果纯粹从生殖的角度来看，并不能立即证明大脑是最重要的性器官。植物人也有怀孕生子的案例。但在后三种情况下，都有充分的理由说明大脑的作用是根本性的。

至于通过性来建立和保持某种关系，这种情况在现实生活中屡见不鲜。这个时候，性器官被作为象征物，性交被当作仪式。许多男性的不专一经常可以看成是为了实现这个功能。这种情况其实只是雄性哺乳动物的“劣根性”在起作用，而不是其他的性器官在起作用。

一种事实就可以说明这个问题：由生理原因所决定一个男人在一段时间内本来只能占有一个女人，可是他心里却偏偏想着许多女人；从生理角度看，一个女人在一段时间内本来可以和多个男人性交，可是她心里偏偏只装着一个男人。

由此可见，大脑以下的生理器官并不在建立和保持关系的功用中起着主导作用。在许多色情小说的描写中，男性与女性偷情时，一定要让女性承认他比她老公更好、更强，他往往要求本来温柔贤淑的她说出许多不堪的秽语，与她一贯的形象形成极大的反差。这些都应该看成是通过性建立新的秩序过程。事实上，男性在性交当中的快感也多是精神性的，是成就感和征服感带来的快慰。

如果把性活动当成肉体快乐的源泉，是否就可以认为大脑的作用不是决定性的了？事实上远不是这样。因为快乐是需要快乐哲学作为支撑的，没有快乐哲学，就没有真正的快乐。很难想象有多少男性或女性真正解决好这个问题。文学叙述当中，社会调查当中，尤其在中国，当肉体欢乐在整体上还没有取得传统的正面评价的时候，当肉体欢乐还代表道德上的堕落和人格上的低贱的时候，怎么能想象性活动能够真正成为肉体快乐的源泉？据调查，中国80%的已婚女性从未体验过性高潮！病根不在性功能，而在性观念。现实的性行为可以看成是大脑当中千百回的模拟、演练过程的一次印证，同时这个印证过程又是一个信息源，一次提取并产生了新的、巨大的信息量。这一次实际行为，相当于超新星的爆发，在脑海中持续提供新的信息，供其反复玩味、消耗，成为其性欲食粮。这种信息量积累到一定程度，遂产生“审美疲劳”。其实就是性信息的边际递减效应，其作用机制和安眠药、成瘾性药物的作用机制有类似之处。越到后期，药物量越大，越不易起反应。

脑决定谁最吸引你，怎样去约会，怎样才能让约会更美好，做什么才能让感情维持得更久，什么时候做出承诺，如何成为一个好的伴侣。大脑能让人肆意地发泄他的欲望，也可以帮助修复破裂的情感关系以及让人从失败中吸取教训。大脑使人们能够更好地理解自己，理解伴侣的行为，避开两性关系的陷阱，以及创造所需要和向往的和谐美满生活。

向上的精神品格可以帮助人们成为一个有思想的、好玩的、浪漫的、亲密的、忠实的人并与其伴侣恩恩爱爱。

精神颓废导致冲动、分心、沉迷、不忠、愤怒、甚至仇恨，最终产生一系列的问题破坏人与人之间的情感。

大脑也是性高潮的所在地，爱和性离不开大脑，因此可以说大脑是最大的性器官。健康的大脑可以增加构建最亲昵关系和最理想性生活的机会，所以要充分利用现代的脑科学知识改变人的大脑，改变性生活。

第四节　两性的性爱感受不同

一、两性用脑差异大

1981年诺贝尔生理医学奖获得者R. W. 斯佩里教授说过，一个人的左右半脑是有明显分工的。

左半脑是抽象思维中枢，右半脑是形象思维中枢。左半脑思维材料侧重语言、逻辑推理、数字、符号等；右半脑思维材料侧重事物形象、音乐形象、空间位置等。两个半脑有独立支配的能力。研究表明，男、女大脑结构相同但用脑方式大不相同。

男性和女性的思考方式不同，大部分人都同意这一观点。如今科学已经将这些差异量化。事实证明，男性的大脑结构更成熟——他们有更好的运动和空间能力和更偏执的思维模式。而女性则有更好的记忆力，更强的社交能力，也更善于同时处理几件事情。当然调查结果有很多重复部分，但总体而言这些观察结论还是正确的。

（一）女性用脑区域大于男性

有学者认为，女性哪怕只是做转动拇指这样的小动作，她的神经活动在大脑中分布的区域也比男性要大。两性大脑的差异主要与左右半球的差异有关。据报道，男性有更多的总脑细胞数目，甚至当其增加体重时总脑细胞也会增加。据估计，男性比女性多4%的神经元，但女性处理事情时的脑细胞链接比男性多。当男性运用大脑时，他所启用的是大脑中某个特定区域里的神经细胞。而女性的脑细胞则全方位地兴奋起来，形成无数个兴奋亮点。这也许是因为女性大脑中连接两个脑半球的神经纤维组织“胼胝体”比男性的要厚，因而可以在负责直觉与情感的右半球和负责理性与感觉的左半球之间，进行更为紧密的“对话”。此外，女性雌激素使脑细胞在两个半球之间有更多的连接。

由此，女性的两个大脑半球之间也许存在着某种特殊的联系，而这种联系在男性大脑中可能并不存在。由于这些额外的连接，女性可以一心多用。比如一边手机聊天，一边看电视、做饭，并查收电子邮件。男性则相反，男性具有高度集中注意力的能力，通常只能专注地做一件事情。

（二）女性大脑更易感受情感

女性的边缘系统往往比较大。边缘系统是大脑的情感联系中心。正因为如此，女性成为孩子和老人的主要照顾者，她们更愿意承担家务劳动，而且有更多的朋友。

马克·乔治博士曾对正在回顾自己情感经历的男女大脑进行扫描分析。结果发现两性对情感特别是对悲伤做出的反应十分不同。尽管男女都对相似的体验感到兴奋，但是悲伤之情在女性大脑中唤起的兴奋神经区域比男性的大8倍。这和女性具有较大的边缘系统相关。女性对悲伤做出的这种反应方式，至少从理论上，使她们比男性更易于陷入抑郁消沉之中。因此女性自杀企图是男性的3倍。然而男性由于缺乏释放情绪的手段，自杀率比女性高3倍。

（三）两性的语言能力不同

通过解剖比较正常男性和女性的大脑发现，女性大脑中负责维系左右脑间联系的胼胝体比男性更为宽大。而专门负责语言功能的颞叶脑平面，男性则是左脑更加粗大，女性颞叶脑平面则并没有特别集中在左脑，左右相差无几。这说明在进行语言功能运作时，女性的大脑更多依赖左右脑协调进行工作。相比男性左右脑分工明确、各个区域各司其职的工作方法，显然女性更有语言能力方面的优势。并且由于女性的脑通道更加发达，造成了女性容易喋喋不休。

女孩通常比男孩说话要早，而且阅读速度也比男孩要快。儿科及神经科教授谢威茨博士夫妇提出这样一个假设：女孩阅读时使用的是两个脑半球的神经细胞，而男孩则只用左半球的神经细胞。成年后女性使用的词汇也比男性更为丰富。测验显示女性能想出更多地以同一个字母开头的词，能列出更多的同义词，并能比男性更快地说出颜色及形状的名称。更为重要的是，由于女性的两个大脑半球均具有语言功能，这使得她们在经受脑血管受损及其他脑损伤之后，语言能力可以比男性康复得更好。

（四）两性辨别空间能力不同

大脑扫描显示，男性的空间辨识能力位于大脑前方，是男性最强的能力之一。空间辨识能力让男性可以在脑海中转动地图，知道往哪个方向走。如果过一段时间，他需要回到同样的地点，他不需要地图就可办到，因为他已经把路记在脑海中。

女性的空间辨识能力位于左右脑，但没有特殊的测量区域，这点和男性不同。因此，只有约10%的女性拥有不错的空间辨识能力，她们这方面的能力比男性差很多。

走在路上时，女性会更多地去注意她所看到的东西，特别是那些可供识别的地点，如街角的咖啡店、游乐场对面的教堂等。当她要描述这条路线或指出某一方向时，她就会提到这些地点。而男性则大不相同，他们借助方向与距离来思维，所以当他们要指出去某一地方的路线时，就会说：“向西80米，再向北3公里……”

在另一个研究中发现，男性脑中的下顶叶比女性更大，尤其是左侧。大脑的这一部分用于估算时间、判断速度、可视化3D物体以及解决数学问题。人们的方向感是由这部分控制的，因此男性比女性有更好的方向感。女性右脑比较发达，她们更清楚是否迷路，即女性首先能意识到是否出现问题。因此男性在做想象物体、三维旋转的练习时，成绩总好于女性。这也可以解释为什么男性能成功地把车停在小得不能再小的地方。

（五）女性记忆更精细

不论年龄如何，女性的记忆总是比男性的更生动鲜明。对5万多名男女的记忆进行过测试的心理学家托马斯·克鲁克指出：“女性更容易把名字和人脸对上号，在记忆物品单与字词表时成绩更好。我们记得最清楚的往往是我们倾注了某种情感的事物。由于女性更多地使用负责情感的大脑右半球，所以她们可能会自动地在事物与情感之间建立联系。”

（六）女性大脑衰老较慢

有研究表明，男性大脑比女性大脑衰老得更快。其结果是记忆力减弱，难以集中注意力，情绪低落，越来越易怒。男性大脑的这种变化可能与葡萄糖效能降低有关，而葡萄糖是大脑的“燃料”。不过女性大脑也并非不会衰老。在法国35万名老年痴呆症患者中，女性所占比例高于男性。几项研究表明，使用激素替代疗法可以降低这一病症的危险性，并能延缓症状的出现。目前还无法了解这些发现的全部意义，但神经精神病科医生拉盖尔·居尔博卜认为有一件事情是很清楚的：“男女两性的大脑功能相同，只是他们运用大脑的方式不同。”

（七）两性大脑响应性激素的能力不同

男性大脑响应性激素的部分比女性高2.5倍，因此男性的大脑能更好地响应性爱感受。此外男性大脑的活性较低，因此男性都爱寻找刺激。试想有什么比做爱更刺激思考？

二、两性对性爱的认识

女性与男性在性爱上最本质的区别在于，女性是先有情感沟通与交流，而后才产生两性的和谐与完美，即大部分女性都是先有爱后有性的。

（一）性爱的整体感

男性的性爱集中地表现在做爱上，他们一旦出现强烈的性欲时，最大的、最迫切的心愿往往是做爱。在男性看来，似乎只有做爱才是传递情感的最佳方式。而女性则不然，她们的性爱要求是一种整体感受，做爱只是其中一个较为重要的组成部分。因此，有人说：“女性的最大心愿就是被人爱。”

（二）激发性爱的因素

女性常常担心自己在丈夫面前失去魅力，从而失去爱。因此，丈夫的关怀体贴是最好的安慰。此外，对于女性来说，真诚的交谈同样使她们感受被爱，甚至比性爱还重要。性交前的交谈，更能刺激女性的性欲，女性希望在柔情蜜意的话语中感受到丈夫的爱，而舒心惬意的交谈又可加强随之而来的性高潮。

（三）性生活的意识

在整个性爱过程中，性交是一支兴奋剂。女性往往希望丈夫浪漫些，温柔或是热烈的拥抱、抚摸、接吻都能加快性高潮到来。而高潮之后，男性可能于筋疲力尽中呼呼入睡，女性却余兴未尽。因为其性快感的消失是缓慢平稳的。由于女性的生理成熟一般要比男性早两年左右，故她们的性意识产生和发展也较早。随着女性月经来潮和女性化发育，她们感到自己已经不是一个天真的孩子了，感到了自己与男性越来越明显的差别。

研究表明，女性在没有性体验之前，性欲要求不明显。一旦有过性的体验后，性欲变得十分强烈。此外，性成熟年龄越早的女性，其性意识越强烈，性生活开始越早，其性的经历越少受到社会规范的影响。

三、两性的性节律周期不一样

夫妻之间的性欲望存在着一种规律，即性节律。这是继生物钟之外的另一大节律发现。英国学者研究认为，男性的性节律是以 15 天为一循环周期，女性则是以 27 天为一循环周期。

每个性节律周期的最后一天为性节律日，也称为性高潮日。当然，每个人的性节律都有所不同。因为性节律是根据每个人的出生日期推算出来。男女性节律日大体以 135 天重合一次，一年内也只有 2 ~3 天。许多性学专家把男女性节律重合的这一天称为两性节律日。

在两性节律日这天，如果男女相会彼此往往一见钟情，相爱的男女幽会就会激情荡漾。如果夫妻在一起，更是缠绵悱恻，如胶似漆。有人会感到爱人突然变得潇洒靓丽。其实爱人未变，但在感受者的心理上产生一种新鲜感、魅力感，好像有一种无形的吸引力。

男性节律周期较短，一月有两次性节律日。每逢性节律日，男性通常表现得较主动，有时甚至很冲动。女性的性节律周期较长，一月只有一个性节律日，所以女性也常表现出性冷淡和被动状态。夫妻之间，如果在一方的性节律日这一天得不到对方的爱抚缠绵，甚至遇到对方的冷淡或拒绝，那么就会在内心深处留下难以愈合的创伤，心胸狭窄的人还会产生憎恨心理。因此，了解夫妻性节律，不仅要珍惜“两性节律日”，更应该善于运用夫妻性节律日的奇特“效应”，充分享受性爱。

四、两性的性冲动反应差异大

研究发现，如果将一个男性安排在他认为非常具有吸引力的女性身边，他的心跳一定会加速。但面对富有吸引力的男性，女性的身体将做出怎样的反应却很难进行预测。

研究人员发现，男性身体在感受到刺激时经常发生反应，但只有一些女性的身体存在这种现象。这一发现证实了长期存在的质疑，即在本能的欲望面前，两性的反应无法实现“同步”。

科学家在1969—2007年进行了一系列的研究，共有超过2 500名女性和1 900名男性参与了这些研究。研究过程中，参与者被要求回答在面对性爱图片等一系列刺激物的过程中或之后，他们感觉到多大程度的性兴奋。研究人员将他们的答案（主观兴奋感）与其生理反应进行比较，生理反应通过测量流向生殖器的血量加以体现。结果发现男性的主观想法与生理反应非常接近，但女性的生理反应和主观想法之间常相互矛盾。虽然身体并未出现可以辨别的变化，但一些女性仍表示产生了兴奋感。其他一些女性则恰恰相反，即使身体迹象表明她们已处于兴奋之中，但她们本人却表示并未产生兴奋感。类似这样的矛盾在男性中间很少出现。

第五节　性对脑及健康的作用

性爱不仅是人的生理需求，同时性爱可使人舒缓压力、改善大脑以及促进身心健康。

一、促进脑功能

性爱促使大脑更灵活。多项研究表明，性爱和健康之间存在关联，适当的性生活有利于身体健康，使大脑更灵活，更加长寿。

有规律的性生活能够促进新陈代谢，作为一种床上运动，性生活过程中不知不觉地加深了呼吸，从而增加了细胞内获氧量，促进机体各脏器和组织的功能，尤其是脑的功能。宾夕法尼亚医学院的一项研究认为：性生活相当于慢跑运动。如每周性生活3次，则一年内相当于慢跑75 km，所消耗的热能为7 500 cal。日本的一项研究表明，适度的性生活有助于防止大脑衰老并促进新陈代谢，还能减缓记忆力减退的速度。性爱活跃的老人精力更旺盛，记忆力也较强。而缺乏性生活的人则常表现为抑郁，喜欢进行单独活动，如经常上网、服用各种药物、酗酒、赌博等成瘾行为，会使大脑变得更迟钝。

二、增强免疫系统

社会的进步，反而使人们的免疫系统比以往更脆弱。诸如感冒、高血压、各种溃疡等问题经常出现。性高潮对于男性和女性而言，并不仅仅是获得身心愉悦。研究发现，性高潮可促使机体免疫系统功能增强。

（一）脱氢表雄酮

性高潮时会使机体释放出一种抗衰老激素——脱氢表雄酮，这种激素可增强和平衡人体的免疫系统，有助于减少感冒、提高消化能力以及促进骨骼生长等。因此，脱氢表雄酮被称为最稳定的免疫增强剂，所起的作用稳定持久，只需一周两次性生活就能确保其持续发挥功效。

（二）肾上腺素

医学研究表明，当人感到焦躁时，肾上腺素会涌遍全身，全身肌肉紧张、血压升高、心跳加速，从而减弱免疫系统，引致各种疾病，如感冒、高血压等。性高潮时，肾上腺素会迅速上升，肌肉先收紧，然后放松，随之全身松弛下来，焦躁和压力大为降低。形成良性循环，可促使免疫系统发挥最佳功效并保持在较好状态。

（三）免疫细胞

性高潮能使免疫细胞迅速增多20%。定期性生活者的免疫球蛋白 A（IgA）水平较无性生活者提高 1/3，这有助于提高免疫系统功能。

三、舒缓压力，减轻疼痛

多项研究发现，性高潮具有舒缓压力的作用，尤其在帮助入睡和减轻疼痛方面作用更明显。当前社会，工作压力较大，很多人都希望减压。泡吧、健身、打球都是现代人的减压方式。性高潮可以帮助人们转移注意力，使人忘记压力和烦恼。在心情愉悦时进行性生活，是男女双方最有效的缓解精神压力的途径之一。反之，在过度劳累、工作压力大时，会没有心情或欲望进行性生活。因此，不建议在没有精力的情况下勉强进行性生活。

性爱之后，人的情绪会得到明显改善，这是由于性高潮后，血流会从高水平瞬间骤降，男性会因此感到极大的放松，女性则会感觉瘫软。特别是女性，当经历一次和谐的性生活后，紧张激动的身体开始放松，肌肉也在满足之后的疲倦中得以舒展，睡意自然袭来，有助于消除失眠症。

研究还发现，有定期性高潮的颈椎病和关节炎的女性患者，其疼痛阈值有所提高。事实上，在性高潮来临之前，催产素水平已经比正常水平高 5 倍，大脑释放内啡肽。内啡肽是一种天然强效的止痛剂，可以明显提高躯体的痛苦耐受性，减轻关节炎、颈椎损伤以及头痛的症状，还可有效促进睡眠，提高睡眠质量。因此很多人在性爱之后，身体会感觉非常放松舒适。研究发现，女性阴道壁前部的 G 点，可能是女性的觉醒“开关”。温柔按摩这一部位可使疼痛阈值提升 40%，而性高潮时可提升 110%。通过大脑扫描影像可以发现，性高潮时大脑抑制疼痛中枢活跃。这部分大脑向躯体发出释放内啡肽和皮质类固醇的信号，这些化学物质有助于暂时减轻或缓解许多不同原因的疼痛。另外，激活此区域还可起到镇静作用，减轻焦虑。一项研究发现，52 名患偏头痛的女性在头痛时进行性生活，其中 8 名女性头痛症状完全消失，另 16 名女性则感到痛楚略减轻。因此，研究者认为，因为心理压力引起的头痛，也可因性生活而减轻。

四、抑制病症，促进健康

（一）减轻经前综合征

女性在月经前 5 到 7 天，流入骨盆的血液增加，有可能引起肿胀和痉挛，导致腹胀或腹痛。性生活中的肌肉收缩运动，促使血液加速流出骨盆区，进入血液循环，从而减轻下腹部不适。同时，性生活能促进雌激素的产生，以减轻经前综合征的症状。

（二）促进女性生殖健康

雌激素能使女性血液循环系统保持良好的结构和功能。性生活比较有规律的女性，雌激素水平比偶尔性生活的女性要高得多。雌激素能加强卵巢的功能；使月经有规律，推迟更年期；促进性爱时的阴道分泌物，防止阴道黏膜干燥。此外，精液中的胞浆素是一种抗菌物质，能杀灭葡萄球菌、链球菌、肺炎球菌等致病菌，可以帮助女性内生殖系统免受微生物的侵袭。

（三）促进男性健康

健康适度的性生活，可使男性睾酮分泌增多，肌肉更发达，体重增加，提高骨髓造血功能，减少体内脂肪的积存，使男性更强壮，并能预防男性勃起功能障碍及尿失禁。

（四）减少皮肤病发生

皮肤血液循环不良，会导致粉刺、暗斑等皮肤病，适度性生活会加速血液循环，均衡新陈代谢，使皮肤光洁细嫩。

此外，根据人类性学高级研究所对9万名美国成年人的性生活研究发现，性生活活跃的人，病假更少，更享受生活，身体更健康。

五、延缓衰老

英国苏格兰爱丁堡医院神经生理学家威克斯发现，积极的性生活可以延缓衰老过程。俄罗斯车臣外高加索地区有很多长寿的人，一位90岁的男性与37岁的女性结婚，生下5个孩子，其中最小的孩子是父亲96岁时才出生的。另有一位135岁的男性在127岁时才停止性生活。研究认为，这个地区的人长寿的秘诀与他们经常性生活有关。

（陈　斌　王鸿祥）

【本章思考题】

1. 脑的哪些部分与性行为有关联？
2. 男女大脑的主要差别是什么？
3. 女性对性爱的认识与男性有哪些不同？
4. 性爱对脑及健康有哪些促进作用？
5. 与脑相关的最新发现有哪些？脑研究计划的具体内容有哪些？

【本章参考文献】

1. Daniel G，Amen M D. Sex on the Brain［M］. Harmony Books，2007：1－225.
2. 严振国. 正常人体解剖学［M］. 上海：上海科学技术出版社，2008.
3. 萧心，李扁. 论脑欲与性活动的本质［M］. 中国性科学，2005（7）：47－48.
4. 徐耀忠. 脑科学［M］. 合肥：中国科学技术大学出版社，2008.
5. 《中国大百科全书：普及版》编委会. 中国大百科全书（普及版）：两性关系——你必须知道的知识［M］. 北京：中国大百科全书出版社，2013.

6. 曹娅. 现代两性幸福密码［M］. 武汉：长江文艺出版社，2013.
7. 哥肯·佛克. 性爱生活悦健康［M］. 北京：世界图书出版公司，2011.
8. 王华斌. 全脑学习［M］. 北京：中国国际广播出版社，2003.
9. 贾建平. 神经病学［M］. 7版. 北京：人民卫生出版社，2013.
10. 朱丽君，朱元贵，曹河圻. 全球脑研究计划与展望［J］. 中国科学基金，2013（6）：359－362.
11. 郝晶，李坤成. 人类记忆脑机制的功能成像研究［J］. 中国CT和MRI杂志，2004（3）：54－58.
12. 沈汪兵，罗劲，刘昌，等. 顿悟脑的10年：人类顿悟脑机制研究进展［J］. 科学通报，2012（21）：1 948－1 963.
13. 徐治国. 让脑研究有益于人类［J］. 科学新闻，2011（12）.
14. 奇云，李大可. 探索人类大脑工作机制美国计划为脑活动绘图［J］. 科技潮，2013（4）：50－53.
15. 李有观. 人类大脑新发现［J］. 自然与科技，2011（5）：14－16.
16. 陈巍，丁峻，陈菁灵. 社会脑研究二十年：回顾和展望［J］. 西北师大学报，2008，45（6）：114－116.
17. 马晓年. 雌激素与女性性功能［J］. 科学养生，2013（8）：46.
18. 南平. 两性用脑差异大［J］. 世界博览，2002（2）.
19. 林泉. 男人的大脑与女人的大脑［J］. 百科知识，2011（13）：32.

第四章　性心理及性行为

两性性心理（sexual psychology）及性行为（sexual behavior）知识就是研究个体作为一个区别于异性的社会角色及其性生理过程所反映的心理及相应的行为特征。一个人的性心理是随着自身性生理的逐渐成熟，在特定的社会环境影响下形成的。性心理不仅受到生理活动的影响，而且受到社会环境的制约。但性心理在人的一生中并非一成不变，可以随着阅历、环境变迁、家庭关系等相关影响因素的变化而变化。尽管在历史上不同国家、不同民族和不同时期，社会道德对性意识的认可以及对性行为的约束力不尽相同，但是两性在不同年龄阶段性心理活动的差异总有一定的规律。从幼儿成长过程中性心理发育和性意识的逐渐形成和性别认同、青年期关于恋爱心理问题、中年期的性与家庭关系带来的心理问题到老年期的性功能障碍等，可以看出男女两性的性心理及性行为差异。掌握两性性心理及性行为的特点及差异是性医学研究以及临床工作的基础。性心理异常是性心理学研究的另一个非常重要的课题，本章节只阐述常态男性和女性性心理及性行为的基本规律。

第一节　性心理及性行为概述

人类性行为是受到性心理的支配，而性心理的形成条件是性生理。性生理、性心理以及性行为三者相互影响，达成一种协调的状态。性心理活动对性行为的影响是多方面的，它包括认知、情感和意志三个过程。

一、性心理形成过程

（一）认知活动（cognitive activities）

认知活动是人从环境中接受信息刺激而获取知识和应用知识的活动过程，包括感觉（sensation）、知觉（perception）、记忆（memorization）、想象（imagination）和思维（thinking）等。一个生理状态正常的人不时通过自己的眼、耳、鼻、舌、皮肤等器官接收周围客观事物信息的刺激，对事物形成各种初级概念，这就是感觉。例如对事物的形状、声音、气味、温度等的感知。感觉使人们了解事物的个别属性，但是并不了解事物具有意义的整体属性。知觉则是在感觉的基础上将各种片面的、单独的信息有机地组合起来，构成对事物的完整感知，并在大脑中进一步理解、分类、储存。男女之间的认识就是从外表开始的，尽管一见钟情的大有人在，但是如果希望自己能够永远留在对方的心中，还必须深刻地互相了解对方，不断交流，形成美好的记忆。事物的感知印象在大脑中有意或无意地储存和再现的活动就是记忆，记忆是经验的积累。将感觉到的事物进行分类、组合，在大脑中形成一种新的事物的过程就称为想象。在第一章中我们讨论的性幻想就是性想象，想象超越了感知觉的局限，让人勾画出各种各样的虚实世界。思考与想象不同，思考是探索事物内部规律、本质及其与他事物联系的思维活动。

年轻漂亮的女性容易引起男性的注意，尤其是在夏天女性半遮半露的装饰更容易引起男性无限联想。有些男性在欣赏女性的同时也希望得到女性的关注，这是两性接触的第一步。两性相识、相亲、相爱、相许的增进是认知活动深化的过程，这种认识的深化也不都是一帆风顺，也可能停留在某一认知层次。

女性的自我认知中有着积极的心理品质，如敏锐、细致、耐心，但也必须看到，自我认知的不准确往往影响与制约着女性性心理的发展，如很多女性的自卑情结影响到恋爱选择、性生活及婚姻。有些人过分关注自己的体貌缺陷，可能引发焦虑、抑郁、负性情绪等。女性可以通过自我悦纳，接受现实的自我来建立良好的自我认知。

（二）情感活动（effects of emotions）

人具有喜、怒、哀、乐以及自豪感、自卑感等多种情感。情感可以影响事物发展的方向，从而改变结局。男女关系及性行为同样受到情感的影响。夫妻性爱之前必须营造一个温馨、容易激发性欲的气氛，才能提高性爱质量。性爱之前，男方轻轻地抚摸女方，说上一句："你真漂亮！"女方则说："老公，你真帅！"诸如此类互相赞美的甜言蜜语必将激起双方的情欲。

女性相对于男性而言，情绪更易受到遗传因素、生理因素和社会环境因素的影响。在内分泌活动的旺盛期，女性的情绪容易发生改变，如经期前容易出现情绪低落、敏感、烦恼、易发脾气等。从社会环境看，成熟女性的社会角色具有多重性，需要承受多重压力，烦事多了，情绪自然会受到影响。如果再加上女性生理特点因素，有时会出现情绪失控。失控的情绪带进夫妻生活中，就会产生负性效应。性欲高低的产生往往取决于性交前的数分钟，好心情容易促使两性的结合。所以调试自己的心情，掌控好自己的情绪，在性心理及性行为的形成中非常重要。

（三）意志活动（activity of will）

意志活动是人们在认识和改造客观世界的过程中，为了达到既定目标而采取的克制，或是为实施计划、完成任务而采取的有目的的行动。意志力的内涵体现在它的独立、果断、坚定和自制能力等方面。男性和女性的性欲望与性冲动是一种正常生理现象与心理现象，由于性表达有其社会属性，因此对待性欲望的表现需要"见机行事"，将生理需求置于意志的掌控之中。饮食男女应该更多地接受意志的考验和选择，这种意志的考验来自对自己、对他人、对家庭、对社会的种种责任感以及对社会法律法规的依从。

二、性心理状态（sexual mental status）

在不同的时间或条件下，人的心理活动具有不同的状态。所谓性心理状态，是指性心理活动所具有的独特状况和相对稳定的性质。人的性心理状态既可以自我觉察，也可以毫无觉察，其反映的性心理活动水平可以是兴奋的、抑制的、稳态的、应激的……性心理活动水平除了受性生理的影响之外，情绪、人格、动机、性格、配偶情况等也对性心理状态产生影响。青年人处在身体迅速发育的巅峰时期，性激素的分泌使性欲猛烈递增，容易出现性亢奋而陷入追求性享乐的状态，这是青年人共有的倾向。但是在不同环境条件下可以呈现不同的性心理状态，性心理状态可以在外来因素影响或自我调节下改变。

临床上发现有一些性欲正常的已婚男性经历一场外遇之后出现性功能障碍的状况。这是因为外遇之后，这些人的性心理活动进入一种自责和自我惩戒的心理状态，这种性心理的低迷状态在一定程度上影响性功能。在经过一段冰冻时期后，通过心理调节，并对过去的错误进行理性的反省，找回往日的感觉，重新摆正妻子在心中的位置之后，性功能才能恢复原来的状态。有人调查发现，一些三陪女郎在自己的丈夫或恋人面前也会出现阶段性的性压抑。

性心理状态的自我调整是性功能障碍治疗中的一个重要手段，譬如功能性不射精患者的治疗。功能性不射精的主要特点是性交时患者不能射精，但在睡梦中可出现遗精，或者在清醒状态下采用较强烈的手淫刺激时能诱发射精。常见病因就是性心理负担较重，如担心配偶对性交不满足、担心配偶怀孕、对性交环境心存顾虑等。治疗功能性不射精，医生往往需要通过心理疏导以及患者妻子的协助来提高患者对情欲的激发能力。医疗环境对患者的性心理也会产生不可忽略的影响，如患者到医院检查精液，所见到的医生、护士态度生硬，取精场所简陋且缺乏隐蔽性，这样的条件是难以让患者进入性幻想状态的。所以性医学科的医护人员在医疗实践中如果能够准确地掌握患者的性心理状态，改善医疗条件，其治疗效果可以事半功倍。

三、性行为（sexual behavior）

性心理活动是一种精神现象，除了当事人之外旁人难以察觉。然而，性行为是外显的，容易被观察。由于人的性心理与性行为有着密切的联系，因此，研究性心理必须从研究性行为入手，通过观察性行为来研究人的性心理。

（一）性行为的概念

人类性行为比动物性行为要复杂得多，它不仅满足个体生理需要、繁衍后代，还满足个体的心理需要。因此，人类的性行为既有动物本能的一面，又因受到社会道德、风俗、习惯和思潮等的影响而具有高度社会性。人类性行为除了狭义上的性交之外，凡旨在满足个体性欲和获取性快感为目的的一切动作及行为都可称为性行为，包括偷窥他人（多为异性，下同）身体、触摸他人身体、接吻、手淫、性交等。陈家麟根据性欲满足和性快感程度，将性行为分为四类：①目的性性行为。这通常是指性交。性交是性行为的直接目的和最高体现，它能使个体获得性快感和性欲满足，在性行为中居核心地位。②过程性性行为。这是指不以性交为目的的、使性欲得到一定程度的满足和获得某种性快感的性行为，如抚摸、拥抱、接吻等。③边缘性性行为。这主要是指为了交流爱的情感而进行的行为，如情书、情话、眉来眼去等。边缘性性行为虽然没有发生男女双方身体接触，但是对于当事人来说也是令人兴奋不已的事。如笔者的一位患者每当和女友通电话时就出现射精，因此与特定人通电话成了这位患者自我满足的手段。④类似性性行为。这是指类似性交以获得性快感、实现性满足的行为。最常见的是手淫、性梦、性幻想、性感官刺激等。其实，以上四类性行为既有所不同又可以同时显现。譬如性交前的调情、接吻，性交结束后的抚慰都是目的性性行为的铺垫及后续。

人类性行为方式多种多样，无论是简单的还是复杂的性行为，都是由一定性刺激引发的。性刺激既可以来自外部环境，如异性的外貌、眼神、声音、气味、动作、表情等；也可以来自机体内部，如机体内脏器官的活动、神经—内分泌系统的活动，以及自身头脑中的欲望、思维等。男性在接受性刺激时，性心理活动和对性刺激所表现的反应与女性有较明显的不同，这种差异决定于男女生理的不同以及社会角色的不同。

（二）性行为的主要内容和表现

1. 性信号及性刺激（sexual signal and sexual stimulus）

当一名男性喜欢上某一女性时，他首先想到的就是如何能够引起该女性对自己的注意并使其产生好感，这就需要发出信号。在人类性诱惑逐渐演变为理性的情感培养的今天，原始的身体刺激依然随处可见。相对于女性来说，男性对异性的身体性信号并没有优势。具体地说，男性的身体诱惑体现在雄健的躯体特征上，如躯体的骨骼和肌肉发达，肩部宽厚，上肢结实有力，下肢修长，整个躯体呈现一种粗犷、健壮的男子气质。正如意大利著名雕刻家米开朗琪罗的《大卫》作品一样，他毫不掩饰地向世人展示男性肉体的美感和力量的化身（如图 4－1 所示）。

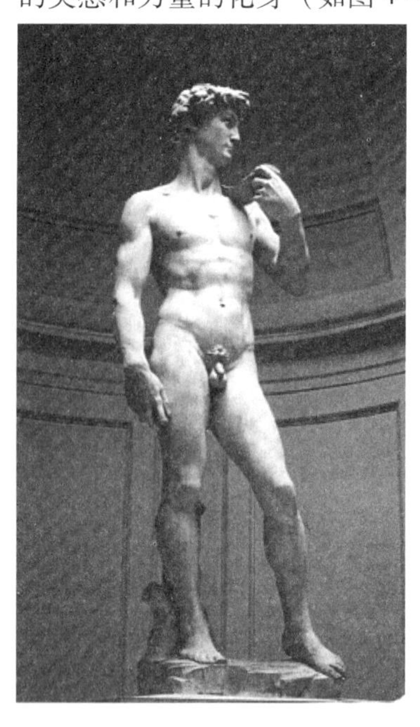

图 4－1　大卫（David）塑像

男性身体汗液中的雄烯酮成分散发出麝香的气味，形成气味信号。由于女性对男性体味极为敏感，特别是排卵期，其灵敏度是平时的 5 万～10 万倍，因此有人认为在女性排卵期间，男性气味能够比较容易挑起女性的情欲。人类进化中以分泌气味使异性互相吸引的能力逐渐退化。可能因此采用化妆品、香水及梳妆打扮吸引他人成为时髦。

目光在男女的交流中发挥着重要的作用，这种无声的信号有时胜于千言万语。人类求偶的眼神要比动物复杂得多，各种眼神基本上能准确反映出心理状态和想法。如“脉脉含情”“抛眉挤眼”“暗送秋波”等都是通过眼神流露表达对异性的情感。有研究表明，男女对视 30 秒之内就能断定双方之间是否相互产生兴趣。一句时髦的话是“男女双方对视 10 秒就能产生爱情”，而两个陌生男性对视 10 秒就可能产生敌意。女为悦己者容，妇女喜欢穿露出大部分胸部、背部，以及紧身衣等使胸部、臀部线条毕露的衣服，这都和性心理有关。与性心理相关的视觉效应不仅有色泽，还有立体造型的讲究。凡是与美学视感有关的一切往往都与性心理有关。

男性在接受性刺激时多数会表现出不同程度的性兴奋，例如对女性的裸体照片、色情电影、录像表现出特别钟爱。一些自制力较差的青少年往往无法抗拒色情的诱惑，流连于某些非常场所，甚至走上犯罪的道路。窥视女性身体普遍能引起男性的性兴奋，而女性四季不变的丰满身体特征则形成持续的性刺激信号。

在所有感觉器官中，触觉与性心理的关联尤为密切而特殊。心理学家认为，人类从小就有被抚摸的要求，这种现象被称为“皮肤饥饿（skin hungry）”。从性的生物学属性出发，人身上有一个不同于生殖系统而独立存在的“性系统”，它的中心器官是皮肤。皮肤能感受的主要是触觉，许多证据表明触觉在性系统中的重要性。并非生殖器才有特化的性感受器，特化的性感受器存在于所有黏膜—皮肤区，生殖器只是其中一种。触觉是最容易激发性反应的性刺激信号，不论是对大脑中枢的刺激或者对脊髓的刺激。初恋情人往往体会到双方第一次身体接触时那种触电般的感觉，男女演员在演亲热戏时也可能出现不该有的性生理反应。刺激生殖器是调情的常用方法，通过刺激生殖器加速性兴奋，缩短不应期。男女性感带分布有所不同，接受刺激的部位、顺序、方法、力度的爱好也就不同。男性的阴茎系带和女性的阴蒂是最敏感的地方，刺激该处既可产生快感也可引起疼痛，最好的方法是性伴侣之间互相交流，摸索出适合双方的刺激方式。在缺乏性欲情况下，触觉是唯一能够诱发性器官反应的刺激。触觉引起的性唤起（性唤醒）作用得到很高的评价并在性行为疗法中得到应用。有证据表明皮肤足以引起性高潮，或者说皮肤的刺激对于性高潮可能是必要的。尤其是女性，触及乳房或非生殖器部位，也可能获得性满足。女性身体的反应区域较男性要广泛得多，性敏感区较为广泛和分散，造就了女性的性行为方式比较被动。

2. 性反应模式（patterns of sexual response）

性反应模式是由“性刺激—性唤起—性行为”构成的。性欲的唤醒可以由外界的性刺激通过眼睛、耳朵、鼻子、触觉等感官引起，这需要生物学基础，如正常的性激素水平和完整的神经通路。此外，人类特有的心理因素和社会因素在某种情况下对性欲唤醒可能发挥更大的作用。动物的性反应比较简单，有人做了这样的动物实验，让雌猴和雄猴分居在两个靠近的笼内，两笼之间有道透明的屏壁，只要雌猴按压一定次数的杠杆之后，这道屏壁才能打开，雌猴才会接近雄猴完成性行为。随着雌猴体内性激素的周期变化，其按压杠杆的频率发生周期性变化。当雌猴体内垂体促性腺激素和卵巢分泌的雌激素含量最高时，雌猴为了接近配偶能够在30分钟内连续按压杠杆250～350次。如果隔壁的雄猴是经手术阉割的，则雌猴按压杠杆的次数和持续时间明显减少。更换不同的雄猴，可以发现雌猴只在某只专一雄猴出现时，按压杠杆的次数最高（沈政，林庶芝《生理心理学》第206页）。这个实验说明，雌猴的性行为受到自身性生理的支配，也受到外来性魅力（包括气味）的影响。更换的雄猴由于性魅力下降不能唤醒雌猴的反应；被阉割的雄猴在性激素水平下降后性魅力随之下降也影响雌猴的性行为。人类有来自内在性刺激的优势，如想象、记忆等。鲁迅先生说：“中国人想象力实在太丰富了，一看见胳膊，就想到大腿，想到生殖器，想到生殖性交……”其实想象力丰富的岂止是中国人，有文章介绍，在维多利亚时代的英国人连钢琴腿都要用布包裹起来，以免人们想入非非地联想到女性的大腿。性唤起是一个抽象的概念，我们只能通过测量生理学的数据，如激素水平、心率、血压以及观察性行为的内容来推测性唤起的存在。但是人类性反应过程比动物复杂得多，其原因是人类存在对性行为的主观调节，如掩饰或强化作用。

3. 接吻（kissing）

在世界各地，接吻有不同的方式并表达不同的意义。尼罗普将接吻分成五类：爱怜之吻、爱情之吻、和平之吻、敬重之吻以及友谊之吻。据称法国的吻至少 20 种，而德语词典中的吻有 30 多种含义。毫无疑问，接吻是性爱前戏中最富美感的形式，两性间的嘴对嘴接吻使双方容易陶醉于接吻并酝酿成性冲动。“在性爱的初始阶段，嘴唇被用来传达彼此的信息。亲吻携着急切的欲望而来，预示着一段火热的激情。张扬的发自内心的性爱之吻给我们带来美妙绝伦的感觉，让我们永远年轻、欢乐、充满活力。没有人不渴望这种心旷神怡的亲吻。”（恩菲尔德《吻之书》第 36 页）国内调查显示：婚后男性对妻子的吻已经流于形式，对来自妻子的吻也反应迟钝；在夫妻性爱中部分男性显得急躁而缺乏耐心，或者只愿意接受生殖器的抚摸或口交。如果说男女接吻存在生物学差异的话，则是女性的性敏感区遍及体表的各个部位，而男性的性敏感区集中在生殖器部位。明白男女性敏感区的差异是为了让男女在性爱过程中互相体谅、互相配合，使双方共同享受爱的时刻。

4. 手淫（masturbation）

手淫又称自慰（console oneself），指通过对身体自我刺激而达到性兴奋的任何性活动。多数情况下是用手来刺激自己的性器官或敏感部位，有时借助不同物体或工具来加速兴奋的进程，在进行刺激的过程中常常伴随着想象。青少年对性刺激的反应，往往兴奋多于抑制，所以容易陷入频繁手淫的境地。

缓和性张力是成年男性手淫最常提到的理由，这种发泄通常是为了补偿性交伴侣的缺乏，如未婚、妻子怀孕、夫妻两地分居、妻子有病或各种原因的性交拒绝。临床发现有正常性生活的男性中也有部分人存在手淫情况。这种情况原因复杂，有心理因素的问题，如有些人不愿意主动提出性生活要求，当自己有生理需要而妻子没有觉察时就自己手淫了事；或长期手淫已成为习惯，婚后的性交达不到手淫的快感，故难以被替代；或夫妻性生活不协调，如担心妻子有病不能性生活、担心早泄不能满足妻子要求、担心夫妻性生活传播疾病等；更有甚者，误认为在射精瞬间压迫阴茎不让精液流出有利健康长寿。

手淫对于人的身体健康和心理健康到底是有害或者有益，是一个长期争论的问题。在 17 至 19 世纪的西方文化中，手淫被视为一种罪行，一种特别有害的行为。手淫可以导致精神神经疾病，如“歇斯底里”“气喘”“癫痫”“抑郁”等。手淫引起当时西方人的恐慌。据凯查杜里安所说，医生和父母们不遗余力地防止孩子们手淫，有些孩子在睡觉时双手被绑在支架上或者穿上防止手淫的拘束装置（近似中国古代的贞操带），有的还采用医学方法切除屡犯者的阴茎包皮、睾丸、阴蒂等。近代心理学家们肯定了手淫的正面意义，极大地影响了西方也包括东方文化的性观念。正如金西所说，一位经常手淫的律师在他的同事中将是出类拔萃的。女性比男性更经常进行不带想入非非的手淫，而且她们都是处于最引人注目的社会地位、最有能力、精力最充沛的女性。金西认为从生物学观点看，人们为发泄情感而采取的任何方式都是自然的。现代性科学认为，就人类的性心理而言，手淫可以减轻或缓解性冲动引起的高度紧张，有助于青春期性心理的平衡。毋庸置疑，任何行为的结果都有它的两面性，就像药物与毒品的关系，关键是如何掌握事物的“度”。

5. 性交（sexual intercourse）

性交是性行为的主体内容，也是许多其他性活动和性行为内容的终极目标。如性幻想、调情、约会、性刺激等都是在为完美的性交创造条件。最基本的性交就是以男性为主导的性兴奋—阴茎勃起—阴茎插入阴道—性高潮—射精—性满足—阴茎疲软—阴茎退出阴道的过程。两相情愿的性交过程中，女性的主动参与使性交过程更加顺利，而女性也在性交过程中享受乐趣。性交中能否达到性高潮是大家关心的问题，除非只是单纯为了授精目的而刻意安排的性交，往往追求性高潮质量的人要胜于关心每次射精量者。和谐美满的性生活是夫妻双方的正常生理要求，因此是夫妻生活中的一个重要内容。性生活和谐，可以使夫妻感情更加深厚、更加恩爱、更加美满和幸福。如何使性生活和谐，男女双方都能在性生活中得到满足，重要的一点是夫妻双方都应当了解一些性知识。

许多人都希望性交过程中高潮的维持时间能尽量长一些，要达到这种境地需要情欲的积累，只有积累才能经得起消耗。情欲的积累不是简单地依靠禁欲来实现，重视男女感情、相互尊重、相互爱护是最好的方法。大量调查表明，幸福的夫妻和不幸的夫妻在夫妻情感沟通方面的差异是显而易见的。不幸的夫妻中，有的是因为沟通不善而影响到性关系，而性关系不和谐影响到婚姻关系。因此不能忽略性生活质量对夫妻感情的影响。

（三）性心理与性行为的关系

性心理与性行为是两个不同的概念，但是，两者之间又存在着非常密切的联系。性心理是一种主观的精神活动，它支配着性行为；而性行为则是一种客观的物理活动，它反映性心理状态。要了解一个人的性心理活动就必须观察他（她）的性行为以及这种性行为规律，还有环境因素对性行为的影响。

1. 性心理支配与性行为调控

在现实生活中，男性比较喜欢触摸年轻漂亮女性的身体，而且依据双方的地位、关系、态度、时间、地点和进展等采取的触摸方式也有不同，但有一点相同的是，男性喜欢触摸女性身体是由男性的性心理特征决定的。男性有强烈接触异性的本能，通过接触异性来表达爱意或者试探对方。恋爱中的男性特别希望通过触摸女性，以确认自己是否在对方心目中的位置是唯一的，而本能的生理需求也发挥相当的作用。触摸女性也是为了满足某种需要而采取的目的性行为。如果对方没有拒绝的话，接触的方式可能升级。个人的动机、认知、意志、情感等指导、维持着性行为的方式和活动风格。所谓的“斯文”的男性在行为上可能表现得理性一些，“粗鲁”的男性表现得自私和放纵一些。当女性回避男性的性挑逗时，有些男性表现为礼貌地离开，而有些男性可能不知趣地继续纠缠。

2. 行为表现反映心理活动

男女自身的行为方式往往显露自身的心理活动。男性向女性提出性交要求的时机可以反应男性的交往目的。有些男女相识时间很短就发生性关系；有些人将性关系建立在相互了解、相互信任的基础上；有些人则要求必须有法律认可（登记结婚）或昭示于众（摆婚宴）后方可进行性行为。性心理与性行为之间的联系是一种较普遍的对应关系。性行为在很大程度上是性心理活动的外部动作表现或客观性的外部指标，而性心理则是潜伏在性行为内部，支配、调节性行为的内部精神活动。通过观察男女的性行为模式和特点，可以了解男性有别于女性的性心理特性。分析男女的性心理特性和性心理状态，可预测男女的性行为方式。一个国家、一个民族、一个地方均有属于自己的性文化、性道德、性风俗习惯，假设一个欧美男性来到中国随便拥抱和接吻中国女性肯定被认为是不礼貌的行为；一个中国女性来到中东不顾当地的宗教习俗而穿着暴露肯定会招惹麻烦。

性心理学（包括性行为）与性医学的关系十分密切，前者探索心理社会因素对不同人群性行为的影响及其规律，后者从临床角度研究性功能等问题，而性医学心理学则是研究两者互为因果的规律及调和的规律。

第二节　儿童期的性心理及性行为

一、婴儿期（出生～18个月）

在这个时期，婴儿的脑神经结构发育尚未完善，不可能有独立的思维，但是皮肤触觉很早就表现出来。婴儿对于身体接触的任何不舒服刺激能表现出强烈的反应，如尿湿被褥会不停啼哭，一旦更换舒适尿垫立即安静入睡。婴儿从被抚摸、搂抱开始逐渐认识自己身体和别人的身体，来自母亲或熟悉的人的搂抱会产生愉快的、可信赖的感觉；而陌生人的搂抱可能是不舒适的，或者有危险的感觉。婴儿4～5个月大时，与成人的交往有了选择性，儿童开始能区分自己人和其他人；喜欢熟人，对陌生人产生恐惧。婴儿不可能有直接的类似成人的性感受产生，但这并不等于没有性意识的萌芽，只不过他们的感受和表现方式与成人不同。弗洛伊德认为婴儿产生愉快的感觉主要集中在口部，他（她）们吸吮母亲的奶头不仅解决饥饿，也由于肉体的接触得到情感上的满足，并且对母亲的乳头有着识记。有些婴儿喝饱后依然会用小手放在母亲的胸部才能安然入睡。对于婴儿吮吸自己的手指、脚趾的现象，弗洛伊德认为是为了获得快感。有些母亲为了哄婴儿不哭闹，就把奶嘴放在婴儿口中任其吸吮。男婴性能力的标记是出现阴茎自发勃起，有些婴儿还伴有手淫的行为。如果说婴儿出生后就具有了性意识的话的确为时尚早，更确切地说婴儿只是具备了较低级的性生理反射及感受。性心理是伴随性生理的发育以及来自外界的刺激、教育而逐渐形成的。婴儿在第一年中，身心发育快速，在正常的生活条件和教育条件下，神经系统方面有了很大的发展，开始用简单的语言来表达自己的意愿和情绪。婴儿期的正确抚养对于培养孩子的人格有很大的意义。一个受宠爱、经常得到满足的婴儿可以快速成长，对周围的环境有一种安全感，成人后容易和别人交往，对别人容易产生信赖感。而经常得不到满足的婴儿容易对周围环境产生不信任感、不安全感，对别人有疑心、胆小孤僻。婴儿触摸生殖器不具备成人的目的性，因此作为父母一方面不必大惊小怪，另一方面不能将抚摸生殖器作为逗小孩开心或者哄小孩不哭闹的撒手锏。大人的一些不经意动作会深深地印入婴儿的脑海，常年难以逆转。

二、幼儿期（18个月～3岁半）

幼儿在这个时期身体机能发育较快，是心理发展的关键时期。他们已经学会说话，通过说话来表达自己需要什么、喜欢什么和讨厌什么。自己走路从而扩大自己的活动范围，去接触自己喜欢的东西，结交喜欢的朋友而不是被动地等待别人的搂抱。2 岁以后的儿童会独立思考，他们会不断地向大人提出问题。儿童在前 3 年里发生的变化非常之大，以至于一些心理学家认为，人从出生到成年的发展道路的中间点是在 3 岁。3 岁儿童已会使用许多生活用品，会自我服务，能够参加到周围的人际关系中；他（她）们借助于言语与成人及其他儿童交往，并遵守基本行为规则；对怎样是好人和怎样是坏人有了直觉；有了最初的自我意识，对人对物也有了一定的要求，能够自主地重复做自己喜欢的事情。其间有几方面的内容可以反映幼儿的性心理及性行为状态。

1. 对生殖器的认识

此阶段是性意识的孕育阶段，其性愉快体验从无意向有意转化，逐渐认识到男女性器官的差异，识别性身份，并开始意识到性角色。男孩会发现自己的生殖器与女孩的不一样，大人会管男孩的生殖器叫"小鸡鸡"，但是女孩为什么没有"小鸡鸡"呢？男孩感到好奇。大人们对此问题的回避增加了孩子的好奇心。有些成人好以"小鸡鸡"为题，跟孩子逗着玩，继而使孩子养成玩弄生殖器的习惯。为什么小便时男孩是站着而女孩子是蹲着？当孩子有意无意地触摸生殖器时通常受到父母的干预，有些男孩故意和大人对着干，父母越是阻挠越是要玩弄生殖器。儿童将玩弄生殖器作为自娱自乐或消除情绪焦虑的手段。对孩子玩弄生殖器的行为父母不必过于紧张，可通过分散儿童的注意力，养成良好睡眠习惯，注意局部清洁卫生等方式解决。如果任意惩罚儿童，不但达不到有效控制的目的，反而会使儿童变得更加焦虑，产生对抗情绪。

2. 快感的体验

弗洛伊德认为此期幼儿生理上的快感体验已经从口腔转移到排便引起的肛门快感上，由排便时肛门黏膜的兴奋而得到满足。此时期被弗洛伊德称为"肛欲期"（stage of analerotism）。他认为，儿童从不经意的排便排尿发展到有能力控制在一定时间、地点排便排尿的过程逐渐体验到胀满和释放，从而体会到一种生理上的快感。儿童玩弄生殖器或者摩擦会阴部被认为是可以产生某种快乐的"手淫"，这种快乐远未达到成人的欣快感，因此也有些心理学家认为儿童玩弄生殖器不是为了生理的需要。当孩子有玩弄生殖器的行为时，家长应尽量转移孩子的注意力。

3. 社会性别的认识

汤普森（Thompson S K，1975）的研究发现，2 岁左右的孩子，可以根据发型、衣服来判定图片中的人物是男性还是女性，但他们对自己的性别还不太确定。要等到 2 岁半或 3 岁，才能正确地说出自己是男孩还是女孩。但此时他们还不清楚性别是一个固定、不能改变的特质，对性别概念他们只有非常基本的认识。孩子从大人平时的说话中逐渐体会自己的性别。当男孩摔倒时大人会说，"你是男孩不能哭，要勇敢些"；"你是个男孩将来要当兵，要打仗的"；"男孩要大方一些，把玩具借给妹妹"等等。男孩从小接受这种观念，心目中形成一种"男子汉"的形象。在着装方面，男孩和女孩形成鲜明的对照，一旦穿错女孩的衣服会被取笑，被迫和女孩划清界限。大人赠送给男孩的礼物是飞机、大炮或者刀枪，送给女孩的是布娃娃等。在这种熏陶中孩子们逐渐了解自己的社会性别和即将充当的社会角色。家庭中，爸爸和妈妈、爷爷和奶奶的言行潜移默化地对孩子产生牢固的影响。

4．两性结合的认识

幼儿由于活动范围扩大，与别人（家庭里、幼儿园）的来往增多，接受的信息也多起来了，他们已经具备一定的思维判断能力。他们知道一个男性和一个女性再加上一个小孩就成了一个家庭。他们（可有同性搭配）玩起了过家家，就是两个小朋友加上一个布娃娃，他们还知道布娃娃是他们的感情“结晶”，于是轮流搂抱。有些男孩会说出准备和谁结婚的话，结婚对象有可能是指一位他喜欢的女性长辈。幼儿在2～3岁时已经处于性心理活动的萌芽状态，是性别认同核心的发展期，因此对孩子的性教育必须从幼儿抓起。

三、学龄前期（3岁半～6岁）

此时期，大脑的重量继续增加，神经纤维继续增长，大脑联络神经传导通路几乎都已髓鞘化。当身体感官受到刺激后神经通路可以迅速地、准确地将信号传到大脑皮质高级中枢。神经生理学方面也发生了重要的变化。条件反射形成较快，并且比较稳定、巩固。学龄前期的儿童在情感的分化方面有了进一步的发展，借助语言表达能力的增强，孩子们可以表达他们的情绪和思维。他们具有初步的情绪控制能力，并体会大人的情绪变化。在和异性的交往中或者对父母言行的观察中他们对男女性别有了进一步的认识，男孩在游戏中知道自己必须扮演父亲而不是母亲，也知道长大以后会结婚生孩子，至于和谁结婚大多数孩子不能完全地理解，也许是和母亲、姑姑或者经常在一起游戏的女孩。

由于神经内分泌系统的发育，学龄前的儿童性欲有明显的提高。表现在：①男孩玩弄生殖器的频率增加；②喜欢和女孩子交流身体的问题，对女孩的生殖器感兴趣，触摸女孩生殖器会感到兴奋和羞涩。研究表明，男孩从3岁半开始大脑的嗅区对人类性的信息激素（pheromones）已经敏感化，对女性身上所散发出来的气味有独特的感觉，导致儿童性欲不断地增强。其间，他们对经历过的事情能够整理、思考、回味，手淫往往伴有性的幻想，而且目标直接指向中意的异性，如对母亲的依恋，喜欢和母亲睡觉，触摸母亲的乳房。他们对两性的交媾、生育过程虽然不完全了解，但又很想知道。他们会刨根问底地问母亲，是不是爸爸和妈妈在一起就会生出自己？自己是从哪里生出来的？农村的孩子有机会看到狗的交配和生崽而产生深刻印象。对这时期的孩子进行正确的引导非常重要，孩子对性的认识、经历、遭遇都可能影响他们一生。

四、学龄期（6～12岁）

学龄期儿童大脑结构继续发展，大脑的重量逐步接近成人水平。大脑机能进一步增强。观察问题和分析问题的能力、调节和控制自己行为的能力明显提高，情感更加丰富。但其总体独立能力还是有限的，需要家庭学校的密切关照。孩子的性别认同到了六七岁才算完全，知道性别是不会变化的。此时，儿童的性机能一般尚未发育成熟，外生殖器在同龄人之间可明显看出发育的差异。由于社会环境的影响以及儿童认知的发展及模仿学习的作用，开始出现性意识的萌芽。在第二性征出现之前，男童可能出现一些性的行为，如夜间阴茎勃起。而少年在青春期前3～5年就可以有性快感。但对于这个年龄阶段来说，仅是存在一种潜在的性取乐能力，在出现遗精之前一般不会产生欣快感。其性行为基本上是一种好奇心理而并非生理需求。孩子们懂得害羞，生怕别人看到自己的阴茎，但对别人的阴茎又感到好奇，会把别人的生殖器作为笑料。女孩在 10～11 岁时体内雌激素水平迅速升高，乳房发育，通常先于月经初潮。她们开始对性有羞耻感，但一般不感兴趣，她们对性别与性角色已有认识。相对女孩来说，男孩较早产生异性思念对象。这种暗恋的动因是性生理的发育以及对异性身体的好奇。自己喜欢某人但是又害怕被老师、家长斥责，被同学们嘲笑，懂得将“爱情”控制，并可能初次尝试人生“失恋”的味道。

学龄期儿童的控制能力、是非判断能力还十分有限。他们的行为受到周围环境的影响，包括家庭教育、学校氛围、所接触的人的素质。受到良好环境熏陶的孩子能够顺利地走好这段历程。反过来，生活在双亲不和或者暴力的家庭中、在学校中接触不规矩的学长或者社会上的不良少年，将会在他（她）们心灵中留下难以挥去的阴影。自身性体验、性经历及同龄人的性态度在很大程度上决定和影响着学龄期儿童在未来成年后的性行为。据研究，大约有一半的成年人自称在童年期曾有过某种形式的性游戏。虽然儿童的性意识是朦胧的，不同于成年人的性欲，也达不到成年人的那种性满足，但是在不良的行为影响下这时期的儿童可能做出与年龄和经历不相称的举措。因此对于儿童的手淫、同性或异性间的性游戏等应当正确、审慎地对待，要立足于教育和引导。对于孩子们提出让大人感觉难堪的问题，大人不必惊慌失措。如果家长和教师对孩子提出的问题，采取斥责、撒谎的办法，对孩子玩弄生殖器或做性游戏采取粗暴的制止甚至惩罚，有可能打击孩子的自尊心，使孩子产生“耻辱感”“罪恶感”，对其未来的性心理发展非常不利，甚至影响到以后的两性交往以及性行为和性功能。

第三节　青春期的性心理及性行为

青春期是从儿童过渡到成年的时期，以性器官和第二性征及体格迅速发育为主要特征，同时伴有心理和行为多方面变化。此时期的身体、知识、心理、行为与幼儿期及学龄期相比变化极大。男孩的青春期一般指 12～21 岁，分为青春初期（12～13 岁）、青春中期（14～17 岁）、青春后期（18～21 岁）。初期以体格发育为主，后期以性生殖功能发育为主。男性到了青春发育期，首先是内分泌发生了变化，随着下丘脑和脑垂体促性腺激素分泌的增加，血中睾酮水平增高，睾丸的体积逐渐增大，阴茎增长变粗，龟头外露；开始出现阴毛和腋毛，并依稀长出胡须；汗腺及皮脂腺分泌增加，皮肤出现粉刺；喉结突出，声音变粗；身体明显增高，肌肉发达。在此阶段中，由于生殖器官的发育成熟，阴茎自发性勃起频繁发生。睾丸不断地产生精子，精囊、前列腺和尿道球腺等腺体分泌物增多，精子和生殖道腺体分泌物混合形成的精液在体内储存到一定量时，则从尿道流出称遗精（滑精），或者由于做梦引起射精中枢兴奋而将精液射出也称遗精（梦遗）。遗精是一种正常生理现象，几乎每个青春期的男性都会发生。在人的一生中，青春发育期遗精次数可能会多一些，不足为奇，但是遗精次数过于频繁的话则要考虑病理原因（参考有关章节）。梦遗过程往往伴有欣快感，这也是男性喜欢手淫和在性交时表现主动的原因。婚前男性尽管没有性经验，但是只要有了遗精就基本上有了性的体验。这一点和女性月经来潮不同，有些女性结婚前惊慌失措，不知道将要发生什么事情。青春期的特点是生理方面的性功能加速发育并逐步成熟，而心理方面年轻人对自身以及社会的认识还处于一个初始的发展阶段。

女性的第一次月经来潮（月经初潮，menarche）是作为从儿童期向青春期转变的重要标志，也是生殖功能成熟的标志。月经（menstruation）是指伴随卵巢周期性变化而出现的子宫内膜周期性脱落及出血。女孩的青春期通常开始于9～11岁，较男孩要早两年。青春期的女孩一旦有排卵与月经的生理现象，便表示其已经具备有生育的能力，若有性交行为便可能会怀孕生子。月经初潮对少女性心理的发展有着重要的影响，如果家长事先将这方面的知识传授给她们，使她们事先有思想准备，并帮助她们处理好经期的事宜，少女就会对第一次月经来潮持积极的态度。如果家长避讳谈论这方面的事情，少女缺乏这方面的知识，思想上缺乏准备，加上第一次月经量多并带有血凝块、腰腹部疼痛不适等，就会造成她们紧张恐惧，不知所措。有些少女也许正在准备着、期待着月经的来临，但是她们万万没有想到会遇到如此尴尬难堪的困境，于是从此对女性的处境不满，对自己的性别身份不满，影响了性心理的正常发展。

青春期的少男少女已经拥有一个似乎非常成熟的身躯，但其性心理及性行为在整个青春期过程中变化很大，在较长的时间中他（她）们很难全然明白如何拥有一个自主安全的性发展。针对青少年青春期各阶段的性心理和性行为特征开展性健康教育非常必要。

一、性抵触

性抵触情绪出现在青春初期。随着性器官的发育，生理上明显的男女差别和对两性关系的一知半解，男女之间出现彼此疏远的心理。男女界限分明，即使是儿童时代很要好的朋友，这个时期也有着不自然的回避。在集体活动中，男女不愿接触，甚至连同桌座位，也要划分“楚河汉界”，对异性产生一种反感，这种情况在女生中表现更为突出。

进入青春期的男孩，在来不及准备的情况下身体外表发生急剧变化，阴茎增大、阴毛生长、声音变粗等，他们害怕被别人嘲笑。对第一次射精感到紧张、羞涩、害怕，甚至产生犯罪感心理，他们像做贼一样偷偷地把裤子洗干净；有些人发现遗精时紧紧地捏住阴茎不让精液流出，导致泌尿系统感染；有些学生偷偷到医院看医生；家庭气氛比较亲和的学生也许会将遗精情况告诉父母。由于阴茎不可控制地频频勃起，他们感到茫然与害羞，担忧被人发现，有意地避开集体活动，对女性存在一种警惕、好奇、反感、冲动的交织心态。

女孩的生理变化在外观上更加明显，使她们对自身所发生的剧变感到茫然与害羞，月经来潮前的失眠、头昏、多汗、口干、手足冷、食欲差等症状或多或少影响到女孩的情绪，如烦躁、愁闷、抑郁、多疑等，出于一种天然的保护意识，她们本能地疏远异性，即使是面对自己的父亲和兄弟。

这时期个人的性心理活动并非千篇一律，儿童时期的经历、家庭成员的态度、学校的教育等都深刻地影响学生的行为。因此，作为家长和学校教师应及时了解学生的动态，及早对他们进行疏导，让他们尽早了解有关的性生殖健康知识。

二、躁动与崇拜

看到自己的身体发育已经赶超父母，觉得已经自己成年，应该有更多的行为自由。他们再也不能忍受处处受到父母的约束，有意地摆脱父母的监护。为了避开父母的唠叨，干脆什么都不对父母说，因此不想和他们多待在一起。心理上的情绪不稳定或心烦易躁，导致听不进批评，往往自以为是，与大人顶撞或与大人格格不入等。这种青春期的躁动心理是由多方面引起的，主要是性激素分泌的迅速增加所带来的一系列生理改变与所处的社会、家庭地位不相协调造成的。环境因素与个人因素也影响这种躁动的程度。另外，他们希望通过自己去结交喜欢的人，十分关注同辈们的言行，也在意自己在同辈们心目中的印象，喜欢起心中的偶像，特别是一些有成就的同龄人或名人（以演员、歌星、球星、英雄等偶像为主，很少有科学家），刻意模仿这些偶像的言谈举动，以至装束，以此得到精神上的自慰。

三、性朦胧

性朦胧是青少年处于性发育时期的性萌动。随着生理发育和对性有了基本了解，男孩、女孩产生彼此接近的需求和互相吸引的心理，是心理成长的必经重要阶段。他们不但对异性的身体特别注意，对自己的身体形象也非常在意。在各种场合上想方设法吸引异性对自己的注意，希望能和她（他）们接触但又担心不被接纳。由于性吸引力的出现，遇到陌生异性，尤其是在富于性感魅力的异性面前，会表现得不自然。内向的可能会更加内向，或改变为殷勤多语；外向的个别人也可能变得沉默少语，但多数更加活跃。这时期，他们在和异性的交往中还分不出什么是男女间的友谊、什么是爱情。有些学生十分羡慕别人早早有了异性朋友，特别是一些缺乏安全感、缺乏亲情、有补偿要求的孩子有较强的情感欲望。他们更容易将友谊混淆为爱情，加之没有性心理准备，缺乏自我保护意识，在一些书刊、影视作品中对性爱的挑逗镜头所形成的冲击面前，容易做出一些出格的事，甚至走上犯罪的道路。应该使青少年懂得分清异性友情与爱情的界限。友情和爱情的联系虽然十分紧密，但是它们的界限又是非常严格的，友情是爱情的基础但不等于爱情。如果错把友情当爱情，盲目地编织情网，只会给自己带来痛苦。爱情是男女双方爱慕对方并渴望成为终身伴侣的最强烈的感情。正如德国哲学家黑格尔所说："爱情里确实有一种高尚的品质，因为他不只停留在性欲上，而是显出一种本身丰富的高尚的优美心灵，要求以生动活泼、勇敢和牺牲的精神和另一个人达到统一。"友情是广泛的，而爱情具有排他性和专一性，所爱的人永远处于独有的位置。

四、爱情

至青春后期（即大学生阶段），整个青春期中已经走过了一段曲折的路程，经过了不稳定的心理变化阶段。这个阶段的青年身体发育基本定型，心理比较成熟，有一定的理想和判断力，懂得关心家庭、父母和关爱他人，有事业心，对异性的爱慕和追求也更专一化，萌发出爱情，并有意识地为建立家庭发展恋爱关系。恋爱中的人们会主动大方地接近意中人，通过互相关心、互相帮助达到互相吸引。爱情是构筑在宽容、关爱和沟通的基础之上的，爱情需要双方的共同呵护。罗伯特·斯滕伯格（Robert Sternberg，1987）认为各种爱情都是由三种成分构成的，即亲密，包括热情、理解、沟通、支持和分享；激情，包括性唤醒和欲望；忠诚，指投身于爱情和努力维护爱情的决心。青春后期的恋爱关系中亲密显得尤为突出，由于爱情的专一性和排他性特征，在恋爱中的人们都希望了解对方的现状，亦对对方过去的经历也表现出浓厚的兴趣。他们直截了当地，或者有意无意地打听对方过去是否有异性朋友、长得帅吗、漂亮吗、交情如何、最后是谁抛弃谁等问题。这是因为男性和女性都有一种强烈的独占欲心理。尽管爱情是专一的，但是较多的人还是会希望除了当前的他（她）之外，还有其他人曾经喜欢或暗恋自己。

第四节　成年期的性心理及性行为

成年期是人生一个生理和心理相对稳定的阶段。这个时期的跨度较大，一般指22～60岁这个阶段。就生理和心理而言，可以将成年期分为两个阶段，即22～39岁的青壮年期和40～60岁的中年期。

一、青壮年期

虽然男性性生理发育比女性迟2岁，但是进展迅速。青壮年期的男性在生理机能方面处于一生中的顶峰，25岁左右是性欲和性功能最强的阶段。女性性生理发育早，但性欲常是姗姗来迟，个体差异较大，有人要到30～40岁才达顶峰。

事业上这个年龄层的人，有的开始涉及社会，有的已经有了明确的方向或定位。经济上有能力独立，行动上比较自由，不必担心父母的唠叨。他们有更多的机会去谈情说爱，更加理性地对待性行为、思索婚姻和组成家庭的问题。除了一般的性心理特征之外，由于各人经历的差异而产生各种性心理活动以及性行为方式。而不同的性行为方式无不反映出各人的价值观、态度与信念。

（一）恋爱

成年人的恋爱是一种成熟的表现，他们生理发育已经成熟，性爱心理已发展到高峰期。青年们根据个人兴趣、爱好、经历、品德和审美观等，开始在自己脑海中勾画出一个理想的恋爱偶像，建立自己的性价值观，并期待着偶像的出现。此时的恋爱是性成熟和性意识发展的产物。

恋爱是美好的，恋爱像是一缸蜜糖，让浸泡其中的人幸福陶醉，这一阶段往往被人们称之为“浪漫的爱情”；恋爱像是一服麻药，让人神魂颠倒，往往将恋爱对象理想化；恋爱像一块磁铁，让人勇往直前，自我陶醉。经历青春期的浪漫与煎熬，青壮年期的男女显得成熟许多，除了情欲之外更多的是理性的选择。他（她）们能主动、热情、频繁地接触异性，也希望通过努力早日共筑爱巢。随着恋爱的进行，性行为也在逐渐地升格。恋爱中的男女互相接吻并没有太多的障碍和羞涩，而下一步的性行为什么时候进行将给人们造成新的困惑。人们根据对性爱的不同理解，会做出各不相同的选择，心智、阅历、承受能力、责任心不同的人表现出不同的态度。有些人希望将美好的时刻留至结婚那天；有些人急不可待纠缠不休。恋爱不仅仅是一种纯精神的碰撞，恋爱常常是以婚姻和家庭作为结果的。恋爱的社会性决定了恋爱不能仅仅建立在情欲的基础上，一个希望建立家庭的人，就必须准备为自己、对方、双方家庭、后代以及社会承担责任。社会对恋爱期的性行为争论不一，随着时代的进步，现今社会对婚前性行为的态度比较包容，“严肃的”“彼此忠诚”的爱情基础上的性爱会得到更多积极的评价。

（二）结婚

新婚伊始夫妻性生活频繁，犹如火山爆发，欲将多年的积储全部发泄出来。和谐的性生活本身对夫妻感情具有促进作用。有的人也许会向医生了解性生活的频率多少才是正常。除了性生活的频率，人们关注的还有性生活的时间。有些男性过分担心自己无能力满足妻子的要求，希望能将性生活中的极乐瞬间随意地延长，因此四处寻找神丹妙药以达到这种境界。在性生活中不厌其烦地问女方：你感觉如何，是否太快？有些男性总是怀疑自己阴茎是否比别人短小，未能刺激女方兴奋，诸如此类。到医院要求延长阴茎长度的成年人中，绝大多数是不影响性生活的，也有极少数女性要求男方如何改变阴茎外观。医学界认为男性治疗早泄的目的一半是为了自己，而另一半则是为了女性。

性冷淡以女性居多。冷淡的一方不会主动发出性爱信息，而另一方可能是限于自己的知识水平，不懂得怎样才能激起对方的情欲，缺少情感交流的方法、手段和耐心，掌握不好循序渐进的规则。也可能是冷淡的一方有过不幸的遭遇，对此心存畏惧。性生活中双方一旦缺乏性心理的交流，势必造成种种不良后果。

性交是两性关系中情爱的高级表现形式，也是男女双方灵与肉交融的过程。愉悦的体验取决诸多因素，如男女双方的感情、欲望、和谐程度、身体状况、时间安排等。只要双方尊重伴侣的感情，在性交过程中关心伴侣的心身需求，互相交流，不断总结经验，就能够使性生活达到双方满意的程度。

（三）大龄青年

大龄青年一般是指年龄为 30～39 岁的未婚壮年。我国大龄青年的婚姻问题从隐性到显性，进入社会公众视野。它不仅是个人问题，也是一个严重的社会问题，被称为“中国第三次单身浪潮”。当前的大龄青年主要是城市中的所谓“白领”和来自农村的流动人口。在城市的大龄青年中不乏有文化程度高，经济能力强，相貌也不差的。《中国青年报》社会调查表明：58.6% 的大龄青年认为“交际范围太窄”是自己或身边的人至今单身的主要原因；“目标太高”和“工作太忙没时间谈恋爱”的人分别占 45.1% 和 27.1%；但也有些人认为结婚不是必需的；有些是看重双方的思想交流，要求有共同语言。以上调查结果可以看出当代人的生活方式、婚姻观、价值观都发生了改变，出现了“不婚族”“晚婚族”等。在性观念方面则趋于开放，时尚“单身俱乐部”“酒吧交友”“单身旅游团”等，反映了个人享乐主义提升和家庭、社会责任感的降低。网恋是指在一个虚幻的世界里与她（他）谈情说爱。几年前被大肆唾骂的网恋，现在成了大龄青年重要的交友途径。网恋的魅力就在于两个人看不见、摸不着，通过文字的交流，可以被对方的情趣、爱好、人格和品行所感动，可以依照自己的需要塑造一个本来只能在梦中相见的他（她）。由于生活节奏快、压力大，人们仿佛没有更多的时间用来谈恋爱，新媒体的出现从某种程度上弥补了人们面对面交往机会和能力的不足。但是，不管网恋过程多么浪漫，最终的归程还是选择见面。网恋只是一种相互认识的手段，要达到结婚的地步，还要靠现实的接触。通常男性想寻找一个年轻貌美的伴侣，而女性则对男方的个性、才能要求较高。因此，男女常因彼此的需求及期望不同在初次约会时感到失望。

外来工的性问题也是非常严重。外来工远离家庭，除了工作他们缺乏被关心、受教育和娱乐等。长期不能与家人团聚的外来工十分孤独寂寞时，会选择看黄色影碟、上网来打发时间，因此容易引发一系列社会危害，如性骚扰、性犯罪、嫖娼卖淫等。由于性卫生意识薄弱，外来工可能感染一种或几种性传播疾病。有些人由于缺少足够的治病资金和人文关怀，在身心健康受到双重打击下，可能产生各种报复社会的行为。因此关心外来工的性健康问题是每一个性科学工作者的社会责任。

二、中年期

中年期是人生的鼎盛时期。人到中年，从政的占据某个领导地位，搞技术的大都掌握了一门专业知识，有了一技之长，从商的积储了一定的资产。总之，中年人以他们所取得的成绩受到家庭和社会的尊敬，处于不可动摇的“中坚”位置，这些大大增加了中年人的自信心、自豪感。丰富的阅历和成就使中年人的思想达到空前的稳定。性心理方面建立了自己的性价值观，并保持着性行为和价值观的一致。性生理方面，中年男性雄性激素分泌开始减少，出现乳房脂肪、腹部脂肪积聚，阴茎勃起启动时间延长，勃起硬度降低，持续时间缩短，射精力量减弱等现象。社会和家庭赋予他们的责任使他们深感疲惫。女性性生理发育早，但性欲常是姗姗来迟。有人要到30～40岁才达顶峰，这种阴差阳错的状况到中年以后还有出现。通常步入中年期后阶段男性的性欲衰退较慢，而女性一到更年期，性欲衰退则较快，这种不协调给夫妇性心理、性生活带来一定的麻烦。尽管如此，通过自我调节性活动的频率和时机，伴侣间的默契配合，依然可以使性生活达到美好。中年期伴侣性生活不和谐有下面几种情况。

1. 以孩子为中心

这类家庭的孩子以独生子女为多，夫妻间或者女方把所有精力放在孩子的培养上，无意中忽略与淡化了伴侣之间情感的维护。逐渐积累出现矛盾冲突，又缺乏有效的沟通，使夫妻感情出现问题而不能及时化解。

2. 忙于应酬，忽略家庭

这类人由于某些需要、目的、兴趣等，整天穷于在外应酬，少有时间在家陪伴家人。半夜三更疲惫不堪地回家，没有时间更没有精力和伴侣谈情说趣，不能合理地安排工作和家庭生活。这一点，西方国家的男士比较注重，属于自己的时间就应该陪伴家人逛街、游玩。如果夫妻恩爱淡化继续发展，可能导致爱的转移，甚至产生婚外恋和离婚两种后果。

3. 爱情无维护，房事缺新意

部分男性以为夫妻多年，没有争吵就算恩爱，自己在外挣钱养家就是对家庭负责，至于伴侣如何生活、工作，有什么兴趣很少过问，夫妻房事简单了事。渐渐地女方失去兴趣，随之男方也就性欲减退。因此结婚多年的夫妻要重视爱情的经营，不断地给爱情灌注新的养分，经常进行爱的交流，使双方不断感觉到来自对方的真诚情欲。

4. 境遇性疲软与克服

中年男性精神饱满，事业如日中天，但是身体机能却在无声无息中减退。某日，会觉得近来和妻子房事时器官难以调动，在桑拿接受小姐按摩时却情不自禁，生殖器的反应犹如十七八岁。其实，这也没有什么难堪，和妻子房事时注重气氛的营造，使双方心理产生惊喜感，同时采用性幻想也能达到这种效果。

每个中年人应重视与爱人维护原始般的爱情关系，珍惜深沉的、高层次的情爱，使性生活和谐美满。马晓年认为：性活动在婚姻中占有非常重要的地位，脱离了性活动的婚姻是难以想象的。夫妻间对婚姻感到满足的水平与获得性满足的水平之间存在着相互作用。在婚姻中，性的不满足而不破坏婚姻幸福感的情况是极少的；婚姻的不幸福而不破坏性满足的情况同样也极少。在良好的婚姻状态中，为了取得性满足，夫妻应该对他们之间的关系以及性活动经常进行认真的协调，达到真正的情感交触，从而保持夫妻之间的爱情关系，使之不至枯萎。

第五节　老年期的性心理及性行为

联合国规定60岁以上人口占总人口比例7%以上的社会为老龄化社会。从我国的情况看，我国已经进入老龄化社会。人口老龄化是人类社会进步的标志，是世界人口发展的必然趋势。但是随着年龄的增长，老年人的生活质量受到严重的影响，影响因素来自躯体疾病、精神疾病、个人行动能力、家庭关系及地位等。越来越多的证据表明，关心老年人的性心理健康对于促进家庭和睦、社会文明非常必要。

一、老年期性活动意义

进入老年期之后，不少老年人的生理机能发生了明显的变化。常见的有骨质疏松引起的行动困难，老年男性前列腺增生所引起的夜尿增多，阴茎勃起乏力或者勃起不能维持等问题，一些老年男性容易产生一系列的身心疾病。老年女性绝经期后，体内激素水平降低，阴道变短变窄，阴道扩张能力下降，性兴奋时阴道分泌液减少，性交疼痛。老年男性只要身体健康仍然可以保持良好的性欲，也渴望过正常的性生活。60岁以上的男性所分泌的睾酮足够支持他们的性行为，只不过随着年龄的增长，老年人性唤起所需的时间以及性高潮过后的不应期时间延长。虽然总体上老年女性的性欲在绝经期后明显降低，但是对于一贯夫妻恩爱、身体健康、性生活和谐的家庭来说，老年女性并不完全拒绝性生活。老年夫妻保持适度的性生活对健康大有裨益，表现在：①有利于延年益寿。据专家测定，夫妻间性生活的耗氧量相当于登上二层楼梯，或相当于一次轻松的散步，性生活除促使老年人血液循环加快、肺活量增大外，其骨盆、四肢、关节、肌肉及脊柱等都参加了运动，因此有性生活的老年人不至于老态龙钟。②有利于防止精神早衰。缺乏伴侣的男性，容易产生孤独感、寂寞感。老夫老妻亲密无比的婚姻关系和性爱，是老年人最为宽慰的事。性生活能使老年人保持良好的精神状态，增强记忆力和理解力，有助于预防老年性痴呆。③有利于预防老年疾病。性爱过程先是精神紧张和体力的支出，随后出现精神愉悦和全身松弛，极其容易进入梦乡，睡眠充足可以提高身体的免疫功能，定期的精液排泄可减少前列腺炎症发生，不至于在原有前列腺增生基础上雪上加霜。④有利于深化夫妻感情。多数老年人在儿女自立门户后会感到孤独、寂寞。此时若有伴侣相互照顾，有说有笑，并保持适度的性生活有利于双方理顺情绪，消除各方心理疑虑，促进一体化，也就是达到灵感相通的境界。和睦相待的夫妻比较长寿。在笔者的性医学专科门诊希望改善性功能而求医的患者中75岁以上的老人并非少见，曾经有一位62岁老人每天坚持身体锻炼，一个晚上3次性生活也不成问题。胡廷溢于2005年对广东23例80岁以上老年男性的性生活进行调查，发现依然保持正常性生活的有10例，分别为80岁7例、82岁2例、84岁1例。已经终止性生活的有13例，终止年龄分别为50岁1例、60岁1例、70岁1例、73岁2例、75岁2例、77岁1例、78岁1例、79岁1例、80岁3例。

老年人的性功能确实不如年轻人。但是随着医学技术的进步以及观念的改变，许多老年人可以借助科学技术重新获得性交能力。目前保护老年人性功能的医疗保健技术已经相当成熟，如各种口服药物、外用药霜、手术假体植入、家庭式辅助器械等均可维护、提高老年人的性生活质量。在无法进行正常性交的情况下也可采用其他方式，如性敏感区的抚摸也能使双方都得到快感。老年夫妻在互相恩爱、体贴的基础上，互相了解对方的生理变化、心理需求，可重建他们的性生活方式。在美国，有些患前列腺增生的老年男性患者在手术知情同意书上签字时，要求医生在手术中不要损害患者的勃起功能。国内有些泌尿外科医生反映过去为老年男性患者施行前列腺、睾丸或阴茎方面手术时，患者对于术后是否影响性功能问题表现一种无所谓的态度；时隔10年，现在术前若告诉患者手术有可能影响性功能的话，六七十岁的老人也会要求医生尽量保留性功能。老年人身体状态、家庭背景、性生活经历、文化素养、道德观念等因素形成了不同的个人性心理和性行为。

二、老年期性心理及性行为

老年男性不同于老年女性。老年男性的所谓更年期不是集中在某个时期，更年期症状不如女性明显，也并非每个老年男性都要经历更年期。男性身体器官功能不会因为进入老年期就急剧下降，其兴趣、情感与思维能力依然保持较高水平。所以划分男性发育阶段时一般将中年和老年统称为中老年。按照我国规定，男性在60岁退休。对于一个身体健康、精力充沛的老年男性来说，60岁是人生的第三个黄金时代。这时的儿女已经成人，无需牵挂，可以开始关注自己的需求，休闲及家庭关系是生活的中心所在；退休后有更多的时间和妻子在一起，夫妻之间没有儿女的“插足”显得更加情真意深、相互依靠；各类社会活动开阔交际空间，因此有些老年男性会发现自己的性欲不但不减反而较以前升高。老年人的性能力可以维持多长？性生活的频率是多少？这些问题并没有具体的界定。据报道，17世纪中期英国寿星汤世斯帕120岁时还过性生活；美国著名影星卓别林在73岁时生下他最小的孩子；我国医圣张仲景担任东汉长沙太守时，84岁生下一男孩；台湾原四川军阀杨森90岁娶妻，隔年生下一女孩。在健康人当中，60岁就终止性生活的也有。据调查显示，对性生活感兴趣的老人，60岁中有70%，60~80岁中有50%，80岁以上的有10%。可见，人的性能力有较大的差异，对于老年人不应该以此划出界线确定正常与否。至于性生活的频率何为合适？社会上有一种看法，认为人的一生中性生活次数是固定的，年轻时候性生活频繁的人将来性生活的终止年龄也就提前。这种看法是不科学或者不全面的，无数事实显示性功能较旺盛的老年人在年轻时候就已经“出类拔萃”了。当然，年轻人不顾自身状态竭力透支，势必招惹不必要的疾患。因此，老年人性生活的频率可视身体状态而定，既没必要无端禁欲也不能放任自流。

在大多数进入围绝经期之后的女性心目中，月经的逐渐绝止等同于性能力的丧失，因而常会诱导出一连串的性心理问题。女性在绝经前后生理和心理发生极度波动，这一时期往往需要应对更年期带来的生理及心理的实际变化，如面临离开工作岗位，放弃自己的理想与兴趣，出现焦虑情绪突出、情绪不稳、潮热及骨质疏松等现象。妇女在围绝经期，卵巢功能开始衰退，卵泡数目减少，卵泡对促性腺激素的刺激反应性减低。卵泡不再成熟排卵，雌激素水平下降，出现月经周期紊乱，不规则的阴道流血，直至绝经。绝经的年龄除遗传因素外，与女性本人的营养好坏有关。老年女性由于性激素水平降低的影响，阴道壁变薄，阴道变短、变窄，阴道黏膜抵抗力降低。女性虽然有性欲望，但是这些生理变化使性活动时的刺激接受能力降低，可能会发生会阴、阴道的损伤，如出血或破裂，或继发感染引起炎症，使老年女性在心理上产生恐惧感，尽量回避性活动。但是决定一个老年人性功能是否衰退主要是心理因素，例如对自己的性能力是否有信心，多年来夫妻性生活是否协调，夫妻双方能否在动作上互相配合，以及对性生活畏惧、误解和耻辱的看法等等。正是这些心理因素的差异性，导致了老年女性不同的性表现。其实，女性性激素的减少，第二性征的逐渐退化，不等于没有性欲。相反，她们可以有理想的性生活。因为人类的性行为是一种生理和心理的综合产物，是一种可以学习和经验使然的行为，人类的性行为可以不与性激素水平平行发展。

老年人的性生活不仅表现在性交行为上，更广泛的是感情上的彼此依恋和需要。害怕孤独，需要爱与被爱，这种情感上的强烈依赖感，是青年人和中年人体会不到的。对老年人来说，从某种意义上性爱和情爱显得更为重要，可以促进其身心健康，所以儿女和社会应当给予理解和帮助。

三、黄昏恋及老年人婚姻

老年人的恋爱称为黄昏恋。黄昏恋与老年人婚姻问题是一个引起社会关注的新现象，包括初恋、离婚、再婚、非婚同居、隔代恋等。这些现象说明过去那种封建、封闭、保守、终身婚姻的观念已经受到猛烈地冲击或者是逐渐淡化，其原因有：随着老年人寿命延长，老年人的性行为能力得到提高和发挥；家庭成员构成的改变，尤其是在城市，有条件的年轻人希望婚后和父母分居，三代、四代同堂的现象逐渐淡化；新文化和时尚对老年人思想的影响，如“老人节”“情人节”“老年人活动中心”“老年人联谊会”“夕阳红歌舞比赛”，以及大量描写各类黄昏恋的报道等，开阔了老年人的思维空间和行为活动空间；老年人婚姻观念的改变，许多老年人开始重审自己的终身婚姻。在中国人的传统观念中，婚姻是终身大事，“白头偕老”是成婚者双方默守的信条，所谓“嫁鸡随鸡，嫁狗随狗”“糠糟之妻不下堂”就是这个意思。而现在，部分老年人的爱情观也开始与年轻人趋同，追求爱与性、注重婚姻的质量和活力。老年人婚姻问题的日益显现并非社会诟病，而是社会正在快速发展的标志，理应受到社会各界人士的热情关心。

本章介绍了男女性心理的形成过程和性行为的基本内容，分析了性心理和性行为的关系。掌握男女各年龄阶段的性心理活动规律及性行为表现形式，运用于性医学学习、性医学临床实践以及性医学教育过程中，是非常有益的。

（张二红　牛亚娟　邸晓兰　梁　红　张　滨）

【本章思考题】

1. 阐述性心理形成的影响因素，为什么说性心理不是一成不变的？
2. 阐述性心理与性行为的关系，并举例说明。
3. 如何理解“将生理需求置于意志的掌控之中”的含义？
4. 3 岁的幼儿喜欢触摸自己的生殖器，父母应如何办？
5. 如何看待青少年手淫（自慰）现象？
6. 中年人婚变的常见原因有哪些？和其他年龄层的婚变比较有何特点？
7. 如何协调老年夫妇的性生活？

【本章参考文献】

1. 高德伟. 性心理学［M］. 北京：首都师范大学出版社，1998.
2. 王慧，黎学涛. 性心理学［M］. 南昌：江西高校出版社，1995.
3. 蔡笑岳. 心理学［M］. 北京：高等教育出版社，2000.
4. 陈家麟. 性心理咨询指南［M］. 兰州：甘肃民族出版社，1996.
5. 贾孟春. 男性与性［M］. 北京：大众文艺出版社，1999.
6. 王书荃. 婴儿的情绪与行为［M］. 北京：中国人口出版社，2003.
7. 张向葵，刘秀丽. 发展心理学［M］. 长春：东北师范大学出版社，2002.
8. 穆欣娜 B C. 儿童心理学［M］. 陈帼眉，冯小霞，史民德，译. 北京：人民教育出版社，1988.
9. 魏书珍，张秋业. 儿童生长发育性疾病［M］. 北京：人民卫生出版社，1996.
10. 何伋，马恩轩，成义仁. 儿童神经精神病学［M］. 天津：科学技术出版社，1995.
11. 高尔生，楼超华，涂晓雯，等. 青少年及未婚青年生殖健康现状、展望及策略［M］. 上海：第二军医大学出版社，2002.
12. 尼罗普. 接吻的历史［M］. 许德金，方伟，巍岗，译. 北京：华龄出版社，2002.
13. 恩菲尔德. 吻之书［M］. 杨一平，常文祺，译. 北京：中国城市出版社，2004.
14. 马晓年. 现代性医学［M］. 2 版. 北京：人民军医出版社，2004.

15. 海特，德拉马特. 人类的性存在［M］. 8版. 上海：上海社会科学院出版社，2005.

16. 罗兰·米勒，丹尼尔·铂尔曼. 亲密关系［M］. 5版. 王伟平，译. 北京：人民邮电出版社，2012.

17. Corey G，Corey M S. 心理学与个人成长［M］. 胡佩诚，等，译. 北京：北京轻工业出版社，2007.

18. 季成叶，李勇. 1985～2000年中国青少年青春期生长长期变化趋势［J］. 中国生育健康杂志，2003，14（5）：271－275.

19. 胥兴春，刘电芝. 大学生1 638名性行为和性观念状况分析［J］. 中国学校卫生，2005，26（9）：745－746.

20. 马伟，王慧. 试论青少年性犯罪的原因及对策［J］. 中国医学伦理学，2005，18（3）：91－92.

21. 李文勇. 老年性健康及其维护［J］. 成都大学学报：社科版，2005（5）：22－23.

第五章　性的伦理道德

第一节　性伦理概述

一、性伦理与性伦理学

中国华夏文明五千年，从古到今有着丰富的性伦理知识和性伦理实践。至于作为一门学科的性伦理学，则是20世纪以后，特别是20世纪60年代以后才逐渐得到发展。

（一）性伦理

“伦”和“理”在汉语中最早是分别作为两个单独的词来使用的。“伦”的本义是“辈”。《说文》曰：“伦，辈也。”引申为“人际关系”。中国古代所谓的“五伦”就是五种人际关系：君臣、父子、夫妇、长幼、朋友。“理”的本义是“治玉”。《说文》曰：“理，治玉也。”清代经学家段玉裁注曰：“《战国策》：郑人谓玉之未理者为璞。是理为剖析也。玉虽至坚，而治之得其鰓理以成器不难，谓之理。”后引申为治理及物的纹理，如修理、理发、肌理、腠理等；进而引申为规律和规则。比较伦理学学者黄建中先生引清代著名语言文字学家戴震先生的话说：“理非他，盖其必然也……就天地人物、事物本其不易之则，是谓理。”“理即当然之则。”这其实是说，理是事物之本来如何的必然规律，即所谓原理。把伦理合起来作为一个现代术语，从词源学的含义看，就是关于人际关系的原理，是关于人类社会中人际关系的实际规律以及处理人际关系的规范的总称。就此，王海明先生也以结论式的语气说：“合而言之，所谓伦理，就其在中国的词源含义来看，便是人际关系事实如何的规律及其应该如何规范。”

人们对性的认识和理解离不开对性的活动规律和社会规范的认识和研究。性首先具有自然属性，是人类生理遗传的产物，在这一方面，人类的性和动物的性并没有太多实质性区别，诸如兴奋与冲动、压力与解脱等。但人类的性又具有社会属性，表现为性的禁忌、性的社会控制、性的文化现象、性的角色限制等方面。正是性的社会属性使得人类的性活动不能够随意率性而为，而是必须控制在一定的时间、空间以及角色和情感范围内。人类性的自然属性和社会属性，既包括了人类性关系的实际规律，又包括了处理人类性关系的规范，因而都属于性伦理的研究范畴。因此，所谓性伦理，就是人类性关系的原理，包括人类性关系的实际规律以及制定处理人类性关系的规范。

（二）性伦理学

所谓性伦理学，可以定义为研究人类性关系的实际规律及研究、制定人类性关系规

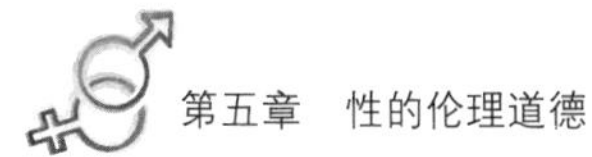

范的学科，属于应用伦理学范畴。王伟、高玉兰在他们的《性伦理学》一书中界定这门学科的任务时说："它的使命，是以科学的形态再现人类的性道德，以理论思维的形式概括性道德现象的各个方面，并对这些现象进行规律性的研究，进而引导人类的性意识、性规范、性活动健康地向前发展。"

由于性伦理学首先是性学和伦理学的交叉学科，而性学的发展是相当晚的事情，因此，人类对于性伦理学的认识和探索尚属新兴学科。作为近代性学研究主要代表人物之一的霭理士（Havelock Ellis，1859—1939），美国著名评论家 H. L. Mencken 称他为"当代最文明的英国人"；另一个重要代表人物、作为性心理学家和精神科医师的弗洛伊德也只比霭理士大 3 岁，传记作家欧文·斯通用"清教徒"这个字眼表示他对弗洛伊德那严肃、正派的爱情、婚姻生活态度的赞赏。他们不仅是性学家，实际上也可以视为性伦理学家。正是他们的工作促进了性学和性伦理学的真正发展。

在中国，对性伦理学的研究往往和恋爱、婚姻、家庭伦理学纠缠不清，并常常以一种杂糅的面目出现。这一方面反映了国内学界对性作为一种单独的社会存在认识之不足，另一方面则可能是传统伦理学影响的结果。

学界认为，对性伦理学的研究高潮实际上是伴随西方性革命的发展而出现的。所谓西方的性革命，是指 20 世纪以后，西方各发达国家在性领域发生的一系列全面变革，包括性自由主义、性解放运动、一夜情现象、多性伴侣关系等在意识形态和实践领域等各个层面发生的全面变革。性伦理学家认为，性革命是对传统性关系和性伦理的全面挑战，它促使人们对人类性传统、性伦理和性文化进行反思、评价和调整。性革命思潮显然已经对当代中国人的性行为产生了强烈的冲击和影响，因此，加强这一领域的研究是十分迫切和必要的。

目前，我国性伦理学的研究正在呈现日趋升温趋势。1992 年，王伟、高玉兰出版了他们合著的《性伦理学》（人民出版社）；1997 年，邱仁宗从生命伦理学的角度论述了《艾滋病、性和伦理学》（首都师范大学出版社）；夏国美 2001 年出版了《围不住的春色——当代性伦理新论》（湖北教育出版社）；孙春晨和江畅 2004 年主编的《中国应用伦理学 2003--2004：当代性伦理的冲突专辑》（金城出版社）则是从伦理学角度分析探讨当代性伦理的专著和文集。另外，部分伦理学方面的书籍对性伦理学问题都有专门论述，如李萍 2004 年主编的《伦理学基础》（首都经济贸易大学出版社），专门论及了"性别道德""性道德"的问题；甘绍平、余涌 2008 年主编的《应用伦理学教程》则辟专章论述性伦理。

二、性的伦理属性

性的伦理属性是从人类文明一出现即被人们认识的。这是因为人类的性，在真正现实的意义上，乃是一种社会性的存在。人类的性必须通过一定的社会关系才能正常实现。

（一）什么是性的伦理属性

所谓属性，是指事物本身所具有的性质。人类的性具有很多种属性，这些属性是由性本身作为一种特定的存在所具有的，如生物属性、社会属性、心理属性、伦理属性等等。所谓性的伦理属性，就是指人类的性在其实现过程中所具有的害人利己的性质。

由于人类的性不单纯是一种生物存在，它还是一种社会存在，也就是说，性的正常实现必须在一定的社会关系，尤其是异性社会关系中进行，因此性的实现就不单单是某一个体的事情。性的实现会涉及诸多社会后果，如子女的出生、疾病的传播、心理的伤害、情感的改变等等，而这些都是人类社会中极其重要的价值甚至核心价值，对行动相关者具有重大利害关系，因此我们说，性具有伦理属性乃是对性的恰当描述。霭理士已经对性的伦理属性具有深刻认识，他在自己的著作中说："要知道性冲动有一个特点，和饮食冲动大不相同，就是，它的正常的满足一定要有另一个人帮忙，讲到另一个人，我们就进到社会的领域，进到道德的领域了。"

（二）性具有伦理属性的根源

性具有伦理属性的根源在于性之实现的社会性。

人作为一种生物存在，首先是一种有性别的动物。人类的性别，在生理结构上表现为男女生殖器构造的不同，在功能上表现为在人类的整个繁育后代过程中分工的不同，在文化上则体现为各自承担的社会角色的不同。毫无疑问，自然史的发展已经充分证明了这种人类的自然性别差异在人类遗传与进化中所具有的绝对优势。这种优势的形成，从生物存在的意义上，来自于人类从祖先那里继承下来的愿望，这正如德国历史唯物主义学家考茨基（Karl Kautsky，1854—1938）所说："人类从他的动物祖先继承下来的愿望，是人类历史发展进程的起点。"这些愿望中最重要的就是自我保存愿望和种的保存愿望。然而，在自然状态下，人类虽然可以通过自由的性选择和性关系来实现种的保存愿望，而在文明社会中，这种愿望的实现却不得不凭借各种社会机制，其中婚姻是最重要的一种。婚姻的出现显然与人类性关系的直接后果——生育后代密不可分，当社会产生了剩余财产之后，子女血缘的确认变得重要起来，而婚姻正是确认子女血缘的最可靠形式。这样一来，人类的性在根本上就具有了伦理价值。

实际上，性的上述伦理价值只与性的一种功能相联系，即与生育后代的功能相联系。然而性并不总是要实现生育后代的功能，尤其是在当代科技发达的社会，人们可以通过各种避孕措施非常容易地屏蔽这一功能。这样一来，性的另一重要功能——娱乐与快感功能便被凸显出来。性能够带来快乐这一点，不管在历史上曾经得到怎样的评价（正面的和反面的），都并不能妨碍人们对它的积极追求。一些学者正确地指出了人类的性冲动作为自然欲望的不可遏制特性。马丁·路德（Martin Luther，1483—1546）说："要阻止自然冲动、自然欲望和要阻止火燃、水湿、人类饮食、睡眠，有什么区别?"德国工人运动理论家倍倍尔（Bebel August，1840—1913）也说："大家应该知道，性的冲动及其器官是天性的根本部分，它能完全支配人生的某一个期间，而决不可视为秘密行为及虚伪羞耻和完全无知的对象。"但是，一方面，对性快乐的过度追求有害健康；另一方面，完全被性欲所控制的人将会成为社会的威胁。赫胥黎曾经极富哲理地指出："如果没有从被宇宙过程操纵的我们祖先那里遗传下来的天性，我们将束手无策；一个否定这种天性的社会，必然要从外部遭到毁灭。如果这种天性过多，我们将更是束手无策；一个被这种天性统治的社会，必然要从内部遭到毁灭。"

上述分析表明，人类的性从两个方面表现出典型的社会性：性必须在社会关系，特别是在异性社会关系中才能得到实现；性的实现会产生重要的社会后果。由于性的这种社会性，因此其必具有利害人己的效用，因而具有伦理属性。

（三）性具有伦理属性的意义

由于性具有伦理属性，亦即具有利害人己的社会效用，因此人类的性关系就可以视为人类文明的发展尺度。

公正、平等和让人享有尊严乃是现代社会文明最重要的标志，这不但体现在人类对权利、财富和社会地位的分配方面，也体现在人类社会的其他生活领域，在两性关系领域也是同样如此。人类社会发展最重要的目标就是人的解放，即人的全面、自由的发展。而破除人类在两性关系中的不平等是实现这一目标的重要方面。回顾人类社会发展的历史可以发现，人类男女两性的社会地位正是随着社会文明的进步不断发生改变的，男女两性的社会地位状况被人类社会的政治、经济发展状况和物质生产、生活方式所决定，正是人类社会文明状况的真实反映。当奴隶主可以肆意地占有奴隶的人身之时，男性也就可以肆意地占有女性的人身；当封建主可以依靠农民对土地的依赖而占有农民的财产之时，男性也可以依靠自己的经济能力占有女性的身体；当资产阶级可以用金钱奠定自己的社会地位之时，男性也正是用金钱来奠定他在男女两性中的地位。在两性关系中，由于妇女的体能、特殊生理原因等，几乎到目前为止的所有社会形态（摩梭族的母权社会是个例外）中，妇女总是处于弱势地位。妇女走向自由的程度、妇女权利的扩大、妇女地位的提高往往标志着社会文明程度的提升和社会秩序的进步。从这个意义上来说，人类的性关系就是人类文明发展的尺度。

三、性伦理学的基本问题

每一门成熟的学科都有自己要研究的基本问题。性伦理学也有自己的基本问题。然而这个基本问题到底是什么，学界却有不同看法，这表明性伦理学无论在国内还是在国外都还不是一门十分成熟的学科，而是一门正在日趋完善和发展中的学科。

（一）对性伦理学基本问题的三种看法

目前，学界对性伦理学的基本问题至少有三种不同的看法。第一种看法认为，性伦理学的基本问题是“爱与境遇的关系问题”。其代表人物是美国境遇伦理学家约瑟夫·弗莱彻（Joseph Fletch）。在弗莱彻看来，伦理学的理论不能建立在牢固不变的道德准则和规范上，伦理学应该在现实的发展变化中形成，并解决每一个具体的境遇对它提出的问题。在弗莱彻那里，除了爱之外没有任何其他永远不变的规范。在性伦理学问题上，弗莱彻坚持了他的伦理学理论，认为必须在特定的境遇中考察人们的性行为与爱的关系。如果那种性行为是为当事人所承诺的，并且有助于实现爱，那么它就是道德的，而不必考察这种性行为是否违反了特定的道德原则。第二种看法认为，性伦理学的基本问题是“对什么是性行为的基本目的所做的回答”。代表人物包括里查德·T. 诺兰（Richard T. Nolan）、弗兰克·G. 柯克帕特里克（Frank G. Kirkpatrick）、哈罗德·H. 泰特斯（Harold H. Titus）以及莫里斯·T. 基顿（Maurice T. Keaton）等。在他们看来，人们对性行为基本目的的看法会影响对两性关系道德性质的理解。如果要评价的性行为符合对性行为基本目的的看法，就会得到善的结论，否则就会认为是一种恶。性行为的基本目的可以是生殖、追求快乐或者实现爱等。第三种看法认为，性的社会方面与私人方面的基本内涵及其相互关系问题是性伦理学的基本问题，代表人物是罗素、J. P. 蒂洛以及国内学者王伟、高玉兰等。在他们看来，性既是一种个人私事，但也涉及他人与社会。作为一种个人私事，性乃是一种个人欲望，而这种欲望是性的自然属性的表现，追求对这种欲望的满足是正当的，或者无所谓道德与否的，但是由于性又具有社会属性，在满足这种欲望的过程中，不能对他人和社会造成伤害。因此如何处理性的社会方面与私人方面关系就成为性伦理学研究的核心内容。

（二）性行为的基本目的问题

不管性伦理学的基本问题到底是什么，性行为的基本目的问题都是一个十分重要的问题，因为对这个问题的认识的确影响着人们对性行为的道德评价。在伦理学史上，对性行为的基本目的主要有五种看法。

1. 生育后代

持此观点的主要是早期基督教伦理学家。这些伦理学家根据早期的基督教信仰（尤其是原罪说）认为性就是一种恶。1 世纪的圣保罗最早提出“性就是罪”的观点，坚持禁欲主义。早期教父德尔图良公开宣称女人是“邪恶之门”，女人要对原罪承担责任。而奥古斯丁更是将基督教的原罪观点与禁欲主义结合起来，通过原罪说来证明性是人类一切罪恶与苦难之源。由此他公开倡导独身论。但独身论却于人类的繁衍有害，于是早期教父们认为结婚是可以饶恕的轻罪，认为上帝为了惩罚人类，规定人类必须通过罪恶的性交才能繁殖后代。但他们主张，为了救赎自己，人类在婚后性交时不能有激情，不能追求快感，而只能以生育后代为目的。奥古斯丁认为一切不以生殖为目的的性交（包括性交时避孕）都是可耻的、罪恶的色欲满足。显然，根据这种观点，以寻求快乐为目的的性行为，不论是否在婚姻之内，都是不道德的。

2. 生育后代和实现双方相互结合的爱情

1975 年 12 月 19 日，美国华盛顿特区天主教会议出版处发行的《关于性道德若干问题的宣言》指出：“既然性伦理学关心人的生活和基督教生活的某些基本价值，那么，福音的一般教导同样适用于性伦理学。在这领域里，存在着一些原则和规范……只有在真正的婚姻中，行使性功能才有它真正的道德的意义。……有意在正常的婚姻关系之外使用性能力，这种行为方式的动机无论怎样，实质上都是违背性能力的终极目的的。因为它缺乏道德秩序所要求的性关系，也就是使人们的真诚爱情中的自我奉献和人类生殖得以实现的性关系。”在这种认识中，性行为只有在婚姻中，而且只有以生育后代和奉献爱情为目的，才是道德的。然而，对于这一文件所提出的道德秩序所要求的性关系的理解，即，使人们的真诚爱情中的自我奉献和人类生殖得以实现的性关系，使得婚姻之外的那些表现爱情并生育后代的性行为在逻辑上成为可以接受的行为。

3. 实现双方相互结合的爱情

这种观点比前两种观点对性行为都更加具有包容性，事实上也更加符合现代社会的性伦理观念。生育后代不必是性行为的必然目的，只要性行为是发生在两个相爱的人之间，这两个人的基本目的是向对方奉献自身，实现爱情，那么就是可以接受的。对这种观点的主要担心来自其可能脱离婚姻约束的倾向，所有宣称为了爱情的非婚性行为，可能会借这种观点大行其道。

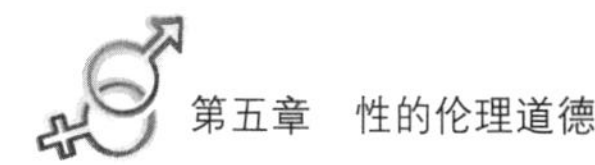

4. 寻求快乐

这种观点认为，性行为的基本目的是寻求快乐，即实现一个人自己肉体的或情感上的快乐意图。这是目前对性行为最具包容性和开放性的一种观点。只要性行为者双方都能够从性行为中得到快乐，就是可以接受的。而这正是西方性革命和性解放运动的理论基础。它把性视为一种纯粹生物学意义上的冲动，而对这种冲动的解除与道德无关，或者只有很微弱的关系。

5. 实现双方相互结合的爱情和寻求快乐

单纯地以寻求快乐为目的会使性行为经常充满混乱和危险。如那些完全不考虑对象的邂逅者的性行为以及多性伴侣性行为，不但会令人情感混乱、精神颓废，而且容易传播疾病，因此性解放运动在20世纪末受到广泛批评，西方社会对此进行了认真地反思，并出现了性爱回归家庭的趋势。寻求快乐仍然可以作为性行为的目的，但是必须能够同时实现双方相互结合的爱情的性行为才是可以接受的。而婚内性行为正是这种性行为最经常的和最具有代表性的样式。然而，从这种观点的本质来看，婚姻也并不一定是必要条件，因为爱情有时也在婚外出现。这一观点常常被作为婚外情的伦理辩护理由。

很显然，对性行为基本目的的看法具有相当的主观性。不同的看法实际上各自基于不同的哲学观点并反映各自的伦理学立场。就此而言，人们根据各自关于性行为基本目的的看法来对某一性行为进行道德评价，必定常常陷于“公说公有理，婆说婆有理”的尴尬境地。

（三）性的社会方面与性的私人方面问题

所谓性的社会方面是指性会关涉到性行为者之外的他人与社会利益，此时性就成为一种社会存在，而不再是纯粹的个人私事，也不仅仅是性关系双方的私事。这种关涉必定会引发他人或社会对性的干预，从而使性的社会方面具有一定的伦理价值。所谓性的私人方面是指性在生理上和心理上乃至一定程度地在行动上是性行为者的个人事务，与他人和社会无关。当性作为个人事务时，他人和社会就无权干涉，而应该完全由性行为者自主并自负其责，由此使性的私人方面具有与性的社会方面不同的伦理价值。

性的社会方面和性的私人方面的关系常常是引起人们争论并使人们在性问题上感到困惑的重要原因。首先，性对人类来说，它是否天然地具有道德价值（正的或负的）？其次，社会对个体的性生活进行干预，何种理由可以被视为正当的？最后，个人在性的问题上在何种程度上为自己的行为负何种责任？

第一个问题是性伦理学领域中的一个基本道德问题。性行为，在人类社会中从来都是秘密进行的。性关系常常给人带来羞耻感，即使是婚姻内的也不例外。这常常让人们以为性天然地是一种恶、一种罪，如早期基督教伦理学家们所认为的那样；或者，性至少是人类社会中丑陋的东西、见不得人的东西，如中国传统伦理所认识的那样。男女授受不亲的观念实际上就反映了中国传统社会对异性接触的深度道德防御心理。但是现代性伦理学认为，性作为人类的欲望，从纯生理意义上并不涉及道德价值，它同人们饥而欲食、寒而欲衣的欲望一样，完全是自然的、正常的。只有涉及性欲望的实现时，其实现方式（对象、场所、是否得到对方承诺等）才涉及道德价值，可以进行道德评价。因此，性并不是天然地具有道德价值。作为一种纯粹的生理欲望，它既不好，也不坏。

第二个问题针对人类社会中经常出现的对个人性问题进行干预的现象，如未婚同居、婚外恋情、同性恋性行为等。许多情况下会造成个人悲剧，但是干预者却常常以为拥有充分的道德理由。近些年来出现的某些极端事件引发了人们对这一问题的反思。2002年，陕西出现了夫妻在家看黄碟被派出所拘留事件，社会舆论哗然。如果某一行为未被法律禁止，而且并不具有社会危害性，也不会危及行为者的利益，那么社会对此行为进行干预是缺乏道德理由的。

第三个问题涉及所谓的性罪错问题。狭义的性罪错概念是指处于性成熟期的青少年，由于性知识的贫乏或不了解性行为的社会意义，为满足自身生理的需要而实施的有关性方面的错误行为或者违法犯罪行为。广义的性罪错概念是指所有年龄段人群在性方面做出的违反社会道德规则的行为。通常来说，性罪错不但会侵犯他人利益，也常常使行为者受到伤害。但是谁应该为性罪错负责？是行为者还是社会环境？一味地惩罚性罪错的行为者是否合理？这些问题必须从性行为的生理本质、性行为的社会属性等方面做出综合分析，才能有恰当认识。这些都与性的社会方面和私人方面有着密不可分的关系。

四、我国当代的性伦理观念

近些年来，随着国内外政治、经济、文化的交往日趋密切，中国社会日益表现出现代性特征。中国人的文化、道德观念在许多方面发生了重大变化。在性伦理方面，西方社会的性伦理观念在国内产生了相当大的影响，使得我国当代的性伦理观念日益与西方社会的性伦理观念相接近。这主要表现在人们对于婚前性行为、未婚同居、情人现象等的接纳与宽容态度。以前被视为丢脸的离婚现象，以前为人所不齿的婚前性行为，今天则被认为是他人无权干涉的个人私事。在这种情形下，许多问题被重新认识。例如颇受诟病的“流氓罪”于1997年从《中华人民共和国刑法》中被删除。

大学生群体在性行为方面表现出更加宽容的态度，所谓“贞操”观念也日趋淡漠。如对婚前性行为的态度，郑夕春的调查表明，在881名接受调查的大学生中，认为这是“个人的私事，别人不便评价”者达414人，占46.99%，认为“在开放的现代，可以接受”者达386人，占43.81%，两者合计达800人，占90.81%。这表明，当代大学生的性伦理观念更加开放和宽容。

同性恋除了性取向是同性以外，与大多数人并无不同。他们善良、自立、关爱家人、热爱祖国，为祖国的建设和大多数人一起贡献着自己的青春岁月。因为存在歧视，大多数同性恋者不敢告诉家人和朋友，生活压抑，生理和精神承受着双重折磨。所以，社会应当存在包容性，不要因性取向的差异而区别对待。

第二节　性　道　德

一、什么是性道德

在汉语中，“道”和“德”最早也是分别作为两个单独的词来使用的。“道”本义指道路。《说文》曰：“道，所行道也。”引申为规律和规则。所谓天道，多指自然事物的规律，如《道德经》中说：“天之道，损有余而补不足。”所谓人道，多指社会行为应该如何的规则，如《礼记》中说：“亲亲、尊尊、长长，男女之有别，人道之大者也。”“德”本义为得，《说文》曰：“悳，外得于人，内得于己也。”（德的本字为悳）所以“德”就是“得到”。得到什么？朱熹说：“德者，得也，行道而有得于心者也。”（朱熹：《四书集注・学而篇》）因此在朱熹看来，德就是由于按照规律或规则做事而在内心深处所形成的正直的品德。王海明先生在做了诸番分析之后认为，构成“道德”一词的“道”与“德”的词源含义都是指应该如何的行为规范。只不过“道”是外在规范，是未转化为个体内在心理的社会规范；而“德”则是内在规范，是已经转化为个体内在心理的社会规范。因此，“道德”概念实际上是两个含义的综合，其一指外在的社会规范或规则，其二指人们按照社会规范做事而在内心深处形成的思想品质。

由于性具有社会属性，因此即使性在某些时候属于完全的个人私事，它也总是会在特定时候与社会发生关系。在当前的文明社会并不存在只具有纯粹自然属性的性。基于这个原因，人们就必须按照一定规范或规则，尽可能以社会能够接受的方式来处理自己的性行为和性关系。人们在性行为方面所应该遵守的外在社会规范或规则以及在此过程中所形成的内在心理品质就是性道德。

二、性道德的社会价值

人类道德体系对社会的稳定、和谐和社会的可持续发展具有重要意义和价值。性道德是人类道德体系的重要组成部分，其社会价值有以下几个方面。

（一）优生优育

性道德的优生优育价值主要体现在对近亲结婚的各种限制和各种乱伦禁忌上。根据考古学家的研究，人类社会早期对于父母子女之间性关系以及兄弟姊妹之间性关系的排除，乃是基于对自然选择作用的经验观察。人们发现，那些排除了近亲性关系的部落，其后代的体质会更加强壮和优秀，因而部落发展会更迅速。这种经验观察导致了对人类近亲性关系的限制，并逐渐发展为乱伦禁忌。今天，这些禁忌不但受到各民族的认可，而且在得到科学解释的基础上进入了法律条文。

（二）维护家庭的稳定

家庭是社会的细胞，是社会组织中的最小单位，是社会稳定的基础。子女的健康成长依赖于家庭的稳定，夫妻双方的事业成长依赖于家庭的稳定，日益艰巨的家庭养老事业也同样依赖于家庭的稳定。而家庭的稳定依赖于夫妻间两性关系及情感的和谐与稳定。这就需要夫妻间的相互忠诚和恩爱。现代社会的性道德致力于维护家庭稳定，社会谴责一切可能破坏已有婚姻关系的婚外恋情和婚外性行为，以保护家庭的稳定。

（三）促进男女平等，保障妇女权益

由于性关系和婚姻关系中所附带的经济价值，以及男性在生产关系和家庭中的强势地位，几千年来，女性在家庭和男女性关系中一直处于不利地位。这不但表现在女性在婚姻和家庭中的弱势话语地位，而且表现在女性在传统性道德体系中的弱势地位。在现代社会中，随着社会经济、文化的发展，妇女日趋经济独立，性关系和婚姻关系中所附带的经济价值日益削弱，妇女在家庭的地位逐渐上升。新的性道德赋予了女性婚姻自主的权利和性交往的自由。忠诚成为男女双方相互的义务，男女在性关系方面地位日趋平等。

（四）防止性病传播，保护人群健康

当代的性道德并不排除性的快乐目的，但是毫无疑问，实现性的快乐目的必须以不伤害他人为前提，不论出于何种目的的性关系，性行为过程中的健康保护都是绝对必要的。这种健康保护既体现了对他人的关爱，也彰显了个人美德。

（五）保障个人权益，促进社会个体的自我实现

性健康是个体健康中的重要组成部分，既包括性生理的健康，也包括性心理的健康。青少年更容易受到来自社会的性生理的和性心理的伤害，而这种伤害常常是长期的，甚至是终生的，对个体的未来成长会造成极大影响。因此当代性道德不但强调了性行为的知情同意，而且突出强调了对青少年的性保护。

性健康是一种重要的个人权益，是个体人生幸福的重要方面。对一个成年人来说，性生活的幸福常常令一个人精神饱满、意气风发，并因此使其在社会事业方面爆发出巨大的力量，实现自己的人生理想。从这个意义上来说，性道德有助于保障个人权益，促进社会个体的自我实现。

三、性道德的文化差异

虽然性道德与特定的社会经济状况和生产生活方式密切相关，但是毫无疑问，它也是一种重要的文化现象。不同的民族文化会孕育出不同的性道德。性道德的文化差异主要体现在贞操观和生育观上。

（一）贞操观

根本上来说，贞操观念起源于男性寻求自己亲生继承人的需要。按照恩格斯的分析，这种需要大约产生于母权社会向父权社会转变的初期，那时财产的继承开始成为一个重要问题。

中国儒家性道德中贞操观有一个从宽到严的渐进过程。早期儒家认为性欲乃是人的正常生理欲望，无所谓道德与否，都应该给予基本满足。所谓“饮食男女，人之大欲存焉”（《礼记·礼运》）。但是儒家强调男女有别，因此应该“授受不亲”。早期儒家的授

受不亲观念是相当开明的，孟子的“嫂溺叔援”之论证明了这一点。但是后期儒家僵化了这一规范，造成许多人间悲剧，如五代时期的“寡妇断臂”。

儒家强调男女有别，实质是强调她们与异性的隔离与疏远，严防非夫妇关系的两性有过多的接触，更不允许女子与自己丈夫以外的任何男子发生爱情以及性关系。这种情形到了宋代以后成为对妇女身体和精神的残酷压迫，发展出所谓“饿死事小、失节事大”之论，令许多失去丈夫的青年妇女葬送青春。

佛教并没有明确提出贞操范畴，而是使用了“戒邪淫”的概念。所谓邪淫是指以不合情、不合理、不合法的手段去攀缘异性，并以性行为作为主要攀缘的手段；或者说，是以贪、嗔、痴三毒之心去攀缘异性，并以性行为作为主要攀缘的手段。“邪淫”主要包括：自愿的婚外性行为、未婚同居、婚外同居等。佛教的“不邪淫”戒，是佛教的戒律之一。不邪淫切断了除合法夫妻外的一切性关系，帮助人们止息对异性的贪著之心。值得指出的是，佛教的“戒邪淫”思想乃是针对男女两性。

基督教同样反对婚外性行为。即使是婚内性行为，基督教也认为应该严格限定为繁衍后代。以快乐为性行为目的是不符合上帝旨意的。在早期基督教思想中，由于“性罪论”的流行，早期的许多教父们甚至崇拜童贞，贬低婚姻，进而提倡独身。如有些教会规定，只有未婚基督徒才能受到洗礼，有些教会认为婚姻会降低祷告的效果，有些教会则鼓吹为上帝保守贞洁。早期教父们宣扬“用童贞的斧头砍伐婚姻的森林”，又提出贞洁过失比死亡更糟糕。圣母玛利亚形象的出现显然与此种“性罪论”有着密切关系。虽然无论《旧约》还是《新约》，都看重婚姻中的男女关系，但是从本质上，它重视的是人与神以及人与信仰群体之间的关系，是以信仰为本，而不是以婚姻、家庭为本，更不是以人为本。但值得指出的是，《雅歌》一篇对于男女两性关系的叙述肯定了温柔的男女之爱和激情的性欢愉，歌颂了二人世界的美好。这在《圣经》中是极为独特的一篇。

现代天主教也提倡神职人员守贞。但这种守贞观念并非由于性罪论，而是来源于对天主的无限忠诚。“由于夫妻共同生活带来强烈的欢乐和教养子女以及谋生之责，治理家务就会对家庭操心费力，婚姻生活阻碍灵魂全心全意献于天主的事业”。

在中国川滇交界地区的摩梭人，由于其仍未完全摆脱母权制度，至今仍存在“走婚”的习俗。所谓“走婚”，即不固定的婚姻，男女双方（男的称谓“阿注”或“阿肖”）并不结成一个家庭，也没有共同的家庭经济生活，而是各自属于自己一方的母系家庭。只要她们愿意，摩梭女子一生在不同的时期可以有不同的“阿注”，并同他们生儿育女。她们也没有其他男权社会中的贞操观念。相反，女子的社会经济地位比男性要尊贵得多。

（二）生育观

生育后代是性行为的自然后果。虽然不同的文化对于性行为本身有不同的价值评判，但是多数文化都承认生育后代的合理性。

中国儒家以“孝”治天下，在生育问题上强调“不孝有三，无后为大”（《孟子·离娄章句上》）。这就把生育作为夫妻人伦的第一要务。儒家甚至主张，如果一个男子的妻子不能生育，他就必须再娶妾来完成生育大任，所谓“妻无子而不娶妾，斯则自绝，无以血食祖父”（《魏书·淮临王传》）。如果他无嗣而拒绝娶妾，就可以治以不孝之罪。在这一问题上，生育后代的重要性远远超过了夫妻之间在性道德方面的相互忠诚。儒家几乎从不讲“禁欲”，相反，儒家认为男女两性结合“合二姓之好，以继先圣之后”，其“夫妇之际”，实为“人道之大伦”。

道教主张“道法自然”，认为禁欲违反自然之道，不仅有悖人性，而且有损健康，甚至会危及人类自身的生存乃至社会的“太平”。早期道教重要经典《太平经》就认为男女两性之间的结合，组成家庭，生儿育女，是人类社会得以繁衍延续的基本前提。后世道教更是从医学和养生角度出发，强调男女不交违背自然之理，轻者伤身生疾，重则早夭病亡。基于反对禁欲的思想，道教在生育问题上就反对不育，提倡适时、适度生育，从而形成了欲不可绝的生育观念。

但是与儒家主张的“多子多福”观念不同，道教主张行房有度的节欲思想，主张晚婚晚育。孙思邈在其《备急千金要方》中就强调房中之事“少年极须慎之”。道教养生家李鹏飞在《三元延寿参赞书》中说：“男室女，积想在心。思虑过当，多致苛损。男则神色先散，女则月水先闭。”这种见解是有价值的。基于养生思想，道教还认为过度的生育必然会导致人体肾精的损耗，导致人身体的虚损，因此提倡行房有度、节制生育。

基督教虽然在“性罪论”的基础上提倡独身和禁欲，但是在生育问题上态度却比较积极。出于对人口的需要，早期《圣经》曾经号召教徒们“生育吧，繁殖吧”，但即使如此，早期基督教的禁欲主义也使得当时的夫妻生活单调且反常。性交时妻子要穿又长又厚的内衣，只在两腿间的内衣上开一个小洞，让丈夫可以插入射精，此时她要怀着对主的感恩之情。性交体位只允许男上位，女性在性交中是被动的、压抑的，有损身心健康的。

在生育观上，中国摩梭族可谓独树一帜。由于其特殊的母权制背景，他们不但没有禁欲思想和贞操观念，连对待后代性别的态度也不同。几乎所有的男权社会都“重男轻女”，而摩梭族虽然也讲“传宗接代”，但却是“重女轻男”。摩梭族的生育观可以概括为以下几点，即生女为贵，子女共有，早生女，多育女，继女承嗣。这种观念造成人口中女性比例的增大以及妇女一生中较多的生育数量。

四、性道德基本规范

在我国当代社会，以下性道德基本规范应该被人们严格遵守。

（一）以性爱为基础发展性关系

“性爱”作为两性之间一种特殊的感情关系具有特定的含义，它是指男女基于一定的社会关系和共同的生活理想而在内心形成的相互倾慕、互相依恋，并渴望与对方在肉体和精神上达到完全融合统一的强烈、稳定、专一的深厚感情。恩格斯对此有专门论述。在当代社会，许多人强调性自由与性权利，将享有性自由与性权利作为随意发展性关系的理由，这是错误的。彼此之间缺乏了“性爱”的基础，两性关系就很容易堕落为动物之间的生理行为，从而玷污了双方的情感。

（二）知情同意

这是指在男女双方的性交往中，彼此应该皆为具有行为能力的成年人，对这种交往的意义、后果有清醒的认识。一方与另一方的交往以及性行为的发生都须得到对方的同意或默许，而不得做出违背对方自由意志的事情。强迫交往以及强奸行为不但是为人所不齿的，而且在发生侵害性后果时还要承担法律责任。

（三）不伤害

爱情与性，都是人世间最为美好的事情之一。但是性行为常常会伴随一系列后果，如生育和性病传播等。美好的爱情与性应该增进交往双方的幸福，而不应给对方带来伤害。凡是给对方带来伤害的性交往都是不道德的。这些伤害包括：有意暴露对方的性隐私；损伤对方的性器官；男性导致女性不合意的怀孕；向对方传播性病；给对方造成感情创伤等等。

（四）尊重对方的人格、尊严和隐私

性交往涉及两个独立的社会个体，而双方各有独立的人格、尊严和隐私。在一定的意义上，性交往（以及将来的共同生活）是双方人格和个性磨合并逐渐使双方的生活逐渐融合的过程。这种磨合或融合的过程中，双方的相互包容至关重要。这种包容既包括对对方脾气、秉性的包容，也包括对对方过去生活经历的包容。有包容才能引发信任，才能发展出美好的性爱。所有那些侮辱对方人格、有辱对方尊严、侵犯对方隐私的性交往行为都是不道德的。

（五）性别平等

对于异性恋而言，性别平等就是男女双方在性交往过程中享有平等的权利，承担平等的义务。任何大男子主义或者大女子主义都属于性别压迫，是不道德的。任何一方不得以自己的性别为借口而享有多于对方的权利，也不能要求对方承担更多的义务。

（六）相互忠诚

真正的爱情和性爱具有排他性。这意味着性交往双方彼此只是属于对方，而不能容忍第三者。这种意义上的忠诚规范，实际上就是当代性道德中的贞操观念。男女双方应该彼此为对方守身如玉。相互忠诚还意味着双方应该坦诚对待对方，而不得使用欺骗手段骗取对方感情。但是相互忠诚区别于传统道德中的从一而终。由于个人阅历的增加以及其他客观原因，双方之间的爱情可能会出现淡漠乃至消失。但是双方应该使用商谈的办法来处理这一问题，而不应使用欺骗手段在维持一个家庭的同时发展与第三者的感情。

（七）承担责任

对于性行为带来的后果，双方应该各自承担自己应该承担的责任。如对子女的抚养，无论是否婚生，双方都应尽自己的最大努力，保证其获得尽可能好的生活和教育条件。只问快乐却逃避责任的行为是可耻的。对对方做出的情感承诺也应一诺千金，而不能背信弃义，喜新厌旧。

第三节　性道德教育

一、性道德教育的概念与历史

所谓性道德教育就是对两性关系及性生活中的道德观念、行为准则和规范进行的教育，目的是培养人们正确的性道德观念和形成良好的性道德素养，避免性犯罪和性错误的发生。

性道德教育是性教育的重要组成部分，是性教育的精神实质，是性教育的灵魂。西方国家的经验表明，单纯的性知识教育往往不能达到性教育的目的。如世界上第一个推行青春期性教育的国家瑞典，从 1956 年开始在中学强制推行性知识教育，但从 1960 年到 1965 年，少女怀孕增加了 60%，青少年性病患者也迅速增多。从 20 世纪 70 年代开始，瑞典性教育的重点从灌输生育知识转移到强调性道德，倡导“性忠诚是一种责任”和“积极反对淫秽物品泛滥的人类堕落现象”。性教育内容的变革，令瑞典性教育取得世界瞩目的巨大成就：其性病患病率极低、堕胎率也极低，几乎没有 20 岁以下的女性怀孕生育的情况。美国最初实施的性教育是对性行为不做任何道德指导。这种教育导致少女怀孕人数越来越多，性病患者大量增加。到 20 世纪 90 年代末，美国政府开始资助贞洁教育项目，性纯洁教育在美国得到广泛开展。实际上，禁欲教育已经成为美国中小学性教育的重点。据《纽约时报》1999 年 12 月 14 日报道，大多数学校提倡学生将性交推迟到婚后进行。美国年轻一代由此开始了向传统道德的回归。英国从 20 世纪 60 年代开始推行避孕套的安全性行为教育。在缺乏性道德的约束下，道德堕落，社会性行为混乱。英国政府深刻反思性教育的失误，开始学习美国的性纯洁教育，希望通过在青少年中开展这种宣传运动，减少未成年少女怀孕现象。

目前，我国的性教育还存在一些误区，以为性教育就是教给学生性知识，避免怀孕和传播疾病以及由此带来的身体伤害。然而，这些虽然是性教育的应有之义，但是只有性知识的性教育是不完全的。因为教育的根本目的在于培养拥有健康身体和健全人格的人，在于培养具有良好社会素养和高尚精神境界的、具备自我实现潜力的合格社会成员。教育的另一个重要目的还包括帮助受教育者获得个人幸福。一句话，教育要培养受教育者的人文精神。而在性教育中，性知识教育只会使学生获得技术与方法，可能帮助学生保持身体的健康，却不能帮助学生完善道德品质与人格，不能帮助学生成为有高尚灵魂的人。只有性道德教育能够培养受教育者在性交往和性关系中的健全人格，使他们的灵魂变得高尚。

二、性道德教育的内容

性道德教育的内容是什么，在学界目前尚无成熟的理论可资参考。但综合国内外学者论述及国外性道德教育的经验，以下内容是比较合适的。

（一）“道德的性”的观念教育

“道德的性”的观念，就是人们对于什么样的性才是道德的总认识。观念是行动的基础，对行动具有重要的指导作用。许多性罪错行为往往是在不恰当乃至错误的观念影响下做出的，如性开放、性自由等。如果缺乏对这些观念的完整认识，往往就会把随便的性交往视为开放的性，把毫无限制的滥交视为自由的性。在我国，应该引导受教育者接受以下“道德的性”的观念。

1. 成年的性

性行为和性交往只应发生在成年人之间，未成年人尚不具备完整理解性关系和性行为意义的能力，同时在性交往和性行为中身体也容易受到伤害，因此未成年人的性是不道德的，不论对于主动者还是对于被动者而言，都是如此。

2. 负责任的性

性不但是快乐之源，有时它也会成为痛苦的根源，一切皆在于其可能的生理和心理后果。这就要求人们在希冀通过性来寻找快乐时，也要勇于承担由此可能带来的痛苦或负担，因为幸福总与责任相伴，快乐总与义务相连。每一个成年人都必须为自己的性行为负起责任。不负责任的性行为是不道德的。一夜情、随意滥交都是不负责任的性的典型表现。

3. 忠诚的性

性本身，按其生理属性来说，并不具有排他性。然而性并不是一种单纯的生理行为，而总是与情感密切联系在一起，是至深至浓情感的自然表现。从这种意义上来说，性与爱情是一致的，具有排他性。这要求伴侣之间的相互忠诚。见异思迁、多性伴侣关系、商业性行为、婚外情等都是不忠诚的性的典型表现。

4. 平等的性

传统性道德视女人为男人的财产或附属品，或者视女人为传宗接代的工具，表现为性的不平等性。现代社会的性道德认为男女平等，在性关系和性行为中，男女双方也同样具有平等的地位，享有同等的性权利，承担同样的性义务。那种把女性视为男性泄欲工具，召之即来、挥之即去的做法和观念都是不道德的。一切性虐待、性暴力、性专制都是不平等的性的表现，是不道德的。

5. 安全的性

不当的性行为不但会伤害女性身体，而且可能导致伴侣之间的性病传播。因此安全的性至关重要。这要求性行为之前要有完备的安全措施。安全的性既是对伴侣深切爱意的体现，也是对双方负责任的表现。没有保护措施的性交是不安全的性。

（二）“道德的性”的情感教育

“道德的性”的情感教育是要培养受教育者对涉性情感有正确的认识。现代社会的性道德主张性关系应该以性爱为基础，即应该以恩格斯所提到的由于“爱和对应的爱”而发生。根据此种认识，“道德的性”的情感教育应该包括以下方面。

1. 异性交往的情感识别和情感管理

在异性交往中，友谊与爱情虽然是截然不同的两种情感，但却是很难分清与把握的两种情感。健康良好的异性友谊可以缓解学生的心理紧张，促进学业发展，并为未来的社会生活和家庭生活打好基础。而对异性友谊的不当跨越常常造成人生悲剧。应该帮助受教育者弄懂什么是真正的异性友谊，什么是涉性的爱情，并做好恰当处理。

2. 培养受教育者的自尊心及应有的羞耻感

性道德中的自尊心是一个人在爱情中维护自身尊严的心理。爱情中需要尊严，既要尊重对方的尊严，也要维护自身的尊严。只有有尊严的爱情才是真正的爱和值得为之付出的爱。苏霍姆林斯基在《爱情的教育》中说："在我们的社会里，一个人的真正幸福就是他有丰富的精神世界，这个精神世界的核心就是高尚的意识和人的尊严感。"性道德中的羞耻感是指两性活动中个体或异性之间的一种道德情感，表现为在涉及两性关系时的拘谨和不安。瓦西列夫认为，这种情感是一种道德和审美的反射，担负着特定的文化功能，是心灵对肉体的超越。良好的自尊心和应有的羞耻感帮助人们拥有纯洁的感情和美好的性。

（三）"道德的性"的意志教育

由于性在生理上表现为一种难以遏止的兴奋与冲动，因此我们的性道德并不主张禁欲主义，但是也不主张纵欲主义。让性在恰当的时间、适当的空间与合适的对象以美好的情感为基础释放出来，让它成为人们幸福生活的源泉，这是当代性道德的目标。然而，在现实社会生活环境中，常常有各种无法预料的涉性信息出现在人们面前，对人们造成性的刺激。此时个人意志就成为其是否能够经受住考验的关键力量。

1. 自我保护意志

现代社会是一个市场经济社会，各种思潮和环境信息时时冲击着人们的感官。而这些信息良莠不齐。特别是青少年，必须培养自我保护意志，对那些不符合自己理想、有害于自己的不良性刺激说"不"，以免受到性侵犯或性骚扰。

2. 自我克制意志

情欲虽然力量强大，但并非不可控制。这主要取决于个人的自我克制意志。缺乏自我克制意志，往往就会屈从情欲的调遣，成为情欲的奴隶，最终做出不符合道德的事情。而坚强的自我克制意志则会使人把情欲升华为一种性自觉，从而实现对情欲的自如驾驭，令其为合乎道德的美好性爱生活服务。

（四）"道德的性"的行为养成教育

一切道德教育最终都须落实于行动。因此"道德的性"的行为养成教育乃是性道德教育的归宿，它使受教育者最终践行性道德规范，成为性道德方面有修养的人。

在"道德的性"的行为养成教育方面，最重要的是要把性道德规范落实于受教育者的行动中。这一过程更多表现为受教育者的自律性行动。对于教育者来说，一方面要帮助受教育者从小事、从日常生活做起，养成对他人，尤其是对异性的礼貌与尊重；另一方面则要帮助受教育者在性交往中有意地践行公认的性道德规范，逐渐使受教育者成为一个讲文明、有修养的社会人士。

三、性道德教育的形式

对于许多中国人来说，"性"还是一个羞于启齿的问题。个别人甚至把对性的谈论一概等同于"色情"。受这些观念的影响，部分教育者感到性道德教育困难重重。这其实是对性缺乏科学认识、对性道德教育规律缺乏了解的表现。

性道德教育同其他道德教育一样，只要对问题本质有科学认识，都可以不拘形式。能够对受教育者产生最好影响作用的教育形式就是最好的形式。总结国内外已有教育经验，以下的形式都可以尝试。

（一）课堂教学

这是最为传统的道德教育形式，也是适合性道德教育的一种形式。由教育者在课堂上面对受教育者进行理论知识的讲授和性道德规范的宣讲。这种教育形式的优点是可以帮助受教育者形成对性道德系统、完整的理论认识，缺点是形式比较呆板、不够活泼，容易形成刻板的理论灌输，难以激发受教育者的学习积极性。目前国内多数性道德教育采取这种形式。

（二）专题教育活动

这是指就性道德教育中的某一专门问题开展讲座或校园活动，以帮助受教育者提高认识，改进行为。这种形式的优点是教育者不必拘泥于某种定型的教学计划或大纲，而可以根据某种创意或者教育需要而灵活多样地开展教育活动，容易引起受教育者的集体关注，从而发挥大面积影响作用。

（三）培育校园文化

校园文化是以学生为主体，以课外文化活动为主要内容，以校园为主要空间，以校园精神为主要特征的一种群体文化。它包括校园建筑设计、校园景观、绿化美化等物化形态的内容，也包括学校的传统、校风、学风、人际关系、集体舆论、心理氛围以及学校的各种规章制度和学校成员在共同活动交往中形成的非明文规范的行为准则。健康的校园文化，可以陶冶学生的情操，启迪学生心智，促进学生的全面发展。校园文化的本质是一种人文环境和文化氛围。由于性道德的本质是如何做人，因此校园文化对于受教育者人文精神的培育必将间接促进其性道德品质的形成和性道德修养的提高。

（四）同伴教育

同伴教育是利用朋辈间的影响力，通过发展受教育者的自我教育和自助群体，以使其接受恰当的性道德观念和性道德规范的教育形式。同伴教育最早源于澳大利亚，后来流行于英、美等国，目前这一方法已引入我国和亚洲、南美洲的一些国家。同伴教育是目前国际上十分推崇的一种性教育方法，在我国还处于起步阶段。人们通常都愿意听取年龄相仿，知识背景、兴趣爱好相近的同伴、朋友的意见和建议，特别是在一些敏感问题上，受教育者往往能够听取或采纳同伴的意见和建议。同伴教育实际上是利用受教育者的从众心理，利用同伴压力的积极因素对受教育者进行教育的方式。同伴教育可以由经过教师培训、指导的学生骨干担任咨询员，与学生面对面交流，接受、解答学生的咨询，这一教育形式改变了传统教育中教育者（教师和家长）与受教育者之间的沟通障碍。

（五）开展社会活动

鼓励和帮助受教育者开展和参与某些具体特定内容的社会活动也是开展性道德教育的较好形式。例如杜绝艾滋病宣传教育活动；“杜绝家庭暴力，关爱女性”宣传活动；遭受性侵害者心理援助活动等等。通过这些涉及性道德的社会活动，辅之以恰当、文明的性观念的教育，有助于受教育者良好性道德素养的形成。

四、青少年性道德教育

近年来，随着人们思想的不断解放和受西方文化的影响，我国青少年的性观念和性行为日益开放，婚前性关系、未婚同居、少女怀孕等现象时常发生，已成为社会关注的一个重要话题，对青少年进行性道德教育的重要性日益显现。

许多西方国家都曾经出现我们国家目前这种青少年的性行为状况时期。1956年，瑞典政府规定性教育为中小学的必修课。1967年，美国"全国学校委员会联合会"和"美国学校管理者联合会"联合通过一项决议，呼吁推行中小学12年连续性教育，要求各校拨出课时进行专门的性教育。此后，德、日、英等西方国家纷纷在中小学开设了性教育课程。这些西方国家在向青少年进行性生理、性心理知识教育的同时，都没有忘记把性道德教育作为对青少年性教育的重要内容。如《美国性知识和性教育指导委员会学习手册》强调必须通过性教育，"使学生形成正确的性表达和发展客观的和共同遵守的性交往原则和态度"，"使学生形成良好的性关系，能从与同性或异性的交往中获得关心，并从性教育中懂得有性关系的义务和责任"。

在我国，许多青少年性道德观念模糊，价值观错乱。2002年北京市政协150位委员提交了一份关于青少年性健康教育的调查报告，调查发现，有48.8%的中学生对婚前性行为持认可态度，其中有9.9%的学生认为一见钟情就可以发生性行为。个别学生还认可性行为中的金钱交易。此外，青少年中因性行为造成的少女怀孕现象给其身心健康带来严重伤害。由这种伤害带来的自暴自弃、性罪错等也不容忽视。所有这些，都显示了对青少年进行性道德教育的必要性。但是由于社会和学校在性道德教育方面的认识不足，以及国内对青少年性道德教育的研究不够，我国青少年性道德教育发展严重滞后。许多青少年不得不通过网络、青少年小群体甚至色情书刊、色情网站、色情光盘等探索性知识，极容易造成价值观的错位和行为的偏离。

在青少年性道德教育方面，青少年小群体的作用不可忽视。由于青少年小群体具有自发性、心理相融性、逆反性、行为活动的一致性、流动性和有核心人物等特征，他们对个体性道德教育会产生重要影响。因此，将青少年小群体纳入青少年普遍的性健康教育中，加强对青少年小群体的性道德教育，具有重要意义。

五、大学生性道德教育

大学生虽然比一般青少年有着更高的学历和更丰富的知识，但是在性道德方面同样面临着需要教育的问题。据对北京、上海、广州三大城市大学生的"恋爱"观念调查发现，在被调查者中，同意"爱情是专一的，人的一生只能有一个真爱对象"的人占被调查者的28.8%；认同现代婚姻应该"白头偕老，从一而终"的占20%，赞成与已经有恋人者谈恋爱的超过了30%。而中南大学郑煜煌教授2003年主持的对湖南省4所高校理、工、医、文各专业1999级和2000级大学本、专科学生的问卷调查结果显示：在825名调查对象中，超过30%同意可以有多个性伴侣和婚外情，16.9%认可商业性性行为。相当一部分大学生的性道德观还很模糊，性道德责任感较缺乏。一些学生认为在性问题上没有道德标准，性和爱也可以分离，有爱不一定有性，有性不一定有爱。这表明，相当部分大学生的性道德观念存在问题，与当代社会的性道德不符。

与目前大学生性道德教育的迫切需要相比较，我国高等学校能够提供的性道德教育资源还比较稀少。国内很少有高等学校把性道德教育列为大学生必修课程，只有少数高等学校开设了此类选修课或者讲座。山东大学 2010 年开始了通识教育核心课程建设项目，在首批建设课程中，“大学生性健康修养”课程名列其中；教育部在 2013 年批准了“大学生性健康修养”课程为国家级大学精品视频公开课，这表明了我国对大学生性道德教育的重视。

在大学生性道德教育的内容方面，由于大学生的受教育程度高，认识能力强，因此可以对他们进行更多哲学、伦理学方面的性道德知识讲解，以帮助其获得关于性道德的理性认识。同时，由于性道德的本质是如何做人，因此对他们进行更为宽泛的人文精神培养，也是可能而且非常必要的。正是基于此种认识，有人把对大学生的性道德教育内容归结为 3 个方面，即：培养健康的恋爱观，增强学生的性道德责任感，健全人格的塑造。这是有道理的。

鉴于国内性道德教育的经验还不够成熟以及社会和高校对性道德教育的认识尚不够充分，建议目前我国的大学生性道德教育应该遵循以下 3 个原则。

1. 合适的教育者原则

无论从我国的历史文化背景还是从当前社会现状来说，性始终都是个敏感的话题。性道德教育虽然十分必要，但并不是任何人都可以对大学生进行这种教育。选择教育者必须坚持严格的标准，尤其是道德标准。教育者必须真诚地对大学生的健康和未来负责，而不是只对性问题感兴趣。教育者必须在具备科学的性知识的基础上，同时持有恰当的性道德观念。教育者不能只是个传统的卫道士，也不能是个性开放、性自由的鼓吹者。教育者自身必须具有高尚的道德素养，必须是受到学生信任和爱戴的人。

2. 合理价值观原则

教育者所进行的性道德教育必须宣传合理的性道德价值观念。这些观念必须能够经受起学界、学校管理者、学生家长和受教育者本人的质询和商榷。例如，所有的婚前性行为是否都不可取？同性恋是否应该受到谴责？当代婚姻是否必须从一而终？如果教育者对这些问题没有恰当的看法，那么他们所进行的性道德教育就不可能对受教育者产生好的影响。

3. 适度原则

在我们的文化背景下，性不但是个敏感的话题，而且实际上也是个朦胧的话题。性道德教育虽然十分必要，但也并不是越多越好。教育者每日喋喋不休地反复谈论性道德问题，其效果不见得比偶尔为之的专题讲座好。这是因为对受教育者来说，过多的性道德教育不仅可能让受教育者变得逆反，也可能变成对受教育者实质的性刺激，进而引发教育者所并不期望的后果。此即所谓过犹不及。

大学生性道德教育在我国才刚刚起步，尚需要培育师资，更新观念，积累经验，探讨合适的教育形式和方法，以便取得更好的教育效果。

（王云岭　马　湉　马保华）

【本章思考题】

1. 什么是性的伦理属性？简述性伦理属性的根源。
2. 试述性伦理学的基本问题。
3. 什么是性道德？简述性道德的社会价值。
4. 试述性道德的文化差异。
5. 简述“道德的性”的意志教育概念。

【本章参考文献】

1. 王海明. 新伦理学［M］. 北京：商务印书馆，2001.

2. 王伟，高玉兰. 性伦理学［M］. 北京：人民出版社，1992.

3. 黄小平. 佛教的“不邪淫”戒与青少年的性道德教育［J］. 科技信息，2009（2）：132.

4. 宫哲兵. 早期基督教与汉晋道教的性伦理观比较［J］. 中国性科学，2005（1）：2.

5. 郑夕春. 当代大学生的性观念与性道德调查报告［J］. 中国青年研究，2005（9）：57.

6. 詹文都. 启示录：现代西方学校的性道德教育［J］. 中国青年研究，2001（2）：76.

7. 詹文都. 切实加强青少年的性道德教育——从当代西方学校的经验教训谈起［J］. 当代青年研究，2001（1）：43.

8. 樊民胜. 重视青少年的性道德教育［J］. 中国性科学，2004（3）：16.

9. 安云凤，田国秀. 青少年小群体与性道德教育［J］. 少年儿童研究：理论版，2010（23）：4－9.

10. 游敏惠. 谈谈高校大学生的性道德教育［J］. 中国成人教育，2006（12）：84.

11. 李广武，曹渊博. 当代大学素质教育的重要内容——性道德教育［J］. 内蒙古师范大学学报：教育科学版，2010（1）：106.

第六章 同 性 恋

“同性恋”一词首先在19世纪60年代由一位匈牙利作家在文学作品中使用，是一个含义模糊的概念，既可以指一个人感受到同性吸引力的性取向，也可以指一个人是同性恋者。在现代社会，在对性伴侣的选择拥有充分自由的条件下，一个性成熟的个体如果具有明显或强烈的指向同性的性欲或同时存在主动的同性性行为，方可视之为同性恋者。假如个体仅有偶然的同性性行为，但有关性取向的意识模糊，可视为同性性行为而不宜简单地判定其为同性恋者。同性恋者包括：男同性恋者（gay）和女同性恋者（lesbian），科学界已认定同性恋不是性变态而是属于少数人的自然现象。

“同性恋”一词被德国学界采用并翻译成英文“homosexuality”，20世纪20年代被译为中文“同性恋”。虽然衍生出“同性恋”一词，但“同性恋”这一术语一直见于港台学术及部分非学术专著。20世纪80年代初，“同性恋”一词又常被沿用于我国相关学术文献、专著和性学科普著作中。

第一节 概 述

进入青春期后，几乎每个人都会出现在性生理变化基础上的性心理发育，继而感受到来自他人及物品的性吸引力。人类性取向（sexual orientation）又称性倾向、性定向、性欲指向等，主要指个体感受到的性引力或性爱对象是来自异性还是来自同性的倾向或心理。同性恋的性取向是指心理上感受到的性引力完全或主要来自同性。异性恋（heterosexuality）是与同性恋有明显不同的性取向，这一性取向的个体感受到的性引力主要或完全来自异性。双性恋（bisexuality，Bi）指几乎相似地感受到男女两性性引力的性取向，一般被认为是位于同性恋与异性恋“两端”间的中间体。异性恋、双性恋和同性恋并不是孤立的三个“点”，它们是性学界为便于区分而给出的学术概念。有些人感受到的性引力处于这“三个点”之间，如较之双性恋者更偏向于异性恋者或同性恋者。

同性恋者（homosexual）指性取向为同性恋的个体或群体，包括男同性恋者（gay，male homosexual）和女同性恋者（lesbian，Les）。在我国及国际华人社区为避免歧视，男同性恋者常自称“gay”或“同志”，女同性恋者常自称“Les”或“拉拉”。习惯上，双性恋者常被一并归入同性恋者中。

由于种种原因，在某些环境条件下人类性行为与性取向并不一致。根据性行为主体一般分为男女性接触者、同性性接触者。后者包括男—男性接触者（men who have sex with men，MSM）和女—女性接触者（women who have sex with women，WSW）。同性性接触者所涉及的人群通常比同性恋者广泛得多。男—男性接触者又称男同性性行为者、男—男性行为者，指与男性发生（过）性关系的男性，包括与男性发生（过）性关系的男同/双性恋者、尚未行变性手术的男变性欲（易性症）者（transgender，transgender people）和偶尔或长期参与男—男性活动的男异性恋者。科技部攻关课题“男同性恋人群艾滋病流行向一般人群的传播模式及阻断策略研究”（性病艾滋病专家张北川等，2006）调查发现，在2 250位男—男性接触者中，男同性恋者占52%、男双性爱者占38%、男变性欲者占0.9%、有男—男性接触史的男异性恋者占9.1%。男—男性接触者中“最活跃”的亚人群是男同/双性恋者，变性欲者因占极少数常被忽略，男异性恋者在同性性活动中“活跃”程度一般较低。男—男性接触者这一术语是学界在艾滋病（Acquired Immunodeficiency Syndrome，AIDS）流行以来于20世纪90年代提出的行为学概念，并日益常用。女—女性接触者指与女性发生（过）性关系的女性。女—女性接触者以女同性恋者为主体，也包括部分非同性恋女性。

第二节　国内外研究的现状

同性恋者在性成熟期（成年）人口中所占比例（百分率）的多少，一直是备受关注的问题。人类学研究表明，在任何社会不同的历史阶段，不同的政治、经济、文化及风俗背景下，均存在同性恋现象。欧洲某些国家自20世纪初最先开始了这一方面的调查。在20世纪前中期，其他一些国家也进行过相似调查。由于一度对同性恋者的概念有某些争议，特别是调查方法的差异，早期对同性恋者所占成年人口比例的调查结果存在很大差异。直至近代，许多国家的学界和政府才开始重视同性恋问题，特别是关注同性恋者的数量，尤其是男同性恋者数量的意义。在同一个国家不同时间进行的调查结果显示，同性恋者所占成年总人口的比例是相当恒定的。无论社会制度、文化背景如何，成年男性中2%～5%是男同/双性恋者，而女同/双性恋者在成年女性人口中所占比例大约为前者的一半。

一、国际的调查研究

罗蒙（1902）对荷兰600位大学生的调查发现，其中2%是男同性恋者、4%兼有两性性行为。赫希菲尔德（1920）调查了德国3 600位成年男性，发现其中2.3%是同性恋者，3.4%兼有两性性行为。他结合其他学者的研究，推测各国3%男性专意于男—男性行为。

美国著名的性学专著《金赛报告》（1948）指出，10%的男性一生中维持过至少3年的同性性关系，37%至少有一次同性性行为，4%终身只有同性性行为。后来保罗·格普哈德对《金赛报告》中大量原始数据深入分析后估计，4%成年男性和1%成年女性中有同性恋倾向，平均比例为2.5%。

当代美国经严格设计的大样本随机抽样调查（1994）发现，男性中2.8%自认为同/双性恋者，总计6%的男性能感受到同性的性吸（引）力，9%的男性青春期后有过同性性接触。其中，美国前12位大城市中9%的男性自认为男同/双性恋者，第13位~100位大中城市中为3%~4%，其他地区仅1%。研究表明，这一悬殊差异首先是孤独感驱使同性恋者迁徙的结果。

法国的权威调查（1993）发现，有性行为史的男性中，4.1%曾有同性性伴侣，这与该国1972年的调查结果基本相同。

20世纪90年代联合国艾滋病规划署（UNAIDS）组织的对多个国家的调查发现，与男女均有过性行为的男性所占男性总人口的比例分别为：泰国6%~16%，挪威3%，博茨瓦纳和秘鲁15%，墨西哥0.5%~3%，美国10%~14%，巴西5%。

二、我国的调查研究

我国大量史籍表明，同性性行为自古有之。在当代，社会学家刘达临等（1992）调查发现，大约0.5%城市已婚男性、2.3%农村已婚男性和7.5%男大学生有同性性行为经历。他指出，这一调查未涵盖未婚的非大学生人口，而且“绝大多数”男同性恋者“迫于社会的压力”拒绝承认自己的同性性行为，估测我国已婚者中男同性恋者的“实际数字要比以上数字大得多”。后来，刘达临等（2005）根据多项调查估测，我国男女同性恋者人数不少于3 000万人。

社会学家潘绥铭等（1995）随机抽样调查显示，男大学生中，4.2%既有同性恋倾向又有过男—男性行为，约4%只有某种同性恋心理倾向而无男—男性接触史。社会学家李银河（1998）根据一些人类社会学调查，提出我国人口的3%~4%，即3 600万~4 800万人是同性恋者和成年后会成为同性恋者。中华医学会精神科分会负责人陈彦方（2001）认为同性恋者占我国人口的2%。

张北川等（2002）根据我国2001年人口统计公报给出的15~60岁年龄组男性人口数量和多项国内外调查结果分析，我国该年龄组有男同性恋（含男双性恋）者1 018万~2 545万人，平均约1 782万人。其中有524万~1 024万人，平均为774万男同性恋者生活在城市和由农村乡镇流入城市。潘绥铭等（2004）随机抽样调查发现，12.6%男大学生有过同性性接触，在大学期间男生新发生同性性接触者占其总数的6%，男生中既有同性恋倾向又有同性性行为者占4.3%。同年，中国疾病预防控制中心公布的调查结果表明，男同性恋者占我国性活跃期男性人口的2%~4%，据此估算我国15~49岁男性中有500万~1 000万名男同性恋者。

此外，张北川等对我国男—男性接触者占男性人口的比例进行了估测。他在1999—2001年主持的3次调查中发现，约半数男同/双性恋者与自认为是“异性恋”的男性发生过性行为，所有参与调查者与之发生过性行为的异性恋男性的数量稳定，人均4~5人；以男同性恋者占男性人口的2%~3%的4倍计算，男—男性接触者总计占男性成年人口的10%~15%。

由于政治、文化及经济原因，特别是女同性恋者在性别和性取向两方面处于弱势，也由于女同性恋者间的性行为体液交换量很少，不属于艾滋病高危行为人群，因此女同性恋者是受到社会和学界较少关注的弱势人群之一。近几年，随着城市酒吧文化和互联网的发展，该人群开始受到关注。根据国际社会20世纪的大量调查和我国学者20世纪

90 年代公布的许多调查估测，我国女同性恋者人口约 900 万人。

总之，以上研究提示，我国有约 3 000 万男女同性恋者，其中半数以上是男性。

三、我国的研究与国际接轨

通过对同性恋的研究，美国精神病学和心理学协会不再将同性恋归为精神疾病。大多数的治疗和咨询工作者已经改变了治疗的焦点。在国内，由许多精神科专家共同参与制定的《中国精神障碍分类与诊断标准（第三版）（CCMD－3）》在 2001 年 4 月正式出版。在编制该标准过程中，样本的收集均来自同性恋社区，而非精神科门诊。这项基础性的工作对同性恋的重新认识起到重要作用。结论认为同性恋作为一种性爱活动不一定是异常的，如果同性恋中有的人在个人性指向或性发育过程中，曾感到焦虑、抑郁、甚至痛苦，或者感到犹豫不决，有的希望改变为异性恋，所有这些情况，提供精神科医学和心理咨询的服务是必要的。我们这种做法与世界卫生组织的认定一致。在《国际疾病分类（第 10 版）（ICD－10）》中也纳入了同性恋，其表述为：同性恋者中也确实存在非和谐性同性恋需要医学帮助的人。在制定新标准时，我们至少跟踪 51 位同性恋者一年以上的时间，其中有 6 例伴有心理问题，这些心理问题主要表现为焦虑、抑郁、孤独等消极情绪。值得注意的一个有趣的现象是：在美国，曾经有同性恋者，在经过精神科或临床心理学家的医学帮助后，改变为异性恋者，当他们回顾过去的同性恋状态时，自己认为过去是不正常的，因此他们积极抗议从精神病诊断标准里取消同性恋名称。

第三节　同性恋现象形成原因

学界对同性恋现象成因的研究已有 100 多年历史。20 世纪前期，由于西方政治、宗教文化的影响，医学界出于改变同性恋者性取向的目的，主要通过一般性调查和治疗等方法探索同性恋的成因。20 世纪中晚期，特别是工业化国家同性恋社团公开化及艾滋病在男同性恋者间开始大流行，国际开始更多地关注对同性恋成因的研究和探讨。随着生物学、心理学和社会科学等研究的发展，对同性恋性取向发生原因的解释日趋多样。生物学家认为同性恋是部分人生来具有的本性，他们的认识常被称作本质主义认识或本质论。心理学家常强调童年和少年时期所受影响对性心理的作用。社会科学家一般认定社会的巨大作用在塑造性取向时起决定性作用，这类认识常被笼统地概括为社会建构主义认识或社会建构论。虽然对同性恋现象成因至今没有最终“定论”，但目前学界通常像解释许多人类现象一样，把同性恋现象看成在先天基础上多种因素综合作用的结果。

一、生物学因素

（一）遗传因素

有关遗传因素决定性取向的研究，主要集中在对孪生子、基因表达和偏手性等方面的研究，研究对象主要是男同性恋者。

在同卵双生、异卵双生和领养的兄弟中，发现当兄弟中的一人是同性恋时另一人也为同性恋的比例，在同卵双生子为52%，异卵双生子为22%，领养的兄弟为11%。一个与此类似的在女性中的研究发现了相同的模式。这些结果证明同性恋产生的原因可能有一部分是环境因素造成的，但同卵双生子组与另外两组之间表现出的巨大差异，有力地证明了基因组成可以导致性倾向的产生。

对114个有男同性恋者的家庭进行家系遗传学研究发现，男同性恋者具有家族性聚集的特点。其亲族同性恋性取向在母系的上辈男性亲属和外甥中的发生率明显高于无男同性恋的家系，而父系亲属则无此现象。母系和性取向的巨大相关性揭示出母亲为“同性恋性取向基因”的携带者，性取向在人类存在性联遗传的可能性，但尚不能确认男女同性恋者是否有共同的家庭性聚集。

已确认偏手性由遗传所决定，它与某些特殊心理状况和免疫异常性疾病有关。研究发现，男同性恋者中左利手的发生率明显高于异性爱者。但左利手的男同性恋者中免疫异常性疾病，如哮喘、枯草热的发病率，在心理测试中出现异常的比例，均不高于异性爱者。

研究者指出，虽然不能除外家庭环境、所受教育和社会影响等后天因素对同性恋性取向形成的作用，但就遗传因素与环境因素对他们性取向形成作用的进一步比较分析显示，性取向在很大程度上是由遗传因素所确定的。今后研究重点是发现和识别这一个或一组基因的存在。

（二）性激素因素

出生前激素水平研究：胎儿期母亲体内不同性激素水平的作用，可能对胎儿未来的性取向产生影响。在异卵双生子中，较高的同性恋比率也可能是他们享有相同胎儿环境的结果。内分泌学家道尔纳通过动物实验研究证明，性激素对垂体和下丘脑的性别差异分化具有重要作用，这种作用有可能影响个体未来的性取向。据推测，如果人类雄性（男性）胎儿得不到高浓度的睾丸激素的影响，而主要受到来自母体卵巢中的雌激素的影响，胎儿大脑会女性化，从而使胎儿成为同性恋类型；而在高浓度睾丸激素影响下的雄性（男性）胎儿则发育成异性恋类型；雌性（女性）胎儿如果受到高浓度睾丸激素的影响，胎儿也会发育成同性恋类型。维兰尼等分别测量了同性恋者和异性恋者的激素水平，并将两者加以比较后发现，男同性恋者尿中的睾酮较异性恋对照组为少，而女同性恋者尿中的睾酮较异性恋对照组为多。这似乎可以解释为性取向与激素水平有关。但目前仍难以确定，究竟是激素水平的变化导致了同性恋者发生，还是同性恋者的心理及行为引起了继发的激素水平变化。

成年后激素水平研究：一些研究者考虑到激素可能会导致同性恋，然而尚没有好的对照实验研究能够发现在血液中异性恋和同性恋的成年男性的激素水平有什么不同。并且即使发现有固有的差异，也很难判断它们是性倾向的原因还是结果。由于受到了社会的压力，很多同性恋者经历的压力和焦虑本身就可能会影响到激素水平。许多研究者相信，成年人的激素水平与性倾向的成因无关，因为性倾向是在成年之前就已经确立了。

（三）脑结构因素

新的研究表明，性取向至少部分是生物性的。研究者利维通过研究已故同性恋和异性恋死者的部分下丘脑时发现了这一点。作为一个男同性科学家，利维想要做“一些与男同性恋身份认同有关的事情”。为了避免结果出现偏差，该项研究采用“盲实验”，即并不知道哪些捐献者是男同性恋。历时 9 个月，他通过显微镜将对他认为可能很重要的细胞团进行比对。研究发现，异性恋男子的这个细胞团比女子和同性恋男子的更大。

性取向不同，大脑也不同，这恰恰迎合了“任何心理现象同时都有相应的生理基础”的观点。

利维没有把这个神经中枢看作是性取向中枢，相反，把它看作是参与性行为的神经通络的一个重要部分。他认为，很可能是性行为模式影响大脑的解剖结构。所谓的性研究者布里德洛夫在研究报告中指出，在鱼、鸟、鼠和人类中，大脑结构随着经历不同而不同——包括性爱经历。但是，利维认为更可能是大脑解剖结构影响性取向。他的预感似乎可以从这个发现中得到证实，即 6% ~10% 的表现为同性吸引的雄性绵羊和 90% 以上异性吸引的雄性绵羊之间具有相似的下丘脑差异。

艾伦和戈尔斯基也得出结论，认为大脑解剖结构影响性取向，因为他们发现同性恋男子的胼胝体的一部分比异性恋男子的大 1/3。格拉多指出：“从现有的神经解剖图上可以发现，在某些脑区，同性恋男子比异性恋男子可能具有女性类型的神经解剖结构。”

（四）出生顺序的因素

已有多项研究发现，男同性恋者在多子女家庭中排行通常更小，兄长数目与男同性恋者的发生呈正相关关系，即兄长（哥哥）越多，男孩越倾向成为同性恋者。男性性取向则与姐妹、弟弟的数目无关，与出生时父母的年龄也无关联。

解释兄弟排序与男性性取向相关的是一种免疫假说：母亲每生育一个男性婴儿，体内的 Y 连锁组织相容性抗原 H—Y 抗原的免疫性就增强一次，产生的抗 H—Y 抗原抗体就增多一次，即母体产生的抗 H—Y 抗原的抗体随所生男孩数目的增加而逐渐增多，此抗体通过胎盘进入胎儿体内并对胎儿未来的性取向产生影响或作用。在女性同性恋者中，未发现以上现象和差异，这也与免疫假说相一致。

（五）动物本能因素

部分学者认为，人类的同性性行为不过是动物间同性性行为本能的反映之一，是人类与其他动物的相同之处。在大多数智商接近人类的灵长类动物中，同性性活动作为异性间性行为的对等物得到了充分的表现。这些动物的同性性行为提示，人脑中可能潜存着性的二元化机制。动物（不包括人类）对同性性行为的绝对偏好仅在某些环境里才能见到，而动物中绝对的异性性活动也不常见。绝对的异性恋和绝对的同性恋是只有在人类社会才存在的性现象。

二、心理社会成因

由于同性恋的起因尚不能完全用生物学因素最终解释，特别是某些个体同性恋倾向似乎与童年期遭受过某种印象强烈的冲击、某种激励或压抑性外来影响等有一定关系，一些学者提出了同性恋起因于某些特殊社会心理因素的理论，即所谓性取向由社会构建的认识。

（一）家庭环境与特殊抚养方式

早期的调查发现，母亲对男孩的过度关爱、父亲对男孩的过度严厉、父子分离及父子关系恶劣等，均可使男孩的气质、行为女性化，儿童和少年的同性恋冲动反映了对抗孤独和自我怜悯的幼稚渴望。虽然这种理论已被当代学者普遍否定，但一些男同性恋者仍用此解释自己性取向的成因。

20 世纪 60 年代开始，国际上对“性别认同障碍”儿童的研究发现，一些男孩自出生后至建立性别意识时，有一个阶段被家长当作女孩抚养，自己也认同为女性。这种男性成年后，成为男同性恋者及变性欲者的比例非常高。张北川等（1998）通过问卷形式进行调查，发现我国 18.3% 男同性恋者在儿童期曾被当作女孩抚养。

一些心理学家强调，个体出生后 18 ~ 36 个月的养育因素是对性取向形成起到重大作用的时间段。已发现一些幼儿在这一阶段的性别自我认定并不等同于大众对其性别的认定。这种儿童成年后，高比例的人成为同性恋者，还有个别人成为变性欲者和有异装嗜好者。

（二）青春期及其后特殊性经历的影响

一些学者认为，青春期及其后偶然际遇的影响，如被女性“伤害”或被男性“诱惑”等，有可能成为男同性恋形成的原因之一。这也是许多男同性恋者自我解释性取向形成的原因。

Tomeo 等（2001）调查了 924 位同性恋者，并以异性恋者做对比，发现同性恋者儿童期遭受性骚扰的概率明显高于异性恋者，36% 的男同性恋者有在儿童期遭受性骚扰经历，而仅 7% 的男异性恋者儿童期遭受过性骚扰；22% 的女同性恋者儿童期受到性骚扰，而女异性恋者儿童期仅有 1% 遭受过性骚扰。Dolezal 等（2002）对 100 例儿时与年长者有性经历的男同性恋者进行了调查，发现其中 59 例认为他们经历过儿童期性虐待。

（三）心理学流派的纷争

在同性恋成因的后天说即心理社会成因说中，存在着两大流派，一是精神分析学派的观点，一是行为学派的观点。

从弗洛伊德开始，精神分析学派在同性恋成因问题上做过大量研究，其核心论点是所谓“异性恋恐怖”说，这种观点认为，儿时的遭遇在潜意识中种下了异性恐怖的种子，因此成年以后会害怕与异性性的接触。弗洛伊德指出，同性恋是性心理发展中某个阶段的抑制或停顿。究竟是什么东西让我们成为同性恋、异性恋，或是双性恋？弗洛伊德认为：“所有人都是同性恋。”他认为不是“同性恋”有问题，所有人都认为同性恋是出了问题，想尽办法要解释同性恋。整个精神世界本身就是逐步构建起来的，而不是天生的。同性恋的形成和异性恋的形成在某一点上是一样的，都是通过“认同”机制。

同性恋的核心在于跟同性的认同。而对同一性的认同中，有个概念很重要，叫作“自恋型”的认同。“自恋型”的认同，是我要把“我”认同给一个人，这个人跟我是一样的，这个人就像是我，这个人就是我。“自恋型”的认同通常在幼儿早期产生，是比较原始的状态。

弗洛伊德坚持认为儿时的经历和与父母的关系均是同性恋产生的原因，即与父亲或母亲的关系是同性恋产生的一个重要因素。他认为在“正常”的发育过程中，我们都经历了一个“同性恋”的阶段，即男孩向父亲认同，女孩向母亲认同。如果男孩子与他们的父亲关系恶劣而与母亲非常亲近，他们会固定在这个同性恋阶段；而如果一个女人羡慕阴茎，那么相同的事情可能会发生在她身上。这些模式尽管在一些实例中存在，但许多同性恋者并不适合这个模式——就是说，他们的母亲的作用不是那么突出，他们的父亲也没有在感情上远离他们。而且同时，大量的异性恋者也确实生长在这种广泛存在的家庭模式中。

同性恋后天形成说中的另一大流派是行为学派。按照这一学派的学习理论，同性恋行为是受环境的影响而习得的。如果一个人在与异性交往中受挫，有过不愉快的经验，异性恋感情得不到正常的发展，而同时又受到同性的诱导，就会产生同性恋倾向。行为学派特别注重的是伙伴群关系、偶然的机遇，以及特殊的性经历，如童年时受到同性恋者的诱惑等事实。

对许多在儿童期并没有遭受过所谓不利于异性恋性取向形成因素影响的青少年来说，好奇心理也被推测为同性恋性取向形成的重大因素。据认为，作为“被引诱者”，接受对方的同性性行为并得到积极强化，有可能导致同性恋性取向形成。对同性恋性取向形成原因的其他解释还有母亲精神创伤因素等。

心理分析学派和行为学派这两大流派形成了各自对同性恋倾向的心理疗法和行为疗法。前者运用规范的心理分析方法治疗“患者”；后者则采用对同性恋倾向的电击疗法或呕吐疗法强行校正性取向。据说心理疗法的治疗成功率在 1/4 ~ 1/3；经过行为治疗，有 50% 的“患者”可以被治愈。

在造成同性恋倾向的先天生理因素和后天社会心理诸因素当中，我们的调查发现，早年的性经验，尤其是首次性经验，有着非同一般的重要意义。如果按照个人性格发展史的时间顺序看，童年环境的影响当然在前，而青春期经验在后，但是二者相比，后者在同性恋形成过程中所起的作用绝不比前者小，在许多个案中，后者甚至比童年家庭环境的影响更强烈。

第四节　同性恋的社会交往和性交特点

由于历史渊源、宗教影响、社会文化的不同，各国同性恋者的社会交往和性交往特点存在一定的差异，我国与某些国家相比，女同性恋社区的发展和进程均迟于男同性恋社区。

一、男同性恋者的社会交往和性交往

（一）与男性间的交往

1989 年，丹麦成为第一个立法认可同性结合并允许同性伴侣进行登记的国家，但当时该国的立法不允许同性伴侣领养子女和举行宗教婚姻仪式。2001 年，荷兰成为第一个通过法律认可同性婚姻的国家，规定同性婚姻家庭享有传统婚姻家庭所享有的一切待遇。

至2006年，已有西北欧部分国家、加拿大、南非立法承认同性婚姻。在我国，根据民政部对2003年开始实施的新婚姻法的解释，禁止同性结婚。

由于通常没有法律、婚姻的支持与制约，以及社会存在对同性恋者的歧视，包括我国在内的许多国家的同性恋者以及他们的同性伴侣关系一般处于地下隐蔽状态，通常短暂而不稳定，并导致绝大多数同性恋者因找不到合适的同性伴侣，而频繁更换性伴侣或同时拥有多个性伴侣。

1. 现实社区

男同性恋社区通常被称“同志”社区，或“gay”社区，目前泛指有亚文化特点的男同性恋者的多种社会交往网络。社区的出现，为大量同性恋者提供了心理和现实的支持，使得部分同性恋者能够进行较好的交流。

我国男同性恋者的交往方式随着男同性恋社区不同活动场所的出现有所不同。这种社区活动，其萌芽出现于20世纪70年代后期的少数大城市（如北京）。最初是以隐秘的户外场所，如公厕、街头、不收费公园等为约定俗成的活动场所。不同地方的“圈内人”对此类场所有不同称谓，如“渔场”“公司”或“点”。男同性恋者通常在晚间到这类场所聚集，一般通过极简单的交谈，甚至不交谈便发生性关系，随后分手。性行为方式以手交、口交和肛交为主。这种交往最大限度上保护自己不被辨识进而保护隐私和安全，同时得到性生理的满足。

至20世纪90年代，随着我国社会开放、经济发展和多元化消费市场的出现，许多大中城市出现了同性恋酒吧、茶吧、演艺吧、迪厅及浴池等消费场所。大城市及部分中等城市公开存在的同性恋酒吧，是目前男同性恋者最活跃的活动场所，常有数以百计的同性恋者聚集，观看有浓郁亚文化特点的娱乐表演，交流社区信息，谈论与社区有关的现象，结交朋友，包括寻找性伴侣。很多同性恋吧有向男性提供性服务的男性性工作者存在。而在这类场所，性活动混杂，很多人在浴池进行口交、肛交。虽然警方发现此类活动后常常进行打击，但由于市场经济的导向，一家关闭后，通常在同一城市很快又有新的出现。

20世纪90年代后期，在一些大中城市，有相似的经济文化和社会地位背景的男同性恋者建立了自己的“小圈子”。在圈内举行小型聚会，一同打牌、外出游乐或开展体育活动等，同时交流有关社区的信息。这样“小圈子”中的男同性恋者和已经形成相对固定的“一对一”情侣，很少到公开的同性恋场所活动。

目前，一些城市的男同性恋者经常利用节假日，组织纯粹文化娱乐活动和一般社会性交往，发展富有情感的人际关系。

2. 互联网社区

互联网的地域性和全球性使同性恋者中的网民更易于与同性恋者，尤其是其他无法直接结识的异地同性恋者建立联系，乃至性交关系。同时，互联网及聊天室等虚拟性的安全保障和所提供的信息，对同性恋社区文化建设，起到了重大积极作用，有效地促进了同性恋者的良好自我认同和群体内的交流，而且为同性恋者的健康教育提供了较理想的平台。

Elford等（2000）对英国伦敦的743位男同性恋者进行了调查，发现80.9%的人上网，上网者中的34.4%通过互联网寻找性伴侣。Benotsch等（2002）对亚特兰大的609

位男同性恋者的调查发现，75% 的人访问过同性恋网站，34% 的人通过互联网寻找性伴侣。通过互联网寻找性伴侣的男同性恋者中高比例的人使用甲基苯丙胺（一种中枢兴奋药），他们无保护性被动肛交和主动肛交。Ross 等（2003）调查了 716 位未曾上网的男—男性接触者和 678 位上网的男—男性接触者，发现前者 1/4 和后者 1/3 希望通过网络咨询有关艾滋病信息。Lau 等（2003）对香港地区 283 位在过去 6 个月内曾有过同性性行为的男—男性接触者的调查发现，17.7% 的人曾通过互联网寻找性伴侣。张北川等（2006）对 2 250 位男—男性接触者调查发现，72.3% 的人登录过同性恋网站及有关聊天室，其中 52% 的人在近一年内通过以上途径寻找过性伴侣。

（二）与女性间的交往

由于东西方社会文化的不同，不同国家男同性恋者在与女性性关系方面存在很大差异。发达国家仅有少数男同性恋者与女性间有性行为，与女性结婚者更少。瑞典 1993 年的一项大样本调查发现，约有 10% 男同性恋者与女性发生过性行为，仅 3% 与女性配偶一同生活。Kumar 和 Ross（1991）对印度和澳大利亚男同性恋者的跨文化比较研究发现，印度男同性恋者结婚的比例明显偏高。

我国传统文化崇尚生育，经济落后使得大众普遍把养育子女作为晚年生活的保障。男同性恋者普遍存在与女性的性关系，多数同性恋者随着年龄的增长，迫于父母和社会要求他们结婚的压力，以及自己不愿意保持单身成为社会舆论非议的对象，绝大多数最终选择结婚。刘达临等（2005）的报告指出，我国男同性恋者中 90% 以上最终会结婚。张北川等（2006）调查发现，平均约 30 岁的男同性恋者，42.9% 已婚（含再婚），57.1% 未婚。未婚者中 19.9% 目前有固定女性性伴侣，26.4% 未来准备结婚，39.4% 还没有确定是否结婚，只有 30.5% 确定自己未来独身。对其中已婚者的调查发现，他们结婚的最重要原因依次是：满足父母愿望（53.3%），证明自己是“正常人”（13.5%），孤独需要有家庭的温暖作为支持（6.9%），女性喜欢并追求自己（6.1%），希望老年时有依靠（5.4%），希望通过婚姻改变自己 3.4% 等。

（三）其他

在社会严重歧视同性恋的地区，有大量男同性恋者从不或基本不去同性恋活动场所。其中社会地位高、有良好职业的同性恋者，为保护自己的个人隐私和免受伤害，更注意掩饰其性取向，并力求表面上与“主流”生活方式保持一致，因此往往生活在孤独之中，常通过性幻想得到低质量的性心理平衡。

二、女同性恋者的社会交往和性交往

我国女同性恋者的社会交往，最初常与男同性恋者的社区活动结合在一起，出现在 20 世纪 90 年代北京的酒吧，以娱乐性聚会为主要表现形式。21 世纪初，我国少数大城市出现了由女同性恋者经营的主要向该人群提供服务的酒吧。目前个别大城市形成女同性恋社区网络，所进行的活动主要是娱乐性交往，其次是组织讨论该人群所面临的生活问题，通过交流经验，彼此提供心理支持。

目前，我国已有 40 多个由女同性恋者主办的或面向当地或覆盖全国的网站。网站通常设有论坛、服饰、聊天室和交友服务等。较多女同性恋者通过网络进行交流和交友，寻求心理安慰，以及提供相互帮助。

由于受我国传统文化影响，女性与亲长的联系更为密切。社会要求女性具有温柔、贤惠的品质，使女同性恋者倾向于比男同性恋者更多地进入传统婚姻。仅极少数经济上独立且收入较高、生活在大城市及父母对女儿的婚姻采取不干涉态度的女同性恋者，与同性伴侣一起过着相对理想的生活。此外，在大城市，已有少数女同性恋者与社会地位相近和情趣相投的男同性恋者，为了减缓家庭要求自己结婚的压力或满足亲长的愿望，彼此结合成无性婚姻。这种婚姻常被称为“形式婚姻”或“互助婚姻”。

第五节 同性恋与艾滋病

艾滋病（获得性免疫缺陷综合征）首先是在美国的男同性恋者中发现的，而且这些男同性恋者拥有很多性伴侣。艾滋病病毒的感染问题已经成为人类的共同问题，由于最初它与男同性恋者的联系，男同性恋者与艾滋病这一“标签”估计在很长一段时间内很难改变。安全性行为的早期教育旨在帮助男同性恋者在性行为上有所改变。最初，男同性恋者的不安全性行为有所减少，但是现在这种性交方式的发生率呈上升趋势。

中国疾病预防控制中心发布《2011 年中国艾滋病疫情估计》，该报告披露，截至 2011 年 9 月底，我国艾滋病病毒感染者和患者约为 78 万人。其中报告青年学生的艾滋病感染者和艾滋病患者人数呈逐年上升趋势。流行病学专家认为，社会歧视比艾滋病本身更严重，很多人即使知道自己有危险行为，也不愿意去做检测，这给艾滋病防治工作带来了新的挑战。

性传播成了我国艾滋病毒传播的主要途径（占 63.9%），同性传播比例上升很快。在整个人群中，同性传播比例从 2006 年的 2.5% 上升到 2011 年的 13%。而在感染艾滋病的学生中，这一比例上升更快，从 2006 年的 8% 上升为 2011 年 1—9 月的 55.5%。男—男同性传播是造成感染艾滋病的青年学生数增加的主要原因。调查发现，有 87% 的男—男性行为者最近 6 个月与多个同性伴侣发生性行为，只有 44% 的男—男性行为者坚持使用安全套。目前，男—男同性传播多分布在大中城市以及流动人口集中的地区。

在男同性恋者中，即使被告知这种性行为的危险性，也会有人不予以重视。一项研究对美国 6 个城市 4 295 名有过男—男性行为的艾滋病病毒阴性的男性进行了调查，结果显示有 78% 的男性在近 6 个月中曾与艾滋病病毒情况未知的男性发生性行为，28% 的男性曾与艾滋病病毒阳性的男性有过性行为。其中半数表示他们曾在未使用安全套的情况下进行过肛交。

男性在一段长期的恋爱关系中时，常常会认为信任与爱是一个重要的问题，觉得没有必要使用安全套，应该像夫妻一样知晓彼此都是艾滋病病毒阴性。然而有时由于饮酒、吸毒或是误认为对方是艾滋病毒阴性，男性很难保持良好的判断力。此时这种危险的性行为是由于粗心或是被迫而产生的。

一些男同性恋者钟情于“无套性交”，即使知道对方是艾滋病病毒阳性，他们也会进行自认为可以“减少危害”的预防措施，比如避免在口交或肛交过程中射精等，这种行为仍然是十分危险的。

鉴于人们对同性性行为与艾滋病患者的指责、仇视和误解，预防艾滋病的教育尤为重要。事实上，虽然一直在教育年轻的同性恋者无保护性性交的危险性，但他们中接受艾滋病病毒检测的人数仍不及一半。肛交是传播艾滋病病毒的基本方式之一，使用安全套会显著提高安全性，但并不是完全有效。男同性恋者性交时应始终坚持使用安全套或者选择传播疾病概率较小的性行为方式，比如互相手淫。

虽然女性间传播病毒的概率尚不得而知，但专家对阴道分泌物的影响表示关注。可能女性传播艾滋病病毒的概率小于男性，但也应当防止体内分泌物的接触。有证据表明，很多同性恋和双性恋女性与可能被感染的男性进行无保护的性行为，这是很危险的。

在同性恋团体中，艾滋病病毒和艾滋病会造成一生中的情感伤害。一些男同性恋者因为自身感染或得知他人感染而失去朋友。一些人甚至随之患上了临床上的抑郁症、疑病症、性功能障碍或严重的失落感。更多的失落感或许是对个人健康的担忧，这会引起很大的应激。对于一些没有感染艾滋病病毒的男同性恋者来说，在目睹其他感染者所遭受的痛苦时，可能会因为觉得自己享受工作、恋爱或其他生活乐趣而感到内疚。在艾滋病病毒和艾滋病影响严重的男同性恋团体中，人们会觉得目前或未来将面对或接受很多人生灾难。

第六节　性取向的改变

在 20 世纪中叶，对同性恋的社会态度有了一个转变。认为同性恋者是罪人的想法在一定程度上被认为他们是“病态”的想法所代替。医学和心理学工作者使用了很多激烈的治疗方法来努力治愈同性恋这种“疾病”。在 19 世纪诸如切除生殖器这样的外科手术得到开展。后来到 1951 年，脑白质切除术（分离大脑前叶的神经纤维的脑外科手术）作为对同性恋的一种“治疗方法”开展起来。心理治疗、药物、激素、催眠、电击疗法和厌恶疗法（在同性恋刺激的同时给予使人呕吐的药物或电击）也都曾被应用过。如今，通过几十年的研究推翻了同性恋是“病态”的观念。对比非病态的异性恋者和同性恋者的适应性并没有发现两组人群有明显的差异。除了抑郁的发生率和自杀企图的危险性升高之外，大部分男女同性恋者并没有心理障碍。

有一些关于改变性取向的报道。在性重新定向的倡导者大力宣传的一项报告中，斯皮策指出，在专门研究性转变的“前男同性恋部门和治疗家”的帮助下，200 名被试者发生由同性恋取向到异性恋取向的变化，然而，在接受采访时，仅有 54% 的女性和 17% 的男性取得“只被异性吸引”的变化。因为没有对性反应之前和之后进行检测，这些变化遭到专家质疑。即使如此，斯皮策明确地说，难以寻找那些自我报告性取向已转变的人这一事实表明，重新确定性取向“可能确实相当罕见”。

然而，这个研究提示了最近由其他研究者报告的——女性的性取向没有男性性取向的感觉强烈，前者可能比后者更不确定且易变。这个发现符合另一个关于男性的“目的更明确”的性唤起研究。在他们的自我报告和测量的性反应中，异性恋男子更容易被女性色情刺激物唤起，同性恋男子则更多被男性色情刺激物唤起。女性则不管性取向如何，对男性和女性刺激都产生反应。

大多数人，无论是异性恋还是同性恋，都接受他们的性取向——通过选择独身生活，或者性乱交（通常男同恋者比女同性恋者更多做出这样的选择），或通过建立一种承担义务的、长期的爱情关系（与男同性恋相比，女同性恋者更多地做出这样的选择）。贝尔和韦恩伯格总结道："那些最终对同性恋妥协的，不后悔同性恋性倾向的，和可以有效发挥社会作用的同性恋者，并不比异性恋男女有更多的心理压力。"

美国精神病学会于 1973 年把同性恋从"心理疾病"的名单中删除。世界卫生组织于 1993 年、日本和中国的精神病学会分别于 1995 年和 2001 年把同性恋排除在"心理疾病"之外。

第七节　同性恋者的心理调节

根据以上章节的介绍，无论是从生理、心理还是精神健康状况等方面，都很难把同性恋者从异性恋者中清楚地划分出来。这可以推出另一个观点：同性恋者的生活方式和异性恋者的生活方式一样多姿多彩。所有社会阶层、职业、种族、宗教以及政党的信仰在同性恋者中普遍存在。同性恋者唯一共通的特征是他们对同性别的人有情感和性满足的需求，还有他们都经历过来自于歧视他们的社会环境的压力。

尽管同性恋者与异性恋者有许多的相似之处，但是人们对他们依然存在着典型模式化的看法。大部分的典型模式与同性恋者个人的穿着打扮有关。确实有一些同性恋的人按照一些固有的形式穿着打扮和为人处事。能够辨认出是同性恋男性的特征通常包括：夸张的"女性"姿势以及紧身且华丽的衣着；相对应的，能够典型地认出是同性恋女性的典型特征包括：短发和高度"男性"化的衣着和手势。

意识到自己同性恋性倾向的重要方式就是接受它。但自我接受通常是困难的，因为它牵涉到必须克服内心对同性恋的抵触以及社会上对同性恋的憎恶的观点，由于这些困难，男性同性恋青少年尝试自杀的可能性较男性异性恋青少年高 7 倍。十几岁的女性同性恋者试图自杀的可能性只比正常的女孩高一点儿。孤独、缺乏自尊、身体和语言的羞辱通常是试图自杀的原因。对于同性恋的男女青少年来说，找支持他们、没有偏见的成年人谈谈心是很有帮助的，家庭的支持也是非常有价值的。

目前，想通过医学、心理治疗或者其他手段来改变一个人的性取向还是相当困难的，这是针对素质性同性恋而言的，所以接受自己的性取向，明白同性恋者的智力和能力并不比异性恋者差，一样可以实现自我价值，可以为社会做贡献，而且现在越来越多的专业人士认为同性恋并不等同于"性心理障碍"和"性变态"。另外，在接受自己是同性恋的同时，也要接受社会上许多人对同性恋的态度，因为人们对与自己不一样的人都会有好奇和不理解，这也是正常的。寻求归属的需求是人类发自内心的特征。对于许多同性恋者来说，要安排好自己的生活。越来越多的心理学工作者们不再认为必须通过改变同性恋者的性倾向来"治愈"他们，而是开始努力帮助他们去爱、去生活、去工作。

总之，同性恋现象是一种客观存在。同性恋不是当事人故意所为，也不是习得的，因此，同性恋者对自己的性指向本身不负责任，与不道德或罪错无关。

（刘华清　邸晓兰　过　斌）

【本章思考题】

1. 简述同性恋从“有罪”“有病”到正常化的历史变迁。

2. 如何运用科学知识帮助同性恋家长接受自己同性爱的子女？

3. 简述同性恋与易性症的差异。

4. 一些专家认为，同性性取向和行为是一种疾病或变态心理，所以致力于将其纠正为异性性取向；近年，更多专家认为同性性取向作为性取向的一种形式，不需要干预和矫正。你如何看待这些变化？

5. 如果同性恋者寻找一个异性恋者结婚，你如何理解这种行为？

【本章参考文献】

1. 沈渔邨. 精神病学［M］. 5版. 北京：人民卫生出版社，2009.

2. 美国精神病学学会. 精神障碍诊断与统计手册（案头参考书）［M］. 5版. 张道龙，等，译. 北京：北京大学出版社，2014.

3. 世界卫生组织. ICD－10精神与行为障碍分类［M］. 范肖东，等，译. 北京：人民卫生出版社，1993.

4. 中华医学会精神科分会. 中国精神障碍分类与诊断标准［M］. 3版. 济南：山东科学出版社，2004.

5. 徐晓阳，马晓年. 临床性医学［M］. 北京：人民卫生出版社，2013.

6. Jerrold S. Greenberg. 人类性学［M］. 3版. 胡佩诚，主译. 北京：人民卫生出版社，2010.

7. 凯利. 性心理学［M］. 8版. 耿文秀，等，译. 上海：上海人民出版社，2011.

第七章　性心理障碍

性心理障碍（psychosexual disorder），以往也称性变态（sexual deviation）、性欲倒错（paraphilia），但由于上述名称有一定歧视成分，现在改为“性心理障碍”。

性心理障碍正如其名称的演变过程一样，是迄今在精神病学疾病分类体系中最具争议的一类“精神障碍”，甚至连其存在的意义都值得怀疑。在《美国精神障碍诊断与统计手册》（第4版）（DSM-IV-TR）中有人更是建议将性欲倒错（在DSM-IV-TR中，沿用paraphilia这一名称）这一条目删除。这样的建议，绝不是出于学术偏见或某一宗教信仰，而恰恰相反，是为了更科学、更客观地认识人类的性行为，更理性地对待我们目前所谓的“性心理障碍”患者。人类的性心理、性行为是一种非常复杂的自然现象和社会现象。到目前为止，还没有哪一门学科、哪一个理论学派能科学、客观、准确地定义什么是“健康”或“正常”的性活动。过去，手淫、肛交、口交、同性恋（或称同性爱）被认为是一种精神障碍或其他精神障碍的一种症状，但现在越来越多的人认同“它们也是人类健康性欲表达方式谱系中的一部分”的观点。而过去被认为是“正常”的性行为，现在却被认为是一种精神障碍（如性欲减退、性厌恶障碍、女性性高潮障碍等）。不同的社会文化对性行为的理解也不同，例如非婚性交在美国等国家是被广泛认可的，但在穆斯林文化中则是被明令禁止的；女性在公共浴场裸泳或日光浴在西欧国家是一件很寻常的事，但在中国、印度等国家则被认为是“伤风败俗”而遭社会谴责。

尽管如此，在当今社会当中，确实存在一些个体，其性活动（包括性取向、性对象、性行为方式等）与其他大多数人明显不同，不被其所处的社会主流文化所认同，给其他个体带来困扰乃至伤害。我们将这种与众不同的、独特的性活动，称为性心理障碍。更确切地说，性心理障碍是指一组以两性性心理和性行为明显偏离正常，并以这种偏离作为引起性兴奋、达到性满足的主要或唯一方式为主要特征的精神障碍。患者的这种性心理障碍不同程度地干扰了主流社会认可的正常的性生活。这类患者的性行为对象、目的、方式或对性身份的认知等与社会公众认可的性行为和性观念完全不同，其正常的异性恋受到不同程度的干扰、破坏。

第一节　性心理障碍的判别标准

不同的民族、国家和社会的不同阶层均存在不同的价值观与性道德观，甚至在不同的时代，价值观与性道德观也存在极大差别，因此对性行为的评价存在不同的理解，甚至存在明显的差异。这种不同的理解和差异可能源自法律标准和社会规范的差别，即使是在同一国家、同一民族，因处于不同的历史时期，人们对性行为的评价也可能是不一致的。因此，要评价一个个体的性行为正常与否并无绝对的、简单的评判标准，必须从生物学、心理学和社会学的角度，结合变态心理学（abnormal psychology）的普遍规律，用相对的标准对性心理障碍的特殊性做出适当的评价。

一、生物学标准

个体的性行为如以已经发育成熟的异性为对象，以性器官活动为核心，符合生物学的需要与特征，则是正常性行为；反之则为异常或变态性行为。

二、心理学标准

个体如在性行为中感到痛苦或受到伤害，该种性行为可能是异常的或变态的。在性行为中受到的伤害可以是身体上的也可以是心理上的，如名誉、身份、地位受到影响，或因内心的性冲动与伦理道德之间的剧烈冲突而感到焦虑、悔恨或抑郁。

三、社会学标准

从是否违背社会法律与性道德标准以及是否对社会或他人造成影响的角度来看，符合特定历史条件下的某社会法律与公认的性道德规范的性行为，为正常性行为；反之则为异常或变态性行为。

性心理障碍并不包括：因心理障碍或生理障碍时的性功能障碍（如性冷淡、勃起功能障碍等），因特殊境遇所形成的暂时性的替代性行为（如使用自慰器具）。继发于某些神经系统病变或精神疾病而出现的继发性性心理异常，则归于继发性性心理障碍（secondary psychosexual disorder），不可诊断为性心理障碍。

第二节　性心理障碍的共同特征

性心理障碍有如下共同特征：

（1）性心理障碍患者性冲动时的行为表现形式或对性对象的选择或性行为的方式存在明显异常，这种异常行为较为固定且不易纠正。

（2）虽然明知异常性行为的后果对个人及社会带来损害，但不能自我控制，因此感到痛苦。

（3）患者本人对异常性行为具有辨认能力，慑于法律或习俗，可出现回避行为。许多司法精神病学家认为，带来严重后果的伤害行为的性施虐症和恋尸症的性心理障碍患者具有完全的责任能力，露阴症、窥阴症或摩擦症等患者至少应具有部分责任能力。

（4）具有后述各分类的特点（见本章第四节所述）。

（5）一般无智能障碍。

第三节　性心理障碍病因

性心理障碍的病因，目前尚无确切答案。但多数学者认为，性心理障碍是遗传素质、社会文化、家庭环境、个体社会化等多方面因素综合作用的结果。

一、生物学因素

根据辩证唯物主义的观点，任何心理活动均有其生物学基础，性心理障碍也同样。自19世纪初以来学术界对性心理障碍的生物学因素的探讨和研究就从未间断过。关于性心理障碍的生物学病因假设主要包括以下几个方面的学说。

（一）遗传学说

M. Hirschfeld（1868—1935）发现25%的性欲倒错患者有遗传因素的参与。之后，先后有露阴症、异装症家族化的个案报道。此外，Gaffney G. R. 等（1984）研究发现，相对于其他精神病患者的家族成员，性心理障碍患者的家庭成员中性心理障碍的患病率明显增高，分别为3%和18.5%，而且以恋童症最为明显。进一步的研究发现，性心理障碍与基因或染色体异常有关。Hedges D. W. 等发现一名伴有露阴症、冲动控制能力下降的默比厄斯（氏）综合征患者存在1：13染色体易位。Eicher W. 等发现，11名核型为46，XY的易性症患者中，有8名H—Y抗原阴性，1名弱阳性，2名阳性；而11名核型为46，XX的易性症患者中，有9名H—Y抗原呈阳性，1名弱阳性，1名阴性。据此认为，易性症患者可能存在Y：X染色体易位。

（二）内分泌学说

性激素因直接参与性行为、性功能的调节而在性心理障碍病因学研究中备受关注。有人假设，同性恋以及易性症患者与出生前的内分泌环境改变有关，尽管有研究对该理论提出质疑，但对易性症患者的形态学研究结果部分支持上述假设。虽然雄激素在恋童症或恋童相关行为障碍中对由非激素机制调节的性行为唤起作用有限，但抗雄激素治疗仍是目前被认为对恋童症或恋童相关行为障碍治疗有效的主要方法之一。有人对13名男恋童症患者进行研究，发现治疗前血清睾酮水平高低与患者的人口学特征、临床特点、性行为自评得分无关，但治疗前血清睾酮水平低于正常值的患者似乎对孕激素治疗更为敏感。另有资料报道，窥阴症或露阴症患者的血液中雄激素水平比正常人高。Gaffney 和 Berlin 研究发现，恋童症患者在注射促黄体激素释放激素后血内黄体生成素较非恋童症患者明显升高。

（三）神经解剖结构和功能学说

一项对恋物症、露阴症患者的调查发现，150例被调查者中有15例有脑器质性改变，其中恋物症占8.3%，露阴症占13%。这些患者的脑电图也存在异常，其中8例常规脑电图正常，但加做蝶骨电极或美解眠试验则显示异常改变，其中异常快波5例，发作性高幅异常快波1例，局限性高波5例，阳性棘波4例。在既往史中，有产伤3例，婴儿期颅脑外伤2例，早产1例，先天脑发育畸形（胼胝体发育不全）等7例。Medonick（1988）在哥本哈根大学医学院对难产婴儿进行长期追踪研究后发现，围产期的脑损害与成年后的性犯罪和暴力行为有关，但其在发展过程中神经系统体征一般并不明显，而在幼儿或儿童期脑损害者则可有神经系统体征及行为障碍的存在。一般认为，大脑颞叶、边缘系统尤其是海马及与海马相关区域的病变会影响人的记忆功能，尤其是对忆象再现和体验回归控制系统的完整性的破坏，导致人对记忆库的控制和思维的有序调节失灵，出现体验回归和本能的紊乱而导致性变态行为。临床工作中也常发现，有各种中枢神经系统病变或精神疾病的患者常发生或者伴有相应的性心理障碍行为。因为大脑意识控制能力的失去或削弱，或者记忆体验有序机制的破坏，或者是病理联系的建立等不同的病理机制，导致了各类性心理障碍的发生。神经影像学的研究发现，恋童症患者右侧杏仁核以及相关的间脑结构体积较对应的同性恋或易性恋对照组明显减少。另一项研究也发现，恋童症患者大脑纹状体、眶额回以及小脑灰质体积较对应的同性恋或易性恋对照组明显要小。一项对一名男同性恋恋童症患者的fMRI研究发现，在给予一裸体男童图片刺激后，该患者大脑出现与正常对照不同的兴奋区域。

（四）神经递质学说

其中对5-HT神经递质研究得最多。Pearson（1990）和Kafka & Coleman（1991）首先发现性心理障碍患者存在5-HT传递异常。1997年和2003年Kafka进一步阐述性心理障碍患者确实存在5-HT系统功能异常。其依据为：①在动物实验中发现，降低5-HT水平会提高性欲或性行为，而提高中枢5-HT活动水平则抑制性行为或降低性欲；②恋童症患者可能与特定5-HT受体功能失调有关，因为有证据显示此类患者大脑5-HT能神经元突触前膜活动水平下降，而突触后膜5-HT2A/2C二受体表达上调；③有资料显示，性侵犯与情感障碍、焦虑障碍、精神活性物质滥用、行为障碍、多动症等精神障碍共病的现象非常常见，而目前已有证据证实这些精神障碍与5-HT功能失调存在一定的联系；④某些治疗上述疾病的药物会改变单胺功能，进而对人的性功能产生影响，包括性功能减退。

（五）共病学说

有人通过对性心理障碍共病现象的研究来试图探讨性心理障碍发病的潜在生物学机制。有研究发现，性身份障碍的最近或终身轴Ⅰ共病率达71%，42%的患者被诊断有一种或一种以上的人格障碍。至于性身份障碍与其他精神障碍的关系，目前尚未达成共识。Hepp U. 等（2005）对186名荷兰精神病学家就584名性身份障碍患者的共病问题进行调查，其中225名（39%）患者其性身份障碍被认为是原发的，剩余的359名患者其性身份障碍被认为属于与其他精神障碍共病，其中有275名患者其性身份障碍被认为是其他精神障碍尤其是人格障碍、情感障碍、分离障碍和精神病性障碍的附带现象。从治疗的反应看，有报道一名伴有异装症的躁狂发作患者经锂盐治疗后不仅躁狂缓解，异装症也得以控制。另有报道一名同时伴有恋童症、异装症、兽奸等多种性心理障碍的躁狂发作患者在经卡马西平和利培酮联合治疗后上述所有症状完全缓解。此外一名伴有抽动—秽语综合征的异装症患者经氟哌啶醇治疗后其性心理障碍症状也得以缓解。据此推测，性心理障碍与情感障碍或抽动症等精神障碍之间可能存在某种生物学的联系。进一步研究这种联系，或许对揭示性心理障碍的病因会有新发现。

二、心理因素

（一）精神分析、精神动力学理论

精神分析理论创始人 Freud 是第一个提出人的性欲不是从青春期才开始，而是和食欲一样都是与生俱来的论点。Freud 认为："变态的性生活就是幼儿的性生活，不过范围大小和繁简不同罢了。""正常的性生活和变态的性生活都起源于幼儿的性活动。"性变态是正常发育过程中异性恋发展遭受失败的结果。儿童在发育过程中未能解决的阉割焦虑（castration anxiety）和分离焦虑（separation anxiety）在无意识中持续发生作用，幼儿性活动的各个阶段都可停滞不前。当患者因为外界因素在解决两性问题上发生困难或受挫折时，为了缓解此种焦虑而获得心理的宁静，其性心理状态便退行到儿童时期的幼稚阶段，其性行为固结为一种不成熟的心理行为模式，其固结处多是性欲得到满足、感到快乐的阶段，即使是一次纯粹偶然的经验也可形成固结，从而影响性心理的健康发展。另一方面，尽管患者的性心理已经发展成熟，有了成熟的性生活，但一旦受到客观现实的阻碍或遭受心理上的创伤，性兴奋无法得到正常的宣泄和满足，便容易退回到已经过去了的固结处，寻找已经放弃了的对象，以求得到宣泄。Freud 的幼儿性欲和性心理发展学说是精神分析学派对性变态的发病机制解释的理论依据，然而由于儿童的心理基础只是人的一生中的出发点，与高度发展的成年人的心理是明显不同的，仅仅以儿童的经验来解释性心理障碍时的变态行为仍是不够的。

（二）行为主义学派理论

在 1957 年，已有苏联学者应用条件反射理论来解释恋物症，认为性心理障碍是性兴奋与偶然遭遇的无关刺激物条件化结合的产物。学习理论认为，性变态行为和人类其他行为一样，都是通过后天的学习，潜移默化而来。P. Roper 提出单个经验学习理论，认为性心理异常是具有易损伤人格素质的人的周围环境中某种事物或情境偶然与高度性兴奋或性满足相结合的一种反应。Rachman 以实验证实了恋物症的条件化形成机制，认为患者在儿童或少年时期性发育过程中，因受过不良性教育或受不良性经验的影响而出现性心理异常。国内有学者报告，50% 的露阴症和窥阴症患者曾受过坏人教唆或黄色书刊的影响。虽然有过许多学者证实和支持上述理论，但该学派的观点在解释患者的变态性行为只是在青年或中年以后才出现时则缺乏充分的说服力。

（三）"四因素"模式

该模式由 Finkelhor 等于 1984—1985 年间创立，该模式认为，恋童症患者：①在情感上与儿童比与成人具有更多的一致性；②借助儿童产生性唤起；③从成人那里获得需要的能力受阻；④阻止他们实施性侵犯的社会化过程被抑制。Finkelhor 的理论与其说是性侵犯的成因学说，倒不如说是在解释性侵犯行为是如何保持的。

（四）求偶行为阶段说

Freud（1988）把性侵犯看成是正常求偶过程的异常行为。根据对动物求偶行为的观察，Freud 把人类的求偶行为分成 4 个阶段：①对潜在的性伴侣进行初步考察；②身体接触前的交往，如打手势；③非性器官的身体接触；④性器官结合。按照这一理论，Freud 认为窥阴症是第一阶段的异常行为，露阴症是第二阶段的异常行为，摩擦症是第三阶段的异常行为，而强奸者是第四阶段的异常行为。

（五）依恋/亲密学说

该学说认为，无论出现哪一种类型的依恋行为，均有可能影响到个体的亲密行为。而亲密缺陷会促使个体对性行为的不合理使用。有学者指出，不安全型依恋的个体在情感上渴望与其他人亲近但内心又担心被拒绝而受到伤害，于是他（她）尝试与儿童接触并试图与他们建立起一种“浪漫”的亲密关系［因为与儿童交往时他（她）感觉到比较安全］，最终他（她）可能与这些儿童有不正当的性接触。而那些离散型依恋的个体，并没有与其他人建立亲密关系的愿望，甚至对其他人，尤其是成年女性抱有消极、愤怒甚至敌视的情绪，最终他们通过性侵犯的方式将这种负性情绪发泄在对方身上。

尽管不同的流派对性心理障碍有其各自的成因解释，但无论哪一种学派，均无法完整地解释性心理障碍的成因。但是很多人依然相信，对某一个患病个体而言，可能存在着某一单一的、容易识别的致病因素，通过识别这一单一因素，有利于在治疗和预防复发的过程中采取更为简单而富有针对性的措施。

三、社会因素

社会环境对性意识和性行为的影响非常之大。个体在少年儿童时期受到的影响是最深刻的，并对其以后的心理发育带来影响。如从小生活在单亲家庭，缺乏良好的教育，接触黄色书籍，偷窥异性身体，幼年时受到家庭环境中性刺激、性兴奋经验的影响，儿童少年早期即有特殊的性兴趣、性偏好等，均可能导致成人后形成各种类型的性心理障碍。父母对性行为的态度对儿童的性心理发育影响甚大，如果父母对性行为（含触摸肉体在内）采取否认、禁止的态度，会导致儿童对性产生罪恶感或羞耻感等，从而影响个体在成年后享受性快乐的能力，甚至产生性适应不良。正常的异性恋遭受阻挠、挫折（如青年期的失恋），重大生活事件的困扰（如高考落选、失业），成年人的工作失意或者受到来自周围环境的压力或排斥等，也可能对个体的性心理产生影响，甚至导致性心理障碍的产生。

此外，出生顺序也有可能影响到性心理的发育。有流行病学调查发现，男性的性取向与兄长的个数有关，每增加一个兄长，日后发展为同性恋的可能性就增加 33%，这称为兄弟出生顺序效应。而对于女性而言，则不存在此效应。进一步的研究还发现，男同性恋的性别取向取决于兄弟出生顺序效应的比例只占少数，但对全体男同性恋而言，该比例是不可忽略不计的。兄弟出生顺序效应可能反映了母亲对 Y 连锁抗原的叠加式的免疫过程，伴随的结果是母亲体内的抗男性抗体增加，这些不断增加的抗体会对其后来出生的男婴的大脑性分化产生越来越明显的影响。

总之，性心理障碍的病因是异常复杂的，它是遗传素质、发育过程、环境、社会文化等综合因素影响的结果。个体早年的创伤经历如被虐待、目睹家庭暴力等会对其成人后发展亲密的、有意义的人际关系的能力产生严重影响，而解决问题、情绪管理、自尊、自我控制以及应对技巧等能力也同样受到不良影响。对于这样的易感个体，在少年期面临额外的适应困难，常常使他们遭受同龄人的耻笑、排斥，以致自尊心受挫并逐渐与社会隔离。

反过来，这些遭遇放大了其业已存在的问题和弱点，使他们无法有效应对青春期出现的生理上的尤其是激素的变化以及随之而来的性意识、性情感的萌芽。如果这些脆弱的个体不学习健康的方式来满足他们在性、社会、亲密关系以及其他心理上的需求，特别是当他们经历人生中重大的挫折或困境的时候，他们很可能寻求一些不健康的方式或手段来满足上述需求。例如，为了宣泄不愉快的情绪如生气、愤怒或孤独，他们可能进行偏离常态的性幻想，并在幻想的支配下进行手淫。而后者，又进一步强化了这些偏离常态的性幻想。在此基础上，如果再受不良社会文化的影响，如暴力文化，则可能使情况更加糟糕。

第四节　性心理障碍分类及临床表现

ICD－10 对性心理障碍的分类为：①性身份障碍（易性症、双重异装症、童年性身份障碍、其他或待分类的性身份障碍）；②性偏好障碍（恋物症、恋物性异装症、露阴症、窥阴症、恋童症、施虐受虐症、性偏好多相障碍、其他或待分类的性偏好障碍）；③与性发育和性取向有关的心理及行为障碍（性成熟障碍、自我不和谐的性取向、性关系障碍、其他或待分类的性指向障碍）。

一、性身份障碍（gender identity disorders）

性身份障碍是指有变换自身性别的强烈欲望的性心理障碍，其主要类型是易性症（transsexualism）。易性症，又称性别改变症，主要表现为患者从心理上否定自己的性别，否定自己的生物学特征，完全无视解剖学上的证据，要求改变自身的性解剖特征或身体外形，渴望作为异性来生活，并从衣着、言谈举止等方面刻意模仿异性。实际上，患者极少合并性器官分化不良或遗传异常。患者的个体性别心理辨识与其生物学性别处于矛盾状态，似乎其主观性别被囚禁在一个相反性别的生物体躯壳里。易性症患者中男性多于女性，男性的发病率估计为三万分之一，女性约为十万分之一。男性患者起病于童年期，患者沉溺于女孩子的游戏，而回避一些具有粗犷特征和竞争性强的游戏。患者在青春期前后开始在心理上认定自己是女性，为青春期的体格变化和男性第二性征的出现感到非常痛苦，并经常穿着女式服装，蓄女式发型，抹口红，画眉毛，逼尖嗓音说话，模仿女性的姿态或行为方式，使用化学剂脱须，垫起胸部乳房，参加女性社会活动，喜爱烹调缝纫，性欲低下。成年后，仅有 1/3 的患者结婚，婚后又有半数离婚。为达到易性目的，患者可纠缠医生，固执地要求用手术改变乳房与外生殖器的形状。在医生不能满足其要求时，患者常会自行切除外生殖器，或服用女性激素。女性患者同样从外表打扮到内部感情、习惯爱好等方面均模仿男性，要求医生为其进行乳房和子宫切除，少数患者甚至要求植入男性阴茎。变性手术后可以使患者处于一种暂时的心理稳定状态，但也相应地带来一些社会伦理问题。由于患者的这些行为常不被家人和社会所接受，故他们经常处于焦虑抑郁状态，甚至产生厌世，严重者出现自杀行为。

易性症需同异装症、同性恋异性装扮等相鉴别，尽管有时非常困难。异装症患者并无改变自身性别特征的愿望，穿异性服饰的目的是为了引起性兴奋和性高潮。而同性恋个体穿戴异性服装的嗜好是为了取悦性伙伴。

ICD－10 关于易性症的诊断要点为：

（1）期望成为异性并被异性接受，通常伴有对自己的解剖性别的苦恼感及不相称感，希望通过外科手术或激素治疗而使自己的躯体尽可能与自己所偏爱的性别一致。

（2）转换性别的认同至少已持续 2 年。

（3）不具备其他精神障碍（如精神分裂症）的症状，或与染色体异常有关的症状。

二、性偏好障碍（disorders of sexual preference）

性偏好障碍是指以明显异常性行为方式满足性欲的性心理障碍。

（一）恋物症（fetishism）

恋物症表现为反复采用某种无生命物体（迷恋物）作为刺激物来引起性兴奋和获取性满足。恋物症多起于青春期，多见于男性，他们想方设法获取、收藏与女性体表接触的物品，如女性贴身的内衣、乳罩、内裤、长裤袜、高跟鞋、雨衣、手绢、女性的头发、用过的月经垫、月经带等。这些女性用品都为用过的或破旧的，而不是刚买来而未用过的。在国外有上述物品的专门收购出售店。患者通过抚摸、闻嗅这类接触性敏感部位的物品获取性幻想和性行为的满足。患者的恋物行为可取代与性伴侣之间的性活动，也可成为与性伴侣性行为的一部分，成为性唤起的必经途径。当恋物成为满足性欲的唯一方式时，患者往往会逃避正常的异性性行为。

ICD－10 关于恋物症的诊断要点为：

（1）当迷恋物是性刺激的最重要的来源或达到满意的性反应的必备条件，才能诊断恋物症。

（2）恋物性的幻想很常见，但除非他们引起了显著强制性、无法接受的仪式动作，以至于干扰了性交，造成了个体的痛苦，否则不足以诊断为此种障碍。

（3）几乎仅见于男性。

（二）恋物性异装症（transvestism）

恋物性异装症又称异装症、易装症或异性装扮症，指正常异性恋者反复穿着异性服装，暂时性地享受作为异性成员的体验，以引起性兴奋和性高潮，但没有永久改变性别愿望的一类性变态。只有在患者的异装行为产生显著的痛苦或产生性功能障碍时才诊断为异装症。异装症一般起于童年后期，开始时可能只是在自己的房间中穿着异性服装，以后逐渐出现在公众场合也穿异性装。先是部分异性装，以后逐渐增加异性衣饰的件数直至全部使用异性装束。患者穿着异性装时大多会体验到平静和舒适感。如果不穿或被制止时，则会引起强烈的紧张、焦虑，因此患者经常主诉其穿着异性装的原因是为了缓解焦虑不安的心境。异装症患者的异性着装与其人格、种族、年龄等相匹配，患者的异性装行为可出现在性生活中，即异性伴侣合作时，患者可着异性装进行性行为。在性伴侣不合作时则可出现抑郁、焦虑、羞耻感和罪恶感。与恋物症不同的是，异装症患者不是单纯爱好异性贴身衣物，而是从头到脚装扮成异性来唤起性欲并以此获得性满足。与易性症不同的是，异装症患者并无改变自身性别特征的愿望。同性恋者也有穿戴异性服装的嗜好，所不同的是，同性恋者属于性取向障碍，穿戴异性服装是为了取悦性伙伴，或认为只有这样才符合他们的性取向。绝大多数异装症患者并不主动寻求治疗，就诊者或是由配偶带来，或是在社会压力下就诊，也有的是由执法机关转来就诊。

ICD－10 关于异装症的诊断要点为：

（1）迷恋的衣物不仅仅是穿戴，而是打扮成异性的整个外表。通常不止穿戴一种物品，常为全套设备，包括假发和化妆品等。

（2）不期望永久变为异性，穿着异性服饰体验异性角色是为了满足自己的性兴奋，一旦达到性高潮，性唤起开始消退时，便强烈希望脱去异性服装。但也有可能是易性症的一个发展阶段。

（3）异装症可采用疏导心理治疗和认识领悟方法进行治疗。

（三）露阴症（exhibitionism）

露阴症又称露阴癖，是指向没有防备的陌生异性暴露外生殖器从而引起性兴奋和性满足的一种行为障碍。此类患者多为未婚男性，受害者几乎均是成年女性或儿童。患者一般躲在僻静和预计有单身异性出入的地方，当异性走近时突然暴露外生殖器或者同时加以自慰，观察异性的反应，从异性的惊慌、羞愤、尖叫、惊恐等表现中获得性兴奋和性满足，随后患者会迅速离开。患者一般不会有攻击行为，也没有与受害者发生实际性关系的欲望，仅以露阴行为作为缓解性欲紧张的唯一方式。露阴症起病年龄多在 25 岁左右，原因不明，有些患者性格比较内向，很少与人交往，有些是在婚后出现，个别患者在感冒后出现。精神分裂症、颅脑外伤、慢性酒精中毒、精神发育迟滞等患者可在病态支配下或在治疗欠理想的情况下出现露阴行为。精神分析理论则认为儿童期的阉割焦虑和分离焦虑是产生露阴症的根源。露阴的频率因人而异。露阴症是除同性恋之外发病率最高的性心理障碍。据报道，被捕的男性性犯罪者中有 30% 是露阴症。而在所有性犯罪者中，露阴症的再犯率最高，有 20%～50% 的人因露阴再次被捕。

ICD－10 关于露阴症的诊断要点是：

（1）具有反复或持续地向陌生人（通常是异性）或公共场合的人群暴露自己生殖器的倾向，几乎总是伴有性兴奋并继以手淫。

（2）没有与“暴露对象”性交的意愿或要求。

（3）几乎仅见于男性。

（四）窥阴症（voyeurism）

窥阴症，指反复窥视没有防备的异性生殖器或相关器官、裸体或他人的性交，窥视时伴有手淫，以此达到性兴奋和性满足。窥阴症多发生于成年男性。青少年中发生的窥阴症以性好奇为主，常被轻描淡写。成年男子的窥阴动机主要是出于追求刺激，他们对异性配偶或公众性的异性暴露并没有兴趣，窥阴时的压力愈大，愈能获得性满足感。患者多胆小内向、孤僻、性格懦弱，缺乏与异性交往能力，或是婚姻的失败者。患者可不顾危险或花费大量时间寻找窥阴机会，窥阴时可伴有手淫，但并不寻求与被偷窥者的实际性接触，也不会用暴力手段来满足性要求。一般认为导致窥阴症的原因与以下几个方面有关：①幼年时受到不良视觉性诱惑影响或有过不良的性经历，使性心理发育过程受阻。典型情况是患者幼年时曾看到母亲的裸体，或在青春期曾见过异性裸体或黄色照片。②偶然的窥阴行为与手淫相结合的不良影响，以后通过手淫的反复加强而固定。③色情文化的影响。④智力缺陷或者性方面的压抑亦可导致窥阴症。

ICD－10 关于窥阴的诊断要点为：

（1）反复窥视异性下身、裸体，或他人性活动，伴有性兴奋或手淫。

（2）没有暴露自己的意向。

（3）没有同受窥视者发生性关系的愿望。

（五）恋童症（paedophilia）

恋童症，是指一个成年人的性对象指向青春期前的儿童（一般 12～13 岁或更小），如果受侵犯者的年龄处于青春期后期，则称为儿童性骚扰。恋童症几乎只见于男性。受性侵犯的对象可能是女孩或者男孩，采取的性行为方式有露阴、强奸、口交、抚摸等。恋童症患者对儿童实施性行为时可出现性虐待行为，在儿童身上造成外伤和咬痕，有时甚至因为感到恐惧和羞愧而杀死儿童。患者的恋童性活动可表现为只限于自己的小孩或近亲中儿童的乱伦行为。恋童症的病因不明，有人认为是由心理或精神因素所致，如受心理或性心理缺陷、智能低下和精神疾病的影响所致。也有人认为恋童症的产生与身体机能损伤（如大脑损伤）、勃起功能障碍、酒精中毒和衰老等有关。恋童症患者可以有正常性行为，因在社会交往和性生活中不遂意而将性要求转向儿童以作为缓解某种压力的手段。有人把恋童症患者分为未成熟型恋童症、退化型恋童症和攻击型恋童症三类。①未成熟型恋童症患者对儿童的爱恋仅仅停留在爱抚、抚摸和宠爱的水平上，从未与同龄异性有过性行为，只是在与儿童的交往中才能体验到舒适感。②退化型恋童症患者在早年生活表现正常，与同辈人一直有过良好的关系，与同龄异性也曾有过性关系，然而在以后的生活中，自我怀疑和幼稚逐渐滋生，在社会交往和性生活中渐不遂意，一系列的挫折使患者将性行为对象转向儿童。这种针对儿童的性行为往往带有冲动性并且常常是把其当作缓解某种压力的手段，因此使儿童受到明显伤害。此类恋童症患者因恋童行为常感到苦恼、自责、害羞，甚至有罪恶感。③攻击型恋童症患者为满足性刺激的需要，在性行为时往往伴有虐待和暴力行为。这种攻击行为本质上是一种恶意的侵犯。攻击的方式多种多样，往往造成被攻击对象严重伤害，极端痛苦，甚至造成死亡。也有学者将恋童症分为假性神经症型和稳定不变型两种亚型。前者通常以异性恋出现，对性行为对象有不愉快的相互关系并伴有强烈的羞耻感或罪恶感；后者常出于一种感情的仇恨对性行为对象进行性施虐行为。值得强调的是，恋童症行为在很多情况下不易与乱伦或强奸幼女的犯罪行为相区别，在诊断时需加以注意。

（六）性施虐症（sadism）和性受虐症（masochism）

性施虐症和性受虐症，是指以在肉体或精神上虐待性爱对象，或者以接受性爱对象虐待的方式来激发性兴奋与获得性满足的一种性心理障碍。施虐症患者和受虐症患者可以配对结合，也可能在和正常人性交时表现出这种愿望。一些患者则在性行为中可交替充当这两种角色。患者以虐待（施虐或受虐）行为作为满足性欲的主要途径。施虐行为可以是精神上的折磨（如恐吓、羞辱），也可以是施与肉体的痛苦，如手捏、脚踢、口咬，重者针扎、刀割甚至杀人。个别性虐待症患者见到血就很兴奋，在性交时常划破对方的皮肤，将血液涂在自己的阴茎上以获得性满足。性施虐症患者在性交前通过虐待行为，使对方痛苦而兴奋，然后再行性交。有的性施虐症患者只是从虐待中就可得到满足，而并不需要性交。性施虐症形成的原因不明。有人认为性施虐症行为是生活遭受挫折或者婚姻失败后形成的反抗心理；或者是因自小受欺负而逐渐产生的报复心理。性施虐的行为是长期的或持续的，对非自愿的性伴侣施虐可持续到患者被捕为止。在正常性行为中，男女双方因性兴奋也可存在抓、咬、捏等动作，但因未对性对象造成痛苦，故不被认为是性施虐。

性受虐症患者多为女性，也可以是男性。患者通过受到异性施予的心理或躯体的折磨而获得性满足。受虐的程度可以从一般的捆绑、鞭打、拳打、脚踢到针刺乳房、切割乳房等。性受虐症的成因不明，部分患者在幼年时有以接受大人责骂来换取关注的现象；有的患者是在遭到遗弃后形成了心理变态，以接受对方的暴力来表示接受对方的爱；有的则是在身体受创时，出现性兴奋而射精由此得到启发，因此希望从受虐过程中重复获得性满足。也有研究认为，性施虐症和性受虐症与某种遗传因素有关。

性施虐症需与强奸进行鉴别。性施虐者在强奸犯中的比例不到1/10。强奸犯的行为动机一般并非折磨受害者，且受害者在被伤害时的身心承受的痛苦并不会增加强奸犯的性兴奋。

ICD－10关于性施虐症与性受虐症的诊断要点为：

（1）将捆绑、施加痛苦或侮辱带入性活动的一种偏好。如果个体乐于承受这类刺激，便称为受虐症；如果是施予者，便为施虐症。个体常常从施虐和受虐两种活动中都可获得性兴奋。

（2）在正常的性活动中，也常有轻度的施虐受虐刺激用来增强快感，只有那些以施虐受虐活动作为最重要的刺激来源或性满足的必备手段才可诊断为性施虐症与性受虐症。

（七）其他性偏好

其他各种类型的性偏好与活动也可发生，但每种相对少见，包括以污秽的语言打电话、在拥挤的公共场所通过摩擦别人的身体获得性刺激（摩擦症）、与动物发生性活动，以勒颈或缺氧的方式增加性兴奋，或偏爱那些解剖上异常的性伴侣，如截肢者。

1. 摩擦症（frotteurism）

摩擦症是指习惯性以自己身体的某一部分（通常为阴茎）摩擦和触摸异性身体以达到性兴奋的目的。患者多为男性，通常在异性不备或未觉察时及拥挤场合（如在搭乘公共交通工具时）进行。患者的行为可具有计划性和目标选择性，当被摩擦的对象有明显的反应时，患者通常会终止有关行为，并装作若无其事；而若受害者默许，患者则会继续，同时往往伴有手淫或射精。患者往往反复发作，屡教不改，因而在被抓后须承担刑事责任，通常按“流氓罪”论处。

2. 恋尸症（necrophilia）

狭义的恋尸症者仅见于男性。恋尸症主要表现为患者与女性尸体发生性行为以获取性满足或性快感，故也称奸尸症或奸尸狂。但在不少文献或文学作品中，把对死亡配偶尸体的固执性爱恋和对异性尸体的性凌辱行为也作为恋尸症。患者具有与尸体进行性行为的强烈欲望。有时，患者的这种欲望可以通过想象与尸体性交来满足（幻想型恋尸症）。患者将性交的所有细节都想象得淋漓尽致，并且在这种想象中获得性快感和性满足。有时，患者的这种欲望只能通过与尸体进行实际的性接触来满足。个别患者在和尸体性交后还获取性交对象的性器官（常为女性的乳房、生殖器等），把这些器官保存起来，并在观看或触摸这些器官的过程中获得性快感或性满足。有些患者为满足性欲会把这些器官随身携带。有些患者因采取将受害人杀死的方法来获得奸尸的机会，给社会带来极大的危害。恋尸症的病因迄今不明。多数研究者认为，在恋尸症患者身上有一种支配其性交对象的强烈欲望，这种欲望的满足在其性满足中占据十分突出的地位。因尸体绝对不会违背命令，故患者宁愿选择尸体作为性交对象而不愿选择正常人。有些恋尸症患者并不会与尸体发生性关系，而是与活人性交，但是性交伙伴必须装扮成死人，要求其在性交过程中丝毫不动，如果对方的身体活动了，便会感到自己的命令受到了违抗，从而会丧失性交的欲望和能力甚至为此发怒。这种情况在正常的夫妻性生活中也可能存在，但鲜为人知。恋尸症患者在社会生活中可能是一个屡受挫折的失败者，由于无法控制活人的世界，所以便转向了死人的空间。在尸体面前，患者俨然是个强大的主宰者，尸体对他唯命是从，而绝不会拒绝他的任何要求或嘲笑他的无能。患者在这种行为中处于绝对支配的地位，而且不必担心失败与挫折。患者可伴有明显的精神障碍，但精神发育迟滞者则少见。

3．恋兽症（zoophilia）

恋兽症是指以动物为性行为对象，以获取性满足的一种性心理障碍。恋兽症患者既有男性也有女性。男性恋兽症患者常以对动物有明显施虐色彩的非性交性行为获得性满足为特征，女性恋兽症患者则多从与动物摩擦或令其舐外生殖器的过程中获得性满足为特征。恋兽症患者可以分为单纯变态行为和变态心理两种类型。单纯变态行为者可能是在某些特殊环境下的行为，譬如孤独的放牧人与牛、羊、猪等发生性行为，或长期独身居住的女性和家中宠物发生性关系。大部分恋兽症患者在环境改变之后可以过正常的性生活。少数恋兽症患者的变态性行为可能和心理发育不良有关。当今西方某些老年人的动物宠爱症与恋兽症可能有密切关系，他们对某种动物有不正常的喜爱症好。

值得注意的是，以动物为唯一的满足性欲要求对象，且反复发生持续半年以上，方可下恋兽症的诊断。

三、性成熟障碍（sexual maturation disorder）

性成熟障碍，是指个体为不能确定他/她的性身份或性取向而苦恼，从而产生焦虑或抑郁。最多见于少年，他们无法确定自己是同性恋、异性恋还是双性恋，有些个体常常已经有固定的性关系，却在一段时间的确定稳固的性取向之后，发现他们的性取向发生了改变。关于同性恋问题详见第六章。

第五节 性心理障碍的治疗

性心理障碍的治疗不仅是一个医学难题，还是一个非常复杂的社会问题。一方面，性心理障碍患者以其变态的性行为为症状，从中获得性快感或性满足，这些人主动到医院就诊的很少，如果没有被抓住或行为被揭露的话则难以被发现，因此治疗也就无从谈起。即使被发现，由于性心理障碍的治疗效果总体上仍差强人意，特别是一些具有性侵犯行为的患者如恋童症、摩擦症等，在病情未得以控制之前，可能屡屡作案，从而给他人乃至公众的合法权益带来严重威胁。而对此类患者的治疗各国尚缺乏共识。另一方面，部分性心理障碍如同性恋该不该治疗，目前在学术界还存在分歧。此外，共病现象在性心理障碍患者中非常常见，它既增加了性心理障碍的难度，同时也为性心理障碍的治疗提供了新思路。最后，对部分性心理障碍的治疗有可能改变患者的社会角色或身份，如对易性症患者进行变性手术。由此可见，性心理障碍的治疗本身不仅仅是一个医学问题，还涉及伦理道德、公共安全、公共卫生乃至司法等社会问题。它具有不同于其他治疗行为的特殊性。

性心理障碍的治疗手段具体包括以下几种。

一、心理治疗

心理治疗是性心理障碍治疗的基本方法之一，具体的治疗原则和方法常因理论学派的不同而不同。常见的治疗方法有以下几种。

（一）动力学精神疗法（dynamic psychotherapy）

精神动力学理论认为，性心理障碍的原因在于由儿童期即发展并逐渐形成的性心理冲突。这种冲突存在于患者的潜意识中并无意识地影响着患者的性欲与性行为。根据这一理论，通过引导患者认识其潜意识中的性心理冲突，即让潜意识的内容意识化，有望从根本上“治愈”患者的性心理障碍。然而，在“潜意识的内容意识化”的过程中，有可能过多地掺杂治疗师的个人主观猜测或臆断，导致意识化的内容未必是患者内心深处的真实心理活动。而且动力学精神疗法的疗效评价尚缺乏公认的标准，其疗效如何尚有待考察。因此动力学精神疗法目前在性心理障碍治疗中并不占主流。

（二）行为疗法（behavior therapy）

行为治疗的理论基础是巴甫洛夫的经典条件反射理论以及斯金纳的操作条件反射理论。治疗目标主要包括两个方面：一为纠正或消除偏离常态的性行为；二为塑造或建立正常、健康的性行为。就目前大部分行为治疗方法而言，多数以第一种治疗目标为主，其中最常用的方法为厌恶疗法。厌恶疗法的治疗原则是当患者出现异常的性意识或性行为时施予足以引起患者不愉快、厌恶、痛苦的刺激，从而建立起条件反射，利用这种不愉快的、令其厌恶的体验来代替异常性行为引起的性快感，从而消除或减轻患者的变态性行为。根据刺激的种类不同，厌恶疗法可有多种形式，包括注射催吐剂（如阿扑吗啡）使之呕吐、用橡皮筋弹击手腕、给以短暂的电刺激、让患者闻难闻的气味等，也可配合精神性厌恶刺激，如用录音机让患者将自己因偷窃女性的内裤、乳罩等性恋物时被抓，“伪君子”面目被识破时的紧张、恐惧和难堪局面的叙说录音，反复播放，以达到警示、收敛和改正的效果。

默想敏感法是教育患者当出现性幻想时马上联想一件使自己最厌恶、最痛苦、最后悔的事情（如被人打耳光、被人欺凌、被拘禁等），从而形成一种厌恶条件反射，预防性变态行为再发。无论是厌恶疗法还是系统脱敏疗法，尚未有证据证明这些治疗方法对性心理障碍产生持久的疗效。因此有人提出，治疗的终极目标应该为：重塑患者的性欲取向以及性行为方式，让患者逐渐建立起正常、健康的性行为，以达到抵制不良性行为、保持长期疗效的目的。其中常用的方法为“手淫重建条件反射法”（masturbatory reconditioning），其原理是利用手淫来帮助患者在正常性对象、正常性行为与性欲或性唤起之间建立起新的条件反射，使患者产生新的性欲转变（sexual turn-ons），同时忘记旧的性欲转变。这种新的性欲转变能为社会所接受，患者也不必为这种转变感到内疚或尴尬。具体方法是让患者观看有关正常性行为的录像或翻阅成年异性的裸体图片集（这些录像或图片所宣扬的性对象、性行为是为常态社会所能接受的），当患者感到性兴奋的时候即进行手淫来强化，如此重复多次，直至新的性对象与性欲之间建立起条件反射。

（三）认知疗法（cognitive therapy）

与行为治疗不同，认知疗法更注重患者的认知过程（包括感受、记忆、态度、信念等）对行为的影响。认知理论认为，性心理障碍患者均存在不同程度的“认知扭曲”（cognitivedistortions）（如表 7－1 所示）。这种认知扭曲主要表现为一些错误的或不合理的想法，这些想法用来为自己的非法性行为辩护，试图使自己的非法性行为合理化、正当化，并努力对自己的性行为产生的后果的严重性进行否认或最小化。表 7－1 是性欲倒错患者认知扭曲的常见例子。因此治疗的具体方法就是通过一系列干预技术来帮助患者逐渐认识到自己认知系统里的不合理成分，并进行“认知重建”（cognitive restructuring）。认知疗法通常与行为疗法结合起来，称为认知—行为疗法（cognitive-behavioral therapy）。

表 7－1　性欲倒错患者“认知扭曲”实例

分类	恋童癖	露阴癖	强奸
不合理归因	“她看起来是如此的令人想拥抱。”	“她不断地看着我，似乎那正是她期待的一样。” “她的穿着打扮似乎在暗示我那正是她要寻找的。”	“虽然她口头上拒绝，她的身体却没有抗拒。” “我每次行事（强奸）都是在喝醉之后。”
否认性意图	“我只是教她性知识……好过她父亲或其他人来教她。”	“我正寻找地方小便。” “我的裤子不小心滑了下来。”	“我只是想教训一下她，那是她活该。”
贬低受害者	“她早就和她男朋友发生过关系。”	“是她自甘堕落而已。”	“谁叫她在舞会上主动找上门来，她活该。”

续上表

分类	恋童癖	露阴癖	强奸
低估后果	“她一直以来对我非常友好，即使在事情发生以后。”	“我从来都没有碰过她，我又怎么可能伤害到她。”	“之前她已经与多少人发生过关系？这算得了什么。”
转移责难	“这是很多年前的事了，谁还记得。”	“庆幸我没有强奸过任何人。”	“我仅做过一次而已。”
合理化	“如果我小时候不被人骚扰，我永远都不可能做出那事。”	“如果我懂得如何约会，我用得着那么做吗？”	“如果我女朋友答应给我，我犯得上去强奸别人吗？”

（译自：Maketzky B M. The Paraphilias：Research and Treatment［M］//Nathan P E，Coman J M (Eds). A Guide to Treatments That Work. New York：Oxford University Press，2002：525－558.）

（四）整合模式（integration model）

该模式综合了行为主义、人本主义、认知理论、社会学习理论以及应激理论等多个学派的观点。治疗的目标不仅仅在于性心理障碍的矫治，而且还着力提高患者的社交技能（尤其是人际交往技能），并且兼顾性教育。治疗进程中要能充分考虑到患者可能出现的否认及自我欺骗，通过建立治疗性面谈来帮助患者认识自己的行为细节，弄清过去曾误导性取向或性行为的所有事件的层级顺序，教育患者如何改变生活方式以提高自己对行为的控制能力。此外，在患者发展人际支持网络过程中还提供情感支持和技术帮助。尤其是部分患者对负性生活事件的应对能力差，应对技巧不足，通常把性作为处理各种应激事件的应对方式。因此对该部分患者，应积极引导，帮助他们建立起成熟、健康、合理的应对方式，提高其对各类应激源的应对能力。总之，对性心理障碍的心理治疗没有一个固定的模式，常常是根据患者的具体情况，综合运用各种治疗技术。只不过不同的患者所运用的技术、方法、目标侧重点有所不同而已，需要被改变者拥有真诚的想要改变的愿望，同时也需要治疗师有能力和决心用人道的方法去实现这种改变。

二、药物治疗

药物治疗是在心理治疗的基础上作为一种辅助治疗手段而用于临床，可起到暂时的对症治疗作用。药物的选择主要是根据患者的性心理障碍类型、不同的发病原因及症状表现、心理治疗效果的好坏来决定。目前用于治疗性心理障碍的药物主要有以下 4 种。

（一）雌性激素

大量动物试验和临床研究均发现睾酮与性欲明显相关，降低体内睾酮水平或直接拮抗睾酮作用的药物均有可能降低患者的性欲水平。过去，降低睾酮水平的方法只有“手术去势疗法”（surgical castration），而现在通过药物即可以达到降低睾酮水平的目的，因此又有“化学去势疗法”（chemical castration）之称，它属于内分泌治疗，又称药物去势。黄体生成素释放激素（LHRH）可刺激脑垂体释放黄体生成素（LH）。人工合成的超活性 LHRH 类似物（LHRH A）可在用药早期刺激脑垂体释放黄体生成素，使脑垂体的 LHRH 受体下降调节，受体减少，反而抑制了 LH 的释放，睾酮的产生减少，最终使睾酮下降至去势水平，从而起到与手术去势相似的疗效，称之为药物去势。所谓“化学去势（androgen deprivation）疗法”，其实是将雌性激素（女性荷尔蒙）、抗雄性激素（睾丸抑制剂）或性腺刺激激素抑制剂注入累犯患者体内，令他失去性冲动，同时不再勃起，令男性独有的人体反应消失。捷克是欧洲唯一一个对性犯罪者实施阉割的国家，过去 10 年（1998—2008）曾对至少 94 名罪犯进行过手术阉割。负责监管行刑过程的捷克精神病专家坚称，这是缓解遭遇极度性紊乱的犯罪者的性冲动的最成功办法。但反酷刑委员会要求捷克取消这一针对暴力性犯罪者的刑种。自欧洲理事会反酷刑委员会在 2007 年宣称阉割手术具有“侵害性、不可挽回性和残害性”后，越来越多的欧洲国家正在考虑对暴力性犯罪者实施化学阉割——使用荷尔蒙药物抑制性欲。争论围绕着谁的权力优先展开：是遭遇残酷惩罚的性犯罪者还是期望得到保护的社会。不过一些精神病专家指出，性病理存在于脑中，无法手术治疗。“化学阉割”的争议在于，该疗法可能违背医疗道德以及侵犯人权。“化学去势疗法”的优点不仅仅在于可以免除手术之苦，更重要的是它保留了患者的勃起功能，从而为患者与正常的性伴侣进行性交提供可能，而且“化学去势疗法”不像“手术去势疗法”那样是不可逆的，一旦药物治疗终止，其生育以及性功能即可逐渐恢复。目前常用于“化学去势疗法”的药物有：孕激素包括安宫黄体酮（medroxyprogesteroneacetate，MPA）和醋酸环丙氯地孕酮（cyproterone acetate，CPA），促黄体（生成）激素（luteinizing hormone-releasing hormone，LHRH）促效剂如曲普瑞林和醋酸亮丙瑞林。MPA 的作用机制是抑制绒毛膜促性腺激素分泌以及降低睾酮浓度，CPA 则主要作为孕激素通过受体拮抗作用对抗双氢睾酮的雄激素作用。总体而言，MPA 和 CPA 降低睾酮作用均不可靠，因此治疗性心理障碍疗效也不是非常肯定，而且副作用比较明显，主要包括男性乳房女性化、体重增加、肝损害、血栓形成等。LHRH 促效剂目前被认为是一种较为理想的用于“化学去势疗法”的药物。其常见的副作用主要为潮热、毛发生长缓慢、骨质疏松、嗜睡、乏力、弥漫性肌肉疼痛等，一般程度较轻，而且部分可通过一定的措施加以拮抗，如骨质疏松，可合并使用钙剂和 VitD 预防。但考虑到长期应用激素可能产生的不良反应，目前多数学者建议，在患者接受“化学去势疗法”之前，要签订知情同意书，并在服药之前以及服药治疗期间定期进行体检。

（二）增强 5 - 羟色胺能的药物（选择性 5 - 羟色胺再摄取抑制剂 SSRIs、三环类抗抑郁剂 TCA）

Kafka M P 等（1994）在一项开放性临床试验中发现，SSRIs 能有效减少性欲倒错或性欲倒错相关障碍患者的总的性欲宣泄次数以及每天花费在不寻常性行为上的时间。Kraus C 等进一步研究发现，SSRIs 对性欲倒错尤其是对所谓的“袖手旁观”式性犯罪患者的疗效尤为明显。SSRIs 治疗性欲倒错的机制尚不是非常明确，其可能的作用机制包括：①通过增加大脑神经元突触间 5 - HT 浓度来降低性欲水平；②通过治疗性欲倒错患者的共病来间接改善患者的性欲倒错症状，研究表明，性欲倒错患者共病现象非常常见，其中包括抑郁症、焦虑症、强迫症、冲动控制障碍、多动症等，而 SSRIs 能有效改善这些共患疾病，继而改善患者的情绪、认知以及行为控制能力，从而改善患者的性欲倒错症状；③通过调节 5 - HT 能神经元的受体表达以及神经内分泌功能，直接改善患者的性欲倒错症状。TCA 对性欲倒错或亢进的机制可能与以下因素有关：①高催乳素血症。TCAs 通过拟 5 - HT 能而激动 5 - HT2A 受体，抑制结节—漏斗通路的 DA 释放，引起催乳素脱抑制性释放，此外，5 - HT 激动 5 - HT1A 受体，直接引起催乳素释放，催乳素水平呈中度升高，引起男性乳房女性化和女性闭经。②性功能抑制。TCAs 通过拟 5 - HT 能而激动 5 - HT2A 受体，从而抑制性欲、性唤醒和性乐高潮，这些效应又能为 TCAs 的拟 NE 和 DA 能所部分抵消。

（三）抗惊厥药

Daniel Varela 等（2002）曾报道，卡马西平与氯硝安定合用成功治愈一例男性恋童症患者。Shiah I. S. 等（2006）报道，使用托吡醋成功治愈一例男性恋物症患者。用抗癫痫药治疗性欲倒错目前仅限于个案报道，其确切疗效以及作用机制尚有待进一步考证。

（四）抗精神病药物

目前有研究发现，抗精神病药物舒必利、氨磺必利、利培酮、帕利哌酮及氯丙嗪等通过增加血清催乳素水平，抑制睾酮及雌激素，从而抑制过度性欲。

三、手术治疗

最极端的手术方法是精神外科手术，它会切断脑部各部分（就像下丘脑）之间的神经联系，这种神经联系被认为是在控制着性行为。美国没有使用过这种方法，但一些欧洲国家在进行这类试验（Rieber & Sigush，1979）。性欲倒错患者的手术治疗的适应证主要包括以下 3 种情况。

1. 脑部肿瘤引起的性欲倒错

常见的肿瘤有间脑肿瘤、垂体瘤，该部位的肿瘤常常伴有性心理异常。对于近期出现性心理障碍并且伴有头痛、视觉变化的患者应高度怀疑有脑瘤存在的可能，在确诊后可考虑手术治疗。

2. 易性症（见本书 123 页）

3. 性侵犯

对有性侵犯行为的性欲倒错患者，出于对公共安全以及公众利益考虑，可对其进行“手术去势疗法”——手术切除睾丸。但是，随着“化学去势疗法”的发明，“手术去势疗法”基本被淘汰。但如果患者对药物无法耐受或患者对药物治疗依从性差，而其症状对公共安全构成严重威胁，则“手术去势疗法”是首选方法。

四、预防

对性心理障碍的预防主要包括 3 个方面，即性欲倒错的三级预防：一级预防为对健康人群进行性心理知识的卫生宣教，普及性科学知识，以达到预防性心理障碍发生的目的；二级预防为对性心理障碍患者进行早期诊断、早期治疗，以减少疾病给患病个体以及其所处社会带来的不良影响；三级预防为对经治疗病情缓解的性欲倒错患者进行登记、管理、追踪、随访，及时掌握患者的病情变化走向，为预防复发采取积极应对措施。

正确的性教育是预防性心理障碍重要的社会措施。性教育必须从儿童开始，父母既不能对孩子的性发育放任不管，也不能对孩子进行性禁忌和性封闭，而要“管之、教之”，即既要对孩子的性心理以及性行为发展予以一定的约束，也要对其进行适当的引导、教育，使其朝着符合社会规范和社会期待的方向发展。

1. 性心理教育应重视以下几个问题

（1）儿童期性别角色教育。自古以来，由于男女不同性别构成的特殊性，使不同的民族、文化、风俗对男女性别角色都逐渐形成特殊的行为模式，如男女着装、婚姻、性心理、性行为和性道德都有特定的规范，性别错扮和性别角色行为误导影响了性心理的健康发展，对人的身心健康会造成严重的影响。要注意给予正确的角色期盼和性别角色装扮，使子女能根据自己的服式、颜色等装扮来识别性角色；要予以正确的性别角色行为引导，根据儿童性别特点开展有益于性别形成的游戏活动，注意男女在一定范围内的行为避忌，不做与该性别角色相悖的事情，从小形成与性别角色相适应的男性与女性行为；给予相应性别角色的知识教育（性知识、性道德）和心理诱导；家长要认真扮好自身的性别角色，给子女做好榜样。

（2）性知识教育。针对不同年龄段青少年，进行有关性生理、性心理、性解剖、恋爱婚姻等方面的知识教育，青少年甚至大学生的性知识目前主要来源于科普书刊和文艺宣传，极少得到父母及社会的关注和指导，因此，青少年时期性知识教育是至关重要的课题。

（3）性道德教育。性道德教育是对两性关系及性生活中的行为准则和规范进行的教育，以培养人们树立“自愿、无伤和爱”的性道德观，从而避免性犯罪和性错误的发生。性道德教育应从青少年时期开始。

2. 性身份障碍的预防

（1）建立恰当的母子关系，母婴接触过程中，既要避免接触过少，也要避免接触过分，尤其是男孩，应该为其创造“父子认同”的机会，避免母子间“共生”关系延续过长。

（2）对婴幼儿进行正确的性身份指定和符合其生物学性别的行为训练。

（3）营造健康、科学的社会文化氛围，避免不良的文化作品对青少年性别角色认同以及性别身份塑造的负面影响。

3. 性偏好障碍的预防

预防工作应从儿童期开始，大力提倡科学的性教育和性知识的普及，创造宽容、健康的异性接触环境；家长应注意检点自己的性行为以及教养方式；清理整顿文化市场，避免不良文化的诱惑。对于儿童和青少年出现的早期性偏好障碍倾向，应在正面引导的基础上，鼓励其积极参加集体活动，建立正常的人际关系。

4. 性指向障碍的预防

青春期前是预防同性恋的最佳时期，预防要首先弄清儿童的家庭环境是否容易促使其发育成为同性恋者，以及时发现有同性恋倾向的儿童。对于不能认同自己性别，或不能与同性伙伴建立满意关系的儿童；要高度注意；对于有同性恋倾向的儿童，家庭要十分重视，及时处理，不可认为孩子幼小而掉以轻心。

二级预防属于治疗部分的内容，在此不再赘述。三级预防是患者是否取得持久疗效的关键。因为性心理障碍是一种慢性疾病，许多患者需要终身维持治疗。患者经过急性期的系统治疗，症状基本或部分得到缓解，但如果就此终止治疗，则病情很可能很快复发。即使部分患者坚持维持治疗，但如果一些深层次问题没有得以解决譬如现实压力依然存在、应对技能缺乏、社会支持系统不健全等，均有可能促使病情复发。

（王　宁　张晋碚　甘照宇）

【本章思考题】

1. 何谓性心理障碍？性心理障碍的判断标准是什么？
2. 性心理障碍有哪些共同特征？
3. 性心理障碍的产生与哪些因素有关？
4. 性心理障碍分为几大类，每一类分别包含什么内容？
5. 恋童症分几种类型，分别有什么样的临床表现？
6. ICD－10 关于易性症的诊断要点是什么？
7. 目前文献报道对性心理障碍治疗有效的药物有哪些？
8. 性心理障碍的手术治疗适应证有哪些？
9. 性心理障碍常用的心理治疗方法有哪些？

【本章参考文献】

1. Moser C，Kleinplatz P J. DSM-IV-TR and the Paraphilias：An Argument for Removal [J]. Journal of Psychology and Human Sexuality，2005，17（3/4）：91－109.

2. Hedges D W，Jeppson K G，Burns C. Twenty-year behavioral follow-up of a1：13 Chromosomal Translocation and Mobius Syndrome Presenting with Poor Impulse Control，Exhibitionism，and Aggression [J]. Compr Psychiatry，2003，44（6）：462－465.

3. Wachtel S，Green R，Simon N G，et al. On the Expression of H-Y Antigen in Transsexuals [J]. Arch Sex Behav，1986，15（1）：51－68.

4. Buhrich N. A Case of Familial Heterosexual Transvestism [J]. Acta Psychiatr Scand，1977，55（3）：199－201.

5. Comings D E，Comings B G. A Case of Familial Exhibitionism in Tourette's Syndrome Successfully Treated with Haloperidol [J]. Am J Psychiatry，1982，139（7）：913－915.

6. Kravitz H M，Haywood T W，Kelly J，et al. Medroxyprogesterone and Paraphiles：Do Testosterone Levels Matter? [J]. Bull Am Acad Psychiatry Law，1996，24（1）：73－83.

7. Schiffer B，Peschel T，Paul T，et al. Structural Brain Abnormalities in the Frontostriatal Systemnd Cerebellum in Pedophilia [J]. J Psychiatr Res，2007，41（9）：753－762.

8. Schiltz K，Witzel J，Northoff G，et al. Brain Pathology in Pedophilic Offenders：Evidence of Volume Reduction in the Right Amygdala and Related Diencephalic Structures [J]. Arch Gen Psychiatry，2007，64（6）：737－746.

9. Dressing H，Obergriesser T，Tost H，et al. Homosexual Pedophilia and Functional

Networks—An fMRI Case Report and Literature Review [J]. Fortschr Neurol Psychiatr, 2001, 69 (11): 539 - 544.

10. Blanchard R. Fraternal Birth Order and the Maternal Immune Hypothesis of Male Homosexuality [J]. Horm Behav, 2001, 40 (2): 105 - 114.

11. Blanchard R, Bogaert A F. Proportion of Homosexual Men Who Owe Their Sexual Orientation to Fraternal Birth Order: An Estimate Based on Two National Probability Samples [J]. Am J Hum Biol, 2004, 16 (2): 151 - 157.

12. Hepp U, Kraemer B, Schnyder U. Psychiatric Comorbidity in Gender Identity Disorder [J]. J Psychosom Res, 2005, 58 (3): 259 - 261.

13. Laws D, Marshall W. A Brief History of Behavioral and Cognitive Behavioral Approaches to Sexual Offenders: Part 1. Early Developments [J]. Sexual Abuse, 2003, 15 (2): 75 - 92.

14. Laws D, Marshall W. A Brief History of Behavioral and Cognitive Behavioral Approaches to Sexual Offenders: Part 2. The modern era [J]. Sexual Abuse, 2003, 15 (2): 93 - 119.

15. Beech A R, Mitchell I J. A Neurobiological Perspective on Attachment Problems in Sexual Offenders and the Role of Selective Serotonin Re-uptake Inhibitors in the Treatment of Such Problems [J]. Clin Psychol Rev, 2005, 25 (2): 153 - 182.

16. Wheeler J G, George W H, Marlatt G A. Relapse Prevention for Sexual Offenders: Considerations for the "Abstinence Violation Effect" [J]. Sex Abuse, 2006, 18 (3): 233 - 248.

17. Yates P M, Kingston D A. The Self-regulation Model of Sexual Offending: The Relationship between Offence Pathways and Static and Dynamic Sexual Offence Risk [J]. Sex Abuse, 2006, 18 (3): 259 - 270.

18. Scott C L, Holmberg T. Castration of Sex Offenders: Prisoners' Rights Versus Public Safety [J]. J Am Acad Psychiatry Law, 2003, 31 (4): 502 - 509.

19. Czerny J P, Briken P, Berner W. Antihormonal Treatment of Paraphilic Patients in German Forensic Psychiatric Clinics [J]. Eur Psychiatry, 2002, 17 (2): 104 - 106.

20. Fagan P J, Wise T N, Schmidt C W Jr, et al. Pedophilia [J]. J A M A, 2002, 288 (19): 2 458 - 2 465.

21. Kafka M P. Sertraline Pharmacotherapy for Paraphilias and Paraphilia-related Disorders: An Open Trial [J]. Ann Clin Psychiatry, 1994, 6 (3): 189 - 195.

22. Varela D, Black D W, et al. Pedophilia Treated with Carbamazepine and Clonazepam [J]. Am J Psychiatry, 2002, 159 (7): 1 245 - 1 246.

23. Shiah I S, Chao C Y, Mao W C, et al. Treatment of Paraphilic Sexual Disorder: The Use of Topiramate in Fetishism [J]. Int Clin Psychopharmacol, 2006, 21 (4): 241 - 243.

24. Kraus C, Strohm K, Hill A, et al. Selective Serotonine Reuptake Inhibitors (SSRI) in the Treatment of Paraphilia [J]. Fortschr Neurol Psychiatr, 2007, 75 (6): 351 - 356.

25. Olsson S E, Möller A. Regret after Sex Reassignment Surgery in a Male-to-female Transsexual: A Long-term Follow-up [J]. Arch Sex Behav, 2006, 35 (4): 501 - 506.

26. Pryde N, Longstaff J. Common Psychosexual Disorders: Presentation and Management [J]. The Hong Kong Practitioner, 1982: 206 – 215.

27. 沈渔邨. 精神病学 [M]. 4 版. 北京：人民卫生出版社，2002.

28. 杨德森. 中国精神疾病诊断标准与案例 [M]. 长沙：湖南大学出版社，1989：62 – 65.

29. 霭理士. 性心理学 [M]. 潘光旦，译注. 上海：三联书店，1987：227 – 232.

30. 瑞妮丝. 金赛性学报告 [M]. 王瑞，译. 济南：明天出版社，1993.

31. 徐韬园. 现代精神医学 [M]. 上海：上海医科大学出版社，2000.

32. 马晓年. 现代性医学 [M]. 2 版. 北京：人民军医出版社，2004.

33. 糜若然，瞿全新. 女性性心理障碍及其治疗 [J]. 中国实用妇科与产科杂志，1997，13 (3)：140 – 141.

34. 陈永平. 性心理障碍 [J]. 新医学，1999，30 (3)：175 – 176.

35. 杨华渝. 性心理障碍 [J]. 男科学报，1998，4 (3)：141 – 154.

36. 张东. 性心理障碍的社会和心理分析 [J]. 健康心理学，1996，4 (3)：141 – 142.

37. 任丽平，赵宝然. 认识—领悟疗法治疗性心理障碍一例 [J]. 中国心理卫生杂志，2000，14 (5)：358 – 359.

38. 杨华渝. 性变态的药物治疗 [J]. 性学，1994，3 (4)：21 – 23.

39. 方明昭. 易性癖 40 例临床分析 [J]. 中华神经精神科杂志，1994，27 (3)：166 – 168.

40. 崔玉华，任桂英，方明昭，等. 易性癖 54 例 MMPI 测试结果分析 [J]. 中国心理卫生杂志，1998，12 (3)：138 – 139.

41. 于庆波，田祖恩，陈立锋，等. 性心理障碍鉴定 50 例分析 [J]. 临床精神医学杂志，1995，5 (2)：100 – 102.

42. 左小萍. 性心理障碍患者的心理测量与个性评定研究 [J]. 现代临床医学生物工程学杂志，2003，9 (1)：39 – 40.

第八章　精神障碍与性功能障碍

第一节　情感性精神障碍与性功能障碍

一、概述

关于情感性精神障碍的性功能障碍问题目前研究不多，并且多集中在抑郁发作以及抗抑郁药对性功能的影响等方面，而对躁狂发作或双相障碍的性功能状态研究得较少，这可能与抗抑郁药的广泛应用以及双相障碍的识别率、诊断率较低等因素有关。随着人们对健康生活要求的全面提升、性观念的多元化，以及医学科学的进步，情感性精神障碍引起的性功能障碍问题，将越来越受到人们的重视。

（一）情感障碍基本概念

情感性精神障碍（affective disorder）又称心境障碍（mood disorder），是指情感或心境显著而持久的改变（高涨或低落）为基本临床特征并伴有相应认知和行为异常的一类精神障碍。此类精神障碍通常有反复发作的特点，缓解期精神活动基本正常。情感性精神障碍的临床表现可简单地分为三类：抑郁症状、躁狂症状、精神病性症状。这三大类症状的不同程度、不同组合形式构成了情感性精神障碍的不同临床相或者临床亚型。

1. 抑郁症状

抑郁发作需要满足情绪低落、兴趣减退或丧失、精力下降 3 个核心症状中的至少 2 项同时符合至少以下 2 个以上的附加症状：精神运动性迟滞或激越；自我评价过低，或自责，或有内疚感，可达妄想程度；联想困难，或自觉思考能力显著下降；反复出现想死的念头，或有自杀行为；失眠或早醒，或睡眠过多；食欲不振或体重明显减轻；性欲明显减退。以上症状持续存在至少 2 周，并导致社会功能受损。

2. 躁狂症状

躁狂发作需要满足情绪高涨或易激惹，并至少有下列 3 项（如为易激惹，至少需 4 项）：注意力不集中或随境转移；语量增多；思维奔逸（语速增快，言语迫促等）、联想加快或意念飘忽的体验；自我评价过高或夸大；精力充沛、不感疲乏、活动增多、难以安静，或不断改变计划和活动；鲁莽行为（如挥霍、不负责任，或不计后果的行为等）；睡眠需要减少；性欲亢进。以上症状持续存在至少 1 周，并导致社会功能受损。

3. 精神病性症状

抑郁与躁狂发作时均有可能出现幻觉、妄想、木僵等精神病性症状，但这些精神病性症状一般只在情感症状的极端严重期出现，且持续时间较短（一般1个月以内），不会先于情感症状出现而后于情感症状消失，是情感症状的“伴随症状”。

根据ICD－10临床诊断与分类标准，情感性精神障碍包括以下发作亚型：

（1）躁狂发作（manic episode）：①轻躁狂；②躁狂，不伴精神病性症状；③躁狂，伴精神病性症状；④其他躁狂发作；⑤躁狂发作，未特定。

（2）双相情感障碍（bipolar disorder）：①双相情感障碍，目前为轻躁狂发作；②双相情感障碍，目前为不伴精神病性症状的躁狂发作；③双相情感障碍，目前为伴精神病性症状的躁狂发作；④双相情感障碍，目前为轻度或中度抑郁发作；⑤双相情感障碍，目前为不伴精神病性症状的重度抑郁发作；⑥双相情感障碍，目前为伴精神病性症状的重度抑郁发作；⑦双相情感障碍，目前为混合状态；⑧双相情感障碍，目前为缓解状态；⑨其他双相情感障碍；⑩双相情感障碍，未特定。

（3）抑郁发作（depressive episode）：①轻度抑郁发作；②中度抑郁发作；③重度抑郁发作，不伴精神病性症状；④重度抑郁发作，伴精神病性症状；⑤其他抑郁发作；⑥抑郁发作，未特定。

（4）复发性抑郁障碍：①复发性抑郁障碍，目前为轻度发作；②复发性抑郁障碍，目前为中度发作；③复发性抑郁障碍，目前为不伴精神病性症状的重度发作；④复发性抑郁障碍，目前为伴精神病性症状的重度发作；⑤复发性抑郁障碍，目前为缓解状态；⑥其他复发性抑郁障碍；⑦复发性抑郁障碍，未特定。

（5）持续性心境（情感）障碍（persistent mood disorder）：①环性心境；②恶劣心境；③其他持续性心境（情感）障碍；④持续性心境障碍，未特定。

（6）其他心境（情感）障碍（other mood disorders）。

（7）未特定的心境（情感）障碍（unspecified mood disorders）。

（二）病因及发病机制

情感障碍发病机制不明。研究最多、相对较成熟的领域是单胺类神经递质水平、神经传导通路和结构的异常。基本一致的观点是，单胺类神经递质包括去甲肾上腺素（NE）、5－羟色胺（5－HT）以及多巴胺（DA）功能低下与抑郁相关，而功能亢进则表现躁狂或轻躁狂发作。神经肽类如血管紧张素（vasopressin）和内源性阿片样物质在情感障碍的发病中也有一定作用，如抗抑郁药物和电抽搐（ECT）治疗可以改善GABA－β受体数目，起到抗抑郁效果。中枢谷氨酸（兴奋性氨基酸）受体5个亚型中的代谢性谷氨酸受体（mGluR2）与抑郁的发病有一定关联。下丘脑—垂体—肾上腺（HPA）轴和下丘脑—垂体—甲状腺（HPT）轴的神经内分泌激素水平、节律以及激素在突触前释放增加、突触后受体功能下调，与情感障碍相关。应激可以造成神经免疫学改变，如果趋炎细胞因子如白细胞介素IL－2、3，肿瘤坏死因子，干扰素－α/β等水平升高，临床表现出衰弱、疲乏、快乐缺失、厌食、注意力不集中，并可能导致5－HT水平下降和HPA轴功能亢进。此外，脑影像学显示，双相情感障碍（男性为甚）有脑室扩大；重性抑郁症尾状核体积缩小，额叶萎缩；双相Ⅰ型（既有躁狂发作又有抑郁发作）细胞膜磷脂代谢异常；部分抑郁症额叶皮层血流量减少。

遗传因素对双相情感障碍的影响比抑郁症大。调查发现，一级亲属双相情感障碍患病率是普通人群的 8～18 倍、抑郁症患病率是普通人群的 1.5～2.5 倍；单卵孪生双相情感障碍同病率为33%～90%，双卵孪生双相情感障碍同病率为5%～25%，抑郁症同病率为10%～25%。总之，血缘关系越近遗传风险越大。

社会心理因素在易感人群中起到了诱发作用。

（三）流行病学

2005 年底，世界卫生组织披露目前全球抑郁人口多达 1.2 亿人，中国心理卫生协会的有关统计显示，中国有超过 2 600 万的人患有不同程度的抑郁症，其中 90% 的抑郁症患者没有意识到自己可能患有抑郁症并及时就医。西方发达国家 20 世纪七八十年代流行病调查显示，双相障碍终生患病率为 3.0%～3.4%，90 年代上升为 5.5%～7.8%；20 世纪 90 年代的中国香港地区及台湾地区的流行病学调查资料显示，双相障碍的终生患病率为 1.6%，较同期（1982）中国 12 个地区调查（0.042%）高出 35 倍。分析得出，这除了与经济社会状况差异有关外，更重要的是与当时中国的流行病调查方法学的差异有关。

二、情感性精神障碍的性问题

情感性精神障碍患者对性功能障碍可以表现在性欲、性唤起（勃起与阴道润滑）及性高潮等各个环节，也可以表现为性心理障碍。

（一）抑郁发作

目前未经药物治疗的抑郁症患者对性功能障碍的流行病学、病理学以及自然病程知之甚少，抑郁发作与性功能障碍之间的关系及其内在的联系机制尚未明确。研究的焦点主要从现象学的角度展开，以抑郁情绪伴发的性欲低下以及负性认知与性功能障碍的关系作为切入点。

1. 抑郁情绪与性功能障碍

大量文献显示，25%～75% 的抑郁症患者会出现性欲缺乏的现象，其患病率与抑郁的严重程度有关。早在 1967 年，Beck 报道 61% 的严重抑郁症患者性兴趣减退，而非抑郁症对照组只有 27% 性兴趣减退；Beck 还发现，性兴趣缺失与疲劳感、食欲下降、体重下降和失眠相关。由此认为，性兴趣减退是抑郁症生物学症状的一部分。Schreiner-Engel 和 Schiavi（1986）在一项研究中发现，绝大多数患者在先前的抑郁发作中出现了性欲减退，抑郁缓解后，性欲减退仍持续存在。苏黎世一项纵向队列研究把“抑郁”的范围扩大至涵盖重度抑郁症（major depressive illness）（即终生有各种程度的抑郁发作，从无躁狂到轻躁狂发作，等同于抑郁症）、恶劣心境（dysthymia）和反复发作的短暂性抑郁（recurrent brief depression）。结果发现，性欲减退与抑郁有关，女性更加明显。然而，并非所有的抑郁症患者均出现性欲减退，Mathewand Weinman（1982）发现在 57 名抑郁症患者中，31% 诉性欲减退，而 22% 诉性欲增加。Angst（1998）发现抑郁对性欲的改变与性别有关，在男性抑郁症患者中有 25.7% 诉性欲减退，23.3% 诉性欲增加（非抑郁对照组，该比例分别为 11.1% 和 6.9%）；对于女性抑郁症患者，只有 8.8% 在抑郁时诉性欲增加，35.3% 诉性欲减退（非抑郁对照组，该比例分别为 1.7% 和 31.6%）。John Bancroft 等进一步研究发现，那些在抑郁状态下性欲减退的患者，往往喜欢独处、想弄清是什么原因导致他（她）抑郁，而不是把性作为调节情绪的工具；而那些抑郁状态下性欲增强的患者，往往把性作为寻求亲密、自我证明、调节情绪的工具。最后作者认为，无论是性欲减退还是性欲增强，均说明负性情绪是性行为“失控”的高危因素。

虽然约70%抑郁症患者有性欲减退的现象，但其中仅有25%左右的患者存在勃起或润滑方面的问题。Woodruff 等发现原发性情感障碍的男性患者中约23%有阳痿。Tamburella 及 Seppeccr 注意到，患者抑郁状态下的勃起能力与抑郁发生前相比仅稍有下降。Araujo 等（1998）在一项社区研究中发现，在控制诸如年龄、生理健康状况等混杂因素后，勃起障碍与抑郁症状有关。尽管他们发现勃起功能障碍与性兴趣减退有一定关联，但是他们惊讶地发现抑郁与性欲减退无明显相关。根据这一发现，Nofzinger 等认为，性欲的改变或许可以作为情感障碍分类的一个参考指标。至今尚无女性抑郁症患者性唤起障碍的研究资料。根据有限的研究资料显示，未经治疗的重度抑郁患者的性高潮障碍发生率较普通人群高许多，显示对性不感兴趣，常不能从性活动中得到满足，但从生理学角度看，还是有性功能的。

2. 负性认知与性功能障碍

根据认知理论，人的行为是由人的认知图式（cognitive schemas）决定的。所谓“图式”是指一个相对稳定的认知模式，它是根据过去的经验发展起来的，并决定了对将来经历的感受和理解。当一个人面对某一特定情景时，与之相关的图式被激活，个体以此为基础，对此情景中的刺激信息进行筛选、辨别或编码，最后形成判断，做出决定并付诸行动。根据这一理论，如果一个个体具有性方面的正性的图式，遇到性刺激就有可能激活其有关性快乐的记忆，并由此激起生殖系统生理反应；如果一个个体具有性方面的负性图式，遇到性刺激就有可能激活有关性的痛苦记忆或以非性方面的方式被个体感受、理解，其生殖系统的性反应就无法激活，其性唤起就有可能被抑制。对于抑郁症患者而言，其负性情绪和关于个人总体状态的负性评价，有可能促成了关于性方面的负性图式，进而抑制了性反应。抑郁症患者通常没有什么性的幻想或意念，虽然抑郁较少影响被动的性行为，但主动的性行为却显著减退，因为其性启动（男性之勃起功能、女性之阴道润滑功能）的机制是完整的，但性启动的感知常减退。Nofzinger 等（1993）在对接受认知—行为治疗的男性抑郁症患者进行研究时发现，那些对治疗效果欠佳的，其性欲水平要较病情缓解组和非抑郁对照组要低，而且他们的焦虑水平以及抑郁发作次数较病情缓解组和非抑郁对照组高。

抑郁情绪对性的影响因人而异，但性功能障碍的程度通常并不像其他标准那样直接能反映抑郁的严重性。有的患者其他方面很好，但对性却完全失去兴趣；而另一些患者在许多方面都不正常，而性功能却与病前一样好。虽然对这种变异还不能用抑郁的严重程度来解释，但配偶的性行为方式、对性的态度（是为快感还是为了尽责任），肯定能够起一定的作用。

（二）躁狂发作

对躁狂发作的性功能状况研究不及对抑郁发作的研究丰富。田峰等对58名躁狂症患者进行调查研究，发现性欲亢进、生活频度增加者35例，占60.34%（其中早泄与性欲亢进并存者19例，占性欲亢进总数的54.29%）；早泄者22例，占37.93%；性欲减退6

例，占10.34%；另有24例表现为其他性行为的异常，如为追逐异性、赤身裸体、口出秽言等，占41.38%。有学者认为，躁狂性欲减退可能是性活动能力未能达到本人预想效果而“先扬后抑”所致。而早泄被视为对性冲动的控制能力降低或对性刺激的反应阈值下降所致。

（三）混合发作或快速循环发作

混合发作是双相障碍的另一种形式，可以同时具备躁狂发作和抑郁发作的某些症状，也可以是一种发作形式向另一种发作形式转变的过渡期状态。快速循环发作指一年中至少有4个发作周期，超快速循环发作的患者甚至在48小时内就出现一种发作形式向另外一种发作形式的转换。

目前尚没有关于双相障碍混合发作及快速循环发作与性功能障碍之间关系的系统研究。从混合发作的形式看，患者的性功能状况要较单纯的抑郁或躁狂发作患者的性功能状况要复杂得多。如一位混合状态的未婚男性，其情绪大部分时间处于抑郁状态，而其性欲则处于持续亢奋状态，一见到陌生异性即有性冲动，曾找过妓女泄欲，但性欲亢进的状况无明显改善，反而加重了自己的思想负担，常常为自己的性问题感到懊悔，因此情绪更加低落。另一位年轻的未婚女性是快速循环发作患者，当其处于躁狂状态的时候，性活动明显增强，衣着性感，当街勾引异性，并与之发生一夜情，可一旦转到抑郁状态下，性欲明显减退，并对之前轻率的性行为十分后悔，觉得自己十分堕落。由此可见，混合发作或快速循环发作与性功能障碍之间的关系是十分复杂的，而且有时两者可互为因果，形成恶性循环。

（四）药物因素

情感障碍的患者往往需要系统的药物治疗，使用包括抗抑郁药物、抗躁狂药物（情感稳定剂和新型抗精神病药物）、抗焦虑药物、内分泌药物等一类或多类精神药物，治疗时间根据病情的需要长达数月、数年甚至终生。

抗抑郁药是一类主要用于治疗和预防各种抑郁障碍的药物，而今其适应范围还扩大到焦虑症、强迫症、恐惧症、惊恐障碍等和5-HT相关的疾患。

抗抑郁药物根据受体作用机制可分为：①单胺氧化酶抑制剂（MAOIs）；②新一代可逆性单胺氧化酶抑制剂（RIMAs）；③）三环类抗抑郁剂（TCAs）；④选择性5-HT再摄取抑制剂（SSRIs）；⑤5-HT和NE再摄取抑制剂（SNRI）；⑥NE/DA摄取抑制剂（NDRI）；⑦5-HT2A受体拮抗剂和5-HT再摄取抑制剂（SARIs）；⑧α2-肾上腺素受体拮抗剂和5-HT1，5-HT2受体拮抗剂；⑨NE和特异性5-HT抗抑郁药（NaSSA）；⑩NE再摄取抑制剂（NRIs）；⑪其他：氟哌噻吨美利曲辛片、噻奈普汀、圣·约翰草。

临床医生会根据患者的症状特点选用不同的药物实施个体化治疗，积极控制和缓解抑郁相关症状。同时，抗抑郁剂的使用常常引起性功能障碍。其可能机制包括：①非特异性中枢神经作用，例如镇静剂影响性兴趣和性功能；②对中枢神经递质的特异性作用，例如引起多巴胺（DA）降低或5-羟色胺（5-HT）增加；③通过神经递质对靶器官的外周作用，例如抗胆碱能药物通过影响外周肾上腺素/胆碱能平衡或α1肾上腺素能拮抗剂而导致阴茎异常勃起；④通过激素作用，例如由于5-HT升高导致催乳素增加，从而引起性欲下降；⑤通过酶作用，例如抑制硝酸氧化合成酶，该酶能催化阴茎和阴蒂内硝酸氧化物的生成。

抗抑郁剂对性功能的影响非常复杂，随着药理作用机制的不同，对性功能的影响也不同，同一类抗抑郁剂可能因为作用于不同的受体或不同的受体亚型而同时对性功能产生有利和不利的影响，例如：SSRIs 通过抑制突触前膜对 5 – HT 的再摄取，提高 5 – HT 功能，其中激活 5 – HT1A 受体，可促进性唤起、促进射精，同时可能激活 5 – HT2 受体，可导致性功能障碍。同一种药物产生改善性唤起的积极作用，同时又可能促进射精，加重早泄症状。

由于抗抑郁剂可能会出现性功能方面的副作用，所以需要精神科专科医生根据患者的病情和性功能方面的问题，仔细评估，权衡利弊，寻求疗效稳定副作用可控的最佳平衡治疗方案。

三、诊断注意事项

抑郁症患者主动报告性功能障碍的仅有 14%，但是使用问卷调查时达到 58%。为了提高对情感性精神障碍患者性功能障碍的识别率、诊断率，首先要端正对性问题的重视，尤其是作为临床医生，应该充分认识到性对提高患者的生活质量、康复信心以及对治疗的依从性具有重要意义。目前辅助筛查、诊断情感障碍患者常见的性功能障碍的调查量表有 Arizona 性生活量表、性功能变化量表等。量表是诊断的辅助工具，不能代替问诊、体检与临床诊断，当量表调查或测验提示患者存在性功能障碍，临床医生必须进行深入的、针对性的会谈、体检和实验室检查。

判断患者性功能障碍究竟是发病前即存在还是发病后方出现的，究竟是疾病本身的症状之一抑或是药物引起的不良反应，诚然，这是比较困难的，尤其是在性功能障碍的病史较长、用药比较复杂、对病史叙述不是很清楚的时候。

四、治疗

相对于情感性精神障碍患者性功能障碍的低诊断率，其治疗率则更低，有将近 42% 抑郁症患者在出现性功能障碍时采取的措施只消极地等待症状的自发缓解，得不到有效及时的治疗，大大降低了患者的性生活质量。而性生活质量降低会使抑郁症患者产生自卑感，影响夫妻感情，使人际关系敏感，导致抑郁加重，甚至出现自杀。此外，有些患者因此对药物治疗产生怀疑，以致自行减药或停药，使症状加重或导致复发。也有些患者可能去寻求壮阳药物，甚至滥用补品，一方面这些药物可能诱发原发疾病复发或病情加重；另一方面，当壮阳药物和补品的暗示效果丧失后，新的沮丧也会使患者更为绝望。因此，提高患者性功能障碍的治疗率、治疗的有效率对提高患者对治疗的依从、防止病情复发、全面提高生活质量具有重要意义。

其具体的治疗措施包括以下几方面。

（一）原发疾病的治疗

情感性精神障碍是一种高发病率、高致残率乃至高致死率的精神疾患，因此，治疗原发疾病是治疗患者性功能障碍的基础。但是，单纯治疗原发疾病并不能完全有效解决患者的性功能障碍问题。Montejo-Gonzalez（1997）对没有服用过抗抑郁药物的伴有性功能障碍的抑郁症患者进行抗抑郁药物治疗，治疗 6 个月后，性功能无改善者占 81%，中度改善者占 13%，完全改善者仅占 6%。因此，有必要结合其他治疗措施对患者的性功能障碍进行有效处理。

（二）心理治疗

心理治疗的主要功效是改变患者对性认知的负性图式、消除疑虑、释放不良情绪、改善夫妻关系、提高性技巧等，对某些特定类型的性功能障碍有治疗价值。

（三）观察

观察并非消极等待，而是考虑性症状可能会随着药物或其他治疗的起效而改善。但研究显示，抗抑郁药引起的性功能障碍自发缓解率很低，在 6 个月随访中，仅有 9.7% 的患者完全缓解，另有 11.2% 部分缓解。因此，除非性功能障碍程度较轻或者患者目前暂时无性伴侣而对性功能障碍的治疗不迫切，一般不主张保守观察。

（四）调整用药

对可以确定药物是引起性功能障碍的主要因素时，可首先通过调整药物来解决。可参考的方案有：

1. 减量

减量即降低原药剂量以达到最佳的耐受水平。有报道称，氟伏沙明减量可以成功改善药源性性功能障碍，但很多情况下，患者出现性功能障碍与药物剂量关系并不大，而且减量可能会降低疗效。故该方法的有效性尚有待进一步考究。

2. 药物假日

药物假日即中断药物治疗 36 ~ 72 小时，使性功能障碍相对减轻。但此方案不但可能促使精神症状复发，而且可能出现撤药不良反应，舍曲林、帕罗西汀半衰期较短，假日疗法的效果优于氟西汀。有报道称 SSRI 治疗 30 例抑郁伴有药源性性功能障碍患者，均在周四停药，周日恢复原剂量，4 周后发现舍曲林、帕罗西汀组性功能有明显改善，而氟西汀组没有变化，抑郁评分无显著变化。

3. 换药

根据患者既往的用药情况、性功能障碍的类型以及抗抑郁药的药理特点，换用一些既能改善患者的精神症状又能降低性功能障碍发生率甚至能治疗性功能障碍的药物。如曲唑酮和米氮平的 5 - HT 回收阻断效应较弱，丁氨苯丙酮无 5 - HT 回收阻断效应，故很少有射精和性高潮障碍。SSRIs 抗抑郁药能延迟射精，如果性功能障碍以早泄为主要表现，而之前又没有使用过此类药物，可尝试换用帕罗西汀等对射精延迟程度较明显的药物。如患者的性功能障碍以性欲减退为主，可尝试换用舍曲林或丁氨苯丙酮，它们都有中脑边缘系统的拟 DA 能效应，DA 能增加性唤醒，故能改善性欲，提高性兴奋能力。同时，通过 DA 再摄取抑制作用，可以对抗 5 - HT 引起的高催乳素效应，从而减少由催乳素升高引起的性功能障碍。

（五）增加辅助性药物

增加辅助性药物即增加能缓解性功能障碍的药物，在保持原药疗效的同时，尽可能缓解性功能障碍。增加辅助性药物要根据性功能障碍的类型、产生原因以及内在的生理病理机制进行选择。如患者以勃起功能障碍为主，可选用西地那非（sildenafil，商品名为 Viagra）；如患者存在射精延迟或性高潮缺乏，可选用金刚烷胺（amantadine）或溴隐亭，因这两药能增加 DA 能活性，促进射精和性高潮的到来；如患者存在逆行射精，可选用拟去甲肾上腺素药丙咪嗪（imipramine）、抗胆碱药溴苯吡啶（antial），分别通过激动 α1 受体和拮抗胆碱能受体而使膀胱颈关闭，从而治疗逆行射精；如患者的性功能障碍表现为阴茎痛性勃起，可选用抗胆碱/抗组胺药苯海拉明或 β 受体拮抗剂普奈洛尔；如患者存在高催乳素血症，可选用溴隐亭。

（六）手术治疗

如果患者出现阴茎持续勃起超过 4 小时，须急诊手术处理。

第二节　神经症、应激相关障碍、躯体形式障碍与性功能障碍

一、概述

（一）神经症（neurosis）

神经症旧称神经官能症，是一组轻型精神障碍的总称，主要表现为焦虑、抑郁、恐惧、强迫、疑病或神经衰弱症状的精神障碍。神经症患者常自觉其精神活动能力受损，产生焦虑和烦扰，或为各种躯体不适感所苦；体格检查不能发现脑器质性病变或躯体疾病作为其临床症状的基础；自知力大都良好，无持久的精神病性症状；通常不会把自己的病态体验与客观现实相混淆，患者现实检验能力未受损害；行为一般保持在社会规范容许的范围内，可为他人理解和接受；常迫切要求治疗。起病多与素质、人格特征或精神刺激有关；病程多迁延或呈发作性。临床症状至少有下列 1 项：①恐惧；②强迫症状；③惊恐发作；④焦虑；⑤躯体形式症状；⑥躯体化症状；⑦疑病症状；⑧神经衰弱症状。

神经症是常见的精神疾病，患病率远高于各种重性精神障碍。但是对神经症患者的性功能状况鲜有系统研究，对其病因、发病机制的探讨很多尚停留在理论假说阶段。国内郭念峰对 76 例抑郁性神经症患者进行研究，结果发现患者对性生活不满意者有 66 例（86.8%）。孙轻骑等对 86 名神经症患者进行性行为问卷调查，结果发现神经症患者大多表现为性行为被动、性生活不满意、性生活后感觉紧张加重。由此推测，神经症患者的性生活质量普遍不乐观，值得人们重视。

（二）应激相关障碍（stress related disorders）

应激相关障碍旧称反应性精神障碍或心因性精神障碍，指一组主要由心理、社会（环境）因素引起异常心理反应而导致的精神障碍。临床表现分为急性应激障碍、创伤后应激障碍、适应性障碍。急性应激障碍（acute stress disorder）是在急剧、严重的精神打击刺激后数分钟或数小时发病，主要表现为意识障碍、意识范围狭隘、定向障碍、言

语缺乏条理、对周围事物感知迟钝，可出现人格解体、强烈恐惧、精神运动性兴奋或精神运动性抑制。创伤后应激障碍（Post-traumatic Stress Disorder，PTSD）又称延迟性心因反应，指在遭受强烈的或灾难性精神创伤事件后，数月至半年内出现的精神障碍。如创伤性体验反复出现、面临类似灾难境遇可感到痛苦或对创伤性经历的选择性遗忘。适应性障碍（adjustment disorders）指在易感个体的基础上，遇到了应激性生活事件，出现了反应性情绪障碍、适应不良性行为障碍和社会功能受损。通常在遭遇生活事件后 1 个月内起病，病程一般不超过 6 个月。

（三）躯体形式障碍（somatoform disorders）

躯体形式障碍是一种以持久的担心或相信各种躯体症状的优势观念为特征的神经症。因这些症状反复就医，各种医学检查正常和医生的合理解释均不能打消其疑虑。即使有时确实存在某种躯体障碍，但不能解释症状的性质、痛苦的程度与先占观念。这些躯体症状被认为是心理冲突和个性倾向所致，但对患者来说，即使症状与应激性生活事件或心理冲突密切相关，他们也拒绝探讨心理病因的可能，常伴有焦虑或抑郁情绪。

二、病因及发病机制

（一）神经症的病因及发病机制

对神经症患者性功能障碍的研究目前主要停留在社会、环境、心理层面。对其病因及发病机制的解释，也因心理理论学派不同而不同。其中较常见的理论学派包括：

1. 精神分析学派

精神分析学派是在对大量神经症患者观察研究的基础上发展起来的理论。该理论以性或性欲作为研究起点，认为性是一切心理发展的原动力。童年的创伤性生活经历、成人的“性压抑”以及“性心理冲突”等各种影响“性本能”发展的因素均是各种心理障碍的根源。鉴于精神分析的上述理论特点，现代许多学者分别在精神分析学派的某一个概念基础上进行延伸，对神经症患者性功能障碍展开系列研究。其中常被引用的概念有：

（1）性压抑。神经症患者具有本能欲望强、受超我力量抑制的特点。性欲指向困难而转换成临床症状，在性活动时心理矛盾冲突明显；性生活时害怕自己的躯体受到伤害；性生活时处于一种渴望—厌恶的冲突情形之中，导致性行为被动，性生活不满意，性生活后感觉紧张加重，性生活频度降低。

（2）性心理冲突。性心理冲突的强迫症患者一方面有性的需求，另一方面把性看成“不洁、肮脏”的代名词，并反复通过强迫行为转移对性的注意力。

（3）防御方式。防御方式作为对冲突的一种潜意识反应，是个体在应付各种挫折情景时，为防止和减轻焦虑等精神压力而采取的一系列习惯性适应行为。与正常人相比，广场恐惧症患者的神经症性（中间型）防御方式得分较高；社交恐惧症患者的成熟型防御方式得分较低，而不成熟型防御方式得分较高；强迫症患者的成熟型防御方式得分较低，而不成熟型和神经症性（中间型）防御方式得分较高。所有类型神经症患者成熟型防御方式的使用与正常对照组无显著性差异；在不成熟型防御方式和中间型防御方式上，神经症患者较多使用投射、躯体化、理想化和交往倾向，较少使用幻想和回避。但不同类型神经症患者仅在否认防御方式上存在显著差异性；躯体化障碍患者较多使用不成熟及中间型防御机制，较多使用退缩、解除、躯体化、否认、同一化，较少使用抱怨、幽默。不成熟的防御方式会对患者在处理两性关系、家庭矛盾、生理性躯体不适等方面产生负面的影响，并有可能使得患者长期处于应激或焦虑状态，继而影响性功能。

2. 认知理论

认知理论认为，一个人对某一事件的认识和看法包括对过去事件的评价、对当前事件的解释或对将来可能发生的事件所做出的预期决定了其行为方式。存在性功能障碍的个体无论是男性还是女性均较性功能正常的个体存在更多的负性“性认知”，尤其是存在性功能障碍的女性。她们更多地认为女性绝经后性欲一定会减退消失，随着年纪的增长，从性中得到的乐趣减少，身材外貌不再吸引人，所以无法获得性满足。而性功能障碍的男性较性功能正常的男性更倾向于认为一个真正的男人应该拥有较频密的性生活，在性生活中勃起的质量是最能令女性满意的。据此推测，不正确的性认知是导致心因性性功能障碍的危险因子之一。

3. 行为主义

行为主义认为，人的不良行为是不良环境刺激与不断强化而形成的。个体的性行为因为不良环境刺激产生负性的情绪反应，那么这种情绪反应就可能以“条件反射”的形式，影响到该个体以后对性行为的情感、态度，继而影响到他（她）的性功能。相对于性功能正常人群来说，存在性功能障碍的男性往往存在较多的诸如悲伤、绝望、恐惧等负性情绪，而较少有快乐、满足等正性情绪，女性也同样，而且其内疚、愤怒的不良情绪也较性功能正常的女性明显。

4. 其他

这包括童年的性创伤经历、人格特征等。但目前的研究仅仅限于两种现象之间的相关性研究，而对其内在的病理生理机制研究甚少。近来的研究发现，情感障碍与强迫性性行为（compulsive sexual behavior）和“性瘾”（sexual addictions）有近似的病理基础。

（二）应激相关障碍的病因及发病机制

创伤后应激障碍的发生与很多因素相关联。这些因素主要分为家庭、社会心理因素（如性别、年龄、种族、婚姻状况、经济状况、社会地位、工作状况、受教育水平、应激性生活事件、个性特征、防御方式、童年期创伤、家庭暴力、战争、社会支持等）和生物学因素（如遗传因素、神经内分泌因素、神经生化因素等）。其中重大创伤性事件是PTSD发病的基本条件，具有极大的不可预见性。

适应性障碍是指遭受日常生活的不良刺激，又由于具有易感性，加之适应能力差，导致适应性不良。其主要表现以情绪障碍为主，伴有适应不良的行为或生理功能障碍，影响社会适应能力，使学习、工作、生活及人际交往等受到一定程度的损害。适应性障碍是人群中常见的一种心理障碍，常见于入伍新兵、大学新生、移民或灾民等。

（三）躯体化障碍的病因及发病机制

躯体化障碍的病因还不为人知，但无疑它是一种具有家族聚集性的障碍。在一些研究中，大约20%的躯体化障碍的女性一级亲属也符合躯体化障碍的诊断。这种家族聚集性可以受到遗传、环境因素或两者共同的影响。一些研究结果表明女性躯体化障碍具有共同的病因，并和反社会型人格障碍之间存在关联。躯体化障碍患者的双侧额叶存在对称性的功能障碍。非优势半球前部的功能障碍比后部的严重。躯体化障碍优势大脑半球的功能障碍比健康对照和抑郁障碍的严重。

三、神经症的临床表现

（一）概述

1. 恐惧症（phobia）

恐惧症是一种以过分和不合理地惧怕外界客体或处境为主的神经症。患者明知没有必要，但仍不能防止恐惧发作。恐惧发作时往往伴有显著的焦虑和自主神经症状，患者极力回避所害怕的客体或处境，或是带着畏惧去忍受。根据恐惧的对象不同，可分为场所恐惧症、社交恐惧症、特定的恐惧症。

2. 焦虑症（anxiety disorders）

焦虑症是一种以焦虑情绪为主的神经症。主要分为惊恐障碍和广泛性焦虑两种。前者是一种以反复的惊恐发作为主要原发症状的神经症。患者在无明显诱因情况下，突然出现害怕紧张、强烈的恐惧，伴有剧烈的心慌、呼吸困难，患者对这种濒死体验记忆清楚。这种发作并不局限于任何特定的情境，具有不可预测性。广泛性焦虑是指一种以缺乏明确对象和具体内容的提心吊胆及紧张不安为主的焦虑症，并有显著的植物神经症状、肌肉紧张及运动性不安。患者因难以忍受又无法解脱而感到痛苦。

3. 强迫症（obsessive-compulsive disorders）

强迫症是指一种以强迫症状为主的神经症。其特点是有意识地自我强迫和反强迫并存，二者强烈冲突使患者感到焦虑和痛苦。患者体验到观念或冲动系来源于自我，但违反自己的意愿，虽极力抵抗，却无法控制。患者也意识到强迫症状的异常性，但无法摆脱。病程迁延者会以特殊的仪式化动作转移对强迫对象的关注或恐惧，使精神痛苦减轻，但社会功能严重受损。强迫症主要表现为强迫观念（obsession）和强迫行为（compulsion），其中强迫观念包括强迫性回忆、强迫性怀疑、强迫性思虑、强迫性对立；强迫行为包括强迫洗涤、强迫检查、强迫性仪式动作等。

4. 躯体形式障碍（somatoform disorders）

躯体形式障碍是一种以持久的担心或相信各种躯体症状的优势观念为特征的神经症。患者因这些症状反复就医，各种医学检查正常和医生的合理解释，均不能打消其疑虑。即使有时存在某种躯体障碍也不能解释所诉症状的性质、程度，或其痛苦与优势观念，经常伴有焦虑或抑郁情绪。尽管症状的发生和持续与不愉快的生活事件、困难或冲突密切相关，但患者常否认心理因素的存在。本障碍男女均有，为慢性波动性病程。根据临床表现不同，分为5个亚型：躯体化障碍（somatization disorder）、未分化躯体形式障碍（undifferentiation somatoform disorders）、疑病症（hypochondriasis）、躯体形式自主神经紊乱（somatoform autonomic dysfunction）和持续性躯体形式疼痛障碍（persistent somatoform pain disorder）。

（二）神经症性功能障碍的临床表现

神经症患者性功能障碍的临床表现也包括从性欲到性高潮各个环节上的障碍，而且不同的神经症其性功能障碍有不同的表现形式。Angst（1998）在一项横向研究中发现，性兴趣缺乏与广泛性焦虑有关，而与惊恐障碍、广场恐惧症、社交恐惧症无关。Figueira等（2001）发现惊恐障碍患者较社交恐惧患者更可能出现性问题，尤其是性厌恶。而早泄在社交恐惧症男性患者中最为常见。Bodinger L. 等进一步对社交恐惧症患者的性功能状况进行研究，发现社交恐惧症患者的性功能障碍问题涉及的范围广泛，男性患者主要在性生活的操作层面上出问题，而女性患者存在的问题更广泛、更深入。无论男女患者均在性互动、交流上存在困难。神经症患者性生活后感到紧张99例（99/124，79.8%），性生活后感到紧张的归因与病种有关。性生活时担心身体不能胜任，焦虑症患者为最高，躯体形式障碍患者为次，神经衰弱患者最少（$P<0.01$）；因配偶担心身体而拒绝性生活引起的紧张，以神经衰弱患者多见，焦虑症患者最少（$P<0.01$）。显示神经症患者性生活后感到紧张的原因虽然是多方面的，但关键仍是对自身过分关注及对性心理认知的偏差和配偶对疾病的偏见所造成的。神经症患者性生活意向中，被动者居多（90/124，72.6%）。对被动原因的分析，以性生活无愉快感及对性生活无兴趣为多。而三类神经症中的性生活被动原因又有不同。焦虑症患者在性生活中以无愉快感为多（97.7%），可能因为未解决的冲突引起的偏差心理发展，是攻击受到压抑而转向其对立面，引起对自己疾病过分的担心；神经衰弱患者在性生活被动中以怕失眠伤身而禁欲为主（68.4%），可能由其紧张情绪引起躯体不适，加上传统观念（性生活伤身）所致；躯体形式障碍患者则在性生活被动中以配偶看电视太晚（92.9%）及担心性生活影响病情（85.7%）居多，多寻找外界因素，可能因为没有得到满足的本能愿望和没有解决的心理冲突被压抑到无意识中去通过症状的表现使被压抑的本能意愿得到一定的满足，并通过外界的关注、承认，满足了自恋心理。神经症患者的婚姻质量、性生活质量较正常人低，虽然各类神经症在性生活问卷中无差异，但在性生活被动和性生活后感到紧张的归因与病种有关。因此在对神经症患者进行药物治疗时，应同时进行相关的性心理指导，而且对配偶的性心理指导同样不容忽视。

四、诊断注意事项

临床实践中，神经症与性功能障碍均是临床医生容易忽视的问题。一方面，一些以性问题为主诉的神经症患者可能首诊于中医科或男性科等，而这些专科医生对神经症的相关知识了解不足，有可能在诊断患者的性问题时忽视了神经症的诊断。另一方面，以抑郁、焦虑、恐惧或强迫、疑病等为主诉的神经症患者，可能首诊于精神科或心理科医生，而这些科室的临床医生对患者潜在的性问题有可能因患者不主动叙述或问诊时患者不愿意谈及，又或者因医生本人性相关专业知识的贫乏而疏忽。因此，这两个方面的问题均是神经症患者的诊断医生必须注意的。

五、治疗

当神经症患者同时具有性功能障碍时，治疗在兼顾神经症本身的同时，需要考虑性功能障碍是神经症患者的症状之一、是共病还是神经症治疗过程中的副作用。如果是症状，则采用常规的神经症治疗原则即可；如果是共病，就要在治疗神经症的同时，借助性医学的某些手段，达到共病共治的原则，互为促进；如果是治疗的副作用，特别是由于使用了某些可能导致性功能障碍的药物所致，则需要在评估的基础上，酌情调整治疗手段，或换用药物，或增加拮抗药物，或增加辅助治疗（详见第二十一章）。

心理治疗神经症伴发性功能障碍患者时，可单用也可与药物合并使用。心理治疗包括认知—行为治疗（Cognitive-Behavior Therapy，CBT）、放松治疗、家庭社会治疗（包括问题解决技术）等。神经症的治疗的短期目标是缓解各类精神症状；长期目标在于改善应付方式，塑造健康人格，提高生活质量。因此，神经症的治疗是一个长期的过程。对神经症的治疗能在多大程度上改善患者的性症状，目前尚无系统研究。但从神经症与性功能障碍的关系来看，一方面，神经症本身所带来的情绪问题、认知问题以及人格问题会影响到患者的性功能；另一方面，长期的性心理冲突可以成为某些神经症的病因或诱因，性功能障碍长期得不到解决会加重神经症患者的精神症状。因此有理由认为，对神经症疾病本身的治疗，是治疗患者的性功能障碍的一部分；反过来，对性功能障碍进行治疗，也是对神经症疾病本身进行治疗的一部分，故两者是相辅相成不可或缺的。

第三节　精神分裂症与性功能障碍

一、概述

精神分裂症（schizophrenia）是一组常见的尚未完全阐明病因的精神病。多起病于青壮年，常缓慢起病，具有思维、情感、行为等多方面障碍及精神活动与环境的不协调。通常意识清晰，智能尚好，有的在疾病过程中可出现认知功能损害。自然病程多迁延，呈反复加重或恶化，但部分可保持痊愈或基本痊愈状态。

精神分裂症患者性功能障碍非常多见。最近的一项研究发现，大约51%的精神分裂症患者存在不同程度的性功能障碍，其中27%性功能存在“一定问题”，24%为“性无能”。不同地区的精神分裂症性功能障碍的患病率有所不同，其中欧洲的中东部地区最高（60%）、亚洲地区最低（32%）。但最严重的病例在欧洲的中东部地区与拉丁美洲地区发生率基本持平。由于性观念的保守，性对许多人来说是一个令人难以启齿的话题。如果在临床过程中，精神分裂症患者及精神科医师均不愿意谈及此方面的话题，精神分裂症患者的性功能障碍就不可能得到应有的重视，并可能成为治疗中断和失败、病情反复、婚姻破裂和社会治安问题的主要成因之一。

二、病因与发病机制

人们一般都会不假思索地认为精神分裂症都会有性功能障碍，这一假设并未从患者的性能力的临床观察和治疗其性功能障碍的临床经验中得到证实。尽管有些患者确实存在性功能问题，但令人吃惊的是仍有部分精神分裂症的性能力十分正常。性功能障碍和精神分裂症之间的关系是多变的和复杂的，性功能障碍并不是精神分裂症的症状，但这两组症状并非相互独立和互不联系。

许多研究已经证实，性功能障碍在精神分裂症中的确是一种常见现象。性功能障碍与精神分裂症的关系十分复杂，其发生率在不同的研究中有不同的报道，为16%～78%。宋元成等对100例康复期男性精神分裂症进行研究发现，性功能障碍者占64%。其中性兴趣下降占58%，勃起功能障碍占42%，早泄占22%，缺乏性高潮占8%，精液减少占8%。

有研究认为，有12%的女性和15%的男性患者的性功能障碍由精神分裂症疾病本身引起，26%的女性和36%的男性患者的性功能障碍由抗精神病药物的副作用引起。但对于某一个体而言，要真正区分患者的性功能障碍究竟是精神分裂症疾病本身还是药物的副作用、是否二者兼有、抑或是其他因素引起是困难的。性功能障碍会影响患者的自尊，给其配偶带来烦恼，严重影响家庭的生活质量。性功能障碍也是精神分裂症患者对长期治疗依从性差的重要原因之一。因此，关注精神分裂症患者的性问题，减少性功能障碍的发生，积极地治疗性功能障碍，能够提高患者的生活质量，同时也能提高其治疗依从性。现将精神分裂症患者的性功能障碍的常见病因及其发病机制进行介绍。

（一）精神症状与性

目前业内学者多认为精神分裂症的临床症状主要包括阳性症状、阴性症状、认知症状、情绪症状、攻击敌意5个症状群。受不同症状群的支配，会出现各种各样的性功能障碍。

1. 阳性症状与性

与性有关的阳性精神症状在精神分裂症中是很常见的，约占25.8%。其中以钟情妄想（35%）、嫉妒妄想（26%）、性色彩幻听（22%）、性被害妄想（14%）等症状多见（王锦霞等，1993）。性色彩触幻觉多见于女性，常在晚上黑暗中凭空感受到自己的生殖器被杵弄，产生触幻觉，在此基础上常继发性被害妄想，坚信有异性强奸自己；或继发钟情妄想，认为异性暗恋自己，甚至想方设法和自己发生性关系；还有的在此基础上坚信自己有了身孕，要求某人（妄想所涉及的异性对象）对她负责。部分受钟情妄想影响，认为某异性爱他/她，因此要与现配偶离婚，出现心因性性功能障碍；有的受幻听影响，听到有人说妻子与许多人发生了性关系而不能与妻子进行正常性生活；有的感到夜间有人吸他的精液，生殖器已被吸空，因此出现心因性勃起功能障碍。当然，有些精神分裂症患者具有勃起功能障碍、无性高潮和早泄，在这种情况下的性症状可能相对地独立于精神分裂症过程，但也可能与他的精神分裂症的心理异常或心理防御有密切联系。实际上，患者的性无能有时起着对付自己疾病突然发作的防御作用。青春型精神分裂症常出现追逐异性、言语轻浮污秽、不分场合地暴露生殖器官等，与其说是性欲亢进，不如说是高级脑功能的障碍导致皮层下释放，本能活动增强。有的患者受幻听幻视的支配，发生自宫行为，或是意向倒错，舔舐精液、经血等等。

2. 阴性症状与性

阴性症状是指精神活动功能的减退或缺失，可表现为思维贫乏、情感淡漠、意志缺乏及行为退缩。精神分裂症急性期的阳性症状往往突出，阴性症状被掩盖，但随着疾病慢性化的进程，阴性症状逐渐缓慢加重，占据主要临床相，阳性症状往往反而不明显。严重者出现显著的精神活动全面衰退。阴性症状突出的精神分裂症往往表现出性功能障碍，包括性欲减退、性唤起障碍及高潮缺乏等。

3. 认知症状与性

认知功能下降可以是精神分裂症慢性衰退的结果，也可以是“内表型”性障碍，即与生俱有，主要受遗传的影响，不随治疗干预而改变，并可以贯穿整个病程。

4. 抑郁症状与性

参见本章第一节、第二节。

5. 攻击敌意与性

攻击敌意行为既可以受阳性症状支配，也可以是精神分裂症患者无明确目的的怪异行为。当攻击敌意与性相关时，对象最容易涉及性伴侣或患者假想伴侣或情敌，具有不可预料性和荒谬性。

（二）内分泌改变

精神分裂症的病因之一是激素和某些代谢物质有改变，这是造成其性欲改变的原因。可以从这类患者的性行为偏离正常、结婚率低、难以建立亲密的性关系、难以正常地生儿育女和抚育后代等情况反映出来。性激素低下或催乳素增高，会导致性欲降低、勃起障碍、性高潮障碍（包括射精障碍、性高潮困难、性高潮的质量改变和性快感缺失）、月经失调、不孕不育、泌乳、男性乳房女性化等。

（三）病前的性功能

精神分裂症大多起病于青壮年，青少年期以及成年早期为个体性角色、性心理发展的关键时期。有人认为，发病前期的性功能水平预示着发病后的性功能最高水平。因此，研究精神分裂症发病前期的性功能或许有助于解释精神分裂症的性功能障碍基础。多项研究发现，绝大多数患者在发病前期性心理发展（男性开始于少年期，女性开始于成年早期）经历一个进行性退化的过程。男性患者表现为难以找到性伴侣，手淫的次数从1天1～2次到1周1次的进行性下降；而女性患者通常可以找到性伴侣，而且绝大多数都结婚，但最终大部分均难以建立满意的性伙伴关系，甚至导致离婚。与健康对照组相比，男性精神分裂症患者发病前期发生性关系的次数以及达到性高潮的次数要明显减少，而女性精神分裂症单身的比例，已婚者性活动、性兴奋、性高潮的次数也明显降低。精神分裂症发病前期性功能低下与阴性症状有关，有人将此解释为性功能低下或缺乏，是先于阳性症状出现的精神分裂症的初期阴性症状。

（四）抗精神病药物

抗精神病药物引起性功能障碍的机制。抗精神病药物可能通过以下几种途径影响性功能：①通过对中枢多巴胺受体的阻滞，抑制多巴胺的释放，中枢多巴胺递质的减少使性欲降低、勃起功能减退。②多巴胺的阻滞导致血清催乳素水平提高，从而对体内激素水平产生影响，出现男性乳房发育、女性闭经、溢乳等。血清催乳素水平的提高，还能够抑制性活动的各个水平（如性欲望、勃起、性高潮等），导致性功能障碍的发生。另外，血清催乳素水平升高还能降低体内睾酮的水平，导致性行为的减少。③抗精神病药引起的镇静作用和体重增加，会降低性兴趣。④外周胆碱能受体拮抗、α－肾上腺素能受体阻滞，会引起性高潮障碍、射精障碍。⑤5－羟色胺的作用机制也是产生性功能障碍的一个重要因素。5－羟色胺在中枢神经系统中是一种神经递质，而在外周神经系统中却有收缩血管或舒张血管的作用。5－羟色胺可能是通过调节血管的舒张和收缩参与性唤起的过程；同时它还作用于泌尿生殖系统的平滑肌；而且在支配性器官的神经中已经发现了它的存在。所有这些都表明，外周5－羟色胺能的活性与正常的性反应周期有关。因此改变外周5－羟色胺能活性的药物都可以影响性功能。⑥锥体外系副反应和迟发性运动障碍可以降低性功能的灵活性。

服用传统抗精神病药物的男性，最常出现的是勃起障碍、射精障碍。包括勃起困难、勃起维持困难、延迟或抑制射精、逆行性射精和自发性射精。无论传统抗精神病药还是非典型抗精神病药都可以出现性欲降低和性高潮障碍。阴茎异常勃起，是一种伴有疼痛的阴茎持续勃起状态，与外周α－肾上腺素能受体阻滞有关。这种表现在使用传统抗精神病药和非典型抗精神病药的男性中同样也都可能出现。

（五）其他

其他包括年龄、职业、教育程度、病程、应激水平、生活质量、人格特征等。这些因素对精神分裂症患者性功能的影响目前尚缺乏系统研究。国内有人发现，年龄、职业、教育程度、病程、应激水平、生活质量对精神分裂症性功能影响程度不大，而与其病程、疾病严重程度等有显著相关，与社会支持、对疾病恢复的信心及经济收入也有一定相关。

三、诊断注意事项

对精神分裂症患者性功能障碍的诊断是一件不容易的事情。Martin Dossenbach 等研究发现，与问卷调查得到的结果相比，精神科医生对性功能障碍的识别率要低得多，有40%的患者报告存在性功能障碍，而主诊的精神科医生却认为患者不存在性功能障碍。因此，要提高性功能障碍的识别率和诊断率，一方面针对患者不愿意公开谈论性话题的特点，可通过问卷调查的方法来提高患者性功能障碍的报告率；另一方面，精神科医生应该主动询问，而不要被动等待患者的叙述。诊断的具体内容包括患者性功能障碍的类型、出现时间（病前出现还是病后出现）、与精神症状的关系、与用药的关系、严重程度（患者能否耐受）、内在可能的病理生理机制（激素水平）等。

四、治疗

（一）精神分裂症的治疗

由于精神分裂症是一种致残率极高的精神病，如不经治疗，患者会逐渐走向精神衰退而变成一个精神残疾人，性生活质量也无从保证。因此，有效控制精神分裂症的病情是改善患者性生活质量的基础。药物治疗是治疗精神分裂症最主要也是最有效的手段。精神分裂症的治疗可分为三期，即急性期、恢复期和维持期，其总的目标就是有效控制症状，减少复发率、致残率，全面提高生存质量。离开了对精神分裂症的治疗而单纯讲性功能如何改善是没有意义的。

（二）性功能障碍的治疗

急性期由于精神症状活跃，需要积极的抗精神病药物治疗以便尽快缓解症状，稳定病情。某些急性期的患者会错误地把他受幻觉妄想影响的症状归咎于性问题，于是以性症状求医。可是，这种状态下的患者很难和配偶一起与医生建立良好的性治疗关系，对性治疗的依从性很差。性治疗还可诱发精神症状加重，因为性治疗会带来情绪的波动，破坏业已失衡的精神结构。精神结构遭破坏的患者显然不可能在性治疗中进行合作并获益，临床医生一定要慎重地对待这一事实。

此时重要的是全面地评估性功能障碍。首先评估性欲的强度及频率、性兴趣、性唤起、阴茎勃起/阴道润滑、达到性高潮的能力、对性高潮的满意度，与性相关的问题（如早泄、勃起障碍、阴茎异常勃起、男性乳房发育、射精延迟、溢乳、闭经、月经过多、润滑减少等）。最常用到的信度、效度较好的问卷有以下几种：①性功能变化问卷（Changes in Sexual Function Questionnaire，CSFQ），②亚利桑那性体验量表（Arizona Sexual Experience Scale，ASEX），③UKU 副反应评定量表（UKU side effect rating scale），④迪克森—格雷兹性功能问卷（Dickson-Glazer Sexual Function Inventory，DGSFI）。其次要尽可能寻找出导致性功能障碍的原因，包括了解出现性功能障碍的起始时间、有无诱发的生活事件、既往服用抗精神病药物治疗的情况、血清催乳素、雌二醇水平、精神症状与性功能障碍的关系，是否有躯体疾病、是否合并用其他药物，如抗胆碱能药物、抗抑郁药物等。尤其重要的是判断患者对其性功能障碍的认识和主观态度，是否影响到其对抗精神病药物系统治疗的依从性。

如果患者的性症状是抗精神病药物治疗的副作用，就诊时正服用传统抗精神病药物的，宜换用新型抗精神病药物（如利培酮、奥氮平、喹硫平、阿立哌唑、齐拉西酮等）。新型抗精神病药物治疗作用谱较传统抗精神病药物广，不仅对阳性症状疗效确切，同时对阴性症状、认知症状、情绪症状、攻击敌意症状均有疗效。因而新型抗精神病药物对由于阳性症状、阴性症状、认知症状带来的性功能障碍具有积极的作用，而且不良反应较传统抗精神病药物更少且更轻微，对性功能可能造成的不良影响更少。如果就诊时正服用某种新型抗精神病药物的，可以换用另一种非典型抗精神病药。因为不同的非典型抗精神病药对性功能的影响各不相同，而且还存在个体的差异。还有研究者提出可以考虑给予直接针对性功能障碍的药物干预，如溴隐亭、金刚烷胺、育亨宾、氨甲酰胆碱、赛庚啶等，可以改善溢乳、阳痿、性感缺失等症状。但这些药物本身也会产生不良反应，特别是可能引起阳性精神症状的加重。近来研究较多的是使用西地那非、卡麦角林（cabergoline），无论对男性还是女性，都可以改善其性欲、性高潮、勃起/润滑、性满意度。但要注意的是，使用这些药物时，还要考虑与其他药物的相互作用。其在临床中的应用和疗效还需要今后进一步的研究探讨。除去药物治疗外，支持性心理治疗也是必需的。治疗的对象包括其配偶。主要目的是提高对抗精神病治疗的依从性，帮助他们树立正确的态度应对，减少或避免由于出现性功能障碍而导致治疗的中断。

对于康复期、缓解期出现性功能障碍前来就诊的患者，同样需要全面了解出现性功能障碍的起始时间，有无诱发的生活事件，既往服用抗精神病药物治疗的情况，血清催乳素、雌二醇水平，是否有躯体疾病，是否合并用其他药物，本人对其性功能障碍的认识和主观态度，是否影响到对抗精神病药物系统治疗的依从性等，并需要全面评估发生的性功能障碍的状况。

对于处于康复期、缓解期的患者，需要精神科医生根据其病情来制定坚持巩固治疗和维持治疗的抗精神病药物治疗方案。在尽量保证病情稳定的前提下，可考虑适当减少抗精神病药物的治疗剂量，观察减量后性功能障碍的变化情况。如果减少剂量仍不能改善，可以考虑换用另一种新型抗精神病药物治疗。同时辅以支持性心理治疗，有利于坚持全程治疗。处在缓解期、康复期的精神分裂症患者，常常对生活质量、享受性乐趣有所追求，想通过良好的性活动证实他和别人一样有能力。如果患者有性伴侣且性伴侣的动机积极，合作性良好，性治疗则更加容易实施。此时明智的做法是消除患者对性要求的压力，不要追求一蹴而就、绝对完好；不要追求每次都能获得性高潮，更重要的是通过由性活动过程中的肌肤之亲表示依恋、需要、关爱和责任，改善心态，增强自信，提高体能，逐步恢复完整性交的能力。

抗精神病药物也是引起精神分裂症患者性功能障碍的主要原因。如患者的性功能障碍与药物引起的高催乳素血症有关，可尝试使用溴隐亭或适当减少目前药物；或换用对性功能影响相对较小的药物。如用阿立哌唑、奎硫平、奥氮平、齐拉西酮等代替容易引起高催乳素血症的利培酮、舒必利等。减药及合用溴隐亭有病情波动的潜在风险，换药也不排除所换药物同样存在对性功能的影响，故更多的时候可以考虑直接增加改善性功能又不影响精神症状的药物，如西地那非等。切忌盲目使用所谓的“壮阳药”“补肾药”。请男科、妇科、内分泌科医生联络会诊也是很好的选择。除药物调整外，通过心理治疗，消除患者对性功能障碍的恐惧心理，帮助患者建立自信，重建夫妻关系，提高性交技巧，学会情感表达，均是对精神分裂症性功能障碍治疗不可或缺的环节。

（王　宁　甘照宇　过　斌　邸晓兰）

【本章思考题】

1. 抗抑郁药引起性功能障碍的机制有哪些？

2. 如何治疗抑郁症的性功能障碍？

3. 在奥氮平、奎硫平、利培酮3种药物中，哪种药物引起的性功能障碍概率最大？为什么？

4. 神经症性功能障碍的原因有哪些？

5. 惊恐发作、广泛性焦虑、社交恐惧症的性功能障碍各有什么特点？

6. 精神分裂症性功能障碍的病因有哪些？

7. 抗精神病药物引起性功能障碍的机制有哪些？

8. 当治疗精神分裂症与治疗的性功能障碍发生冲突时，该如何协调？

【本章参考文献】

1. Williams K, Reynolds M. Sexual Dysfunction in Man or Depression [J]. CNS Spectr, 2006, 11 (8): 19 -23.

2. John B, Erick J, David S, et al. The Relation between Mood and Sexuality in Heterosexual Men [J]. Archives of Sexual Behavior, 2003, 32 (3): 217 -230.

3. Stephanie W, Kuffel, Julia R, et al. Effects of Depressive Symptoms and Experimen—Tally Adopted Schemas on Sexual Arousal and Affect in Sexually Healthy Women [J]. Archives of Sexual Behavior, 2006, 35 (2): 163 -177.

4. Seidman S. Ejaculatory Dysfunction and Depression: Pharmacological and Psychobiological Interactions [J]. International Journal of Impotence Research, 2006 (18): 33 - 38.

5. Zuncheddu C, Carpiniello B. Sexual Dysfunctions and Bipolar Disorder: A Study of Patients Submitted to a Long-term Lithium Treatment [J]. Clin Ter, 2006, 157 (5): 419 - 424.

6. Ghadirian A M, Annable L, Belanger M C. Lithium, Benzodiazepines, and Sexual Function in Bipolar Patients [J]. Am J Psychiatry, 1992, 149 (6): 801 - 805.

7. Herzog A G, Drislane F W, Schomer D L, et al. Differential Effects of Antiepileptic Drugs on Sexual Function and Hormones in Men with Epilepsy [J]. Neurology, 2005, 65 (7): 980 - 981.

8. Montejo A L, Llorca G, lzquierdo J A, et al. Incidence of Sexual 1Dysfunction Associated with Antidepressant Agents: A Prospective Multicenter Study of 1 022 Outpatients. Spanish Working Group for the Study of Psychotropic-related Sexual Dysfunction [J]. J Clin Psychiatry, 2002, 63 (2): 168.

9. Csoka A B, Shipko S. Persistent Sexual Side Effects after SSRI Discontinuation [J]. Psychother Psychosom, 2006, 75: 187 - 188.

10. Nobre P J, Pinto-Gouveia J. Dysfunctional Sexual Beliefs as Vulnerability Factors to Sexual Dysfunction [J]. J Sex Res, 2006, 43 (1): 68 - 75.

11. Nobre P J, Pinto-Gouveia J. Emotions During Sexual Activity: Differences between Sexually Functional and Dysfunctional Men and Women [J]. J Pinto-Gouveia-Archives of Sexual Behavior, 2006, 35 (4): 491 - 499.

12. Bodinger L, Hermesh H, Aizenberg D, et al. Sexual Junction and Behavior in Social Phobia [J]. Clin Psychiatry, 2002, 63 (10): 874 - 879.

13. Gabay P M, Fernández Bruno M, Roldán E. Sexual Behavior in Patients with Schizophrenia: A Review of the Literature and Survey in Patients Attending a Rehabilitation Program [J]. Vertex, 2006, 17 (66): 136 - 144.

14. Fortier P, Trudel G, Mottard J P, et al. The Influence of Schizophrenia and Standard or Atypical Neuroleptics on Sexual and Sociosexual Functioning: A Review [J]. Sexuality and Disability, 2000, 18 (2): 89 - 90.

15. Peuskens J, Sienaert P, De Hert M. Sexual Dysfunction: The Unspoken Side Effect of Antipsychotics [J]. Eur Psychiatry, 1998, 13 (1): 23 - 30.

16. Dossenbach M, Dyachkova Y, Pirildar S, et al. Effects of Atypical and Typical Antipsychotic Treatments on Sexual Function in Patients with Schizophrenia: 12-month Results from the Intercontinental Schizophrenia Outpatient Health Outcomes (IC-SOHO) Study [J]. Eur Psychiatry, 2006, 21 (4): 251 - 258.

17. 沈渔邨. 精神病学 [M]. 5 版. 北京: 人民卫生出版社, 2002.

18. 田峰, 赵少君. 58 例男性躁狂症患者性活动障碍分析 [J]. 中国民政医学杂志, 2002, (3): 157 - 158.

19. 邸晓兰. 抗抑郁药物导致性功能障碍治疗的新进展 [J]. 中国处方药, 2006,

10（5）：19－21.

20. 张许来，庞良俊，黄英. 220 例精神分裂症患者的性功能状况对照研究［J］. 健康心理学杂志，2002，10（4）：247.

21. 郭克锋，朱银星，魏建科，等. 抑郁性神经症患者性生活质量研究［J］. 现代康复，2001，6（5）：44－45.

22. 孙轻骑，黄建龙，傅正闯，等. 神经症的性行为与潜在人格的相关性［J］. 中国心理卫生杂志，2003，17（9）：623－625.

23. 马鹏林. 性心理冲突对强迫症的致病作用［J］. 健康心理学杂志，2002，10（2）：152－153.

24. 李海林，袁勇贵. 神经症防御方式与行为类型的相关性研究［J］. 中国行为医学科学，2003，12（2）：155－156.

25. 邱亚峰，马丽霞. 躯体化障碍防御方式与行为类型的相关研究［J］. 健康心理学杂志，2004，12（3）：196－197.

26. 张斌，王传跃，李占江，等. 298 例精神分裂症患者的性功能状况调查［J］. 中国心理卫生杂志，2001，3（15）：190－193.

27. 施永斌，王建夏. 社区精神分裂症患者性功能状况调查［J］. 临床精神医学杂志，2003，13（6）：362.

28. 宋元成，王俊凤，张绍东. 抗精神病药对康复期男性精神分裂症性功能影响的研究［J］. 中国民政医学杂志，1999，11（4）：195－197.

第九章　生殖器官先天性疾病及损伤

第一节　男性生殖器官先天性疾病

一、包皮过长、包茎

（一）概要

包皮过长（redundant prepuce）和包茎（phimosis）是最常见的男性生殖器官先天性疾病。通常男性婴幼儿的阴茎头总是被阴茎包皮包裹着，部分男性在青春发育期之前（8～12岁）随着阴茎海绵体的发育，包皮自然逐渐上翻，到了青春期，阴茎头可以整个显露出来。有些3～4岁的孩子在阴茎勃起时也能显露阴茎头。包皮过长是指包皮覆盖于全部龟头（阴茎头，glans penis）和尿道口（urethral orifice），但仍可上翻。包茎是指包皮口狭窄使包皮不能上翻外露阴茎头。包茎也可能继发于包皮炎症、包皮和阴茎头的损伤、包皮口疤痕性挛缩等原因所形成的后天性包茎。包皮过长和包茎可导致诸多并发症，如炎症、粘连、包皮垢聚集或包皮结石、包皮外口狭窄以及癌变等。

（二）临床表现

包皮过长如未能经常上翻清洗，冠状沟及包皮内板积聚较多包皮垢，容易发生包皮龟头炎，炎症长期反复发作可使包皮口增厚缩窄，包皮和阴茎头形成粘连，成为继发性包茎。包茎严重时包皮口似针孔大小，甚至到青春期包皮都不能退缩，妨碍阴茎头甚至整个阴茎发育，甚至发生排尿困难。包茎可以带来以下危害：紧窄的包茎可使阴茎发育延迟；由于包皮垢积聚引起包皮和阴茎头炎症，常可引起尿道口反复炎症而狭窄，严重者还可引起尿路感染以致损害肾脏功能；因排尿困难而增加腹压，可诱发疝及脱肛等合并症；包皮内积聚的包皮垢这一长期慢性刺激可诱发阴茎癌；性交时由于包皮紧箍在阴茎头部，可引起性交疼痛。包茎在强烈性行为情况下，可能由于包皮上翻而又不能复原，导致包皮口紧勒在冠状沟部，引起局部的血液和淋巴液回流障碍，出现包皮和阴茎头瘀血、水肿和疼痛，即为包皮嵌顿。如不及时手法复原包皮可发生溃烂、感染，甚至坏死。婚后包皮垢的长期刺激有可能诱发女性宫颈癌。

（三）诊断

包皮过长是正常婴儿和幼儿常有的现象，一般不认为是病理性的。部分有包茎情况的婴儿及幼儿能在3岁后自然好转。是否需要手术治疗在于考虑病况的转归以及判断手术治疗的时机。对于包茎合并排尿疼痛、血尿、排尿困难、包皮龟头溃疡、癌变等症状，除了考虑包茎导致的并发症之外，也不排除其他疾病的可能，如包茎合并尿道结石等。

（四）治疗

先天性包茎的清洗护理：先将包皮反复上翻，以扩大包皮口，此过程手法应轻柔，且每次应适可而止，以免引起患者疼痛，当阴茎头露出后再清洁包皮垢，然后将包皮复原，否则会造成嵌顿包茎。

嵌顿包茎复位：嵌顿包茎先行手法复位或穿刺放液后手法复位。如手法复位失败，应行包皮背侧纵切术，充分解除嵌顿，以后再行包皮修整术。

手术：如包皮口很紧，不能上翻或后天性包茎，均应行手术治疗，如包皮环切术、包皮背侧切开术、内板纵行切开术或包皮放射状切开缝合术等。患者在5 ~6 岁为最佳手术进行期，因为此时可以看出包皮是不是可以自行退缩。手术仅在皮肤上做切口，不影响阴茎的血运和神经，不会导致患者成年后的性功能和排尿方面的障碍。近年来一种新的治疗小儿包茎的非手术疗法——气囊导管扩张术已被用于临床，适用于粘连不严重、无瘢痕的患者。

（五）包皮手术的不同意见

关于包皮过长的手术问题，目前存在两种意见，第一种认为包皮过长必须手术治疗，就像犹太人和一些非洲国家一样，每个男性在出生后都要接受割礼，这样有利于卫生和健康（如图9 –1 所示）。第二种意见认为，包皮手术虽小，但手术不当也有并发症发生。如术后伤口长期疼痛、不明原因勃起功能减退，或者手术不当造成的瘢痕形成、痛性硬结、阴茎头坏死等，因此能保持卫生、没有并发症的包皮过长者也可考虑观察。

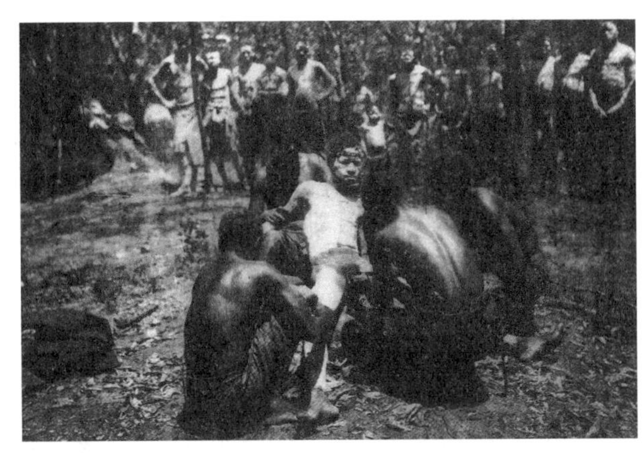

图9 –1　宗教色彩的包皮环切术在国际上引起广泛讨论
（摘自：Johan J. Mattelaer. From Ornamentation To Mutilation）

另外，包皮手术对射精的影响方面也存在一些误解，有一种错误观点是“非手术的男子比手术者更能有效地控制射精过程”，理由是术后裸露的阴茎头对外界刺激更敏感，容易早泄。其实包皮过长的阴茎在充分勃起时，尤其是在阴道内抽动时，80% 的包皮会回缩到冠状沟处，这时，平常覆盖在包皮之下的娇嫩的阴茎头比裸露已久的阴茎头更敏感。

二、尿道上裂

（一）概要

尿道上裂（epispadias）是一种罕见的先天性畸形，其发病率约1/ 30 000，男性较女性多4倍。尿道上裂主要表现为尿道背侧壁部分或全部缺如，尿道开口于阴茎背侧面。膀胱外翻症都有合并尿道上裂。一般认为尿道上裂的发生机制是由于尿生殖窦与生殖结节发育不协调所致。

（二）临床表现

男性尿道上裂分为以下三型。

1. 阴茎头型尿道上裂（glandular epispadias）

尿道开口于阴茎头或冠状沟的背侧，阴茎头显得扁平，阴茎也变得短小，轻度上翘，看上去阴茎头部的背侧酷似正常情况下的腹侧观。包皮在背侧分裂而腹侧包皮堆积隆起。无尿失禁症状，排尿时尿流射向头端。

2. 阴茎尿道上裂（penile epispadias）

阴茎短小上弯，包皮悬垂于腹侧，尿道外口在阴茎体根部背侧，深于耻骨处皮肤平面，阴茎背侧尿道似一条沟槽，可占据整个阴茎体直达阴茎根部，也可占据大部分阴茎体，冠状沟水平以下的阴茎头正常。部分患者伴有尿失禁症状，用力排尿时尿流射向头端。

3. 完全性尿道上裂（complete epispadias）或称耻骨部尿道上裂（pubic epispadias）

尿道可完全缺如，尿道开口于耻骨联合部直接与膀胱颈部相连，尿道括约肌发育不良，耻骨分离，有不同程度膀胱外翻，常见有尿失禁，尿流无方向。阴茎短小上翘，阴茎头扁平，阴茎背侧为裂开的尿道浅沟，包皮堆积于腹侧。阴茎及其周围皮肤表面糜烂，成年后妨碍性交。

（三）诊断

尿道外口位置异常：尿道口位于阴茎背侧，其远端形成尿道沟，位于两条阴茎海绵体之间，可确诊。尿失禁、阴茎背曲，短而扁平、左右阴茎海绵体分离、包皮悬垂于腹侧、耻骨联合分离等可作辅诊。

（四）治疗

除轻度阴茎头型尿道上裂不需治疗外，其他尿道上裂都应手术治疗。手术应在学龄前完成，一般是4~5岁较合适。手术目的是促进阴茎发育伸长、重建尿道和控制排尿功能。

（1）远端型尿道上裂（阴茎头型尿道上裂、阴茎尿道上裂）的治疗方法是：采用阴茎背侧的裂隙黏膜反卷形成尿道；切开阴茎海绵体间隔；将尿道转移至腹侧，完成尿道的成形及复位。

（2）完全性尿道上裂的治疗方法是：尿道成形和复位方法同上；对于尿道上裂延伸、直接与膀胱颈部相连，尿道括约肌发育不良，伴尿失禁情况，手术的关键是建立一个较长而富有组织弹性的膀胱颈后尿道的括约肌段。有人采用上移输尿管开口、裁剪膀胱颈部延长尿道，并将成形的膀胱—尿道结构置于阴茎海绵体间隔之间，提高括约肌功能。

三、尿道下裂

（一）概要

尿道下裂（hypospadias）是指尿道口未能达到正常位置的阴茎畸形，尿道开口可在阴茎头部下至会阴部的路径上，常合并阴茎弯曲。尿道下裂是男性生殖器最常见的先天畸形之一，发病率约为男婴的3‰。其发病与遗传和环境因素有关，近年来国内新生儿尿道下裂发生率有上升的趋势，有人认为与环境中农药的污染有直接的关系。也有人认为尿道下裂有明显的家族倾向，属多基因遗传。

（二）临床表现

1. 分型

Barcat（1973）提出按照阴茎下曲矫正术后尿道口的新位置分为三型：前型（阴茎头型、冠状沟型、阴茎体前型），中间型（阴茎体中间型），后型（阴茎体后型、阴茎阴囊型、阴囊型、会阴型）（如图 9－2 所示）。

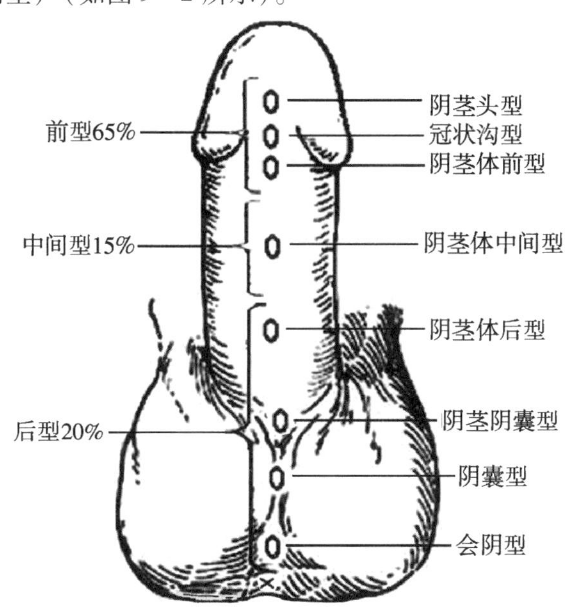

图 9－2　下曲矫正后尿道下裂的类型（Barcat 法）

2. 尿道外口位置异常

尿道下裂的尿道开口可见于阴茎头部至会阴部之间的任何一处的阴茎缝上。异位开口的尿道，一般都较正常尿道口狭窄，致使患者排尿困难；由于尿道下裂患者尿道外口异位，排尿姿势受到一定的影响，前型者仍可站立排尿，而后型者不能站立排尿，容易导致患者生活不便。而且，该病可能影响阴茎的发育，造成家人的忧虑，严重影响患者的性心理健康，成年后由于不能将精液射入阴道而影响女方受孕。

3. 阴茎短小及弯曲

尿道下裂常常合并阴茎短小及阴茎腹侧弯曲。阴茎弯曲的主要原因是尿道口周围的纤维组织增生，阴茎弯曲程度与尿道下裂的畸形程度有关。阴茎头型尿道下裂，阴茎轻度弯曲或不弯曲；阴茎阴囊型、阴囊型和会阴型常伴有严重阴茎弯曲。阴茎短小和阴茎弯曲视程度将影响日后夫妻性生活质量。

4. 包皮异常分布及系带缺如

包皮异常分布，是由于包皮系带缺如，在阴茎头部背侧包皮呈帽状堆积。

5. 尿道下裂合并其他畸形

常见的尿道下裂合并其他畸形有：阴囊畸形（如图9-3所示），阴茎下曲，小阴茎，两性畸形等。

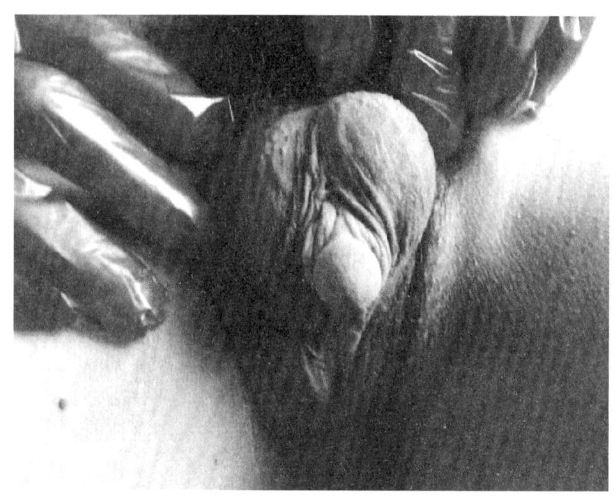

图9-3 尿道下裂合并阴茎阴囊转位

（三）诊断

根据尿道外口位置在阴茎头部下至会阴部的路径上可确诊。阴茎短小、阴茎弯曲、包皮异常分布及系带缺如作为辅诊。

（四）治疗

尿道下裂治疗的目的分为两个层面：一是恢复外生殖器的正常形态和功能。包括阴茎矫正、缺损段尿道的再造和阴茎外形的重塑，使患者能够站立排尿、拥有接近正常形态的外生殖器。二是促进正常的男性发育，使患者具有正常的性生活和生育能力。

目前，手术是矫治尿道下裂外阴畸形的唯一有效手段。内分泌治疗对于具有内分泌缺陷的患者也是非常重要的一环。对于具体患者，应视其发病原因，尿道下裂的严重程度，阴茎、阴囊、睾丸的发育情况及内分泌的状态，采用不同的治疗方法，其治疗结果也不尽相同。

尿道下裂的最佳治疗年龄在10~18个月，即性心理形成前期。一般1岁以后各个年龄段均可进行手术。在6岁之前进行手术，不易发生感染，一次手术的成功率高。如果近期曾进行外阴部手术，一般应间隔6个月以上再进行第二次手术。

尿道下裂的手术是一个复杂的整形重建手术，目前常用的手术方式有：①阴茎弯曲畸形矫正术。手术切除阴茎腹侧的瘢痕条索，使向腹侧弯曲的阴茎海绵体得到充分伸直。②尿道成形术。根据取材不同，有下列常见几种术式：阴囊中缝皮条再造尿道术，应用阴囊中缝无毛或少毛区皮肤，带血管神经翻转缝合成尿道并固定于阴茎腹侧的皮下，以修复尿道下裂；包皮瓣尿道成形术，应用带血供的阴茎包皮组织卷缝成缺损段尿道，修复尿道下裂；口腔黏膜游离移植尿道成形术，应用游离口腔黏膜组织卷缝成管，植于阴茎阴囊腹侧皮肤下，修复缺损段尿道；还有膀胱黏膜游离移植尿道成形术。根据不同情况选择上述方法修复尿道下裂。

四、尿道憩室

（一）概要

尿道憩室（urethrocele）是指尿道周围与尿道相通的囊性腔隙。尿道憩室分为先天性尿道憩室和后天性尿道憩室两种类型，本节只介绍先天性尿道憩室。先天性尿道憩室约占所有憩室的41%，男性较女性多见。先天性尿道憩室的发病机制可能与下列因素有关：①尿道海绵体先天性发育不良，尿道腹侧组织薄弱，受尿流压力的影响而突出，尿流的压力使前壁扩张突起；②尿道沟未融合，尿道壁部分缺损而周围组织发育良好，形成憩室；③胚胎时尿道旁残留的细胞团发育成囊状进而与尿道沟通形成憩室；④尿道远端先天性狭窄或闭锁促使胚胎末期继发形成尿道近端憩室。

（二）临床表现

先天性尿道憩室可发生在尿道的任何一个部位，但以发生在尿道悬垂部、阴茎阴囊连接部、包皮系带部和尿道球部最为多见。小的尿道憩室一般无临床症状，当尿道憩室逐渐增大后才出现症状，典型的症状主要表现在排尿时因尿液进入憩室而使憩室膨胀，可在阴茎腹侧见到这种憩室的囊状突起，按压后会瘪陷，排尿完毕后用手挤压又会重复滴尿。阴囊会阴部的尿道憩室，外观看上去并不明显，但用手按压可出现上述重复滴尿现象。憩室远瑞尿道常有唇状瓣膜结构，导致不同程度的排尿困难，尿线无力细小，尿时用力。由于尿道憩室里的尿液漩涡瘀滞，容易继发感染并形成结石，所以会出现尿频、尿急、脓尿、局部疼痛、红肿、压痛、性交疼痛等。炎症的憩室如向皮肤溃破，即形成尿瘘，压迫憩室后可见有脓液流出。

（三）诊断

诊断尿道憩室以症状和体征为依据，并结合影像学检查。尿道造影是最直接的诊断方法，静脉肾盂造影能了解上尿路情况，多普勒超声检查可显示憩室与尿道及周围毗邻关系，大龄儿童做尿道膀胱镜检查对诊断有帮助。

（四）治疗

无合并症的小憩室可不处理。根治先天性尿道憩室的方法是做憩室切除，并解除可能存在的尿道梗阻情况。憩室口小者，可在憩室切除后将憩室直接缝合。憩室口大者，在憩室切除后行尿道成形术。憩室切除术后应做耻骨上膀胱造口术，以保证伤口的愈合。如憩室感染严重时先行耻骨上膀胱造口术，待炎症消退后再做憩室根治手术。

五、尿道瓣膜

（一）概要

尿道瓣膜（urethral valve）分两类：一类是后尿道瓣膜（posterior urethral valve），指的是膜部与膜部尿道水平以上的尿道存在多余的阻碍尿流的瓣膜畸形；另一类是前尿道瓣膜（anterior urethral valve），位于球部与球部尿道水平以下，尤其是在尿道悬垂部的两旁及腹侧存在着瓣膜畸形。这两类尿道瓣膜的发病机制不明，可能是胚胎发育时泌尿生殖膈发育异常所致。男性后尿道瓣膜的发生率较男性前尿道瓣膜和女性尿道瓣膜为高。黄澄如等报道158例后尿道瓣膜病例，指出该病的很多患儿无特异性尿路症状而常伴有生长发育迟滞、营养不良、肺发育不良或腹部肿块或尿性腹水压迫横膈引起的呼吸困难、紫绀、气胸或纵隔气肿，易被误诊为内科系统疾病而延误诊治。

（二）临床表现

泌尿系症状由尿道瓣膜阻塞尿道所引起，出现如排尿不畅、尿流变细、尿流点滴、残余尿等现象。膀胱尿液的经常潴留，容易发生感染甚至形成结石。若病情迁延日久，可诱发膀胱、输尿管逆流及输尿管、肾盂积水，最终导致肾功能的损害。反复尿路感染可致败血症昏迷、死亡。临床上还有以其合并症就诊，如腹部包块、尿性腹水，使本病症状复杂。

（三）诊断

产前多普勒超声检查特点：①双侧输尿管、肾盂积水；②膀胱壁增厚；③前列腺尿道增长扩张；④羊水量少。

产后诊断：除临床表现外，可用多普勒超声检查做初步筛选，排尿性膀胱尿道造影、尿道镜检是最直接、可靠的检查方法。①多普勒超声检查了解肾、输尿管、膀胱、后尿道的形态；②排尿性膀胱尿道造影见前列腺尿道伸长、扩张、梗阻远端尿道变细、膀胱颈肥厚、膀胱边缘不整及小梁形成；③尿道镜检查见尿道瓣膜；④静脉肾盂造影发现肾、输尿管积水；⑤核素扫描了解分肾功能；⑥CT扫描对肾功能及整个泌尿系统的形态有全面的了解；⑦必要时做尿动力检查。

（四）治疗

一旦诊断明确宜早期手术，包括瓣膜钻孔术，瓣膜切除术或尿道成形术等。

六、小阴茎

（一）概要

小阴茎（micropenis/microcaulia）是指阴茎长度小于正常同龄人群阴茎长度平均值2.5个标准差以上。测量阴茎长度时室温应在22 ℃左右，用手将阴茎头尽量往外牵拉，使其长度相当于阴茎充分勃起的长度，用尺子测量从耻骨联合至阴茎头部顶端的距离，此即为阴茎长度，包皮过长的还应该上翻包皮后再做测量。目前国内各地区所测量的阴茎长度数据相差较大，多数认为中国成年人阴茎平均长度约6 cm（如表9－1所示），勃起阴茎长度约增长0.75倍。小阴茎的发病机制目前尚不完全清楚，可能是在妊娠前3个月雄性激素缺乏或促性腺激素低下以及外生殖器对雄性激素不敏感所致，小阴茎伴有双侧隐睾、阴囊发育不良、尿道下裂者，常有染色体缺陷，如Klinefeter综合征、46，XX/46，XY等。

表 9－1 男性青少年各年龄组睾丸、阴茎测量结果

年龄/岁	检查人数	睾丸容积/mL	阴茎长度/cm	阴茎直径/cm
6	79	2.71 ±0.70	3.15 ±0.77	1.56 ±0.27
7	137	2.85 ±0.56	3.19 ±0.77	1.61 ±0.34
8	99	3.07 ±0.64	3.31 ±0.82	1.63 ±0.42
9	88	3.49 ±1.09	3.41 ±0.91	1.67 ±0.55
10	129	4.71 ±2.33	3.67 ±0.93	1.70 ±0.63
11	137	7.10 ±3.62	3.98 ±1.11	1.80 ±0.51
12	111	12.98 ±5.69	4.63 ±1.58	2.02 ±0.60
13	135	17.79 ±4.80	5.46 ±1.42	2.29 ±0.52
14	117	20.66 ±3.52	5.88 ±1.20	2.48 ±0.52
15	89	21.63 ±2.80	6.04 ±1.61	2.54 ±0.45
16	83	21.98 ±2.58	6.20 ±0.74	2.61 ±0.29

摘自：李丽霞，等.2 487 名青少年性发育调查调查研究［J］. 临床和实验医学杂志，2006，5（9）：1 445－1 446.

（二）临床表现

一般阴茎短小并没有任何症状，除非阴茎短小非常明显且合并肥胖者可能在站立排尿时容易尿湿衣裤。更多的是小阴茎将在患者的发育过程中产生较大的负性心理影响，阴茎短小严重困扰患者自尊，不少患者不敢进入公共浴室、厕所，如有些学生为了避开课间大家上厕所的高峰期，自己无奈憋尿，日久引发泌尿系疾病。婚后小阴茎可能影响夫妇性生活质量。

（三）诊断

小阴茎的诊断主要是病因诊断，需要进行一系列辅助检查。

1. 性腺内分泌检查（详见第十章）

通过性腺内分泌检查初步了解病变性质。①当病变在睾丸时，不论是什么原因，性腺功能减退者血中性激素的 T 降低、LH 和 FSH 增高；②当病变在下丘脑、垂体时，不管是什么原因，性腺功能减退者血中性激素的 T、LH 和 FSH 均降低；③促性腺激素释放激素刺激试验，如血中 LH 和 FSH 低下说明垂体功能不良，如正常说明垂体前叶功能良好；④如血中 T、LH 和 FSH 正常或增高可能是雄激素受体敏感性异常。

2. CT、MRI 等影像学检查

影像学检查确定病变的部位。

3. 染色体核型检查

小阴茎必须与两性畸形鉴别，染色体核型检查是必不可少的手段。

（四）治疗

治疗小阴茎应根据病因、阴茎发育以及功能状态、患者具体情况来决定治疗方案。

在青春期以前，可以通过补充男性激素或促性腺激素等方法促进阴茎的发育，如促性腺激素分泌不足可用绒毛膜促性腺激素治疗，如病变在睾丸的性腺功能减退可用睾酮替代疗法。物理负压吸引方法治疗小阴茎有一定效果，但疗程及效果仍须进一步研究。成人以后药物治疗效果甚微，而手术是解决小阴茎的最直观治疗方法。

（1）传统方法阴茎延长术：在耻骨上做切口，分离切断阴茎浅悬韧带及部分深悬韧带，手术切口大，创伤大，术后往往遗留较为明显的瘢痕，影响外阴的美学评价，限制了该手术的推广。

（2）微创手术：将微创技术和埋没导引技术融为一体，开展了微创阴茎延长术，在耻骨上做1个2～3 cm的小切口，直视下切断阴茎浅悬韧带及部分深悬韧带，不但能够实现阴茎的有效延长2～3 cm，而且可以基本不留瘢痕，大大地缩小了阴茎延长术对外阴美学的影响，简便易行，损伤小，功能好，一期手术完成，痛苦小。这项手术尤其适用于阴茎正常或基本正常，而要求阴茎延长者。对于阴茎正常或基本正常者，可只行延长而不行增粗手术；已经切除包皮者，可延长阴茎2 cm；未切除包皮者，可延长阴茎3 cm。

（3）对于阴茎短小、畸形以及尿道下裂手术后阴茎发育不良或其他原因导致阴茎发育不良，勃起后阴茎短于6 cm者，可以进行自体组织移植的阴茎延长增粗手术，使阴茎延长5 cm左右。其手术瘢痕隐蔽不显眼，而且随着时间的推移，越来越淡化。

七、隐匿阴茎

（一）概要

隐匿阴茎（buried penis）在国外又称隐蔽型阴茎（concealed penis）、隐藏型阴茎（hidden penis）等，国内有的称为埋藏阴茎，有的称为隐匿阴茎，大多数学者采用隐匿阴茎这一名称。隐匿阴茎是一种先天性阴茎畸形，其特点是阴茎体发育正常，但隐匿于皮下。其病因考虑以下发育异常：①先天性包皮短缺，包皮腔狭窄，阴茎体不能进入包皮腔内；②阴茎皮肤不能附着于阴茎体，阴茎退缩到皮下隐匿；③阴茎肉膜层发育不良，肉膜中弹性纤维增厚，弹性差，限制了阴茎的伸缩，肉膜肌附着于阴茎体的前端甚至颈部。以上因素中，肉膜直接附着于阴茎体的前端甚至颈部是造成隐匿阴茎的主要原因。

（二）临床表现

本病多见于肥胖儿。可分为部分型和完全型。前者阴茎外观表现为小阴茎，后者阴茎完全埋藏于皮下不可见。患者的阴茎体缩藏于皮下，如果用手将阴茎皮肤向内挤压，阴茎体就会显露出来，但放开手后阴茎体又回缩。隐匿阴茎外形酷似包皮过长，然而两者却完全不同，这是因为隐匿性阴茎的外层皮肤不是过长，而是太短，其阴茎体是正常的（如图9－4所示）。

（三）诊断

目前诊断隐匿阴茎尚无统一标准，国内陈于明认为符合以下5点可诊断为隐匿阴茎：①阴茎外观短小；②隐匿在皮下的是发育正常的阴茎体；③用手向后推挤阴茎根部皮肤见有正常阴茎体显露，松开后阴茎体迅速回缩；④除外其他伴发的阴茎畸形，如尿道下

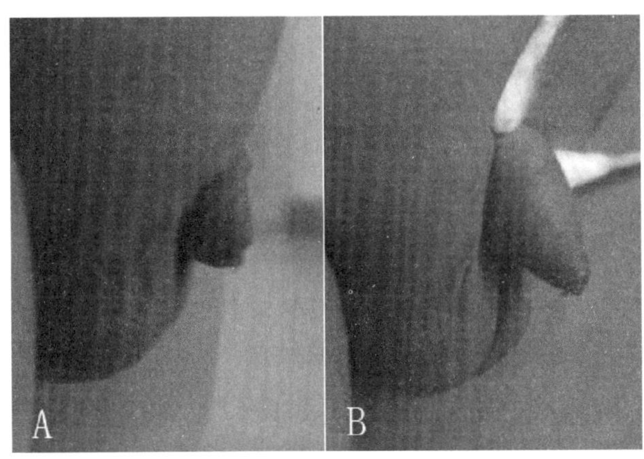

图 9-4　隐匿阴茎合并包茎

（A 图为阴茎缩藏于皮下；B 图为推挤包皮后显露正常大小的阴茎体）

裂或上裂，特发性小阴茎等；⑤除外肥胖婴幼儿阴茎体部分埋藏于耻骨前脂肪堆中情况。

隐匿阴茎应与蹼状阴茎（webbed penis）、疤痕束缚阴茎（trapped penis）、小阴茎（micropenis）等相鉴别。

（四）治疗

鉴于成年人隐匿阴茎明显少于儿童的事实，推测部分隐匿阴茎患儿随着发育隐匿阴茎可自愈，而且对阴茎体的发育影响并不大。因此有人建议不必过早进行手术，如需手术应将手术年龄推迟到 12～14 岁以后。但有人认为阴茎肉膜发育不良、纤维索带限制阴茎伸缩在通常情况下一般难以自愈，应尽早手术。伴有阴茎较小的主张辅以雄激素补充治疗。

手术治疗：隐匿阴茎的手术方法有多种，其基本原则有，①切开狭窄包皮，延长过短的阴茎皮肤，充分利用包皮组织覆盖阴茎体；②切除限制阴茎伸长的异常附着肌纤维索带和增厚的肉膜，使阴茎体充分前伸；③缝合阴茎皮肤，使其与阴茎体形成良好的附着，防止阴茎体回缩。

八、隐睾

（一）概要

隐睾（cryptorchidism，undescendent testis）是指睾丸未能按正常发育过程通过腹股沟管下降至阴囊，而停留在下降途中的这一发育异常疾病。隐睾又称睾丸未降或睾丸下降不全。在正常情况下，胎儿第 8 个月或第 9 个月时睾丸降入阴囊。但有 3% 的足月男婴和 30% 的早产男婴发生隐睾。这些男婴大多数在出生后数月，睾丸即可降入阴囊。成人隐睾症为 0.3%～0.7%，双侧隐睾引发不育者占 50%～100%，单侧隐睾引发不育的达 30%～60%。睾丸下降过程需要雄激素的刺激，并通过靶器官的雄激素受体介导作用发挥生物学效应，因此认为隐睾的发生机制与以下因素有关：①双氢睾酮产生障碍或者是靶器官对雄激素的敏感性降低；②睾丸引带缺如；③腹股沟部发育异常阻碍睾丸下降；④精索或睾丸发育缺陷影响睾丸下降。

（二）临床表现

一般情况下隐睾没有临床症状，较多见的是患者阴囊发育不良，双侧隐睾可导致无精症或少精子症，当腹股沟区隐睾炎症或者受到挤压时患者可感觉局部疼痛，有的患者可自己摸到浅表的隐睾。阴囊睾丸缺如（一侧或双侧）在体检中容易被发现。隐睾的危害来自于隐睾可能产生的并发症：①滞留在腹股沟管内或腹腔内的睾丸周围温度较阴囊内高 1.5～2.5 ℃，损害隐睾的生精功能而影响生育能力；②腹股沟型隐睾同时合并腹股沟疝情况在临床多见；③腹股沟管内的隐睾位置表浅，活动度小，容易遭受外力直接创伤；④发育不良、受伤、高温的睾丸容易发生恶变，发生恶变的时间多数在 20 岁以后，比正常睾丸恶变机会大 40 余倍。接受睾丸下降固定术后仍不能完全杜绝日后睾丸恶变；⑤隐睾对患者产生某种程度的负性心理影响。

（三）诊断

多普勒超声检查、CT、MRI 是诊断隐睾的主要方法，在隐睾的定位、定性和指导手术方面这几种方法各有优缺点。

1. 多普勒超声检查

该检查方法的优点是简便、经济，比较准确，可作为隐睾诊断的首选检查方法。缺点是检查有一定主观性，对不可触及型隐睾有局限性，对恶变隐睾是否有淋巴结转移的诊断不如 CT 和 MRI。

2. CT 检查

CT 检查的优点是能提供更好的睾丸和周围组织的结构图像，能检查出大部分腹腔型及腹股沟型隐睾，较好评价淋巴结有无转移，有利于术后随访检查。缺点是对软组织的对比度较 MRI 差，易造成假阴性。

3. MRI 检查

该检查法是隐睾最精确的检查方法，能精确显示隐睾位置，清晰地辨别隐睾与周围组织，有利于指导手术进路。缺点是检查费用较昂贵，检查耗时。

（四）治疗

出生后 10 个月隐睾仍未下降入阴囊的患者可采用绒毛膜促性腺激素与促性腺激素释放激素进行内分泌治疗。绒毛膜促性腺激素可刺激睾丸间质细胞，使血浆睾酮水平增高以促进睾丸下降，部分隐睾患者的下丘脑分泌功能不正常，黄体生成素水平低下，必须补充促性腺激素释放激素。

手术治疗适用于患者单侧隐睾或双侧隐睾经绒毛膜促性腺激素治疗仍未下降者。隐睾手术的最佳时期是 2 岁以内，主要是睾丸下降固定术。睾丸下降固定术的主要步骤包括寻觅睾丸、松解精索、按正常通道将睾丸复位入阴囊底部、将睾丸固定于阴囊内。手术中应防止精索扭转或睾丸从鞘膜中翻转。

九、先天性阴茎弯曲症

（一）概要

先天性阴茎弯曲症（congenital penile curvature，congenital phallocampsis）是指阴茎外

观正常，当阴茎勃起时出现弯曲的一种先天性畸形，又被称为“先天性单纯阴茎弯曲症”“阴茎海绵体白膜异常”等。先天性阴茎弯曲症在临床上并不罕见，就诊的患者中有幼儿和成年人，部分患者是在性交困难后才有所察觉而就医。先天性阴茎弯曲的成因可能是由于三条海绵体（两条阴茎海绵体和一条尿道海绵体）发育不均，或者是海绵体周围纤维组织形成限制了某海绵体的发育所致。如尿道海绵体发育受限将出现阴茎下曲（腹侧弯曲），青春期阴茎海绵体的快速发育使阴茎下曲愈加明显。

（二）临床表现

多数情况下，阴茎疲软状态时阴茎弯曲难被发现，只有勃起状态下阴茎弯曲才显现。因此以单纯阴茎弯曲就诊的幼儿较少。成年后由于阴茎勃起机会增多，阴茎海绵体发育迅速使阴茎弯曲程度加重，因此阴茎弯曲容易被发现，性生活可进一步对阴茎弯曲的影响程度进行直接检验。阴茎弯曲的方向及程度因人而异，有的背侧弯曲，有的腹侧弯曲；有的左弯曲，有的右弯曲；有的既背侧又左或右向弯曲，以腹侧弯曲最常见。阴茎弯曲的部位可在阴茎的前端、中段或后端。根据阴茎头部与阴茎体纵轴所成角度，可以将单纯阴茎弯曲分为三度，夹角小于15°为轻度阴茎弯曲；大于35°为重度阴茎弯曲；两者之间为中度阴茎弯曲。轻度阴茎弯曲基本不影响小便功能及以后性生活，中度和重度阴茎弯曲将影响排尿和性生活。

（三）诊断

阴茎勃起状态下诊断先天性阴茎弯曲症比较容易，由于就诊时患者难有阴茎勃起，可以让患者提供阴茎勃起状态的自拍照片以做初步诊断，或者医生施行阴茎海绵体药物注射诱发人工勃起，评估阴茎弯曲程度。诊断先天性阴茎弯曲症须与阴茎硬结症（Peyronie 病）、外伤性阴茎弯曲、包皮系带过短、尿道下裂合并阴茎弯曲、蹼状阴茎等鉴别。

（四）治疗

治疗先天性阴茎弯曲症以手术为主，目前尚无任何一种口服或注射药物可用。先天性阴茎弯曲症的手术步骤基本遵循下面 3 点：①切除尿道海绵体和阴茎海绵体之间的纤维索，使短缩的阴茎海绵体或者尿道海绵体松解延长；②阴茎体弯曲对侧阴茎白膜折叠术，缩短阴茎体弯曲对侧海绵体长度；③施行尿道延长术。对待具体病例应根据阴茎弯曲的方向、程度，参考以上 3 点取舍。譬如，对待阴茎发育较好的病例可以选择缩短对侧海绵体长度为主的方法；对待阴茎短小且尿道发育不良的病例可以选择以松解和延长尿道为主的手术。

白膜折叠术的手术方法有：① Nesbit 法；② Yachia 法；③ 单纯折叠法。3 种术式各有优缺点，从缩短阴茎海绵体背侧长度的手术效果排列应该是：Nesbit 法最佳、Yachia 法次之、单纯折叠法再次之。从减少阴茎背动脉和背神经损伤方面考虑应该依次选择：单纯折叠法（如图 9－5 所示）、Nesbit 法（如图 9－6 所示）、Yachia 法（如图9－7所示）。

阴茎背侧弯曲畸形症例少见，其手术方法是：在阴茎弯曲处将阴茎海绵体和尿道海绵体松解分离，然后参考以上 3 种术式缩短阴茎海绵体腹侧长度。

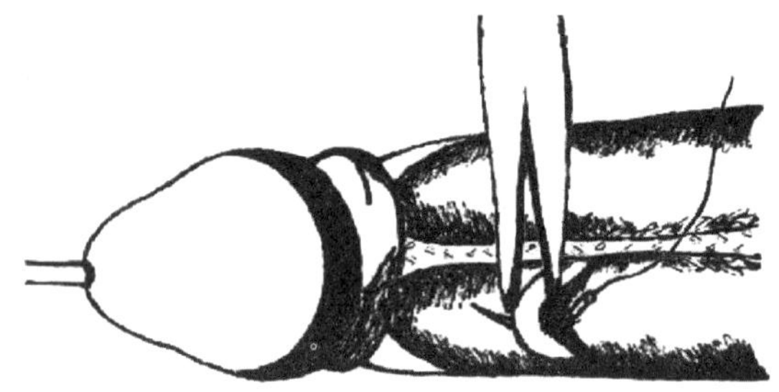

图 9－5　单纯折叠法

（缩短阴茎海绵体背侧白膜长度，纠正阴茎下弯曲畸形）

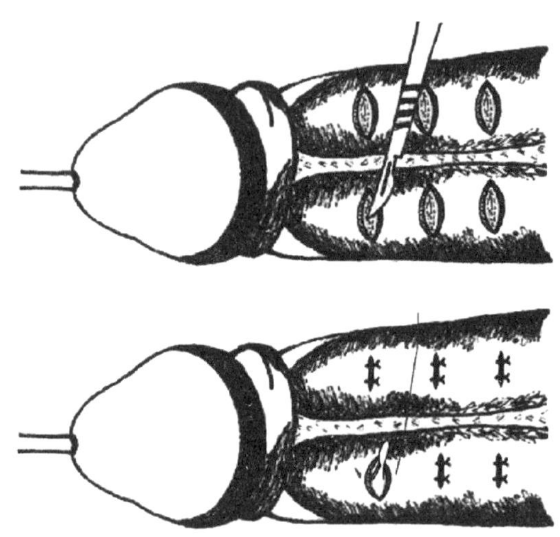

图 9－6　Nesbit 法

（上图：白膜开窗；下图：缝合切口缩短白膜长度）

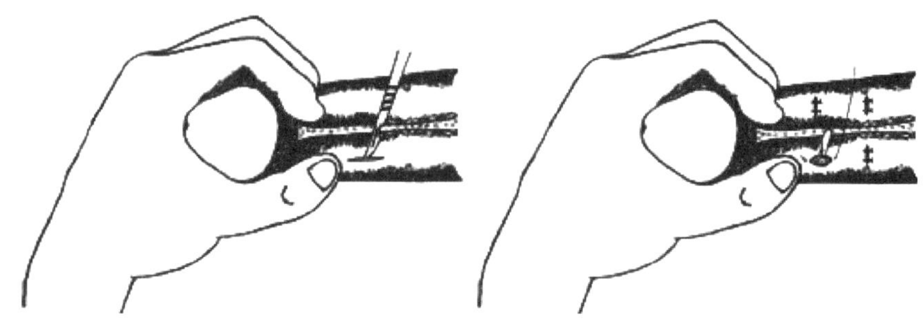

图 9－7　Yachia 法

（左图：纵行切开白膜；右图：横缝切口缩短白膜长度）

第二节　男性生殖器官损伤

男性生殖器官可分为两部分，即内生殖器和外生殖器。内生殖器主要由生殖腺（睾丸)、输精管道（附睾、输精管、射精管、尿道）和附属性腺（精囊腺、前列腺、尿道球腺）组成，外生殖器主要包括阴茎和阴囊。

男性生殖器官损伤中最常见的是阴茎损伤，几乎占男性生殖器损伤的一半。尿道损伤也较常见，本章略。

一、阴茎损伤（injury of penis）

阴茎由两条背侧的阴茎海绵体和一条腹侧的尿道海绵体组成。每条海绵体表面覆盖有一层坚韧的白膜。白膜之外的阴茎筋膜（Buck's fascia），将 3 条海绵体包裹在一起。再外侧为会阴浅筋膜（Colles's fascia）。两层筋膜间为疏松纤维组织。阴茎背部靠阴茎悬韧带将阴茎固定在耻骨联合下缘。两条阴茎海绵体的近端称为阴茎脚，分别附着于同侧耻骨坐骨支上。尿道海绵体位于两条阴茎海绵体的下方（腹侧），其末端膨大形成龟头（阴茎头）。

阴茎损伤往往伴有尿道损伤，单纯的阴茎损伤比较少见。根据有无阴茎皮肤的破损，可以将阴茎损伤分为闭合性损伤和开放性损伤。闭合性损伤比较少见，主要有阴茎挫伤、阴茎折断、阴茎绞窄、阴茎脱位等；开放性损伤相对多见，例如阴茎切割伤、阴茎咬伤、阴茎皮肤撕脱伤等。现将阴茎损伤分述如下。

（一）阴茎挫伤（contusion of penis）

1. 病因

阴茎挫伤多发生在阴茎受到直接暴力打击、骑跨伤或踢伤时。有时患者将阴茎放入孔径较小的硬物内手淫时也可发生阴茎挫伤。

2. 临床表现

阴茎挫伤主要表现为阴茎皮肤肿胀，常有血肿或皮下出血形成。由于阴茎血液供应丰富，愈合能力较强。

3. 治疗

无尿道损伤的轻度阴茎挫伤仅需休息即可，减少性刺激，受伤初期可用冷敷止血；出血停止后用热敷，以促进瘀血的吸收。如皮下继续出血，导致血肿不断增大，则应立即切开止血、清除血肿，缝合切口后用弹性绷带包扎阴茎。如果已经形成脓肿或气肿，则需切开引流处理，并积极抗感染治疗。

（二）阴茎折断（fracture of penis）

1. 病因

阴茎折断大多是由于阴茎在勃起状态下受到暴力折曲、击打所致。例如粗暴性交、手淫时用力过度、勃起时阴茎突受外力的打压冲撞等。

2. 临床表现

折断是由于白膜和阴茎海绵体的破裂所致，常发生于远端的 1/3 或中部，约 30% 合并有尿道损伤。受伤瞬间可听到折断声，随即勃起阴茎像气球突然漏气一样迅速变软，同时伴有剧痛，受伤局部迅速肿胀，逐渐形成青紫色血肿。如果 Buck 筋膜破裂，血肿可以沿阴囊、会阴及大腿内侧延伸。阴茎折断一般排尿不受影响，若出现排尿困难、尿道流血等现象时则应考虑是否同时合并尿道的损伤。

3. 治疗

由于保守治疗有时会出现阴茎变形、勃起功能障碍等后遗症，所以目前多主张受伤早期行阴茎折断修补术，同时可以尽量避免血肿扩大、感染等并发症。手术时要修补破裂的白膜、清除血肿，并且彻底止血。如果合并尿道损伤应一并予以处理，并且留置导尿管。未伤及尿道且估计损伤较轻者，可施行保守疗法，即采用冷敷止血，抬高损伤部位，注射溶栓酶，后期热敷促进血肿吸收，必要时仍需手术清除血肿。另外，在恢复期间必须加用口服或肌肉注射雌激素以抑制阴茎勃起。

（三）阴茎绞窄（incarceration of penis）

1. 病因

阴茎绞窄多见于自慰、恶作剧或精神不正常的患者。患者用线、避孕套、橡皮筋缚扎、塑料环甚至金属环等各种硬性环状物环套阴茎致使血液、淋巴液回流受阻。

2. 临床表现

绞窄远端阴茎肿胀，同时伴有剧痛，如不及时处理可造成阴茎坏死。因环形结扎的坏死，多出现整齐的环形坏死缘，线环深陷。

3. 治疗

治疗时务必找到结扎线并剪断它。导致绞窄的硬性环圈，更难取出，特别是钢环，锯裂取环法不仅费时，且会加重损伤，这时可先在阴茎头上用针穿刺数孔，注入透明质酸酶，将瘀血挤出，并用肝素盐水冲洗，待减胀后，涂以润滑剂，摘除绞窄物。手术时要正确估计组织坏死的范围，及时将坏死组织充分去除，以免继发感染。

（四）阴茎脱位（dislocation of penis）

1. 病因

阴茎脱位指阴茎脱离其原来位置，移至腹壁、阴囊、腹股沟皮下。多系阴茎在柔软状态下受到前方暴力（如木桩、栏栅等）直接作用于阴茎根部造成。

2. 临床表现

局部可形成血肿，常合并有尿道断裂。

3. 治疗

治疗应及早行切开复位，清除血肿，进行尿道吻合，并且皮下放置引流条。

（五）阴茎切割伤（concis of penis）

1. 病因

阴茎切割伤可以是自伤，也可以是他伤、爆炸碎片伤或其他机械性损伤的结果。

2. 临床表现

常伴有大出血甚至休克。按照损伤的程度可以分为包皮切割伤、阴茎部分断离和阴茎完全断离。

3. 治疗

包皮切割伤较浅、未累及阴茎海绵体者，按照一般软组织切割伤处理。如果累及阴茎海绵体而致严重出血或休克者，在血压恢复以前可将裂开的海绵体白膜及阴茎筋膜一起缝合以压迫止血，切忌盲目结扎阴茎背动脉。阴茎动、静脉如有破裂或断裂应予修补或吻合。因切割而致阴茎离断者，应将离断的阴茎用生理盐水洗净，低温冰盐水保存，力争通过显微外科技术进行阴茎再植手术，以维持其生理功能。特别要注意的是阴茎离断的时间不超过6小时才有机会再植，并且阴茎再植术后应静滴低分子右旋糖酐，服用肠溶阿司匹林、妥拉苏林（tolazoline）等防止小血管栓塞，口服雌激素防止阴茎勃起，同时给予抗感染、止痛治疗。

（六）阴茎咬伤（bite of penis）

1．病因

阴茎咬伤多见于被狗、猫等牲畜意外攻击，强迫口交等所致。

2．临床表现

阴茎远端往往缺失。就诊如果不及时，常常伴有感染。

3．治疗

怀疑伤口感染时先做细菌培养后彻底清创，暂不缝合。同时要注射破伤风疫苗和狂犬疫苗，并且积极抗感染治疗，待细菌培养结果出来后选择敏感抗生素。

如果就诊及时的话，一般极少感染，此时彻底清创后可直接缝合伤口，阴茎离断者可直接实施阴茎再植术。同时也要注射破伤风疫苗和狂犬疫苗，并且积极抗感染治疗。

阴茎缺损的患者通常丧失性交和直立排尿的功能，心理、生理均面临巨大的压力，因此还须择期实施阴茎再造术（详见第十五章）。目前阴茎再造术有多种术式，但仍缺乏非常满意的效果，仍有待进一步改进。

（七）阴茎皮肤撕脱伤（avulsioi of penis）

1．病因

由于会阴部皮肤移动性大、皮下组织松弛以及男性外生殖器突出等特点，外生殖器撕裂伤较多见。阴茎皮肤撕脱伤多发于工矿、农村等地，如机器上转动的皮带将患者的裤子、阴茎卷入机器，还可见于打架斗殴、树枝挂伤等。

2．临床表现

撕裂皮片的特点是多以会阴部为顶点，阴茎根部或耻骨联合为基边的三角形，深达会阴浅筋膜与白膜之间，一般不累及较深的阴茎海绵体、尿道和睾丸。

3．治疗

治疗方法可视阴茎皮肤撕脱的范围及附近皮肤损伤的情况而定，但伤后在进行镇静止痛、注射抗生素及破伤风疫苗的同时，必须立即修补，因为延期修补将会导致广泛疤痕形成、挛缩和生殖器畸形。

由于阴茎血供丰富，所以阴茎皮肤缺损少者，可任其自愈或用游离皮肤做无张力缝合。撕脱皮肤但挫伤不重者，经彻底清创后缝回原处亦可望成活。皮肤缺损较多者，可用阴囊皮肤、大腿内侧、腹股沟区、下腹部带蒂皮瓣植皮进行阴茎成形术。尿道留置支持尿管，阴茎用阴茎套或铁丝网加压包扎固定。植皮的对合缘应置于阴茎背侧，并采用波浪式，与阴茎根部的皮肤缝合，亦应做成锯齿形，以免疤痕挛缩或产生环形狭窄。在处理阴茎皮肤撕脱伤的同时，还应仔细检查尿道和睾丸是否受损，如有受损，需一并处理。

二、阴囊及内容物损伤

（一）阴囊损伤（injury of scrotum）

阴囊突出于身体外部，两侧大腿之间，内含睾丸、附睾和精索的阴囊段。阴囊皮肤薄而多皱褶，有较大的伸缩性，可以随外界温度的变化自动伸缩使睾丸始终保持在一个适合精子生长的温度上。但是阴囊皮肤组织脆嫩，突出体表，因此易于受损。

1. 阴囊损伤的病因及分类

根据不同的致伤原因可以分为闭合性损伤、开放性损伤和其他类型损伤。

（1）闭合性损伤。常发生于运动、车祸、斗殴中，阴囊遭受撞击、挤压、脚踢等外力的作用而致伤。由于阴囊皮肤及皮下有大量的血管分支，并且阴囊皮肤组织疏松，所以损伤后出血不易停止，且会迅速形成较大的血肿，同时伴有剧烈的疼痛，整个阴囊呈现暗紫色。较小的血肿可自行吸收，较大的血肿易形成硬结。

（2）开放性损伤。包括切割伤、撕裂伤、火器伤等。切割伤通常创缘整齐，如未损伤内容物，通常不引起严重后果。撕裂伤多由工农业机械造成阴囊壁皮肤的撕裂、撕脱甚至广泛性剥脱，常常伴随阴茎的皮肤剥离，但睾丸、阴茎海绵体及尿道不易受累。火器伤常常损伤范围较广，容易合并睾丸、尿道损伤，并且易于存留弹片等异物。

（3）其他类型损伤。烧伤、烫伤，人或动物的咬伤等特殊类型。

2. 阴囊损伤的临床表现及诊断

（1）临床表现：疼痛和出血是阴囊损伤的主要表现，闭合性损伤尚有阴囊血肿。开放性损伤有时可深达鞘膜，甚至可见到精索、睾丸及附睾外露。

（2）诊断：诊断阴囊损伤通常不难。常规行阴囊 B 超或彩色多普勒检查有利于了解阴囊血肿的范围，是否合并睾丸破损、鞘膜积液等情况。若怀疑阴囊内存有异物（例如弹片、碎石、玻璃片等），可行 X 线检查。另外，对于因精神异常自残者，应格外引起注意，尽量避免再次损伤。

3. 阴囊损伤的治疗

（1）闭合性损伤的治疗。损伤较轻的患者通常采用卧床休息、抬高阴囊、局部冷敷、止痛等方法即可。合并血肿者还应使用抗生素预防感染。若血肿进行性增大则应立即切开止血、清除血肿和减压引流。

（2）开放性损伤的治疗。应当严格清创，仔细清除异物及坏死组织，同时仔细检查睾丸、附睾是否受损，受损当一并处理。在回纳睾丸时还应注意避免睾丸扭转。在处理伤口的同时，还要及时使用抗生素预防感染，注射破伤风疫苗，若被动物咬伤还应注射狂犬疫苗。

阴囊的损伤与男性生育密切相关，因此应当引起足够的重视。

（二）睾丸损伤（injury of testis）

因为睾丸外有松弛的阴囊保护，并且睾丸的活动度较大，所以睾丸受伤的概率低于阴囊。

1. 睾丸损伤的分类及临床表现

根据睾丸损伤的病因，同样可以将其分为两类。

（1）闭合性损伤。这类睾丸损伤占大部分，通常与挤压、撞击有关，多见于体育运动、斗殴、骑跨伤中，主要有睾丸的挫伤、破裂、脱位、扭转等类型。

①睾丸挫伤（contusion of testis）。这种情况有睾丸间质的毛细血管的小出血灶、轻度水肿和曲细精管破裂等。常有恶心、剧痛，有时剧痛可向大腿根部或下腹部放射，甚至可引起痛性休克。体检可见阴囊瘀血斑，触诊可及坚硬的睾丸，触痛明显。

②睾丸破裂（disruption of testis）。可出现睾丸白膜的破裂，通常睾丸实质损伤较严重，血肿、疼痛明显，常发生创伤性睾丸炎，最终常出现睾丸萎缩。开放性损伤所致的睾丸破裂相对多见，一般的钝性外力较少引起睾丸破裂，但是在睾丸肿瘤状况下，较轻的外力也可引起睾丸破裂。临床主要表现为剧痛、呕吐甚至当场晕厥。体检时可发现阴囊瘀血肿胀，睾丸触诊轮廓不清。

③睾丸脱位（disloction of testis）。通常是会阴部位受到外力的撞击作用引起的。在外力的作用下，睾丸可被挤至腹股沟管、股管、腹腔，有时也可被挤至阴茎根部、会阴等处的皮下。临床表现为伤后会阴部剧痛，阴囊触诊空虚，触诊脱位的睾丸处可触及睾丸状肿物，并有特殊的酸胀痛感。

④睾丸扭转（torsion of testis）。外伤可导致睾丸扭转，另外睾丸鞘膜宽大、睾丸下降不全也可引起睾丸扭转。睾丸扭转常发生在睡梦中，事先无任何征兆，这可能与夜间勃起时提睾肌收缩有关。部分患者可发生于剧烈活动、性交之后，也可能与提睾肌剧烈收缩有关。扭转以下部分首先发生充血和出血性梗塞，引起剧烈的疼痛和明显的水肿，有时睾丸会被痉挛的提睾肌回拉至腹股沟管外环处。因为单纯靠病史及临床表现做出的诊断准确率不高，所以诊断时要慎重，需要借助必要的辅助性检查。目前最为有效和方便的辅助性检查是彩色多普勒检查，敏感性和特异性均接近100%。在睾丸扭转的急性期多普勒检查可提示睾丸血流减少或完全中断，而睾丸周围组织血流则正常。

（2）开放性损伤。这类损伤常由刀刺、弹片等引起，可造成睾丸部分组织受损，如果损伤睾丸供血动脉可引起活动性出血或巨大血肿，有可能导致睾丸萎缩或坏死。

2. 睾丸损伤的治疗

同其他创伤相似，治疗睾丸损伤首先仍是镇痛、纠正疼痛性休克，开放性损伤需要清创。清创时应及时减轻睾丸的张力和控制出血，并且尽可能地保留睾丸组织。

（1）睾丸挫伤。无明显血肿者，可卧床休息，并使用睾丸托带固定，局部冷敷，以减轻张力和出血，同时使用止血药和抗生素，酌情使用镇痛药。若睾丸张力过高，需及时切开减压。

（2）睾丸破裂。必须及时彻底清创，仔细清除异物和止血，并根据睾丸损伤程度选择不同的处理方式。如果是睾丸部分破裂，则清创止血后缝合白膜即可；若白膜破损、清创后缺损较大者，可用鞘膜覆盖；睾丸完全破裂时可将睾丸切除。

（3）睾丸脱位。须尽早施行睾丸复位，并且在复位后施行睾丸固定术，以防再次脱位。对于位于腹股沟、阴茎根部、会阴等处的皮下脱位，可在局部水肿不明显的3日内手法复位。

（4）睾丸扭转。睾丸扭转时间短、局部肿胀不严重者，先试行手法复位。首先给患者局部注射止痛药，待疼痛缓解，再按照扭转的相反方向（通常左侧睾丸顺时针转动，右侧睾丸逆时针转动）进行手法复位。若睾丸位置下降，精索松弛，疼痛减轻，则说明复位成功。若睾丸扭转超过12小时，或局部水肿明显，则应及时开放手术探查，视睾丸是否仍有活力来决定是否要进行睾丸切除术。

（三）附睾、精索的损伤

1. 病因

这类损伤多见于医源性损伤，常伴有睾丸损伤或下腹、会阴部的损伤。

2. 临床表现

可见广泛的皮肤瘀斑及阴囊内血肿形成，损伤部位触痛明显。结合多普勒超声检查可了解损伤部位及性质。

3. 治疗

这类损伤通常采用卧床休息和局部冷敷处理，若血肿形成并且继续增大则需要及时清创止血，合并其他损伤时也应一并处理，特别是输精管和睾丸动脉损伤时应及时行纤维外科手术吻合以保证睾丸功能。

三、前列腺、精囊腺的损伤

1. 病因

前列腺、精囊腺的位置较隐蔽，单独损伤极少发生，通常与骨盆、会阴损伤造成的膀胱、直肠、尿道损伤同时出现。

2. 临床表现

疼痛、出血、排尿困难，有时候会出现尿液外渗至前列腺和膀胱周围。

3. 治疗

治疗时应警惕失血性休克的出现，及时镇痛补液，必要时输血，同时紧急止血。若损伤较轻可以用气囊尿管压迫止血，损伤较重时需紧急手术止血，同时处理其他合并伤。术中仔细清理瘀血，术后使用抗生素预防感染。如果出现排尿困难，则应及时导尿。

（陈　俊　张　滨　苏　宇　江　沛）

第三节　女性生殖器官先天性疾病

一、先天性阴道闭锁（congenital atresia of vagina）

（一）概要

先天性阴道闭锁指阴道完全或部分闭锁的一种先天性生殖器畸形，民间将此类患者称为“石女”，临床上可分为完全闭锁、上段阴道部分闭锁和下段阴道部分闭锁。先天性阴道闭锁可分为完全性闭锁或者部分闭锁。完全性阴道闭锁或阴道上段闭锁，则子宫、卵巢等生殖器官发育不良；下段阴道闭锁，则子宫、卵巢发育良好，有正常功能，月经初潮时发生下腹剧痛，此后出现周期性下腹痛。本病是胚胎在发育期间受到内在或外界因素阻扰，亦可能由于基因突变引起副中肾管发育异常所致。其发生率在1∶5 000左右。

（二）临床表现

先天性阴道闭锁在青春期前多未被发现，直到青春期不来月经，或者由于经血潴留出现周期性腹痛，婚后发现性交困难或不孕等，才到医院求治，经过检查方被发现。先天性阴道闭锁患者第二性征明显女性化，绝大多数在正常阴道口部位仅有完全闭锁的阴道前庭黏膜，无阴道痕迹。亦有部分患者在阴道前庭部有浅浅的凹陷，个别具有短于3 cm的盲端阴道。阴蒂、阴道前庭、处女膜、大小阴唇均正常。

（三）诊断

青春期后出现周期性腹痛，原发性闭经史，临床上行肛门指检可触及阴道内有球状包块向直肠前壁突出，行直肠腹部诊断时可在下腹部扪及位于阴道包块上方的另一较小包块（为经血潴留的子宫），压痛明显。

多普勒超声、CT、MRI 等检查显示子宫及阴道积液。腹腔镜或剖腹探查，可发现发育不良的输卵管或子宫，往往还能看到泌尿系统的发育异常。当副中肾管发育严重异常时，可有肾旋转不全、肾脏低移，形成盆腔肾、马蹄肾、越界性肾异位（两肾位于身体同侧）、肾缺如、肾功能不全等泌尿道畸形。因此，对先天性阴道闭锁患者施行阴道成形术时，在术前均应做静脉肾盂造影，警惕有上述畸形存在。此外，10%左右的先天性阴道闭锁患者伴有骨骼畸形，如脊柱裂、骶椎隐裂、椎融合及脊柱不分节等。

（四）治疗

最好在结婚前半年或3个月左右进行重建阴道整形手术治疗。手术方法有以下几种。

1．皮片游离移植法

在位于直肠和尿道之间分离长约8 cm的腔隙，在腔隙内进行皮片游离移植作为再造阴道的衬里。这种手术的优点是只要皮片全部成活且术后能严格采用防止皮片收缩的措施，则再造的阴道腔穴有足够的深度与宽度满足性交要求，疗程也较短；缺点是在每次性交时均需要使用润滑油。术后半年内患者需要用有机玻璃模具每天进行再造阴道的扩张，以防止阴道收缩与粘连。

2．皮瓣移植法

用周围皮肤带血管蒂转移到再造阴道的腔隙里作为再造阴道的衬里。其优点是再造的阴道腔穴有足够的深度与宽度满足性交要求，疗程也较短，皮瓣不会收缩，术后无须扩张；缺点是每次性交时均需要使用润滑油。

3．自体结肠代阴道术

取一段带血管蒂的结肠，长约10 cm，将上端缝合闭锁，下端自分离好的人工阴道内口拖出并与外口环形缝合，由于结肠段本身带有血管供应，同时有内外壁，成活后内壁黏膜又能分泌黏液，在性交时男方不会产生不适感，也不必用阴道模具扩张，但其缺点是再造的阴道由于结肠的分泌物会产生一些异味，同时对手术技术要求也较高。

以上几种阴道再造术，均只能解决婚后性生活的问题。对于那些合并子宫发育不良的患者，手术不能解决生育问题，这是阴道整形术前必须理解和认识的。对于子宫发育正常者而言，由于既往的子宫瘀血、经血反流等，可能导致盆腔粘连、输卵管堵塞。如患者经过治疗怀孕，最好采取剖宫产，以免发生阴道严重撕裂伤。

二、阴道横隔（transverse vaginal septum）

（一）概要

阴道横隔是胚胎期由泌尿生殖窦—阴道球向头端增生增长演变而成的阴道板在自下而上腔道化时受阻，未贯通或未完全腔化所致。阴道横隔常发生在阴道的 3 个部位：即阴道的上 1/3、阴道中段及阴道下 1/3。横隔在阴道上 1/3 的最多，其次为中段。

（二）临床表现

阴道横隔的厚度各人差异较大，有的很薄，有的则较厚。两层黏膜组织中间的间质内可含丰富的胶原纤维及平滑肌，偶可混有中肾样组织成分。临床表现的差别决定于阴道横隔发生的程度（完全和不完全）和位置的高低。

1．完全阴道横隔

因月经血受阻、潴留而表现为原发性闭经，出现周期性下腹疼痛且进行性加重等症状。在新生儿，如横隔上面有分泌的黏液积留，可形成阴道黏液肿。青春期后，可因经血滞留、胀大的包块不适或胀痛而就医。潴留的经血返流子宫、输卵管而成为子宫腔积血和（或）输卵管积血，甚至经血经输卵管伞端开口处流入腹腔引起腹膜炎，最终导致子宫、输卵管与盆腔的广泛粘连。

2．不完全阴道横隔

横隔中央有小孔，一般不影响经血引流，如果横隔孔眼小，经血引流不畅，则伴有痛经，而且可影响受孕。如果横隔位置较高，并不影响婚后性生活。怀孕后未做产前妇科检查处理，可导致分娩过程中因胎先露下降受阻。横隔部位低者少见，多因性生活困难而就诊。

（三）诊断

根据经血外流不畅、痛经或闭经史，行肛查时可在横隔上方触及由积血形成的包块应考虑为阴道横隔。阴道横隔位置较高者，处女膜清晰可辨；位置较低者则易与无孔处女膜或小孔处女膜混淆，同时也应该注意与阴道部分闭锁的鉴别。

检查时首先注意横隔上（常在中央部位）有无小孔，有孔隙者可用探针插孔内，探查小孔上方阴道的宽度及深度以明确诊断。对于完全性阴道横隔，为了确定横隔的位置和厚薄，宜行经阴道做盆腔检查及肛查。凡有经血潴留形成积血包块者，肛腹查易确诊。B 超检查示包块为无回声或低回声及有光点反射的影像有助于诊断，尤其当阴道、子宫及输卵管同时存在包块时，更易诊断，必要时行腹腔镜检查。

（四）治疗

1．完全阴道横隔的治疗

如有经血潴留，宜及时进行手术切开横隔，排出经血。手术方法：横隔中央穿刺，抽吸证实穿入潴留经血阴道腔后，自穿刺处向左右切开隔膜约 1 cm，使经血先排出，而后检查横隔厚度及距子宫颈的距离，继续向两侧扩大切口至阴道壁。然后，环形切除多余隔膜组织，将切口的两边黏膜做潜行分离后纵行缝合。术后取半卧位易于引流。

如果横隔比较厚，先将外层黏膜做“X”形切开深达横隔厚度的1/2，并以此为准分离黏膜瓣，最后形成4个三角形黏膜瓣。再将横隔内层做“十”字形切开，形成与外层瓣膜交错的4个三角形黏膜瓣膜。最后将内外层4对黏膜瓣互相交错镶嵌缝合，这样可避免伤口愈合后瘢痕挛缩。

术后置入阴道模具，直至缝合的肠线吸收为止。其间可取下模具，洗净消毒后再置入阴道。伤口愈合后，仍需在夜间放置模具3个月，以避免粘连及狭窄环的形成。

2. 不完全阴道横隔的治疗

因横隔有孔，可直接用子宫探针插入孔眼，了解腔隙长度及隔膜的厚薄。手术切除时，以小孔为据点，向周围做“X”形切开直到阴道壁，如果隔膜薄，可环形切除隔膜多余组织，将切口的两层黏膜与基底稍做游离，纵形缝合，使缝合缘呈锯齿状，不在一个平面，防止日后出现环形狭窄。

如在孕期发现阴道横隔，一般先不处理，以免处理后导致感染、阴道瘢痕形成、流产及早产。分娩多需采取剖宫产。

三、阴道斜隔综合征（oblique vaginal septum syndrome）

（一）概要

阴道斜隔综合征是阴道发育畸形的一种。阴道斜隔综合征的解剖基础是双子宫、双子宫颈，从两子宫颈间出现一片较厚的膜样组织，往下生长，不形成双阴道那样的阴道纵隔，而是斜向一侧形成盲腔，将一侧的子宫颈掩盖在内。发病机制至今尚未阐明，推测由于一侧副中肾管发育良好，形成一侧单角子宫，副中肾管结节与泌尿生殖窦接触而形成一侧通畅的阴道，而另一侧中肾管未发育，同侧副中肾管也受影响。故而造成不对称性生殖道合并泌尿系统畸形的结果。1922年，Purslow首次报道双子宫、双阴道、一侧阴道积血合并同侧肾脏缺如病例。

阴道斜隔综合征根据其两子宫间或两阴道间有无通道分为3种类型（如图9－8所示）。

Ⅰ型：无孔斜隔。一侧阴道完全闭锁，隔内的子宫与外界及对侧子宫完全隔离，两子宫间和两阴道间无通道，阴道闭锁侧肾脏可能缺如，青春期后都有严重的隔内阴道和子宫积血，青春期前隔内阴道腔内可有积脓。

Ⅱ型：有孔斜隔。一侧阴道不完全闭锁，隔上有一小孔，经血可通过小孔涌出，但引流不畅，无或少量阴道积血，闭锁侧肾脏可有可无。

Ⅲ型：无孔斜隔合并子宫颈瘘管。一侧阴道完全闭锁，在两侧子宫颈之间或隔内阴道腔与对侧子宫颈之间有一小通道，隔内子宫经血可通过另一侧子宫颈排出，但引流不畅，隔内阴道腔轻度积血，同侧肾脏可有或无。

（二）临床表现

1. 周期性腹痛

周期性腹痛为各型斜隔综合征的共有症状，常为患者就诊的原因。一般在初潮后不久即出现进行性痛经，部位多在下腹部，有时向骶尾部及肛门放射。Ⅰ型的痛经比Ⅱ、Ⅲ型严重。

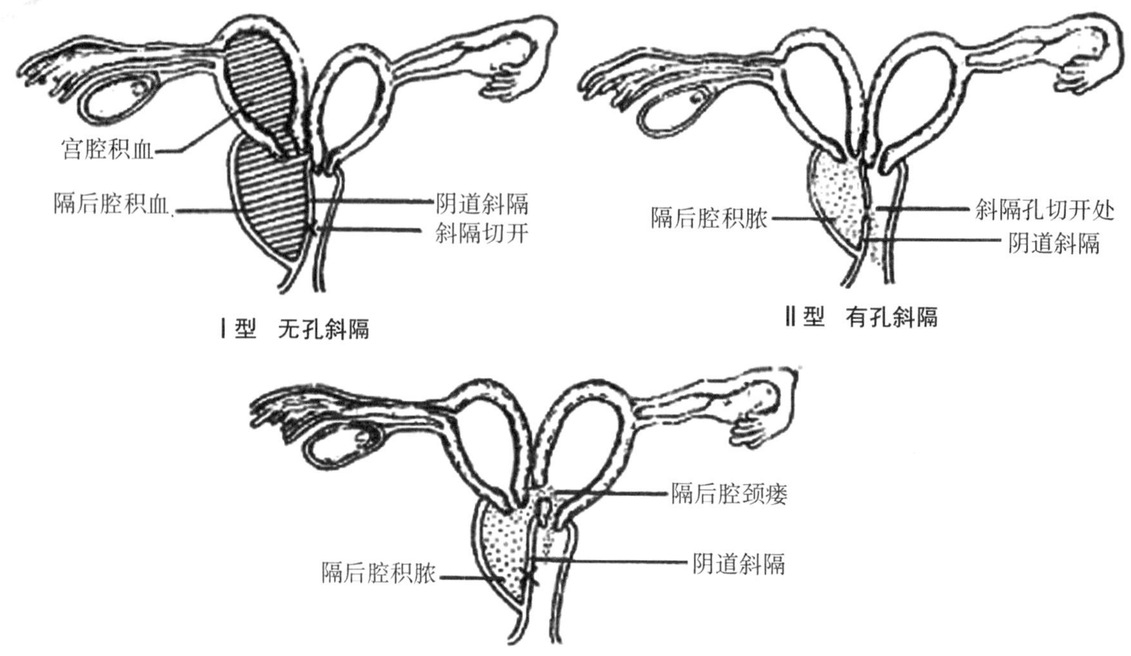

图 9－8 阴道斜隔类型

（摘自：郎景和. 妇科手术笔记［M］. 北京：中国科学技术出版社，2001.）

2. 阴道流液（脓）和经期延长

患者多有正常周期的月经，但表现为经后淋漓不尽，久之可发展为阴道流脓，甚至盆腔炎或盆腔积脓。主要表现在Ⅱ、Ⅲ型。

3. 阴道壁肿物

由于隔内的子宫与外界及对侧子宫完全隔离，经血聚集在隔内的阴道腔内。因该侧子宫常伴发育不全，经血较少，积聚缓慢，隔内阴道腔渐渐隆起，可在阴道侧壁触到囊性肿物，易误诊为阴道囊肿。Ⅰ型可触及张力较大的肿块，Ⅱ型及Ⅲ型部分患者可触及张力较低的肿块。

4. 并发症

阴道斜隔患者可合并不孕，盆腔子宫内膜异位及输卵管积血等。

（三）诊断

严重的痛经及一侧周期性下腹痛，经血淋漓不断，部分患者合并脓血分泌物等病史。检查时触及一侧深部阴道壁囊肿；或一侧阴道穹窿消失，其上方有包块；子宫颈显露不清，子宫体为双子宫。行阴道壁囊肿穿刺，如抽得黏稠的陈旧性血液，诊断基本肯定。B型超声检查，可探测到双子宫图像。一侧宫腔积血，表现为液性暗区，阴道旁囊肿可探得液性暗区，液性暗区回声稍强。

（四）治疗

明确诊断后，可在局麻或静脉麻醉下行斜隔切除，去除积血。由于阴道无狭窄，故不需配戴模型。对于子宫去留问题，意见不一。有学者主张开腹切除患侧子宫，而有的学者则不主张切除。此类畸形者，往往双侧子宫发育都比正常差，有时积血一侧子宫反比未积血侧发育好。另外，由于两个子宫颈之间存在一定的联系，切除了一侧的子宫，可能导致存留子宫颈的损伤，在怀孕后期有可能因子宫颈问题引起早产或胎头下降受阻，这必须引起临床医生的重视。

四、阴道纵隔（longitudinal vaginal septum）

（一）概要

阴道纵隔的形成是胚胎发育 12 周，两侧副中肾管融合时尾端中隔未消失或部分消失。阴道纵隔常合并双子宫、纵隔子宫与双角子宫。因其中隔消失程度不同，可分为完全性阴道纵隔和部分性阴道纵隔。有完全性阴道纵隔者，同时合并双子宫、双子宫颈。

（二）临床表现

阴道纵隔本身很少有异常表现，青春期后也无经血潴留，故婚前难以发现，即使婚后如性生活无异常，纵隔不阻碍分娩的话，患者可能终生不被发现。

阴道纵隔被发现的途径主要有三：一是阴道纵隔患者往往合并有子宫及子宫颈的畸形，如双子宫、纵隔子宫、单角子宫或双子宫颈等，而子宫的畸形或多或少会影响到月经及受孕，往往是在检查出子宫畸形后才发现存在有阴道纵隔；二是在分娩过程中，临产后因胎头下降受阻，行阴道检查时才获诊断；三是在产后对伴有双子宫的患者放置宫内节育器时，仅置入一侧宫腔而导致避孕失败，行人流术时出现困难，进一步检查后方获诊断。有少数患者因婚后性交困难就诊而被发现。

（三）诊断

阴道纵隔一般附着在阴道前后壁正中线，纵向走行。可分部分性及完全性，后者自子宫颈部起始一直伸展至阴道外口，将阴道均分为二。也有中隔偏离中线者，此类患者常难以发现。但是目前采用阴道镜检查，可以详细观察阴道的内部状况，临床上越来越多的阴道纵隔畸形在行阴道镜检查时被发现。

（四）治疗

阴道纵隔并不都需手术切除，如无症状，婚后不影响性交及分娩的患者可不予处理。但对于有完全性阴道纵隔者，常有双子宫、双子宫颈存在，应注意产后避孕方法的选择。

若阴道纵隔影响妊娠或分娩者，宜在非孕时将纵隔切除，并将创面缝合以防粘连。如已临产，发现纵隔阻碍先露部下降时，可在纵隔中央部切断，分娩后缝扎止血。

五、处女膜闭锁（imperforate hymen）

（一）概要

处女膜闭锁是女性生殖道较常见的先天畸形，又称无孔处女膜，发生率在 0.014%，是尿生殖窦上皮未能贯穿前庭部所致。青春期后无月经来潮而出现逐渐加重的周期性腹痛为该病的典型特征。

（二）临床表现

处女膜闭锁在幼年期缺乏临床症状，不易被发现。

青春期前，由于子宫颈分泌的黏液在阴道内的积聚，可使闭锁的处女膜膨胀，阴道中积聚的黏液越来越多，形成阴道黏液肿，患者往往有下腹坠胀感，但没有周期性下腹痛。

青春期后，由于经血不能外流，首先积聚于阴道中，逐渐形成阴道腔血肿，子宫腔也相继充满了血液，形成子宫腔积血，再进一步发展时，输卵管也被扩大形成输卵管积血，最后经血溢出输卵管而积留于盆腔内。当输卵管的积血溢出，流入盆腔时，由于腹膜受到刺激可引起下腹部剧烈疼痛。

初潮后最初几个月，患者感觉盆腔下部有胀坠感，并伴有周期性下腹痛，耻骨上不断有痉挛性疼痛。当阴道腔血肿膨胀过多时，向前压迫尿道，膀胱排空受阻，导致膀胱过度充盈，患者出现尿频、尿急和小便困难。宫腔大量积血时，使输尿管既受压又扭曲，阻碍输尿管尿流的通畅，形成输尿管积水，甚至导致肾盂积水。

（三）诊断

完全性处女膜闭锁较少见，多数情况是处女膜中央存留一小孔，有时只能通过细探针，经血可以外流则无症状发生，直到婚后因性交困难或分娩时胎头梗阻而发现。如无孔，则因初潮后经血潴留而出现症状。

由于子宫腔及输卵管大量积血，腹部检查时，增大的子宫把充盈的膀胱向上、向前推移，在耻骨联合上可触到充盈的膀胱，患者有明显的触痛。可能发现腹膜炎的刺激征象，是经血流入下腹部及盆腔刺激腹膜所引起的反应。检查外阴，可见阴道口膨出一触痛的球状肿块，被一层膜样组织覆盖，此为阴道内积聚的经血所致，呈紫蓝色。肛查，可触到阴道肿块，子宫特别大，性质并不太硬，但有明显的触痛，盆腔有不规则的增厚与压痛。

（四）治疗

手术治疗时，以处女膜小孔为中心，向周围做“X”形切开直到阴道壁。如果隔膜薄，可环形切除隔膜多余组织，将切口的两层黏膜与基底稍做游离，纵形缝合，使缝合缘呈锯齿状，不在一个平面，防止日后出现环形狭窄。如隔膜厚，应先在外层黏膜面做“X”形切口，深度以横隔厚度的1/2，分离黏膜瓣，然后将内层横做“十”字形切开，将内外层4对黏膜瓣互相交错镶嵌缝合，愈后不至因疤痕挛缩而再狭窄。

六、子宫发育异常（maldevelopment of uterus）

（一）概要

子宫发育异常是最常见、临床意义最大的一种生殖器官畸形。子宫发育从胚胎第10周开始，双侧副中肾管的中段和尾端向下、向内跨过中肾管前方，在中线与对侧会合，两侧副中肾管间融合形成单腔的子宫体与子宫颈。在此发育过程中，受到某些内在和外来因素的干扰，可在子宫演化的不同阶段停止发育而形成各种发育异常的子宫。各种异常分类如下。

1. 双侧副中肾管发育受阻

这种情况导致先天性无子宫、始基子宫、残角子宫、幼稚子宫和实质子宫。

2. 两侧副中肾管会合受阻

由于其会合受阻的时期及程度不同，可有如下表现。

（1）单角子宫。一侧副中肾管发育完好，形成一发育较好的单角子宫伴有一发育正常输卵管。此单角子宫的功能可能正常。另一侧副中肾管发育异常，可形成残角子宫或始基子宫，多数残角子宫与对侧正常宫腔不相通，仅有纤维带相连。

（2）盲角子宫。两侧副中肾管发育均较好，但一侧子宫角未与阴道沟通，形成盲角子宫。

（3）双子宫。副中肾管发育后完全没有会合，各有一套输卵管、子宫、子宫颈及阴道。

（4）双角子宫。两侧副中肾管尾端大部会合，末端中隔已吸收，故有一个子宫颈及一个阴道；但相当于子宫底部会合不全，导致子宫两侧各有一角突出，称双角子宫。

（5）纵隔子宫。两侧副中肾管会合后，纵隔未被吸收，将宫体分为两半，有时纵隔可向下延伸至阴道，但子宫外形完全正常。

3. 先天性子宫异位

子宫或双子宫之一移位于腹股沟。子宫也可停留在胚胎时期的较高位置而不降入盆腔。

（二）临床表现

子宫发育异常患者由于畸形的程度及类型不同，各自的临床表现存在较大差异。有的可无任何临床症状，月经、性生活、妊娠、分娩等均无异常表现，以至终身不被发现；有的在体检时偶被发现；也有部分患者到了性成熟期，由于性与生殖问题的困扰寻求医疗而被发现。

1. 月经异常

先天性无子宫、始基子宫患者无月经。残角子宫、幼稚子宫患者可无月经，亦可月经过少、迟发、痛经、经期不规则等表现。双子宫、双角子宫患者常可出现月经量过多及经期持续时间延长。

2. 不孕

先天性无子宫、始基子宫、残角子宫、幼稚子宫等发育不良者常常不孕。

3. 病理妊娠

发育异常的子宫于妊娠后往往引起流产和异位妊娠。由于其子宫肌层发育不良，也可发生妊娠期自发性子宫破裂。特别是残角子宫，孕卵可着床于残角子宫内，常于孕期破裂，症状同宫外孕。

（三）诊断

如患者有原发性闭经、痛经、不孕、习惯性流产、每次妊娠胎位均不正或难产等病史，应首先想到子宫畸形的可能，进一步详细询问病史及进行妇科检查。B 型超声、子宫输卵管造影、宫腔镜或腹腔镜均可协助诊断。

生殖器官畸形常合并泌尿系统畸形或下消化道等其他系统的发育异常，必要时可做静脉肾盂造影或钡灌肠检查。当发现泌尿道或下消化道畸形时，需详细检查有无生殖器官畸形。

（四）治疗

发育异常的子宫，如无任何症状，可暂不必处理。如果因子宫发育不良导致闭经、痛经、不孕或习惯性流产，可试用中药或激素治疗。若经药物治疗后仍不能缓解，则要考虑手术治疗。若有痛经症状，可考虑手术切除畸形子宫；若因子宫畸形引起流产、早产，可因不同情况采取相应手术治疗；若为对称型双角子宫，可切除多余部分后重新吻合；纵隔子宫或残角子宫均可通过手术矫正。畸形的子宫经手术治疗后妊娠者，应注意避免流产，并应严密观察，以防止子宫自发破裂。分娩时根据胎位及产程进展等情况，选择分娩方式。

利用宫腔镜诊断和治疗畸形子宫的方法已经普及。对于先天性子宫发育异常的患者应根据发育异常的类型不同，在妊娠前进行宫腔镜或开腹的子宫畸形矫正手术，方可有良好的妊娠结局。

七、输卵管发育异常（fallopian tube dysplasia）

（一）概要

输卵管发育异常较为少见，但畸形种类多。输卵管是两个苗勒管上端各自分离的一段，因此，输卵管较子宫、子宫颈及阴道发生畸形的机会要少。

1. 输卵管未发育

这种畸形的胎儿多伴有其他严重畸形而不能存活。因此这里所指的输卵管未发育往往与同侧的子宫不发育合并存在。输卵管不发育的原因，有原发性和继发性两种。

（1）原发性输卵管不发育。发生机制不明，往往是一侧的苗勒管未形成。因此，患者不但没有输卵管，包括同侧的子宫及子宫颈也不形成，成为单角子宫。

（2）继发性输卵管不发育。如真两性畸形，一侧有卵巢，另一侧有睾丸或睾丸、卵巢长在一起，形成所谓卵睾。有睾丸或卵睾的一侧不形成输卵管，甚至不形成子宫。因为在胚胎发育早期，睾丸的支持细胞受组织相容性 Y 抗原（H－Y 抗原）的影响，分泌抗苗勒管因子，使同侧的苗勒管不能发生，或已发生却遭到抑制而阻碍其发育，结果不能形成同侧的输卵管及子宫或者形成极不完善的输卵管及子宫。

2. 小副输卵管

小副输卵管是比较短小的输卵管，它有完整的伞端（单侧或双侧），附着于正常输卵管的上面。有的副输卵管腔与正常的输卵管腔沟通；有的不沟通而在其附着处形成盲端。

3. 单侧双输卵管或双侧双输卵管

双输卵管均有管腔通于子宫腔。可以有单侧的，也有双侧的。

4. 实管或索状输卵管

实管或索状的输卵管以及发育不良的输卵管，这些均为输卵管发育早期受到程度不同的抑制或阻碍使其不能完全发育，可与发育不良的子宫共存。

5. 输卵管中段缺如

输卵管缺少一段中段。1979 年有人报道 1 例双角子宫病例，其一侧输卵管中段缺如，而该输卵管末端却怀孕，实属罕见。

6. 输卵管憩室

输卵管憩室较易发生在输卵管的壶腹部，容易造成宫外孕而危及生命。

（二）诊断

以上各种输卵管畸形虽属少见，但种类确实不少。临床上多因检查不孕症、子宫畸形剖腹探查，或宫外孕破裂才被发现。现在可通过腹腔镜观察子宫、输卵管、卵巢的大小、形态、生长发育、位置等情况，对可疑卵睾可直视下行性腺活检，了解组织学变化，明确诊断。

（三）治疗

根据输卵管发育的具体情况，可做输卵管修整、重建、憩室切除、宫腔支撑等手术。现在很多输卵管手术可通过腹腔镜进行，避免开腹手术给患者带来的痛苦和明显手术瘢痕。

八、卵巢发育异常（ovarian dysplasia）

（一）概要

卵巢发育异常包括卵巢未发育或发育不全、卵巢异位、副卵巢或额外卵巢等。在女性胚胎，卵巢自第 8 周开始发育，皮质中有的细胞分化成较大的卵原细胞，有的分化成较小的排列在卵原细胞周围的梭形或扁平细胞，共同构成原始卵泡，约在胚胎第 16 周的卵巢中就能发现始基卵泡存在。随着卵巢的皮质和髓质发育，皮质表面有一层结缔组织称为白膜。白膜外面覆盖一层来源于体腔上皮的立方形上皮，称为生发上皮。在胎儿期，卵巢受绒毛促性腺激素的影响，有一些始基卵泡成泡状。儿童期的卵巢呈静止状态，直至青春期才开始出现始基卵泡的发育。

卵巢发育异常的病因可能与以下因素有关：

（1）染色体核型异常或染色体结构有缺陷。

（2）性激素分泌紊乱。

（3）胚胎期或出生后受其他疾病的影响。

卵巢发育异常较为罕见，可能是部分患者的临床症状少或轻，未引起患者和医生的重视而不被发现。

（二）临床表现

1. 卵巢未发育或发育不全

双侧卵巢未发育婴儿常伴有其他严重畸形而不能存活。一侧卵巢未发育极为罕见，但卵巢发育不全可见于一侧或双侧，或伴有泌尿系统的发育异常。患者常伴有原发性闭经或初潮延迟和月经稀少，第二性征发育不全，身体矮小，内外生殖器呈幼稚型，常伴有其他先天性畸形，如蹼状颈、主动脉狭窄和肘外翻等，即所谓 Turner 综合征，此类患者的染色体核型大多为缺少一个 X 性染色体，呈 45，X 或 45XO/46XX。

2. 卵巢异位

即卵巢停留在胚胎期而未降至盆腔。常伴有卵巢发育不全。卵巢可移位于子宫直肠窝、腹股沟内，或与腹股沟疝并存。

3. 副卵巢或额外卵巢

此种情况罕见，也称卵巢分裂。与正常位置卵巢靠近者为副卵巢，与正常位置卵巢明确分开者为多余卵巢。副卵巢较小，其直径多小于1 cm，仅在手术中偶然被发现，常误诊为炎块或淋巴结，极少有病变。

（三）诊断

1. 临床表现

身高比同龄女孩矮小，无月经初潮，或者月经稀少。卵巢异位及卵巢分裂的患者一般无症状，多在手术时才被发现。

2. 体征

直到12～13岁时第二性征还不发育，乳房扁平，阴毛稀少，无腋毛，外生殖器幼稚，阴道短窄，子宫小或缺如，卵巢触摸不到。

3. 辅助检查

（1）B超检查。可见子宫、卵巢较小。

（2）内分泌检查。非继发于垂体功能不全的原发性卵巢发育不全患者，其尿中促性腺激素排出量增高。血LH和FSH值升高。

（3）阴道细胞学检查。卵巢发育不全者呈阴道上皮萎缩。

（4）腹腔镜检查。腹腔镜下可见子宫、卵巢比较小，卵巢呈分叶状或异位。

（5）病理检查。发育不全的卵巢呈细长形，白色，薄而硬，呈条索状，称条索状卵巢。在组织切片中，卵巢内只能见到条束状纤维间质而无卵泡。

（四）治疗

此类患者的外生殖器呈女性型，但由于卵巢发育不良或未发育，缺乏女性激素的分泌，影响第二性征的发育，因此可给予生长激素和雌激素治疗，促使第二性征发育，增加身高，诱发月经样出血，但因卵巢内无卵泡，无生育能力。

第四节　女性生殖器官损伤

女性生殖系统位于身体内部，不似男性生殖器官突出于体外，容易受伤害，因此相比男性来说女性生殖器官损伤明显较少。女性生殖器官损伤主要发生于外阴、阴道。子宫体及卵巢的损伤少见，往往合并其他脏器的损伤。外阴、阴道因各种原因损伤后，如未经适当处理，正常解剖关系受到破坏，造成形态及功能变化，直接影响女性的妊娠、分娩及性功能。本节主要阐述女性生殖器官急性损伤和延迟损伤。

一、外阴急性损伤

外阴急性损伤是女性最常见的生殖器损伤，包括阴阜、处女膜、阴蒂、大小阴唇及会阴损伤。外阴损伤的主要原因是产伤及粗暴性交，因骑跨伤或硬物撞击导致外阴损伤也不少见。如，外阴部骤然碰撞有棱角的硬物，或在骑自行车途中发生车祸，自行车坐垫冲撞外阴部，都可能产生严重外阴损伤，甚至阴道、尿道完全断裂，大量出血，需要抢救处理。

（一）处女膜裂伤（leceration of hymen）

1. 病因

处女膜为坚韧的黏膜结缔组织所构成，其内、外两面均为鳞状上皮覆盖，中层含结缔组织、血管及神经末梢。结缔组织的多少决定处女膜的厚薄程度。肥厚者多富有弹性，不易破裂；菲薄者易于损伤。处女膜的破裂一般发生于初次性交时，未婚女性进行妇科检查可导致医源性处女膜裂伤，或因好奇而进行不当性体验时、剧烈体育训练也可造成处女膜的破裂。

2. 临床表现

初次性交者，破裂多在处女膜的后半部，裂口呈对称的两条，由膜的游离缘向基底部延伸。破裂时患者有突发性疼痛，伴有少量流血，一般出血能自止，无需处理。数日后裂口边缘修复，但不合拢，因而残留有清晰裂痕。奸污或暴力性交，可导致处女膜过度裂伤，以致伤及周围组织而大量出血，需缝合止血。幼女或未成年少女阴道狭小，其处女膜位于前庭深处，故处女膜损伤较少见。被奸污时阴茎强行插入，可导致前庭部擦伤，处女膜、会阴、阴道甚至肛门广泛撕裂伤，伴有裂口大出血。

3. 治疗

性交后如流血不止或伴外阴、阴道裂伤者应及时缝合止血。处女膜或阴道用 0 号或 2－0 号可吸收缝合线连续或间断缝合，一般愈合较好，不留瘢痕。外阴用 1 号丝线或 0 号可吸收缝合线间断缝合。大出血者应注意生命体征变化，同时给予补液、止血及抗感染治疗，必要时输血。此类患者，除了要适应初次性交的变化外，疼痛及大出血使她们在精神上及肉体上受到较大刺激。来医院时往往表情呆滞、沉默寡言、面色苍白，反应迟钝。因此在手术缝合止血后，医生还需要给患者进行性知识咨询及必要的精神安慰，告诫避免暴力性交，防止因初次性交的遭遇，产生焦虑而发生性功能障碍。

（二）创伤性外阴裂伤或血肿

1. 病因

创伤性外阴裂伤是妇科较少见的急症。骑车、跨越障碍物、沿楼梯扶手滑行、性虐待、跌落或者跌倒，以致外阴部直接触及硬物时，均可引起外阴部软组织不同形式和不同程度的损伤。

2. 临床表现

轻微损伤者仅为擦、挫伤，以裂伤伴或不伴血肿多见。如车祸伤骨盆骨折时可波及膀胱、尿道、阴道，受伤后患者当即感到外阴部剧烈疼痛，伴有流血。检查可见外阴皮肤和皮下组织有明显裂口及活动出血。由于外阴皮下组织疏松且血供丰富，外阴静脉无静脉瓣，与盆腔大量静脉丛自由吻合，硬物撞击使皮下血管破裂，当裂口较小或者无裂口时，血液不能外流较易形成外阴血肿。当血肿较大时，压痛显著，检查时除在外阴可扪及紫蓝色块物隆起外，血肿可向深层扩展直到肛提肌，由于被坚韧的盆筋膜阻挡，而在阴道下 1/3 的阴道周围筋膜下及外阴皮下组织疏松部位扩展形成外阴、阴道血肿。同时可因巨大血肿压迫尿道而导致尿潴留及肛门坠胀难忍感。如外阴为尖锐物体所伤，可引起外阴深部穿透伤，严重者可穿入膀胱、直肠或腹腔内。

3. 治疗

外阴血肿的治疗应根据血肿大小、是否有继续出血以及就诊的时间而定。直径小于5 cm的血肿又无继续增大者可采取保守治疗：卧床休息，最初24小时内局部冷敷，可以控制继续出血和减轻局部疼痛；24小时后可采取热敷以及血肿清除术。对小的血肿采取一次性清创缝合，切口小、无须加压包扎，术后不需要制动卧床，术后4天拆线，愈合快。大的血肿特别是有继续出血者，应在良好的麻醉条件下，切开血肿、彻底清除血肿内血块，探明血肿范围，结扎出血点后再行缝合，如找不到出血点，则在清理术腔后，用无菌纱布填塞血肿腔。术后加压包扎，24～48小时后取出纱布，如无继续出血改用油纱填塞，每日更换，并用碘伏消毒外阴，直至术腔愈合为止。在清除血肿同时应给予输液、止血及抗生素，同时注射破伤风抗毒素。术后视情况决定尿管留置24～48小时。

（三）分娩过程会阴裂伤

1. 病因

分娩过程中，由于胎儿先露部的下降对盆底的直接压迫，肛提肌向下并向两侧扩展，其肌纤维伸长并与肌束分离，使会阴体的厚度由原来的5 cm左右变为2～4 mm，同时阴道皱襞因伸展而变薄与变平，以利胎儿通过。临产后会阴体虽能承受一定压力，但若保护不当，也易造成裂伤。当产妇会阴体厚而宽、组织水肿、胎儿过大或胎儿娩出迅速而外阴组织扩张欠充分，或者施行产钳、胎头吸引器、臀位牵引时未做适当会阴切开，则可引起会阴裂伤。

2. 临床表现

按阴道及会阴裂伤的程度可分为四度：Ⅰ度仅指会阴部皮肤及阴道入口处黏膜撕裂；Ⅱ度指撕伤已达会阴体筋膜及肌层，累及阴道后壁黏膜，可至后壁两侧沟向上撕裂，出血较多，解剖结构不易辨认；Ⅲ度指撕伤向下扩展，肛门外括约肌已撕裂；Ⅳ度指撕裂累及直肠阴道隔、直肠壁及黏膜，直肠肠腔暴露，为严重的阴道会阴裂伤。

3. 治疗及预防

其治疗与创伤性会阴裂伤相似，关键是做好预防工作。在产前、产时做好多方面工作，能够降低会阴裂伤的比例或降低裂伤程度。做好产前思想工作，解除产妇的恐惧、焦虑；缩短第二产程，避免会阴部长时间受压，血液循环不好，造成会阴弹性减弱，导致胎儿娩出时会阴裂伤；进入第二产程正确指导产妇运用腹压；正确估计会阴条件，如会阴条件差而行侧切术以利于胎头顺利通过。若产后外阴、阴道缝合时血管未处理好，或留有死腔等，很易引起静脉裂伤出血形成血肿。

Ⅰ度、Ⅱ度会阴裂伤比较表浅，出血较少，经正确缝合后，大都愈合良好。性功能不受影响。Ⅲ度及Ⅳ度裂伤，肛门括约肌完全断裂，有时伴直肠前壁破裂，如不能及时正确修补，将会导致会阴陈旧性裂伤，甚至大便失禁。此种患者因为不能控制排便，衣物污染，臭气难闻，在心理上产生极大压力。患者往往表现性格孤僻、烦躁易怒、少言寡欢，有严重的自卑心理，不愿与配偶相处，回避性生活，性欲抑制，性反应低下。配偶亦因患者性格改变，性生活频率稀少，无法得到性满足而逐渐疏远，影响夫妻感情，继而分居及离婚。此种情况主要发生在医疗条件差的偏僻农村，如发现这类患者应动员其尽早手术。

二、阴道急性损伤

（一）分娩过程阴道损伤

1. 病因

病因病理与分娩过程会阴裂伤相同。如子宫收缩过强、急产、胎头通过造成阴道撕裂伤、助产操作不当、产钳助产时对阴道的误伤等等。

2. 临床表现

操作不慎常可引起阴道上段撕裂伤，甚至延及阴道穹窿，可伴有宫颈撕裂伤引起大量出血，失血性休克，危及生命。

3. 治疗及预防

目前高位产钳临床上已经禁止使用。如果遇到急产、巨大胎儿以及阴道助产后，或者胎儿娩出过快或会阴保护不当者，应注意检查阴道壁、会阴有无撕裂伤以及血肿。如产后即有较多量阴道出血，应立即检查外阴、阴道，确定损伤程度及部位。阴道撕裂伤者应尽快地进行手术缝合，止血及修补。若损伤程度严重、部位高或因失血过多并失血性休克者，应在输血、补液抗休克同时在良好的麻醉下确切结扎或缝扎止血，用0号或1号可吸收缝合线间断或“8”字缝合，注意裂伤顶部及基底部的缝合，关键是不留死腔及缝合时勿穿透至膀胱及直肠黏膜。对深层出血点不明显，可放置胶膜皮片引流，不需要做深部止血及消除死腔的缝合，Ⅱ期缝合可明显减少深部缝合操作，避免可能继发的膀胱及直肠黏膜损伤。阴道血肿过大时需手术清除，术后留置导尿管3 ~7天。

（二）非分娩过程阴道损伤

1. 病因

非分娩过程阴道损伤的原因包括粗暴或不当性交，硬物插入或撞击、车祸，甚至医疗检查。性交时，如果阴道畸形或狭窄或者女性处于妊娠期、哺乳期，阴道容易受到损伤，易形成阴道上段环形裂伤，或环绕宫颈呈“一”字形横裂。性交姿势不当或缺乏性交技巧，或被强奸也常造成阴道损伤。严重者可伴有脏器损伤。阴道畸形或肿瘤时因医务人员操作不当或动作粗暴可造成阴道壁裂伤。

2. 临床表现

因阴道血供丰富，裂伤常出血不止，偶有穿破腹膜引起腹腔内出血等急腹症表现。不同原因创伤引起的阴道损伤有其各自不同的特点：①性交引起的阴道损伤主要表现为性交中或其后出现阴道流血。裂伤部位多在后穹窿，多环绕宫颈呈横形或新月牙形，边线整齐。②硬物撞击致阴道损伤者特别是合并骨盆骨折者，受伤后即有剧痛及阴道出血，常合并有阴道损伤及血肿。可伴有尿道、膀胱或直肠等盆腔器官受累，若合并有重要器官损伤时则可危及生命。

3. 治疗

非分娩过程损伤一般较分娩过程损伤更严重，在对患者进行检查和治疗时，应及时给予输液、止血、输血及抗感染治疗，并注射破伤风抗毒素。如伴直肠肛门撕裂者应及时修补，缝合切不可穿透黏膜层。术后用抗生素治疗1周，禁食3天减少大便以促进伤口愈合。合并有阴道异物要及时清除，否则清创缝合后会有阴道大量脓性或脓血性分泌物，病程长者分泌物恶臭伴有尿路刺激症状或小便困难，尿潴留。一般治疗与分娩过程阴道损伤相同，如阴道损伤较重为防止粘连挛缩，可置入阴道模型扩张支撑。

三、阴道瘘（vaginal fistula）

阴道瘘为阴道与膀胱或直肠之间有异常通道，临床上常见的阴道瘘分为膀胱阴道瘘、直肠阴道瘘两种。

（一）膀胱阴道瘘（vesicovaginal fistula）

1. 病因

绝大多数阴道瘘为损伤所致，其原因以产伤和盆腔手术损伤多见。此外，膀胱结核、放射治疗、晚期生殖道或膀胱癌肿、膀胱结石、先天畸形也可形成阴道瘘。

2. 临床表现

膀胱阴道瘘的患者，表现为尿液不断自阴道外流，即漏尿。伴有外阴皮炎、尿路感染或闭经。漏尿的表现可因瘘孔的部位和大小不同而异，严重者为不能自主排尿，尿液自阴道连续不断流出。10% ~15% 患者有长期闭经或月经稀少的症状，可能与心理因素有关。

3. 妇科检查

瘘孔明显者阴道内可见，如果难于直视找到瘘口可以从导尿管注入 200 mL 稀释亚甲蓝溶液进入膀胱内，如阴道内纱布被染成蓝色即可诊断。抽出纱布时要留意染色区的部位，按照纱布染色部位确定瘘口位置；或者用膀胱镜检查时从阴道内塞入纱布堵塞瘘孔，以利于窥见瘘口大小、位置。

4. 治疗

一般均需手术治疗，瘘孔新鲜清洁者，可于发现后立即手术修补；产程过长压迫至缺血坏死所致膀胱阴道瘘或瘘孔伴感染者应等待 3 ~6 个月，待炎症消失、局部血供恢复正常后再行手术；放射治疗癌肿引发膀胱阴道瘘者，应在漏尿出现后至少 1 年，甚至 2 ~3 年后待瘘孔完全稳定，膀胱黏膜基本正常，且无癌症复发时才考虑修补；膀胱结核所致者，应在抗结核治疗 1 年以上瘘孔仍未愈合，局部无活动性结核病变后才考虑手术；膀胱阴道瘘合并妊娠者，一般以产后月经恢复后修补为宜。

根据瘘口的位置及大小不同而选择不同的手术方式。①经阴道修补术：适于阴道瘘口较低、经阴道暴露良好者；②经膀胱修补术：适于瘘孔位置较高，较难修补的瘘孔；③尿流改道：适于膀胱阴道瘘过大，不能修补者；④产后和妇科手术后 7 日内发生者、膀胱内保留尿管，偶可自行愈合；⑤年老体弱不能耐受手术者，可采用尿收集器保守治疗。术后经尿道留置导尿管或耻骨上膀胱造瘘 7 ~14 天，保证膀胱引流通畅，同时给予广谱抗生素预防感染。

（二）直肠阴道瘘（rectovaginal fistula）

1. 病因

主要病因为分娩时第二产程过长导致直肠及阴道后壁受压坏死。其他原因可见会阴及阴道损修补缝合时，缝线穿透直肠黏膜未被发现，造成结扎部组织感染、炎症、坏死、瘘管形成；会阴Ⅳ度撕伤，修补后直肠未愈合；放射过量或安置不当；先天畸形等。

2. 临床表现

直肠阴道瘘临床表现因瘘孔位置及大小不同相差较大，一般有粪便经阴道排出，大便不成形时更为明显。瘘孔小者，粪便干结成形时，可无粪便自阴道排出，但阴道内不时有排气现象。

3. 妇科检查

妇科检查如瘘孔较大者可在窥阴器暴露下直接窥见瘘孔。瘘孔极小者，仅在阴道后壁见一处鲜红的小肉芽组织，如从此处用探针探测，而同时用另一手食指伸入直肠内直接接触到探针即可确诊。

4. 治疗

直肠阴道瘘需手术治疗。手术原则与膀胱阴道瘘相同。手术创伤或外伤的伤口应立即修补；压迫坏死所致者应等待 3 ~6 个月，待炎症完全消失后再行手术。术前 3 天流质饮食，同时口服肠道抗生素。术前 3 天，以 1 ：5 000 高锰酸钾坐盆，消毒棉球擦拭外阴及阴道进行外阴及阴道准备。手术前晚及当日晨间清洁灌肠。术后进食无渣半流质饮食 5 天，服用肠道抗生素 3 ~5 天。术后禁灌肠。如术后 5 天仍无大便，可给与缓泻剂。如阴道分泌物多，有臭味，表示阴道伤口有感染，可用 1 ：4 000 高锰酸钾冲洗阴道。一般术后 7 天即可行高锰酸钾坐浴，以利伤口愈合。

第五节　两性畸形

一、概要

两性畸形（hermaphrodism）是指患者的性染色体与相应的第二性征和外生殖器不一致。两性畸形是在胚胎发育期间分化异常所致的性别畸形，一般根据性染色体、性腺及外生殖器的不一致，可分型为真两性畸形（true hermaphroditism，amphigonadism）、假两性畸形（pseudohermaphroditism）。假两性畸形又分为女性假两性畸形（female pseudohermaphroditism）和男性假两性畸形（mala pseudohermaphroditism）两种。当一个孩子出生后，家庭和社会常常根据孩子的外生殖器特征来判断性别，在孩子的成长过程接受各种具有性别特性的抚养、教育，并确立他（她）的相对应的社会性别角色，以达到生理、心理和社会性别的统一。但如果在她（他）日后的生殖器发育、青春期出现的第二性征、性与生殖功能与最初判定的性别相悖，势必对患者本人乃至其婚姻、家庭造成严重的打击。

二、临床表现

（一）真两性畸形

真两性畸形是指患者体内同时具有卵巢和睾丸两种性腺组织，而内外生殖器分化可以有很大变异。外生殖器表现为不同程度的畸形，多数有阴茎、尿道下裂或女性阴道，睾丸位于一侧大阴唇或腹股沟内。有时单靠外生殖器形态很难辨认男女性别。性腺可以是单独的卵巢或睾丸，也可以是卵巢与睾丸在同一性腺内的卵睾。40%的患者性腺是一侧为卵巢，另一侧为睾丸；约40%为一侧卵巢或睾丸，另一侧为卵睾；约20%两侧均为卵睾。

真两性畸形染色体核型多数为46，XX；还有46，XX/46，XY；46，XY较少见。其他还可以是45，X/46，XY，46，XX/47，XXY，46，XX/47，XXY/49，XXYYY等。

不同核型患者性腺发生有所区别，常见的有：

（1）核型为46，XX。这类患者一侧有卵巢，另一侧有睾丸或卵睾。其形成可能是由于Y染色体的SRY基因易位到X染色体或某一常染色体；少数可能由于是XY嵌合型未被检出。

（2）核型为46，XY。这类患者一侧为卵巢，另一侧为睾丸。此型真两性畸形的发生可能与Y染色体特异的3.4kb DNA重复序列（DYZl）的部分或全部缺失有关；也可能为XX嵌合型未被检出。

（3）核型为45，X/46，XY。这类患者一侧为发育不良的卵巢，另一侧为发育良好的睾丸。其形成是由于在卵裂时Y染色体发生丢失所致。

（4）核型为46，XX/46，XY。这类患者一侧为睾丸，另一侧为卵睾；也可能一侧为睾丸，另一侧为卵巢。其形成是由于卵和极体分别被不同精子受精后，融合发育所致，不像其他的嵌合型是由于卵裂时染色体不分离或遗失所致。

（二）假两性畸形

假两性畸形是指其性腺和染色体核型只有一种，但其外生殖器或第二性征具有两性特征或畸形。假两性畸形又分为女性假两性畸形和男性假两性畸形。

1. 女性假两性畸形

女性假两性畸形患者的染色体核型为46，XX，性腺是卵巢，有子宫和阴道。

发生女性假两性畸形最常见的原因：

（1）先天性肾上腺皮质增生症。此病是一种常染色体隐性遗传病，主要由于肾上腺皮质激素生物合成过程中所必需的酶存在缺陷，较多见的为21－羟化酶（约占患者总数的90%）和11－羟化酶（约占患者总人数的5%）的缺陷，致使皮质激素合成不正常。多数病例糖皮质激素、盐皮质激素不足，反馈使垂体产生过多的ACTH（促肾上腺皮质激素），结果使肾上腺皮质产生过多的雄性激素。

（2）在胚胎发育期或分娩后受到内、外源性或母源性雄性激素过多的影响。如在孕期，特别是孕早期孕妇服用有雄性激素作用的药物或因母体卵巢或肾上腺患有分泌雄性激素的肿瘤，使母体雄性激素增高。

以上原因均可造成女性胎儿的外阴发生男性化。女婴在出生第1年外生殖器有不同程度男性化，第2年起在身高、体重、骨骼方面迅速增长，很快出现男性特征（如图9－9所示），到青春期，则不出现应有的女性生理变化。尽管雄性激素的合成过多足以使外生殖器官男性化，但并不导致中肾管的分化，故患者没有男性的内生殖器。

2. 男性假两性畸形

男性假两性畸形患者的染色体核型为46，XY，性腺为睾丸或发育不良的睾丸。

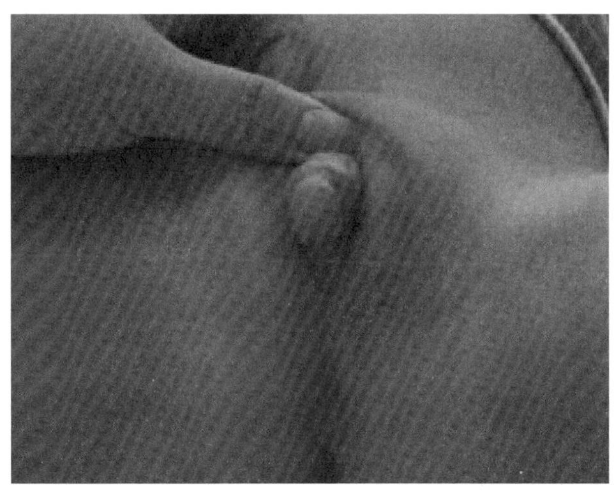

图9－9　女性假两性畸形，阴蒂肥大如同阴茎

发生男性假两性畸形常见病因有：

（1）睾丸女性化综合征。此征又称为雄性激素不敏感男性假两性畸形，是男性假两性畸形中最常见的类型，为X连锁隐性遗传。患者血液中的睾酮水平可以正常，睾丸的分化正常，能够分泌足够的副中肾管抑制因子，因此没有输卵管、子宫和阴道上段。外生殖器完全是女性型，社会性别是女性抚养，仅在女性表形的小儿体检时偶尔触及腹股沟或大阴唇有块物，后来证实是睾丸。

（2）雄性激素合成障碍。如17α－羟化酶缺陷，为常染色体隐性遗传；17β－还原酶缺陷，为常染色体隐性遗传；17，2α－碳链酶缺陷，为X连锁隐性遗传；5α还原酶缺陷，为常染色体隐性遗传。这一类患者是由于先天性的酶缺乏导致睾酮的生物合成障碍或睾酮和双氢睾酮的比例失调，外生殖器完全是女性型，社会性别是女性，青春期出现女性乳房，极少男性体征。

三、诊断

对于两性畸形的患者，应进行认真细致的体格检查和辅助检查。一般在腹股沟内或大阴唇内触及肿块，绝大多数为睾丸。若“睾丸”软硬不均，则有可能不是睾丸而是卵巢。若触诊发现不到性腺，患者表现为女性假两性畸形，则最常见的是21－羟化酶缺乏，先天性肾上腺皮质增生症。核型分析可以发现是否存在染色体的结构、数目或嵌合体异常。超声波检查或肛诊检查在盆腔中发现子宫，很可能是女性假两性畸形。血浆17　羟孕酮升高提示先天性肾上腺皮质增生症，其他类固醇激素测定可做鉴别诊断。核型为XY或XO/XY、XX/XY等嵌合体时应探查性腺，以明确诊断。

四、治疗原则

外生殖器畸形常常是先天性酶缺乏所致，故当伴有代谢紊乱而发生某些紧急情况需急诊处理。此外，外生殖器畸形患者，更存在性别的抉择问题，应尽早明确诊断，及早治疗，防止由于性征混乱，造成心理的创伤和变态性格。性别的抉择主要根据两性畸形外生殖器矫治的可能性，而非取决于染色体的组成。女性假两性畸形即使患者高度男性化也几乎总该按女性抚养。从实际可能性来考虑，将外生殖器重建成女性型较建造一个有功能的阴茎可行性更大，尤其是已有阴道存在者。对患者及其家长进行心理咨询也很重要，一旦抚养性别确定，并经手术矫治，家长心目中绝不应再对孩子的性别有两性畸形的概念。

（张延丽　蔡柳洪）

【本章思考题】

1. 包皮过长的手术适应证有哪些？
2. 简述尿道下裂的最佳治疗年龄。
3. 男婴尿道瓣膜为什么容易误诊？
4. 隐睾的危害性有哪些？
5. 尿道下裂合并阴茎弯曲与先天性单纯阴茎弯曲症的鉴别诊断。
6. 阴茎挫伤就诊是否需要检查尿液，为什么？
7. 阴茎挫伤后1周患者感觉勃起困难，医生应该考虑什么？做什么？
8. 生殖器外伤后出现肉眼血尿，应如何处理？
9. 阴囊手术后留置引流条的原因是什么？
10. 从哪些方面可以鉴别睾丸扭转和精索断裂？
11. 阴道及会阴的裂伤程度如何划分？
12. 如何对待和处理有阴道外伤史的女性性交疼痛？
13. 如何确诊膀胱阴道瘘？
14. 产后出现膀胱阴道瘘对妇女的伤害有哪些？
15. 女性青春期后出现周期性腹痛、闭经，应考虑什么疾病，需做什么检查？
16. 阴道斜隔综合征有几种类型，对应的临床表现是什么？
17. 熟悉卵巢及输卵管畸形的种类及临床表现。
18. 女性假两性畸形最常见的发病原因。
19. 两性畸形外生殖器矫治的取向是否最终决定于患者的染色体组成，为什么？

【本章参考文献】

1. Garder E J, Principles of Genetics [M]. 6th ed. NewYork: Joho Wiley and Smith Inc. 1991.

2. Maizels M, Zaontz M, Donovan J, et al. Surgical Correction of the Buried Penis: Description of a Classification System and a Technique to Correct the Disorder [J]. J Urol, 1986, 136: 268 - 271.

3. Nesbit R M. Congenital Curvature of the Phallus: Report of three Cases with Description of Corrective Operation [J]. J Urol, 1965 (93): 230 - 232.

4. Yachia D. Modified Corporoplasty for the Treatment of Penile Curvature [J]. J Urol, 1990, 143: 80 - 82.

5. Baskin L S, Lue T F. The Correction of Congenital Penile Curvature in Young Men [J]. Br J Urol, 1998 (81): 895 - 899.

6. Fink K S, Carson C C, Devellis R F. Adult Circumcision Outcomes Study: Effect on Erectile Function, Penile Sensitivity, Sexual Activity and Satisfaction [J]. J Urol. 2002, 167 (5): 2 113 - 2 116.

7. Hsieh T F, Chang C H, Chang S S. Foreskin Development before Adolescence in 2 149 Schoolboys [J]. Int J Urol, 2006, 13 (7): 968 - 970.

8. Fitzpatrick M, Fynes M, Cassidy M, et al. Prospective Study of the Influence of Parity and Operative Technique on the Outcome of Primary Anal Sphincter Repair following Obstetrical Injury [J]. Eur J Obstet Gynecol Reprod Biol, 2000, 89 (2): 159 - 163.

9. 郭应禄，胡礼泉. 男科学 [M]. 北京：人民卫生出版社，2004.

10. 郭应禄，沈绍基. 现代泌尿外科治疗手册 [M]. 北京：北京医科大学出版社，中国协和医科大学联合出版社，1998.

11. 吴阶平，马永江. 实用泌尿外科学 [M]. 北京：人民军医出版社，1991.

12. 吴阶平. 吴阶平泌尿外科学 [M]. 济南：山东科学技术出版社，2003.

13. 赵定麟. 现代创伤外科学 [M]. 北京：科学出版社，1999.

14. 谢文英，王一飞，江鱼. 男性学 [M]. 上海：上海科学技术出版社，1990.

15. 栾保华，王法刚. 实用皮肤外科学 [M]. 济南：山东科学技术出版社，2005.

16. 刘钧澄，李桂生. 现代小儿外科治疗学 [M]. 广州：广东科技出版社，2003.

17. 黄澄如. 小儿泌尿外科学 [M]. 济南：山东科学技术出版社，1996.

18. 曹泽毅. 中华妇产科学 [M]. 北京：人民卫生出版社，1999.

19. 王淑珍. 实用妇产科学 [M]. 北京：人民卫生出版社，1989.

20. 朱全道，马春秀，王斌，等. 女性生殖器畸形 [M]. 郑州：河南医科大学出版社，1996.

21. 叶秀霞，陈公高. 女性生殖道畸形的治疗 [M]. 北京：中国科学技术出版社，1992.

22. 穆莹，渠川琰，赵钟岳，等. 人类先天性畸形的临床诊断 [M]. 北京：中国医药科技出版社，1991.

23. 王淑贞. 妇产科理论与实践 [M]. 2 版. 上海：上海科学技术出版社，1991.

24. 郑怀美，苏应宽. 妇产科学 [M]. 2 版. 北京：人民卫生出版社，1980.

25. 孙祥宙，许成芳，戴宇平，等. 妇科手术后并膀胱阴道瘘的诊治 [J]. 临床泌尿外科杂志，2004，19 (8): 352 - 354.

26. 王建峰. 老年男性前尿道憩室并结石 5 例报告 [J]. 基层医学论坛，2006，10 (9) B: 794 - 795.

27. 陈于明. 隐匿阴茎问题的再认识 [J]. 中华小儿外科杂志，2000，21 (6): 379 - 380.

28. 赵月强，张杰. 隐匿阴茎的研究及治疗进展 [J]. 国际泌尿系统杂志，2007，27 (1): 62 - 65.

29. 罗琦，张天德，田华，等. 隐匿性阴茎的诊断与治疗分析 [J]. 中国修复重建外科杂志，2006，20（3）：241－242.

30．刘东，李凤华．隐睾的影像学诊断［J］．中国男科学杂志，2006，20（8）：70－72.

31．刘法善．克氏综合征的临床诊断［J］．中国校医，2001，15（6）：456.

32．李丽霞，李坤霞，孙春香，等．2 487名青少年性发育调查调查研究［J］．临床和实验医学杂志，2006，5（9）：1 445－1 446.

33．刘新民．先天性无阴道68例临床分析讨论［J］．中华妇产科杂志，1979，14（3）：108－114.

34．刘小春，刘天香．腹膜覆盖阴道成形术30例分析［J］．中华妇产科杂志，1985，20（2）：92－95.

35．张艳芳，曹积功．7例先天性阴道斜隔的诊断及治疗［J］．中华妇产科杂志，1992，27（2）：109－110.

36．刘莲秋，张桂莲，袁广蒨，等．残角子宫妊娠22例分析［J］．实用妇科与产科杂志，1991，7（5）：255－256.

37．裴海英，方芳．女性生殖系统畸形患者合并泌尿系统畸形的特点分析［J］．华西医学，2006，21（2）：344－345.

38．洪丽华，金杭美．女性生殖道畸形患者发生泌尿系统畸形的临床特点分析［J］．中华妇产科杂志，2004，39（8）：515－518.

39．赵宝忠，夏平，郝敬明．先天性处女膜或阴道闭锁的MRI诊断［J］．临床放射学杂志，2006，25（6）：578－580.

第十章　性腺内分泌调节与性腺疾病

第一节　性腺内分泌调节

性功能的正常发挥有赖于神经系统、内分泌系统、血管系统、泌尿生殖系统等多器官功能的完好和互相协调，如此性活动才能完满并得以维持。其中尤以内分泌系统对性活动的影响最为显著，它可以对性功能的每一环节产生明显的影响，如男性性兴奋、阴茎勃起、性欲、高潮、射精和女性的性唤起、性欲、高潮等。同其他内分泌调节系统如甲状腺轴、肾上腺轴类似，性腺轴（下丘脑—垂体—性腺）的任何环节出现问题，都可能会对患者的生长发育、性功能和生殖功能造成影响。以性腺轴的功能减退为例，性功能减退可以发生在任意层面，如发生在外周性腺，由于负反馈作用的缺失，则会出现下丘脑和垂体部位促性腺激素释放激素和促性腺激素水平的升高，称之为高促性腺激素性性腺功能减退。如病变发生在下丘脑和（或）垂体层面，则促性腺激素水平低下，外周性腺发育迟缓和（或）功能减退，称之为低促性腺激素性性腺功能减退。无论哪一种病变，最终均导致外周性腺激素分泌不足，从而导致青春期发育延迟或无启动以及性功能低下等症状。本节就性功能的内分泌调节机制按作用部位进行叙述。

一、下丘脑（hypothalamus，HT）

下丘脑具有调节垂体和外周内分泌腺功能的作用，其中较为系统的实验研究和临床观察集中在下丘脑对促性腺激素分泌调节的影响方面。

下丘脑分泌的神经激素通过垂体门脉血管（hypophyseal portal vessel）进入垂体前叶（Anterior Lobe of Hypophysis，ALH），调控着垂体前叶各种促激素（trophic hormone）的分泌。下丘脑有着十分广泛的神经联系，外周神经冲动和中枢神经活动皆可通过下丘脑来影响内分泌功能。

下丘脑激素是由下丘脑不同部位的神经核中的细胞所分泌的，其化学结构及性质属于多肽类物质（又称神经多肽）。按其作用可分为两大类：①兴奋性神经多肽，包括促肾上腺皮质激素释放激素、促甲状腺激素释放激素及促性腺激素释放激素；②抑制性神经多肽，包括生长激素抑制激素、催乳素抑制因子及促黑素细胞激素抑制因子等。这些激素又被称为小细胞性神经分泌系统的促垂体激素，起源于不同的神经核而终止于正中隆起。一般将化学结构已经明确的化学信使分子称为激素（hormone），而尚未明了者则称为因子（factor）。其中与性功能内分泌调节功能有直接联系的是：促性腺激素释放激素（Gonadotrophin Releasing Hormone，GnRH）和催乳素抑制因子（Prolactin Inhibiting Factor,PIF）等。

（一）促性腺激素释放激素（GnRH）

GnRH，又称促黄体生成激素释放激素（LH－RH），最早是由 Schally 等人于 1971 年从猪的下丘脑中分离提纯，是促垂体激素中的一种。其化学结构为一小分子十肽化合物，有着极强的生物活性，仅几微克即可使垂体释放黄体生成素（LH）和卵泡刺激素（FSH）。目前已有近千种 GnRH 的类似合成物，部分已投入临床应用。

1．GnRH 的分泌调节

下丘脑所分泌的释放激素（或因子）和抑制激素（或因子），除了参与调节垂体各相应激素的分泌之外，它自身的分泌调节也受神经—体液系统的调节与控制。

（1）神经调节：神经系统对下丘脑的调节机制十分复杂，至今尚未完全阐明。目前多推测其通过中脑网状结构和大脑边缘系统（即边缘系统—中脑环路）影响下丘脑内分泌功能。例如，冷刺激或精神刺激，可以影响下丘脑激素的产生，从而刺激或抑制女性月经周期的发生。实验研究也证实，感觉刺激（包括视、嗅、触及听觉）、精神刺激（包括受情绪激动时释放的肾上腺素能及胆碱能物质的刺激）及化学刺激等神经冲动均可影响动物的动情周期（Estrous Cycle，EC）。

（2）神经递质对丘脑下部各神经激素的调节：神经递质可分为外周神经递质与中枢神经递质两类。外周神经递质主要在周围神经系统中，其传出神经纤维分为胆碱能和肾上腺素能两种。中枢神经递质是中枢神经系统中参与神经元之间冲动传递的物质，包括乙酰胆碱、单胺类（儿茶酚胺）、5－羟色胺（5－hydroxytryptamine，5－HT）、组胺、氨基酸类（γ－氨基丁酸、甘氨酸等）及其他（如肽类、核苷酸、前列腺素等）。

（3）反馈性调节：下丘脑的神经激素对垂体及靶腺（如肾上腺、甲状腺、性腺）进行着调节与控制；反之，靶腺对于下丘脑—垂体的分泌功能也起着调节的作用，即“反馈调节机制”。

反馈性调节可分为正反馈（positive feedback）和负反馈（negative feedback）两种类型：①正反馈作用，是指当外周血中性腺所分泌的激素水平升高时，可反馈性地促进下丘脑—垂体的分泌功能，使促垂体或促性腺激素分泌增多。在下丘脑—垂体—卵巢轴中，最明显的例子就是在正常月经周期的排卵前夕，有一个卵巢雌激素的分泌高峰，这是由于在 LH 及 FSH 的作用之下，卵巢中卵泡得到发育，雌激素分泌逐渐增高，到一定程度时便会骤然升高，这个高峰可反馈性地调节下丘脑的周期中枢，使其有一个突发性的 GnRH 分泌增高，导致排卵。②负反馈作用，是指在下丘脑垂体靶腺的调节系统中，当靶腺（如卵巢或睾丸）的激素在下丘脑—垂体的兴奋刺激下分泌过度增多时，可以反过来抑制下丘脑—垂体激素的分泌，使之减少。反之，当靶腺的激素分泌过分减少时，则会反馈性地兴奋下丘脑—垂体激素的分泌，使之增加。例如，在女性正常的月经周期中，通过这种负反馈调节可以使下丘脑—垂体—卵巢轴的各激素分泌量与血中各激素间的浓度保持一种动态平衡，从而得以维持正常的月经生理功能。而对于男性而言，则可使睾丸所分泌的雄性激素（如睾酮）维持在正常的水平。

2．GnRH 对男性生殖或性功能的影响

（1）GnRH 对男性生殖或性功能的兴奋作用：GnRH 调节垂体促性腺激素的分泌，

当体内生理剂量的 GnRH 阵发性释放时，可激活垂体—性腺轴，从而引起 LH 和 FSH 的阵发性释放，在青春期男性可引起血浆雄激素水平的升高，以及性器官和第二性征的发育；在成年男性，则可维持血浆促性腺激素及性激素水平，并维持正常的男性性功能。

当下丘脑有缺陷、受到损伤或经静脉注射抗 GnRH 血清而阻断了 GnRH 作用时，血浆 LH 及睾酮水平均见下降。这表明 GnRH 对男性垂体性腺轴有着不可缺少的兴奋作用。实验证明，GnRH 及 GnRH－a（GnRH 激动剂）均可引起人及多种动物 LH 和 FSH 升高。必须注意的是，GnRH 对垂体性腺轴的兴奋作用所持续的时间与给药的剂量和方式密切相关。例如，当以生理剂量脉冲性给予 GnRH 时，能够持续地激活垂体性腺轴；而长时间大剂量给予 GnRH 或长效、强力的 GnRH－a 时，则往往只能引起垂体—性腺轴暂时性兴奋，继而出现持续性的抑制。

（2）GnRH 对男性生殖或性功能的抑制作用：长时间、大剂量给予 GnRH 及GnRH－a 能可逆性地抑制垂体和性腺功能。这种对于男性生殖或性功能的抑制作用表现为减少睾丸 LH 和 FSH 受体数量，减少睾丸雄激素的合成，减轻睾丸质量，抑制生精，容易造成性功能低下等。

GnRH 除对垂体—性腺轴发挥作用外，对机体其他器官和组织也有着广泛的作用，这些器官存在着 GnRH 受体或 GnRH 样多肽。GnRH 对于男性性器官的抑制作用，可以通过垂体—性腺轴，也可以直接发挥。

（二）催乳素抑制因子（PIF）

调节垂体嗜酸细胞分泌催乳素（prolactin，PRL）的主要部位在下丘脑。实验观察证实，下丘脑中有 3 种参与调节 PRL 释放及抑制的因子或激素，即催乳素抑制因子（PIF）、催乳素释放因子（PRF）及促甲状腺激素释放激素（TRH），其中已知最主要者为 PIF。

儿茶酚胺类物质也参与 PRL 分泌的控制，其中主要的是多巴胺和 5－羟色胺，其作用点在下丘脑内，刺激 PIF 分泌的最基本的物质是多巴胺。但是，如将多巴胺、肾上腺素、去甲肾上腺素和 5－羟色胺直接注入血循环中，则并不会引起 PRL 水平的变化，因为上述物质均不能通过血脑屏障（Blood-Brain Barrier，BBB）而进入脑内。当注入可使儿茶酚胺水平降低的物质（如利血平、盐酸氯丙嗪等），则可使血浆中 PRL 的含量增加。

二、脑垂体（pituitary）

脑垂体位于蝶骨的垂体凹内，与丘脑下部相连接，大小为 1.2 cm × 1.0 cm × 0.5 cm，正常人其最大直径不超过 1.5 cm。

脑垂体可分为腺垂体（adenohypophysis）和神经垂体（neurohypophysis）两部分。灵长类腺垂体的激素包括两类：一类为蛋白质激素，如生长激素（GH）、催乳素（PRL）、促肾上腺皮质激素（ACTH）；另一类为糖蛋白激素，如促甲状腺激素（TSH）、促性腺激素（gonadotropins，Gn）。

（一）促性腺激素（Gn）

Gn 直接参与调节控制性腺的功能，其中包括女性卵泡的生长发育、排卵及性激素的分泌等生理过程。早在 1912 年，Ascheim 就观察到切除垂体的狗出现第二性征萎缩。Long（1921）与 Zondek（1926）通过用垂体提取物注入的方法，证实在垂体中确实含有能激活性腺功能的物质，并命名为“促性腺激素”。1931 年，Fevold 等人肯定了 Gn 的蛋白质性质，证实 Gn 包括两个具有完全不同生物效能和理化性质的组成部分，即卵泡刺激素（FSH）和黄体生成素（LH），二者的化学本质均为糖蛋白激素，即由蛋白质中心和碳水化合物（多糖）侧链组合而成，其中 LH 在男女两性中以同样方式发挥作用，其化学组合与性别无关。FSH 首要的生理功能是它的形态学效应，即刺激卵泡的生长、发育和卵巢颗粒细胞的增生；LH 促使孕激素分泌增多，后者促使卵巢合成多种酶，使卵泡壁张力降低，同时 LH 促前列腺素合成，诱发排卵。

（二）催乳素（PRL）

PRL 是高分子多肽，人的 PRL 是由 198 个氨基酸组成的单链（牛的 PRL 是 199 个氨基酸）。1924 年首先在牛的脑垂体中发现 PRL，直到 1970 年才在人血液中测出。PRL 主要有以下四方面的生理作用。

1. 对乳腺的作用

PRL 与孕酮相似，可刺激乳腺腺泡的发育，促进乳汁的生成，增加酪蛋白的合成。PRL 的释放效应常会伴随着乳腺的泌乳。

2. 对代谢的影响

PRL 可影响机体的一些物质代谢过程，如蛋白质的合成、碳水化合物及脂类的代谢等。

3. 对生长的影响

由于 PRL 和生长激素（GH）可能起源于同一个原始基因，故它与 GH 有着某些生物功能的一致性，如加速躯体的生长、增强再生过程。

4. 对性功能的影响

PRL 对男女性功能均有明显的影响，其具有抗促性腺激素的作用，其中主要是抑制 FSH 的分泌。当 PRL 升高时，常见 LH 和 FSH 水平下降。在生理状况下，妇女妊娠期及哺乳期产生闭经的根本原因是 FSH 与 LH 的分泌因 PRL 的升高而降低的结果。Robyn 等报道，在高 PRL 血症闭经的患者中，血中雌二醇和孕酮含量都较低。Thorner 报道，高 PRL 血症可抑制睾丸的功能。

三、外周性腺器官

卵巢和睾丸作为外周性腺器官，也是垂体促性腺激素的靶器官，其内分泌功能除受垂体的 LH 和 FSH 的调节外，卵巢分泌雌激素、孕激素和睾丸分泌的睾酮和抑制素对 LH 和 FSH 也有反馈调节作用。

（一）睾丸

睾丸（testes）是男性的生殖腺，是维持男性生育力和正常性功能的重要器官。睾丸具有产生精子和分泌雄激素两种功能，前者在曲细精管上皮进行，后者在睾丸间质的间质细胞（Leydig cells）完成。

1. 精子的发生

精子的发生是指原始生殖细胞在睾丸曲细精管内形成精子的过程。睾丸的生精功能一方面受垂体促性腺激素的调节，另一方面受睾丸的自身调节。

2. 垂体的调节

（1）卵泡刺激素（FSH）。垂体所分泌的 FSH 可增加雄性动物青春期的睾丸重量和曲细精管的长度，具有促进睾丸生殖细胞生长发育的作用。FSH 可增加成年雄性动物生殖细胞 DNA 的合成，并加速生殖细胞的分裂；若动物切除了垂体，生殖细胞的分化和增殖即受到抑制。

FSH 与睾丸 Sertoli 细胞膜上的 FSH 受体结合后，使腺苷酸环化酶激活进而使三磷酸腺苷（ATP）分解为 cAMP。后者又可促使 Sertoli 细胞核合成雄激素结合蛋白，并促进雄激素结合蛋白与睾酮（T）或双氢睾酮（DHT）的结合，进而引起和维持精子的发生过程。

（2）黄体生成素（LH）。LH 可与睾丸的 Leydig 细胞膜上的受体相结合，通过 cAMP 的中介作用促使胆固醇转变为孕烯醇酮，从而合成雄激素——睾酮，进而参与生精过程的调节，这种调节作用是间接的，其强度弱于 FSH。许多实验研究证实，垂体所分泌的 LH 对睾丸 Leydig 细胞产生雄激素具有很强的刺激作用，成为促进睾丸分泌雄激素的主要因素。

（3）催乳素。垂体所分泌的 PRL 可致睾酮分泌增加。其机制除与 Leydig 细胞存在 PRL 的特异性受体而使该激素直接与受体结合有关外，还与 PRL 增加 LH 的致睾酮分泌作用有关。

（4）生长激素。GH 对 LH 刺激睾酮的分泌具有协同作用，故而也可增加睾酮的产生。

3. 睾丸内的调节

（1）LH 和 FSH。在 LH 的作用下，睾丸 Leydig 细胞所形成的睾酮部分释放入血液内，部分到达曲细精管的 Sertoli 细胞中。进入 Sertoli 细胞的睾酮部分被还原为双氢睾酮，其余的则在 FSH 作用下，经芳香化作用转变为 17β－雌二醇（17β－estradiol），进入 Leydig 细胞，并与该细胞内受体相结合，使参与睾酮合成的多种酶受到抑制，从而导致 Leydig 细胞对睾酮的生物合成减少。

（2）睾酮。睾丸 Leydig 细胞合成的雄激素（主要为睾酮）促使雄性动物生殖细胞的分裂和精子的产生，睾酮的减少或缺乏可导致生殖细胞的分裂和发生障碍。关于雄激素促进生精的作用机制，近年认为与转运雄激素的雄激素结合蛋白的形成有着密切的关系。在 FSH 作用下，Sertoli 细胞所形成的雄激素结合蛋白对睾酮或双氢睾酮有高度的亲和力，可通过特异而可逆性的结合形成雄激素结合蛋白与雄激素的复合物，后者可将其所携带的雄激素转运至生殖细胞并释放，使之与靶细胞（生殖细胞）胞浆受体结合，形成雄激素—受体复合物。此复合物进入胞核，迅速与胞核中染色质的接受点相结合，进而促使精原细胞向精母细胞和精子细胞的分裂，最终导致精子的生成。

（3）抑制素（inhibin）。1932 年有人从睾丸中提取出一种糖蛋白激素，该激素能抑制垂体分泌 FSH，故命名为抑制素。近年研究已证实，来自睾丸 Sertoli 细胞的抑制素，除能够直接抑制 B 型精原细胞的增殖之外，尚可间接选择性地抑制 FSH 的分泌而抑制生殖细胞的分裂（但不影响 LH 和睾酮的分泌）。抑制素对生精的抑制作用，对于维持精原细胞数量的恒定及阻止曲细精管过度生长具有重要意义。

4. 睾丸功能的反馈性调节

（1）促性腺激素。下丘脑所释放的 GnRH 作用于分泌 FSH 和 LH 的垂体细胞并刺激 FSH 或 LH 的分泌。垂体与下丘脑的分泌活动又受到睾丸功能的反馈性调节。研究证实睾酮可抑制 LH 和 FSH 分泌，其机制为来自 Leydig 细胞的睾酮，可通过所代谢的产物——17β－雌二醇，或通过睾酮本身，抑制下丘脑分泌 GnRH，进而减少垂体分泌 LH 和 FSH，最终导致睾丸 Leydig 细胞产生的雄激素减少并使曲细精管的生精功能受到抑制；同时 17β－雌二醇可抑制垂体分泌 LH，从而使 Leydig 细胞分泌雄激素减少。以上两方面的调节，均由于睾酮的增加而最终导致其产生减少，故应属于激素产生的负反馈调节机制。由于这 2 个调节途径分别经过下丘脑和垂体，故属于长反馈调节系统。

（2）雌激素（estrogen）。有关雌激素对睾丸功能的反馈性调节，目前尚无一致意见。除少数研究认为雌激素对 FSH 分泌有正、负反馈调节机制外，在多数情况下，临床给以外源性天然或合成的雌激素均可抑制垂体分泌促性腺激素。

（3）抑制素。来自 Sertoli 细胞的抑制素，除选择性地抑制垂体对 FSH 的分泌而抑制睾丸生精和雄激素产生之外，还可通过抑制下丘脑释放 GnRH，间接地抑制睾丸的功能。抑制素的这两个作用途径均为负反馈调节，并均属于长反馈调节。

（二）卵巢

卵巢：调整月经功能、生殖功能（如卵泡的发育、卵子的排出、黄体功能等）、内分泌功能（如激素的合成、分泌、代谢等），这三者之间紧密关联和相互影响，并由促性腺激素调节。

卵巢激素可分为两大类，即甾体激素类（包括雌激素、孕激素、雄激素）和多肽激素类（包括松弛素、卵泡素及性分泌素）。其中，与性功能或性行为密切相关的是雌激素与雄激素。

1. 雌激素

卵巢分泌的雌激素有雌二醇和雌酮等，其中尤以雌二醇的分泌量大，活性强。雌激素是由卵泡的颗粒细胞、内膜细胞和黄体细胞所分泌的，具有多方面的生理作用，包括：①促进女性性器官发育，如子宫内膜增生、子宫肌肉增厚等，促进女性第二性征的发育，包括乳腺、脂肪、阴毛、腋毛、乳腺导管上皮增生等变化。②增强输卵管和子宫平滑肌的收缩，从而影响卵和精子的运输。③增加子宫颈黏液的分泌。④促进阴道上皮增生、角化，使上皮细胞的糖原含量增加。糖原分解的产物可被阴道内的乳酸菌转化为乳酸，降低阴道的 pH，从而抑制阴道内致病菌的生长。⑤排卵前的雌激素可以促进下丘脑 GnRH 和腺垂体 FSH、LH 的分泌，诱发排卵。黄体期出现的雌激素高峰能抑制 FSH 和 LH 的分泌。⑥具有促进水、钠潴留的作用。⑦与动物或人的情欲及性行为有着密切的关系。

2. 雄激素

女性雄激素主要来自肾上腺皮质，卵巢也分泌一部分，但多是合成雌激素过程中的中间产物。睾酮的生物合成途径与雌激素相似。女性体内睾酮常作为雌激素的拮抗物而发挥作用，如减缓子宫及其内膜的生长及增殖，抑制阴道上皮的增生变厚和角化。但若单独应用睾酮，同样可以引起子宫增大、内膜增生、阴道上皮增厚与角化等。有学者认为，女性性欲的维持须依靠雄激素的存在。

四、环境内分泌干扰物

近年来儿童性发育异常的发病率呈显著上升趋势，儿童性发育异常发病率上升其中一个可能因素是环境内分泌干扰物（Environmental Endocrine Disruptors，EEDs）的影响。内分泌干扰物又称环境激素（environmental hormone）或内分泌干扰物质（Endocrine Disrupting Chemicals，EDCs），是环境中存在的一类化学物质，包括的种类很多。动物实验表明，环境内分泌干扰物具有拟/抗雌激素、拟/抗雄激素、拟/抗甲状腺激素等活性，其中有拟雌激素活性或抗雄激素活性的占大多数，能够造成发育期动物内分泌、生殖功能改变，可引起幼年动物的生殖毒性反应。青春期儿童处于发育期，其下丘脑—垂体—性腺轴对进入体内的环境内分泌干扰物很敏感，因此，环境内分泌干扰物可能是引起青春期性发育异常的一个重要因素，女孩主要表现为性早熟，男孩主要表现为青春期延迟。

第二节　性　早　熟

性早熟（sexual precocity）是指女孩在8岁前，男孩在9岁前出现第二性征（secondary sexual characteristics）的临床现象。

一、病因及分类

性早熟过去被分为真性和假性两大类，但是，目前多按其发生机制将性早熟分为三类：①真性性早熟，现称之为GnRH依赖性性早熟或中枢性性早熟，它和正常青春发育一样，由下丘脑—垂体—性腺轴发动，过程呈进行性，直至发育成熟为具有生育能力的个体。②假性性早熟，现称之为非GnRH依赖性性早熟或外周性性早熟，无性腺轴发动。③部分性中枢性性早熟，或青春发育变异，沿用名为单纯性乳房早发育、单纯性阴毛早发育和单纯性早初潮。单纯性乳房早发育缘于下丘脑的部分性激活，垂体以促卵泡激素分泌增加为主，卵巢因之能合成性激素但未能真正发育（卵巢发育需脉冲性黄体生成素的激发），体征除乳房发育外，无其他第二性征出现，病程呈自限性，在数月至1年内自行消退，但少数患儿可在无任何先兆的情况下转化为中枢性性早熟。此外，按第二性征性质与原性别的异同，又分为同性性早熟和异性性早熟（早现的第二性征与原性别相同或相反）。

中枢性性早熟可由下丘脑—垂体器质性病变引起，如肿瘤、炎症，未能发现中枢病变者称之为特发性中枢性性早熟。在女孩中，80%以上的中枢性性早熟为特发性中枢性性早熟，男孩则反之，80%以上由中枢器质性病变引起，必须警惕。

二、临床表现

性早熟可开始于任何年龄。性发育次序与正常儿童一样，但发育速度快，女性乳房先发育（如图 10－1 所示），以后阴毛和外阴发育，最后腋毛发育，出现月经来潮和排卵现象。真性性早熟女性绝经期比一般妇女晚，最后结局与常人无异。男性先有睾丸，阴茎增大，继之面部出现粉刺，声音低沉，有喉结，最后出现射精现象。少数患者的性早熟是暂时的，数月或数年后消失。患儿身长、体重和骨龄生长加快，但以骨龄加快最为明显，并有骨骺早期愈合，故最后反而矮小，一般只能达到成人平均身长的2/3。牙发育与智力发育同骨龄。真性早熟与单纯雄激素过多（最常见的原因是由 21－羟化酶缺乏引起的非失盐型先天性肾上腺增生症）不同，真性性早熟除阴茎增大外、睾丸也增大，而单纯性雄激素患者多数只有阴茎增大、睾丸不增大。

继发性性早熟除有上述性早熟表现外，还有原发疾病存在，如颅内肿瘤（尤其是下丘脑和垂体的肿瘤）则尚有颅内压增高和肿瘤影响部位的定位表现。多发性骨纤维营养不良症（McCune-Albright 综合征），有骨纤维增生不良和色素沉淀。Silver-Russe 综合征，有一侧躯干肢体肥大，骨化中心出现早，身材矮小，先天性肾上腺皮质增生，有水、电解质代谢紊乱，未经治疗的甲状腺功能减退伴性早熟，有甲状腺功能减退的表现。某些可产生性激素的肿瘤（如肝细胞瘤、畸胎瘤、绒毛膜上皮细胞癌等）则尚有肿瘤部位的症状和体征。

可引起假性性早熟的卵巢肿瘤（颗粒细胞瘤、膜细胞瘤、畸胎瘤）或囊肿、睾丸肿瘤、肾上腺皮质增生或肿瘤等，除了性早熟表现之外，尚有肿瘤的其他临床表现。

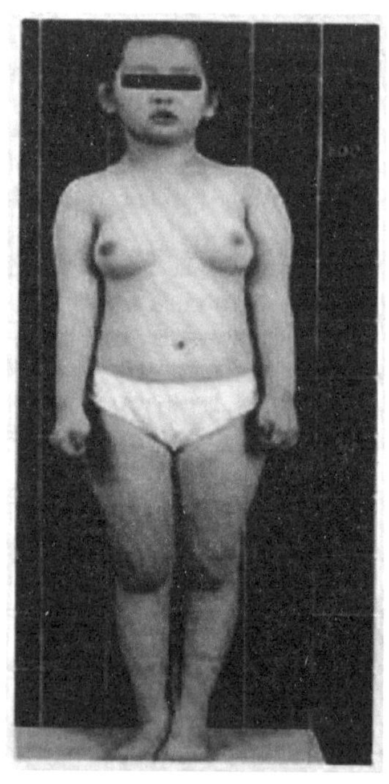

图 10－1　性早熟女孩 4 岁，骨龄已达 9 岁，根据生长激素释放激素、黄体生成素、卵泡刺激素反映该女孩已达青春期后期

（摘自：http：//www. khmc. or. kr/～youngkmc/growth/ch33_ 2_ 1. htm.）

三、诊断

（一）诊断步骤

性早熟的诊断分为三步：①有第二性征的早现（按上述年龄界定）；②确定是中枢性或外周性性早熟；③做具体病因鉴别诊断。

（二）病史

患儿第二性征提早出现与年龄不相符。性早熟女孩的主要表现是乳房迅速发育和月经来潮。男孩主要表现是外生殖器迅速增大，身高发育提早。没有雌激素类用药史的女性患儿，性早熟往往是中枢性和特发性的。孤立的中枢性性早熟很可能存在中枢神经系统的病变，尤其是神经胶质瘤。病因诊断须借助辅助检查。

（三）下丘脑—垂体—性腺轴激素检查

传统上，GnRH 刺激试验（2.5 μg/kg 或 100 $\mu g/m^2$）仍是诊断中枢性性早熟的“金”标准。用药后 20～40 分钟检测 FSH 水平高于 LH，且 LH 值 <10 IU/L（传统放免法），提示为青春前期。LH 值超过青春前期上限且 LH/FSH >1，提示性腺轴功能已经启动。当 LH 峰值 >15 IU/L（女）或 LH 峰值 >25 IU/L（男），LH/FSH >0.66，可诊断中枢性性早熟（敏感性 96%，特异性 100%），但该试验需要较长时间。基础值 LH/FSH 比率 >0.2，30 分钟 LH/FSH 比率 >0.9，峰值 LH/FSH 比率 >1.0，可以诊断中枢性性早熟。

（四）影像学检查

性腺发育是中枢性性早熟的重要依据，女孩须经多普勒超声观察卵巢、子宫的大小和形态。卵巢容积超过 1 mL 以及有多个直径等于或超过 4 mm 的卵泡提示卵巢已开始发育。子宫增大，内膜清晰甚或增厚提示有明显的雌激素作用，若仅子宫增大但不伴卵巢发育影像则多为外周性性激素的作用，如误服避孕药或其他病因所致的外周性早熟。对所有中枢性性早熟男孩，6 岁以下中枢性性早熟女孩，或 6 岁以上发育进展迅速或有疑似中枢神经系统症状者，应行头颅蝶鞍区 CT 或磁共振检查，以便发现中枢器质性病变。磁共振分辨脑器质性病变的敏感度高于 CT。

（五）骨龄测定

骨龄提前可证实有较高水平或较长时间的性激素接触。部分性中枢性性早熟和中枢性性早熟早期患儿的骨龄不提前。外周性性早熟如先天性肾上腺皮质增生症在两性都常有骨龄提前，骨龄虽无诊断特异性，但其在治疗中是判断疗效的重要指标（如图 10－2 所示）。

四、鉴别诊断

（一）中枢性性早熟

引起中枢性性早熟的常见病因有 3 种：①特发性，即患儿无中枢神经系统器质性病变；②获得性，即患儿有炎症、外伤、放射治疗和化学治疗史；③先天性畸形，如患儿有蛛网膜囊肿、脑积水等。一旦确诊中枢性性早熟后，首先需明确有无中枢神经系统异

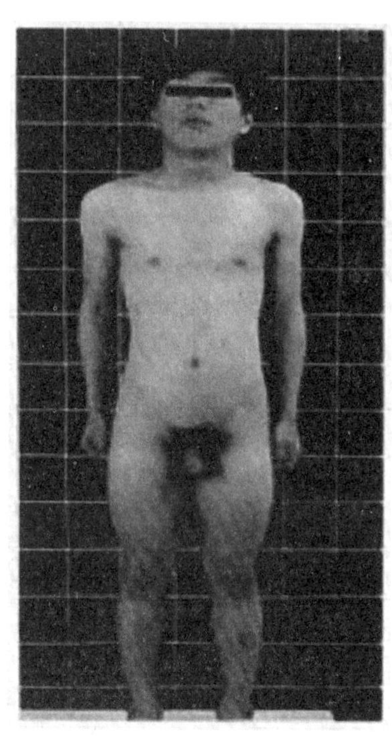

图 10－2　患有性早熟症的 9 岁男孩，其骨龄已达到 17 岁
（摘自：http://www. khmc. or. kr/～youngkmc/growth/ch33_ 2_ 1. htm.）

常。除后天性肿瘤外，先天性中枢神经发育异常性病变可早至 2～3 岁时出现中枢性性早熟表现，如下丘脑错构瘤、蛛网膜囊肿、中脑视神经发育不良、脑积水等。获得性的其他中枢病因有中枢神经系统感染，少见的为继发于脑水肿后。此外，原发性甲状腺功能减退症因负反馈性促甲状腺素分泌过多，促甲状腺素 α 亚基与促黄体生成激素、卵泡刺激素的 α 亚基呈同源性，可对黄体生成素、卵泡刺激素受体呈激活作用而引起性征发育。因此，对伴有生长迟缓的中枢性性早熟的患儿应常规检查甲状腺功能。

排除中枢器质性病变后的性早熟患儿可诊断为特发性中枢性性早熟。

（二）外周性性早熟

1. 自律性性腺病变

自律性性腺病变是一组遗传性疾病，是内分泌腺细胞表面的 G 蛋白偶联受体 α 亚基发生变异所致。此受体影响多个内分泌腺调节的第二信使调控过程。受体变异使靶腺在无促性腺激素的作用时受体能自动激活。性腺细胞促黄体生成素、卵泡刺激素受体 G 蛋白偶联受体 α 亚基变异则使性腺能自律性分泌性激素。女孩见于 McCune-Albright 综合征，在幼儿期发生外周性性早熟，但因长期的高性激素状态可使其在骨龄达到 6 岁后诱发中枢性性早熟，同时还可伴肾上腺皮质或甲状腺功能亢进症。促黄体生成激素受体变异在男孩见于家族性高睾酮血症，为常染色体显性遗传，一家中可连续数代发病。睾丸除自律性分泌雄激素外，生精小管可在无卵泡刺激素的刺激下发育，使睾丸容积增大，而在临床上须与中枢性性早熟鉴别，但家族性高睾酮血症患儿行 GnRH 激发试验后其促黄体生成激素不升高。持续的高雄激素血症也可诱发中枢性性早熟。

2. 先天性肾上腺皮质增生症

先天性肾上腺皮质增生症是男孩外周性性早熟较常见的类型，见于21－羟化酶和11β－羟化酶缺陷，后者伴有高血压。本症幼儿早期既可有外周性性早熟的表现，也可诱发中枢性性早熟。此外，本症也是女孩异性性早熟的常见病因。

3. 性腺或肾上腺肿瘤

肿瘤自律性分泌大量性激素引起的相应体征，可呈同性或异性性早熟的表现。

五、治疗

治疗效果决定于正确诊断，性早熟的治疗包括以下几个方面。

（一）一般治疗

对家属和患者要做好思想工作，不要过于紧张。对女性性早熟患者必须加强其月经期卫生教育，以防泌尿生殖系统感染。

（二）原发疾病治疗

对继发性性早熟患儿应针对其原发疾病治疗。

（三）男性乳房增生治疗

对药物引起或青春期前后男性乳房发育可用克罗米芬（clomiphene）50 mg，每天1次，共用8周，乳房可缩小，有效率可达95%，但停药后可能复发。

（四）真性性早熟治疗

GnRHa用于治疗真性性早熟已超过20年，是治疗真性性早熟的标准疗法。GnRHa为GnRH的类似物，通过基因工程对天然GnRHa的结构和剂型的改变合成的，GnRHa比天然的GnRH生物利用度高，对GnRH受体的亲和性较强，当外源性GnRH类似物占据了垂体的位点后，垂体就不再对正常的GnRH起反应，结果下丘脑—垂体—卵巢轴被阻断，卵巢激素分泌减少至青春前期水平。它不仅可以抑制已经启动的性腺轴，而且可以抑制第二性征的发育，防止骨骺的过早闭合，最终使受损的成年身高有所改善。常用的GnRHa制剂包括亮丙瑞林（Leuprorelin）、曲普瑞林（Triptorelin）、戈舍瑞林（Goserelin）、组氨瑞林（Histrelin）、那法瑞林（Nafarelin）、布舍瑞林（Buserelin）、地洛瑞林（Deslorelin）。20世纪80年代使用的非缓释型制剂及经鼻吸入的制剂应用顺应性较差，几乎已不推荐使用。现在一般使用长效的控释制剂，目前我国最常用的为抑那通（亮丙瑞林）和达菲林（曲普瑞林），可供肌肉注射，较为方便，依从性好。2004年在美国新上市的长效植入剂组氨瑞林，经多中心的研究证实可通过持续释放组氨瑞林有效抑制LH和性激素的水平长达1年，且连续2年的治疗没有发现明显的不良反应，是一种更方便、依从性更好的药物。GnRHa（如达菲林）剂量：首剂80～100 μg/kg，最大量3.75 mg；其后每4周注射1次。疗程需根据患儿病情、病程、开始治疗时的年龄及患儿家庭经济情况而定，一般推荐的疗程为2年以上。GnRHa的不良反应包括局部疼痛、红斑、炎症反应和植入部位反应，头痛和类绝经期反应（潮红、无力），极少数患儿有过敏反应（主要是对鼻喷雾剂）。此外，大量研究证实GnRHa停药后很少出现月经紊乱，但关于GnRHa的长期应用是否会增加多囊卵巢综合征的发病率、影响患者的生育功能、诱发甲亢、降低骨密度、导致胰岛素敏感性降低甚至诱发糖尿病、增加体重引起腹型肥胖等仍有争议。真性性早熟的传统治疗药物包括达那唑、甲羟孕酮、甲地孕酮、环丙孕酮等。由于甲羟孕酮、甲地孕酮、环丙孕酮对患儿的成年身高无或仅有较少的改善，且副作用较大，自从 GnRHa 应用以来已很少用于真性性早熟。仅达那唑尚偶用于性早熟的治疗，其为睾酮衍生物，可反馈性抑制垂体产生 GnRH，使性激素水平降低，性征消退。

第三节　高催乳素血症

高催乳素血症（hyperprolactinemia）是血中催乳素（prolactin，PRL）高于正常值，包括显性高催乳素血症（24 小时血中 PRL 持续升高）和潜在性高催乳素血症（夜间睡眠时 PRL 值超过生理范围或月经周期的某一时间一过性升高）。高催乳素血症在普通人群中的发病率为 0.4%，而在生殖障碍女性中的发病率高达 9% ~17%，是危害女性生殖健康的一种常见疾病。

一、病因及分类

高催乳素血症是由于下丘脑产生的催乳素的生理性抑制物多巴胺（DA）与刺激物促甲状腺素释放激素（TRH）、5 - 羟色胺（5 - HT）、小肠血管活性多肽（VIP）等调节失衡所致。高催乳素血症根据病因可分为生理因素、药物因素和病理因素三类。

（一）生理因素

临床上生理因素包括睡眠、产后、哺乳、乳头刺激、性交、妊娠等都会影响催乳素水平。

（二）药物因素

药物因素包括干扰多巴胺合成药物或多巴胺受体阻滞剂，如吩噻嗪类（氯丙嗪、奋乃静）、胃复安、三环抗抑郁药（丙咪嗪）、单胺氧化酶抑制剂、降压药（利血平、甲基多巴、血管紧张素转换酶抑制剂）、异搏定、阿片类、雌激素、H_2受体阻滞剂（西咪替丁）等。

（三）病理因素

病理因素包括下丘脑肿瘤、垂体或异位催乳素瘤、肢端肥大症、原发性甲状腺功能减退症、肝肾功能不全等。

二、临床表现

（一）内分泌表现

女性可出现月经紊乱、月经过少、闭经、黄体期短或不孕，30% ~80% 的患者出现溢乳现象。有雌激素不足者可出现性交疼痛和骨质疏松。男性出现性欲减低、勃起功能障碍、睾丸生精功能减退。男性溢乳较女性少见。

（二）压迫症状

垂体微腺瘤患者的神经压迫症状不太明显，或者仅有较轻头痛。较大的垂体腺瘤（直径 >10 mm）可引起头痛、视野改变或视力模糊、两侧瞳孔不对称、眼球麻痹等。

三、诊断

（一）病史

应详细、全面询问病史。对女性患者应询问月经情况，是否月经过少或闭经，是否曾有妊娠、分娩史，分娩后哺乳时间，是否曾流产、早产，是否服用抗精神病药物、治疗消化系统溃疡药物、抗高血压药物以及服药时间，是否有甲状腺功能低下时的畏寒、皮肤干燥、出汗减少等症状，是否有恶心、直立性头晕、视野缩小及视力障碍等。对男性患者要了解性功能及生育情况。

（二）体格检查

初诊时要检查女性乳房是否有乳汁分泌，男性是否有乳房异常发育等。

（三）血 PRL 值测定

放免法测定血 PRL 值，正常值为 <25 ng/mL，>200 ng/mL 可认为催乳素瘤存在。由于催乳素的分泌是脉冲式，且分泌具有周期性特征，早晨 6—8 时为分泌高峰，11—12 时为分泌低峰，午后至夜间介于二者之间，因此有研究者建议应行周期性测量，仅凭单次抽血化验结果并不能做出诊断。

（四）CT 或 MRI 的蝶鞍区摄影

血 PRL 值非常高时，可伴有头痛、视力障碍、偏盲、恶心、眩晕等。疑有垂体病变时应建议患者做蝶鞍区 CT 或 MRI 检查。有研究者认为诊断微腺瘤时采用 MRI 优于 CT，但无论 MRI 或 CT 都不能鉴别细胞增生和微腺瘤。

（五）兴奋试验与抑制实验

1. 兴奋试验

促甲状腺素释放激素（Thyrotropin-Releasing Hormone，TRH）兴奋试验是最常用的 PRL 分泌的动力学试验。其方法是静脉注射 TRH 200～400 μg，于注射前及注射后 15 分钟和30 分钟分别测血 PRL。正常人在注射后 15～30 分钟，血 PRL 水平比注射前升高 2～10倍，有催乳素瘤时 PRL 值高而刺激后反应迟钝。

2. 抑制试验

溴隐亭抑制试验：服药当天早晨 8 时（空腹）测血 PRL，夜晚 10—11 时口服溴隐亭 2.5 mg，次晨 8 时（空腹）再测 PRL。正常人、单纯性高催乳素血症的 PRL 抑制率大于 50%，生长激素（GH）腺瘤、促肾上腺皮质激素（ACTH）腺瘤 PRL 瘤的 PRL 下降幅度较低。

四、治疗

（一）药物治疗

溴隐亭（bromocriptine）、硫丙麦角林（pergolide）、卡麦角林（cabergoline）等药物可抑制垂体细胞分泌 PRL，是治疗高催乳素血症的首选。溴隐亭 2.5 mg 抑制 PRL 分泌效果可达 12 小时，宜从小剂量开始，并定期测定 PRL 值，逐渐增加药量，找到一个能维持 PRL 正常水平的量，并持续使用。成年女性治疗后 1 个月排卵率为 50% ~80%，治疗后 3 个月排卵率可达 90%，妊娠率 30% ~60%。如治疗 3 个月无排卵可追加使用克罗米芬或人绝经期尿促性腺激素（HMG）与人绒毛膜促性腺激素（HCG）治疗。卡麦角林的治疗效果（降低 PRL，恢复卵巢功能）以及药物可接受性（副作用少，每周仅需服药 1 ~2 次）均较溴隐亭为佳。

（二）手术治疗

一般情况，手术治疗仅用于直径 >10 mm 的垂体大腺瘤或经正规多巴胺受体激动剂治疗无效的垂体腺瘤患者。女性手术后 PRL 值正常率及排卵率仅为 5% 及 27.3%。术后给以溴隐亭治疗，PRL 值正常率可达 90.9%，排卵率可近 54.5%。

（三）中药治疗

芍药、甘草、仙茅、巴戟天等中药有显著抑制垂体细胞分泌 PRL 的功效。临床应用这 4 种中药冲剂治疗高催乳素血症的有效率达 80%。

（四）其他

放射治疗催乳素瘤使 PRL 达正常者占 38%，但有垂体功能减退的副作用，如今放射治疗只作为对手术反应欠佳患者的辅助治疗。甲状腺功能低下引起的高 PRL 血症的患者，首先宜应用甲状腺素治疗，如经治疗 PRL 仍高或者继续泌乳者可加用溴隐亭。

第四节　克氏综合征

克氏综合征（Klinefelter syndrome）是一种常见的性染色体数目异常的遗传疾病，也是导致男性性腺功能减低最常见的疾病之一。由于生殖细胞在减数分裂中性染色体不发生分离，男性多一条或一条以上的 X 染色体。一般来讲，X 染色体数目越多，病情越严重。克氏综合征发病率在男性中为 0.1% ~0.2%，在不育症的男子中约占 3.1%。主要临床特征为类无睾症体型、小睾丸、第二性征缺乏、不育、男子女性型乳房、高促性腺激素型性腺功能减低。

一、发病机制

克氏综合征性染色体异常，可能是配子在减数分裂过程中的性染色体不分离，或者早期胚胎细胞有丝分裂过程中的性染色体不分离所致，前者占多数。在 47，XXY 患者中，半数是由于父亲精子异常。父亲精子异常或母亲卵子异常形成XXY个体的情况不同。母亲卵子异常形成XXY，可以是第一次减数分裂（MⅠ），也可以是第二次减数分裂（MⅡ）的性染色体不分离，还可以是受精卵有丝分裂的染色体分离异常，但以MⅡ的异常为主。父亲精子异常形成的XXY，只可能是由于MⅠ的性染色体不分离，因为MⅡ的性染色体不分离形成47，XXX或者47，XYY而不会是47，XXY。含有两个X的卵子与一个Y的精子结合，或者含有XY的精子与一个X卵子结合，形成XXY的受精卵。47，XXY/46，XY嵌合型可能是由于46，XY型受精卵在前几次分裂中不分离，产生47，XXY和45，XO的细胞，后者处于劣势而被淘汰。

二、临床表现

研究表明羊水中睾酮水平在47，XXY胎儿与46，XY正常男性胎儿并无明显差异，超声影像检查也无异常表现，患者在胎儿期无特征性的临床表现，但睾丸退化的过程从胎儿期就已经开始，对孕中期的胎儿进行睾丸活检发现已有生殖细胞的减少，但生精小管的数量及睾丸间质的结构是正常的。出生时外生殖器表现为正常男婴。青春期前仅有不典型的男性化临床表现，如睾丸较其他儿童略小，下肢显得略长一点，隐睾病史的比例较正常人群高，其他方面与正常男孩没有差别。病理性的性腺功能减低在此时还没有显现出来。青春期开始，患者性腺功能减低的症状和体征开始表现出来，体型上逐步表现与其他孩子不同。睾丸小、质地较软（质地韧），双侧睾丸体积之和平均5.5 mL。嵌合型患者临床表现少，睾丸甚至达到正常男子的大小，内分泌异常也不显著。但在所有临床表现和体征中，小睾丸是最有诊断意义的。雄激素缺乏的表现：患者表现为类无睾症体型，身高多在正常范围，或者偏高，但下肢较长；外生殖器幼稚，阴茎发育不良；70%患者主诉性欲低下，性功能差；仅20%患者出现较正常的胡须生长；骨质疏松和肌肉力量降低。47，XXY患者在接受辅助生殖技术（Assisted Reproductive Technology，ART）之前几乎都是不育的或原发性无精子症。69.3%的克氏综合征患者能够或者同意提供精液样品，仅11%的样品中偶能找到精子或精子细胞。女性化表现：皮肤细嫩，脂肪多，肌肉欠发达，喉结小，声音细，无胡须和腋毛，稀疏或缺如阴毛，或阴毛呈女性分布。约半数（也有报道为38%）患者青春期开始出现男子女性型乳房，本病患者增生的乳腺发生恶变的概率比正常人群高18倍。

三、诊断

（一）病史

青春期前临床症状不明显，患儿出生时睾丸通常正常大小，具有正常密度的组织学表现。少数患儿表现智力低下和精神行为异常，如孤僻、主动性差、逃学等，部分患儿具有眼睑浮肿、下垂、眼裂狭窄等脸部特征。成年患者中许多人具有一定性欲，阴茎能勃起，有的甚至出现射精。绝大多数患者精液中无精子，极个别人为少精子症。

（二）体征

青春期睾丸不发育（小睾丸），患者表现为不长胡须，阴毛、腋毛稀少，发音尖细，犹如女性。80%的患者有女性化特征表现，如乳房发育、骨骼肌肉不像男性那样粗壮、皮下有较多脂肪堆积等。多数患者智力较低。有的患者表现为小头畸形、骨骼畸形，如桡尺骨骨性联合，肘、膝和髋外翻，下半身比上半身长等。眼部畸形，如严重视力障碍，虹膜、脉络膜和色素膜裂开，虹膜缺如等。

（三）内分泌检查及病理检查

典型的内分泌特征是低睾酮（T）和高促性腺激素（FSH、LH）。睾丸病理活检见曲细精管壁膜增厚，玻璃样变和硬化。生殖细胞病理改变有很大的个体差异，波动于生殖细胞完全缺如和部分小管存在活跃的精子发生。较大的差异是由于染色体核型是完全型47，XXY还是嵌合型47，XXY/46，XY，以及嵌合的46，XY核型所占比例不同，支持细胞病理改变亦如此。Leydig细胞相对聚集成堆，个别病例甚至呈“腺瘤样增长”。Leydig细胞的功能缺陷导致不能合成足够的雄激素，雄激素敏感指数（LH/T比值）显著升高。80%成年患者的T水平低于正常男子范围的下限。因为缺乏T对下丘脑和垂体的负反馈抑制作用，下丘脑和垂体功能活跃，垂体促性腺细胞分泌大量的FSH和LH。血清性激素结合球蛋白（SHBG）水平升高，使具有生物活性的游离T更低。而FSH显著升高，表示曲精小管结构损坏和生精功能障碍；血抑制素B（inhibin B）水平非常低，表示支持细胞也存在明显的功能障碍。47，XXY男性，胎儿期原始生精细胞是正常的、完整的，但在儿童期快速退化，是生精细胞本身的缺陷还是功能障碍的支持细胞不能支持生精细胞的发育，抑或两者同时存在缺陷，尚需进一步研究。在体内研究发现，出生前生精细胞增殖受损；体外实验时生精细胞增殖未受损。提示在47，XXY胎儿的睾丸分化形成中，支持细胞与生精细胞之间的相互作用已经存在缺陷。

（四）染色体核型检查

克氏综合征染色体核型的基本特征：至少有2个或2个以上X染色体和1个Y染色体，其中47，XXY最多见（80%），20%为48，XXXY；48，XXYY；49，XXXXY等。还包括47，XXY/46，XY嵌合型，以及合并存在的X染色体结构异常。一些染色体嵌合型仅仅出现在睾丸中，外周血白细胞的核型可能是正常的。

四、治疗

长期乃至终身的雄激素补充治疗促进患者的第二性征发育和提高性功能，增加患者的社会适应能力，改善其精神状态，提高生活质量，预防并发症。需要引起注意的几个方面是：①雄激素补充治疗可以显著抑制患者的血清FSH、LH水平，这是由于T对垂体的反馈抑制作用；但即使达到最大抑制，短时间内血清FSH、LH水平仍然高于正常水平。这是由于克氏综合征患者长期高水平合成和分泌促性腺激素，垂体功能有部分自主，甚至可能有促性腺激素细胞肥大，对血清T的负反馈反应降低。所以，不能以FSH和LH降低到正常水平作为雄激素剂量和疗效判断的指标。②雄激素补充治疗应尽早（11～12岁）开始，以避免雄激素缺乏症状和体征的出现。雄激素治疗还可以增强体力，增加骨密度，纠正其合并的轻度贫血，对情绪和行为也有良好作用，有益于改进患者的思考和认知能力，提高其自信心。③雄激素补充治疗必须长期乃至终身，采用的剂量、剂型可以根据需要调整。④雄激素补充治疗不能解决其生育问题，而实际上雄激素阻断患者可能残留的精子发生。这类患者为先天性曲精小管退变所致的不育，所以应放弃生精治疗，避免造成时间上和经济上的浪费。

通过 ART，胞浆内单精子注射（ICSI），可能使少部分克氏综合征患者得到自己的孩子。虽然患者射出精液中无精子，但少部分患者能从睾丸活检得到所需要的精子或精子细胞。据报道，从无精子症的克氏综合征患者的睾丸活检组织提取到精子、成功妊娠和生育孩子的病例。来源于克氏综合征患者的精液精子、睾丸活检精子，其性染色体超倍体（常染色体单倍体）的概率远远高于正常男子来源的精子，ICSI 可能将染色体异常疾病遗传给后代，这就必须进行种植前和出生前的遗传学诊断，并且向患者本人及其配偶做详尽的解释。

克氏综合征患者睾丸活检的精子获得率和 ICSI 成功率与非阻塞性无精子症患者相同，而且其睾丸组织也能成功地进行冷藏和复苏。证据表明，47，XXY 患者生精细胞耗竭在婴儿期就已经开始，而且进展迅速，所以冷藏精子或精子细胞样品为儿童和年轻克氏综合征患者在以后获得自己的孩子提供了可能。

第五节 多囊卵巢综合征

多囊卵巢综合征（Polycystic Ovarian Syndrome，PCOS）是由于雄激素过多和慢性无排卵或稀发排卵导致的一系列症候群，其发病呈多因性，临床表现呈多态性，包括月经紊乱、稀发、闭经、多毛、肥胖、伴卵巢多囊性增大等，是生育期妇女月经紊乱最常见的原因之一。PCOS 的发病率占育龄妇女的 5% ~10%，为育龄妇女常见的内分泌疾病。有研究表明，75% 的无排卵性不孕、26% ~37% 的闭经、87% ~90% 的月经稀发可能与PCOS有关。

一、病因

PCOS 的病因至今仍不完全清楚，估计与下列因素有关。

（一）遗传因素

遗传学研究发现 PCOS 具有家族聚集性，并有多种基因参与发病。普通人群中 PCOS 发病率为 5% ~10%，而 PCOS 一级亲属的发病危险度增加 46%，可能是 X 性连锁显性遗传。分子遗传学研究显示，甾体激素生成酶基因如 17α - 羟化酶，生殖激素调控基因（如雄激素受体基因等），与胰岛素分泌和活动有关的基因（如胰岛素受体基因、胰岛素基因），因子基因（如卵泡抑素基因）等都可能与 PCOS 的发病有关。

（二）下丘脑—垂体功能失调

精神紧张、药物作用以及某些疾病的影响，使丘脑下部分泌的促性腺激素释放激素失去周期性，以致垂体分泌的促卵泡激素（Follicle Stimulating Hormone，FSH）及促黄体生成素（Luteotropic Hormone，LH）比例失调，月经中期不出现 LH 峰，导致卵泡能发育但不会成熟，没有排卵。

（三）环境因素

妇女孕期较多食用高雄激素/高蛋白食物，青春期贪食，青春期前后肥胖等均有可能与 PCOS 发病有关。

二、发病机制

到目前为止，没有单一因素可以解释 PCOS 的全部发病机制。

（一）下丘脑—垂体—卵巢轴调节功能紊乱

PCOS 患者下丘脑弓状核脉冲分泌促性腺激素释放激素（Gonadotropin-Releasing Hormone，GnRH）幅度增加，垂体分泌 LH 增加，刺激卵巢间质细胞、卵泡膜细胞产生的雄激素增加。由于雄激素增加，抑制卵泡的发育和成熟，导致发育中的卵泡闭锁。但卵巢中的小卵泡仍能分泌相当于早卵泡期水平的雌激素（雌二醇，E_2），加之雄激素在外周组织转化为雌激素（雌酮，E_1），形成高雌激素血症（主要为雌酮）。持续分泌的雌酮和一定量的雌二醇作用于下丘脑及垂体，对 LH 的分泌起正反馈作用，使 LH 分泌幅度及频率增加，呈持续高水平，无周期性，不形成月经中期 LH 峰，故无排卵发生；而对 FSH 的分泌则起负反馈作用，使 FSH 水平相对降低，LH/FSH 比例增高。LH 水平的上升又刺激卵泡膜细胞及基质细胞，使卵巢白膜增厚，雄激素分泌进一步增加，形成恶性循环，最终导致持续无排卵。而低水平的 FSH 持续刺激使卵巢中小卵泡发育到一定时期，产生一定量的雌激素，但无主导卵泡形成，导致卵巢多囊样改变，多数小卵泡形成而无排卵，亦无排卵后孕激素升高。

（二）与胰岛功能关系

近年研究发现，PCOS 患者存在以胰岛素抵抗（Insulin Resistance，IR）为特征的内分泌代谢异常，50% ~60% 的 PCOS 患者不同程度地存在胰岛素抵抗及代偿性高胰岛素血症，有发生非胰岛素依赖性糖尿病的危险，而且发病年龄偏早。胰岛素抵抗指外周组织对胰岛素（insulin，INS）敏感性降低，使胰岛素对糖代谢的作用下降。即在正常胰岛素水平下，糖的运转量低于正常生理水平，葡萄糖得不到充分利用，导致空腹和餐后血糖升高，进而引起胰岛素分泌代偿性增加，形成高胰岛素血症。增高的胰岛素通过垂体的胰岛素受体，增强 LH 释放及卵巢和肾上腺的雄激素合成、分泌，阻碍正常卵泡发育。此外，胰岛素可通过抑制肝脏合成性激素结合球蛋白，使游离睾酮增加，雄激素作用增强。而雄激素又可通过垂体的胰岛素受体使 LH 分泌增加。

（三）与肾上腺皮质功能的关系

PCOS 患者中约 50% 不同程度地合并雄烯二酮（A_2）和脱氢表雄酮升高。可能由于肾上腺皮质网状带雄激素形成酶（细胞色素 -450c17）功能失调，活性增加，导致雄激素增加，提示本病过多的雄激素既有来自卵巢的，亦有来自肾上腺的。此外，促肾上腺皮质激素（Adreno-Cortico-Rropic-Hormone，ACTH）兴奋试验显示肾上腺脱氢表雄酮硫酸盐对 ACTH 呈高反应者占 50%，可能与 PCOS 患者肾上腺细胞对 ACTH 敏感性增加及功能亢进有关。

（四）与其他内分泌系统的关系

除与胰岛、肾上腺皮质功能的关系外，PCOS 还可能与甲状腺功能、生长激素分泌、肾素—血管紧张素系统功能，以及中枢性多巴胺活性、生长抑素及内腓肽等分泌有关。

三、临床表现

（一）临床特点

PCOS 多发生于青春期及生育年龄妇女。

1. 排卵障碍

由于无排卵导致孕激素偏低，E_2 水平正常或稍升高，缺乏周期性改变，E_1 水平上升，E_1/E_2 比例高于正常周期。可表现为：①月经失调，如月经过少、稀发、闭经，少数表现为月经过多或不规则出血。②不孕，生育期妇女排卵障碍还可导致不孕。

2. 高雄激素

以卵巢睾酮（T）、雄烯二酮（A_2）为主，有时肾上腺激素如脱氢表雄酮及其硫酸盐（DHEA，DHEA－S）轻度升高。高雄激素可表现为多毛，如体毛丰盛、阴毛男性分布、痤疮、肥胖。

3. 高胰岛素

空腹及糖负荷后血胰岛素水平增高，可表现为肥胖和黑棘皮症。黑棘皮症为胰岛素抵抗、高胰岛素血症和高雄激素的特征性皮肤改变，表现为阴唇、颈背部、腋下、乳房下、腹股沟等处皮肤灰褐色色素沉着，对称，皮肤增厚，轻软如天鹅绒。

4. 高 LH/FSH 比值

LH 水平升高，FSH 值偏低，LH/FSH$\geqslant 2 \sim 3$，但并非特征性改变。

上述多囊卵巢综合征的激素改变可概括为其特有的“四高一低”，即高雄激素、高胰岛素、高 LH/FSH 比值、高雌激素，低孕激素。

（二）分型

1. Ⅰ型或非胰岛素抵抗型

以 LH 水平明显升高为特征，称为Ⅰ型或非胰岛素抵抗型，以垂体分泌促性腺激素不协调、LH 水平明显升高、FSH 正常或低值、LH/FSH 升高为特征。T 值与 LH 水平呈正相关，体形肥胖不明显，体重指数（BMI）在正常范围。

2. Ⅱ型或胰岛素抵抗型

以 INS 水平升高及 IR 为特点，称Ⅱ型或胰岛素抵抗型，以 INS 水平升高为特点，LH 正常，LH/FSH 不高。T 值与 INS 水平呈正相关，BMI 高于正常，体形显著肥胖，体重指数 >25。脂肪集中于上身、腹部、内脏，腰臀比 >0.85。

两型 T 基值相近，均较正常人高。经口服葡萄糖耐量试验（OGTT）后，两型的 INS 值均升高，但Ⅱ型高于Ⅰ型；T 反应有差异，Ⅱ型高于Ⅰ型。因此有学者认为，Ⅰ型是以 LH 过高为主导致 T 值升高的内分泌病，Ⅱ型为 INS 过高导致 T 值升高的代谢性疾病。

（三）辅助检查

1. 基础体温

基础体温呈单相表现。

2. 多普勒超声检查

超声波呈多囊卵巢（Polycystic Ovary，PCO）改变，月经规则妇女在卵泡早期（周期的第3～5天），月经稀发或闭经的妇女随时或在孕激素撤血的第3～5天行超声检查发现一侧或两侧卵巢各有12个以上直径为2～9 mm的卵泡，呈车轮状排列和（或）卵巢体积增大（>10 mL）。需要注意的是如果有大于10 mm的优势卵泡或黄体出现，需在下一周期再次行超声检查。如果某一妇女因为其他的非多囊卵巢综合征的临床征象而就诊，在行超声检查时偶然发现了PCO，在没有确切的该综合征的临床证据之前，我们先不考虑患者患有PCO，因为25%排卵周期正常的妇女也会出现PCO。

3. 腹腔镜检查

腹腔镜及卵巢活检，镜下取活检可明确诊断。

四、诊断

2008年，“多囊卵巢综合征诊断标准”在卫生部正式立项；2011年7月1日获得批准发布，并于2011年12月实施。该标准首次提出“疑似PCOS”这一概念。该标准提出，月经稀发、闭经或不规则子宫出血是诊断的必需条件。另外，再符合下列2项中的1项，即可诊断为疑似PCOS：①高雄激素的临床表现或高雄激素血症。②超声表现为PCOS。具备上述疑似PCOS诊断条件后还必须逐一排除其他可能引起高雄激素的疾病和引起排卵异常的疾病才能确定诊断。

五、鉴别诊断

（一）功能失调性子宫出血

功能失调性子宫出血，有月经紊乱、不孕等表现，但盆腔多普勒超声检查卵巢无多囊状改变，血激素检查无LH/FSH、雄激素及胰岛素升高。

（二）肾上腺皮质增生或肿瘤

女性有肥胖、多毛、月经紊乱，多普勒超声见卵巢多囊状改变时，应排除肾上腺皮质增生或肿瘤。肾上腺皮质增生患者除上述表现外，有肾上腺皮质增生的临床表现，及17－羟、17－酮明显增高，ACTH兴奋试验反应亢进，地塞米松抑制试验抑制率≥0.7。肾上腺皮质肿瘤者对这两项试验反应不明显。

（三）肿瘤

卵巢男性化肿瘤、卵巢门细胞瘤、睾丸母细胞瘤均可分泌过多的雄激素，导致明显的男性化表现。除痤疮、多毛显著外，患者阴蒂肥大、子宫萎缩、阴道干枯，呈低雌激素状态。卵巢多为单侧增大，中等大小，质地偏实，进行性增大。可通过多普勒超声、CT或MRI进行鉴别。

六、治疗

针对患者高 LH、高雄激素、高 INS 导致无排卵的特点，进行调整内分泌和促排卵的治疗。原则为青春期女性：调节神经内分泌；生育期需要生育者：调节神经内分泌加促排卵受孕；已育者：调节神经内分泌。

（一）调整内分泌

包括降低 LH 水平，降低雄激素水平，改善 PCOS 胰岛素抵抗。

1. 降低 LH 水平

①口服避孕药，基于循证医学的证据表明，口服避孕药中孕激素成分通过反馈抑制 LH 的异常高分泌，减少卵巢产生雄激素；而雌激素成分使性激素结合球蛋白浓度增加，导致游离睾酮减少。常用的有达英－35（Diane－35）或妈富隆（marvelon）。②促性腺激素释放激素激动剂（GnRH－a），可调节垂体 Gn 分泌，下调细胞膜 GnRH 受体，使垂体 LH 分泌明显减少，从而减少卵巢合成雄激素，主要用于有生育要求而一般药物难以控制的高 LH 水平患者。常用药物有达必佳（decapeptyl）、达菲林（diphereline）等，月经的第 2 天、第 28 天各一次，皮下注射。一般不超过 3 个月，以避免雌激素降低的副作用。

2. 降低雄激素水平

上述药物在抑制 LH 水平的同时，可抑制来自卵巢为主的雄激素。但 PCOS 雄激素的产生不单来自卵巢，还来自肾上腺和周围组织，故应根据患者雄激素产生的部位选择性进行治疗。糖皮质激素的应用，适用于雄激素为肾上腺来源及混合来源者，可抑制 DHEA－S 浓度。常用地塞米松，0. 25 ~0. 5 mg/d。使用时注意，剂量 >0. 5 mg/d 可产生垂体—肾上腺轴过度抑制。安体舒通（aldactone）的应用，可抑制毛囊皮脂腺上的雄激素受体与 5α－还原酶，具弱孕激素作用，使血中睾酮和雄烯二酮水平下降，抑制微粒体中细胞色素 P450 活性，还可抑制卵巢及肾上腺雄激素合成。用法：40 ~200 mg/d，6 ~9 个月。副作用：多尿，口干，男胎女性化。

3. 改善 PCOS 胰岛素抵抗

①适当降低体重对于降低胰岛素、睾酮及 SHBG，恢复排卵和怀孕有一定的作用。②二甲双胍、双胍类可增加胰岛素在外周组织作用的敏感性，降低胰岛素水平，降低 PCOS 患者的高雄激素水平，改善卵巢功能，提高促排卵治疗效果。

（二）促排卵

（1）有生育要求者，在上述药物降低 LH 或雄激素后，可考虑促排卵。但应注意，PCOS 患者易发生卵巢过度刺激综合征。枸橼酸克罗米芬（Clomiphene Citrate，CC）是 PCOS促排卵药物的首选，也是 PCOS 促排卵治疗的一线方案。其优点在于成本低、口服用药患者依从性高、不良反应小、无须严密监测卵巢反应、安全性高。CC 的作用机制主要在于抑制下丘脑—垂体—性腺轴的负反馈作用，以增加 FSH 的分泌。CC 治疗并没有绝对的适应证，无排卵的 PCOS 女性均可应用，不过要考虑到肥胖、高雄激素血症、年龄、卵巢体积和月经情况对治疗结果的影响。一般 CC 使用剂量最小为 50 mg/d，从月经第 2 ~5 天开始应用（无自发月经者可用孕酮撤退性出血后），可根据患者的卵巢反应酌情加量，建议最大剂量不超过 150 mg/d。有数据显示，6 个周期内 CC 治疗的累积活产率可达50% ~60%。对于治疗 6 个周期以上仍未妊娠者可考虑促性腺激素二线治疗方案或根据患者情况及意愿增加 CC 治疗周期数。CC 的不良反应包括潮热、头痛、视觉症状等，不过一般均可耐受。促性腺激素治疗主要适用于 CC 治疗无效的患者。目前使用的方案有低剂量递增方案和递减方案，推荐起始剂量为 37.5 ~50 IU/d，在治疗过程中也应通过超声和血清雌激素水平严密监测卵巢反应，严格把握取消周期的标准，以减少卵巢过度刺激综合征和多胎妊娠的风险。

（2）无生育要求者，在降 LH 后可采用常规的促排卵治疗。如无效则采用黄体酮定期撤退出血，以防子宫内膜过度增生。

（3）上述治疗无效时，可采用手术治疗，手术方法有卵巢烧灼术或激光楔形切除术，目前对激光楔形切除术也少用，只用卵巢烧灼术。术后可降低雄激素，提高排卵率及妊娠率。

七、预后及远期危险

PCOS 患者中 40% 患有高血压，16% 患有糖尿病，绝经后心血管系统疾病发生率为非 PCOS 者的 7 倍。由于子宫内膜长期受到无对抗的雌激素的刺激而呈增生状态，子宫内膜癌的发生风险是正常人的 4 倍。

（梁季鸿　蔡柳洪）

【本章思考题】

1. 下丘脑分泌哪些激素？各有哪些作用？并简单介绍下丘脑—垂体—性腺轴的作用机制。

2. 何谓“反馈调节机制”？包括哪些类型？并介绍其作用。

3. 克氏综合征患者的常见核型是什么？临床表现如何？该类患者有生育能力吗？

【本章参考文献】

1. Maiza J C, Bennet A, Thorn-Kany M, et al. Pituitary Apoplexy and Idiopathic Thrombocytopenic Purpura: A New Case and Review of the Literature [J]. Pituitary, 2004, 7 (3): 189 - 192.

2. Schneider H J, Aimaretti G, Kreitschmann-Andermahr I, et al. Hypopituitarism [J]. Lancet, 2007, 369 (9 571): 1 461 ~1 470.

3. Huizink A C, Ferdinand R F, Ormel J, et al. HPA Axis Activity: A Response to Comments by Gunter Schumann [J]. Addiction, 2006, 101 (12): 1 833 - 1 834.

4. Beck-Peccoz P, Persani L, Calebiro D, et al. Syndromes of Hormone Resistance in the Hypothalamic-pituitary-thyroid Axis [J]. Best Pract Res Clin Endocrinol Metab, 2006, 20 (4): 529 - 546.

5. Bhasin S, Enzlin P, Coviello A, et al. Sexual Dysfunction in Men and Women with

Endocrine Disorders [J]. Lancet, 2007, 369 (9 561): 597 - 611.

6. El-Sakka A I, Hassoba H M. Age Related Testosterone Depletion in Patients with Erectile Dysfunction [J]. J Urol, 2006, 176 (6): 2 589 - 2 593.

7. Borson-Chazot F, Brue T. Pituitary Deficiency after Brain radiation Therapy [J]. Ann Endocrinol, 2006, 67 (4): 303 - 309.

8. Giagulli V A, Carbone D. Hormonal Control of Inhibin B in Men [J]. J Endocrinol Invest, 2006, 29 (8): 706 - 713.

9. Schneider H J, Rovere S, Corneli G, et al. Endocrine Dysfunction in Patients Operated on for Non-pituitary Intracranial Tumors [J]. Eur J Endocrinol, 2006, 155 (4): 559 - 566.

10. Hattori N, Nakayama Y, Kitagawa K, et al. Anti-prolactin (PRL) Autoantibody-Binding Sites (Epitopes) on PRL Molecule in Macroprolactinemia [J]. J Endocrinol, 2006, 190 (2): 287 - 293.

11. Alfonso A, Rieniets K I, Vigersky R A. Incidence and Clinical Significance of Elevated Macroprolactin Levels in Patients with Hyperprolactinemia [J]. Endocr Pract, 2006, 12 (3): 275 - 280.

12. Leanos-Miranda A, Cardenas-Mondragon G. Serum Free Prolactin Concentrations in Patients with Systemic Lupus Erythematosus are Associated with Lupus Activity [J]. Rheumatology (Oxford), 2006, 45 (1): 97 - 101.

13. Massart F, Parrino R, Placidi G, et al. Prolactin Secretion before, during, and after Chronic Gonadotropin-releasing Hormone Agonist Treatments in Children [J]. Fertil Steril, 2005, 84 (3): 719 - 724.

14. Hansen K A, Zhang Y, Colver R, et al. The Dopamine Receptor D2 Genotype is Associated with Hyperprolactinemia [J]. Fertil Steril, 2005, 84 (3): 711 - 718.

15. Bojesen A, Gravholt C H. Klinefelter Syndrome in Clinical Practice [J]. Nat Clin Pract Urol, 2007, 4 (4): 192 - 204.

16. Bowden S A, Germak J A. Klinefelter Syndrome Presenting with Precocious Puberty due to a Human Chorionic Gonadotropin (hCG) Producing Mediastinal Germinoma [J]. J Pediatr Endocrinol Metab, 2006, 19 (11): 1 371.

17. Noczynska A, Wasikowa R. Hyperprolactinemia in Children During the Peripubertal Period-Personal Observations [J]. J Pediatr Endocrinol Metab, 2004, 17 (10): 1 399 - 1 404.

18. Del Monte P, Foppiani L, Ruelle A, et al. Clinically Non-functioning Pituitary Macroadenomas in the Elderly [J]. Aging Clin Exp Res, 2007, 19 (1): 34 - 40.

19. Yamashita M, Sano T, Qian Z R, et al. Diversity of ACTH-immunoreactive Cells in the Human Adenohypophysis: An Immunohistochemical Study with Special Reference to Cluster Formation and Follicular Cell Association [J]. Endocr Pathol, 2006, 17 (2): 155 - 164.

20. Saito K, Tomigahara Y, Ohe N, et al. Lack of Significant Estrogenic or Antiestrogenic Activity of Pyrethroid Insecticides in Three in Vitro Assays Based on Classic Estrogen Receptor Alpha-mediated Mechanisms [J]. Toxicol Sci, 2000, 57 (1): 54 - 60.

21. Tinwell H, Ashby J. Sensitivity of the Immature Rat Uterotrophic Assay to Mixtures of Estrogens [J]. Environ Health Perspect, 2004, 112 (5): 575 -582.

22. Nakazawa K, Ohno Y. Modulation by Estrogens and Xenoestrogens of Recombinant Human Neuronal Nicotinic Receptors [J]. Eur J Pharmacol, 2001, 430 (2 -3): 175 -183.

23. Krstevska-Konstantinova M, Jancevska A, Gucev Z. Autoimune Thyroiditis and Diabetes Mellitus Type 1 after Long-term Gonadotropin-releasing Hormone Agonist Treatment for Central Precocious Puberty: Evolution or Coincidence?[J]. J Pediatr Endocrinol Metab, 2010, 23 (4): 403 -406.

24. Sørensen K, Mouritsen A, Mogensen S S, et al. Insulin Sensitivity and Lipid Profiles in Girls With Central Precocious Puberty Before and During Gonadal Suppression [J]. J Clin Endocrinol Metab, 2010, 95 (8): 3 736 -3 744.

25. 崔毓桂，沙家豪，周作民. Klinefelter 综合征的临床及基础研究 [J]. 国外医学计划生育分册，2005，24 (1): 1 -4.

26. 许士凯. 人类性功能的内分泌调节机制 [J]. 现代中西医结合杂志，2004，13 (1): 3 -5.

27. 邢福祺，刘芸. 高催乳素血症的诊断与治疗 [J]. 中国实用妇科与产科杂志，2001，17 (4): 217 -218.

28. 许士凯. 人类性功能的内分泌调节机制（续前） [J]. 现代中西医结合杂志，2004，13 (2): 143 -145.

29. 杜敏联. 性早熟的临床研究进展 [J]. 新医学，2007，38 (2): 118 -119.

30. 姚德鸿. 人类性功能的神经调控机制 [J]. 现代中西医结合杂志，2003，12 (17): 1 809 -1 811.

31. 许良智，张静. 多囊卵巢综合征 [J]. 现代临床医学，2006，(4): 311 -313.

32. 乔丽丽，蔡德培. 环境内分泌干扰物对青春期儿童性发育的影响 [J]. 国外医学卫生学分册，2005，32 (6): 346 -349.

33. 马艳玲. 性腺领域相关热点问题几点讨论 [J]. 药品评价，2013，10 (7): 14 -20.

34. 郑郁，母义明. 性早熟治疗进展 [J]. 中华内分泌代谢杂志，2011，27 (8): 696 -699.

35. 俞建. 性早熟诊疗指南（试行）[J]. 首届“之江中医药论坛”暨浙江省中医药学会 2011 年学术年会论文集，2011.

36. 焦阳，李小英. Klinefelter 综合征的诊疗现状及进展 [J]. 中华内分泌代谢杂志，2013，29 (3): 3a1 -3a4.

37. 崔琳琳，陈子江. 多囊卵巢综合征诊断标准和诊疗指南介绍 [J]. 国际生殖健康/计划生育杂志，2011，30 (5): 405 -408.

第十一章　男性性功能异常

第一节　男性性欲异常

性欲（sexual desire，sexuality）指由机体内外的各种刺激，引起性兴奋，进而产生企图主动通过与性对象完成性活动而达到性的满足和获得性乐趣的主观欲望。简而言之，指个体渴望与另一个体发生性关系或肉体接触的愿望。

一、人类性欲的特征

作为人的本能天性，性欲通过性兴奋（或称性冲动）得以体现，而性行为（或称性活动）则是性兴奋的实践和具体化。人类性欲及其产生的性活动使得人类得以繁衍下来。而同其他物种相比，人类的繁衍无疑是极为成功和高效的，并为其成为地球的主宰提供了最基础的数量上的可能性；大多数物种都有相对规律的性兴奋增强时期，即发情期，动物的发情期常有季节性，而人类性欲几乎无明显的季节性差异；其他物种的性行为以生殖为主要目的，而人类性行为多数发生在不宜受孕的时段，主要目的是为了获得性乐趣、性满足；陆地活动的高等动物的性交方式（即性交体位）皆为雄性在雌性的背面（骑跨式），而人类最常用的性交方式为特有的两性面对面的姿势。性交方式进化演变的意义在于人类能在相对安全的环境下进行性活动，并更专注于感情的交流和彼此间的取悦。

二、性欲的形成

（一）生物学基础

性欲的产生有其生理基础。人类的性欲产生于青春期生殖器官及第二性征发育之后。现代医学证实人的性欲受到大脑灰质、下丘脑等部位“性中枢”的控制。性欲的生理基础就是指机体对性刺激（sexual stimulate，指能唤起性欲的各种刺激方式）做出的反应而产生的一系列生理变化，多巴胺、催乳素、5－羟色胺、睾酮等激素对性欲的维持和调节至关重要。性欲的体现——性兴奋更需要性敏感区（即发欲带，指性兴奋产生时机体上特别容易接受性刺激的敏感区域，如生殖器、胸部等）传入的刺激。不论最基础、最直接的触觉刺激，还是更高级的嗅觉、听觉刺激，其作用都不能脱离感受器官；而只要性刺激感受器—传入神经—性中枢—传出神经—性效应器官这一反射弧健全，有时即使主观意愿（性兴趣）低下甚至反感时，性兴奋及其实践——性活动仍可以完成。

（二）性欲的内容

性欲属于精神心理活动，有专属于人类的特点：其一，性兴趣——通过性行为获得乐趣和满足，而非纯粹生殖目的的主观欲望；其二，多数成年男女都有单纯依靠主观性幻想而引起性兴奋甚至通过手淫独自获得性满足的经历，性幻想在缺乏具体客观外界性刺激时也可由单纯的主观臆想产生；其三，性幻想可通过增强听觉、嗅觉、视觉甚至触觉等性刺激对性兴奋产生影响，更能影响从性活动中获得乐趣和满足的程度。

1. 性欲的构成分类

我们可将性欲分为性兴趣（sexual interest）和性兴奋（sexual excitation）。

（1）性兴趣。或称性欲望，意思为希望与异性完成身心结合来获得性乐趣和性满足的主观欲望，是性欲的本质、动力。

（2）性兴奋与性冲动。广义的性兴奋包括性冲动（sexual impulse），而狭义的性兴奋与性冲动则有所区别。性兴奋是指各种性刺激而引起的机体的特殊的有效反应，即激发起机体进行性活动的强烈欲望和冲动，属性欲的体现。通常情况下，性兴奋和性冲动是合二为一的，但是严格来说，性兴奋和性冲动却是有区别的。性兴奋表现为脸红、呼吸急促、冒汗、吞咽等植物神经反应，不一定是针对特定的性对象；而性冲动是在性兴奋基础上的外露，如发出声音、身体移动、表情造作、摩擦生殖器等行为，有特定目标。

（3）性兴趣与性兴奋。二者既相互独立，又互相依赖、影响、调节和转化。性兴趣受性心理的支配、影响，可引起并调节性兴奋，进而将这一影响表现在具体的性活动中；而性活动中所获得的满足、乐趣的程度又反馈、影响性兴趣，影响甚至改变性心理。在“性心理—性兴趣—性兴奋—性活动”这一过程中，上一级的活动可引起并调节下一级的活动，其作用如同电路中的二极管，可将下一级的传出信号放大或减小；而下一级的活动同样可通过反馈影响上一级的活动。

虽然性兴趣和性兴奋二者关系是相互依赖并影响的，但也有可能发生二者分离现象。例如，男性青少年在青春期因身体发育而产生强烈的性兴奋，导致手淫或遗精并获得性快感，但部分男性对性知识的缺乏和某些错误的引导（如手淫会导致“肾亏”，性活动都是羞耻、肮脏的）而产生恐惧、罪恶感，此时其性兴趣降低，但在性刺激下仍能出现强烈的性兴奋表现；中老年男性，虽然希望与性伴侣完成性活动的性兴趣较高，但因某些病理生理、心理等原因（如体质较差、社会压力过大等）却往往使其无法通过正常性刺激产生应有的性兴奋与性反应。性兴趣和性兴奋与性反应的分离无疑将给患者带来精神上的矛盾甚至痛苦，最终将导致性欲低下甚至性厌恶。

2. 根据性欲产生来源分类

可分为：背景性性欲——由性激素所产生、决定的，它维持性欲的持续张力、紧张性和兴奋性；应激性性欲——由受到内生的或外来的性刺激而引起、能保持机体对环境性刺激的有效反应，激发或形成突出的性欲冲动并导致性行为。

3. 根据性欲的目的分类

可分为接触欲和排泄欲。接触欲是指双方希望通过身体彼此接触，如身体贴近、爱抚、刺激性器官等，获得快感的欲望。排泄欲（又称胀满缓解欲、解欲）是指通过性活动把体内性器官产生的分泌物（如精液、前庭大腺液等）排泄出去的欲望。

4. 影响性欲的因素

（1）生物学因素。遗传、年龄、体质、内分泌和相关疾病、解剖、性敏感度等。

（2）心理学因素。精神情感因素、对性知识的认知程度、性伴侣的配合程度及性活动获得的满意程度等。

（3）社会环境因素。社会和个人意识形态、宗教文化、夫妻感情等。

三、男性性欲亢进

性欲亢进（sexual erethism，hypersexuality）是以持久的对性活动要求过于强烈为主要特征的疾病。

性欲亢进可分为：性兴趣亢进和性兴奋亢进。二者常常具体表现为：对性行为迫切要求、性交次数增加、性交时间延长，甚至不考虑条件和场合去寻求性接触等。

（一）发病机制及病因

性欲亢进的主要机制是性中枢兴奋过程增强，多数患者由于精神心理失调或对性知识认识不足所致；少部分源于病理原因而引起的器质性病变。性欲亢进的发生率很低，约1%，男性稍高于女性，合并有精神疾病的人中发病率较高，单纯、原发性性欲亢进较少见。常见病因有如下几个方面。

1. 精神心理性因素

受某些性文化的影响，色情小说、黄色录像、色情服务等过度刺激导致患者性欲长期处于亢奋状态；存在精神疾病或认知障碍，如躁狂症、精神分裂症，这一点将在有关章节论述。值得注意的是，因为性活动能带来乐趣和性高潮后的身心放松，部分患者会将性生活作为一种减压甚至逃避现实的方式，但这种阶段性的性欲亢进常因持续性心理压力过大或身体健康状况的恶化最终转为性欲低下。

2. 器质性、病理性因素

多继发于各类疾病引起的神经内分泌失调，如睾丸间质细胞瘤、颅内肿瘤等；垂体前叶促性腺激素或雄激素分泌过多；大脑、下丘脑对性激素的敏感性增强而导致性欲亢进；性敏感区对性刺激的过度敏感或其传入的性信号被过度增强。

3. 药物、食物因素

使用促性腺激素类、睾酮类药物，长期服用可以导致体内此类激素浓度升高、代谢下降的药物、食物等；使用可提高神经兴奋性和性敏感区敏感性的药物，如服用某些“壮阳药”“春药”可导致性兴奋的亢进。

（二）临床表现

男性性欲亢进常表现为：患者迫切追求进行性行为、增加性交的频数、延长性交时间等，盲目、随意地选择性伴侣，甚至不考虑条件和场合去寻求性接触，严重时患者的生活、工作甚至社会交往都会受到严重的影响。因男性在性活动中处于主动地位、体格较强壮，部分男性患者为满足失控的性欲甚至不顾法律、道德约束而犯罪，给性对象、自己甚至社会造成严重伤害。

（三）诊断和鉴别诊断

性欲亢进诊断的重点是进行详细的病史询问，应通过家属详细调查是否存在以下因素：①家庭成员中有无精神疾患及对其影响；②有无肉体或被性虐待、遭双亲忽视、过早发生性活动等能影响早期性行为的事件；③探究性欲亢进形成和持续的心理学、行为背景；④有无并发的精神疾患。

体格检查中除了重点了解性器官的发育程度之外，对如血压、体格、体毛、五官、甲状腺等相关情况也不能漏检。

辅助检查：性激素、神经内分泌等实验室检查、头颅影像学检查、染色体核型分析等。

性欲亢进主要诊断依据为：

①兴奋增强，性要求强烈，性交或性幻想过度频繁，有与其年龄不相适应的性要求，虽有性交的全过程但难以满足性欲要求。

②性要求不考虑任何条件、女方意愿和环境情况。

③因性欲亢进导致精神痛苦，影响正常生活和身心健康，造成人际关系不和谐。

④上述症状持续≥3 个月。

⑤内分泌失调，性激素检测异常或某些性敏感区的敏感性过高。

⑥有躁狂症、精神分裂症等精神性疾病或有垂体肿瘤、睾丸间质细胞瘤等器质性原发病史或有颅脑外伤病史。

以上①至④项为性欲亢进的必备症状诊断依据，而⑤⑥项为患者的常见病因学诊断。应当注重其诱因、病因的诊断，以期能达到彻底治愈本病的目的。

性欲亢进诊断应和性欲增强相鉴别：二者都有对性活动的强烈要求，但性欲亢进具有强迫性、难以抑制、持续性，有高潮也得不到性欲满足；而性欲增强多为青春期、接触性活动初期、长期禁欲后的一时性改变，性要求满足后可逐步缓解、恢复正常。

（四）治疗

性欲亢进的治疗原则是根除病因、缓解症状、控制病情、预防复发。

1. 精神心理性病因的治疗

通过询问病情，明确致病原因，针对性地做正面引导，纠正错误认识、解除焦虑，帮助患者树立正确的人生观和道德观，建立高尚情操，减少与色情事物的接触。可建议患者将精力放在工作和学习上或培养可替代的兴趣、爱好，也可通过行为疗法纠正患者自发刺激发欲带的行为。

2. 器质性病变的治疗

应用药物、手术等方法有针对性地治疗各种原发病。对单纯内分泌失调、睾酮含量明显偏高者，可以使用雌激素等抗雄激素治疗，如：己烯雌酚片 1 mg/次，口服，3 次/日。并可加服镇静剂，如安定片 2.5～5 mg，口服，1～3 次/日。

3. 药物性因素的治疗

防止服用可使促性腺激素、睾酮浓度升高的药物、食物。若处于治疗用药阶段，可通过减少药物的剂量或改用其他药物治疗。

对待性欲亢进，“疏导”远重于“禁锢”“对抗”。通过与患者家属、配偶的沟通，增进了解，切忌对患者冠以“色情狂”“花痴”“色鬼”等侮辱性称呼，否则长期的压抑后患者可因逆反心理加重，进而失控或产生巨大心理冲突、痛苦，甚至诱发或加重精神疾病。

（五）预防

普及两性教育；树立正确的人生观和道德观；提高文化素养，建立高尚情操；减少与色情事物的接触；集中精力于工作和学习；培养良好的兴趣、爱好；避免滥用“壮阳药”“春药”；服用可导致促性腺激素类、睾酮类激素升高的药物的患者需严格遵从医嘱，定期随访、咨询、复查。

四、男性性欲低下

男性性欲低下（hypoactive sexual desire disorder，lack or loss of sexual desire，decreased libido）是指成年男子持续或反复地对性幻想和性活动不感兴趣，出现与年龄不符的性欲望和性兴趣淡漠，进而性行为表达水平降低和性活动能力减弱，甚至完全丧失性欲。

在现实社会中，男性性欲低下较性欲亢进更为常见。如前所述，因男性在性活动中绝大多数处于主动地位，男性性欲低下的后果及对双方的危害远高于女性性欲低下，严重时可直接导致婚姻的破裂。而且有史以来，在世界各地，男性性功能良好甚至轻度亢进是男性值得标榜的荣耀。性活动能力的减弱使男性性欲低下的患者极易感到自卑、耻辱，引起抑郁等心理障碍，陷入“性欲低下—抑郁—性欲低下加重—更抑郁”的恶性循环。所以对男性患者而言，性欲低下更容易危害其生活和社会交往。

（一）发病机理及病因

男性性欲低下可以是独立的性功能障碍，也可以继发于其他性功能障碍。性欲低下病因多以精神心理性为主。

常见的性欲低下致病原因有：

1. 器质性因素

（1）全身性疾病。严重的、全身性的急/慢性疾病都可导致男性性欲低下。慢性活动性肝炎、肝硬化、慢性肾功能衰竭、充血性心力衰竭等还可破坏正常的激素代谢过程，使病人生理上和心理上的功能减退甚至衰竭，从而导致进行性活动的主观欲望和兴趣下降甚至消失。

（2）性腺功能低下。可直接导致器质性性欲下降，常见于各类可影响雄激素产生的内分泌系统疾病，而雄激素能提高大脑皮层性中枢的兴奋性，激发性欲，产生性兴奋。男性的睾酮水平低下，可直接导致男性性欲低下。睾酮等性激素对性欲的维持和调节至关重要，但并非决定性因素，部分睾丸切除后的患者其性欲（包括性兴趣和性兴奋）仍然正常，而临床工作中发现大多数主诉性欲低下患者其性激素水平在正常范围。

（3）与性行为相关神经的病变或损伤。如中枢或盆腔会阴神经的病变或损伤；视觉、听觉、嗅觉及性敏感区的触觉的原发或继发功能下降甚至缺失，这都可以降低性兴奋，进而降低性兴趣。

2. 一般心理因素

精神心理因素是影响性欲的最为常见因素，是成年男性性欲低下的主要原因。心理素质较为脆弱、紧张者，更易受外界影响，从而产生焦虑和压抑交织的心理紊乱状态，干扰大脑皮层的功能，导致性欲低下。而现代生活日益增强的竞争机制使得性欲低下发生率呈上升趋势。

常见精神心理因素有：

（1）缺乏或受到错误的性教育、存在对性生活的恐惧心理、对性接触感到忧虑、害怕感染性病。

（2）曾有因性交不成功或不和谐而被对方责怪、嘲弄的经历。

（3）宗教戒律和民族、社会传统的束缚。

（4）夫妻感情、家庭生活不和谐、缺乏激情。

（5）有婚外情或婚外性生活史，从而产生压抑和罪恶感。

（6）工作压力大、受挫折。

（7）人际关系不协调、安全无保障等社会问题诱发的抑郁、焦虑。

3. 性心理障碍因素

性心理障碍又称为性变态，这类患者除了表现出非常规的性行为之外，并无其他方面的人格缺陷。我们将在性心理障碍一章详细讨论该类问题。

4. 药物等化学因素

影响性欲的常见药物有：

（1）降低神经兴奋性的药物，如镇静药等。

（2）使雄激素、促性腺激素、睾酮浓度降低的药物，如抗肿瘤药物、抗雄激素治疗的药物（治疗前列腺癌）等。

（3）心血管、降压药物，如利血平、降压灵、安体舒通等。

（4）抗过敏药，如非那根、扑尔敏、安其敏、苯海拉明等。

（5）胃肠道药物，如西咪替丁、雷尼替丁等。

（6）部分精神兴奋剂和麻醉剂，最常见的是可卡因、酒精等。民间习俗认为，酒精可以增强性欲，但实际上酒精是降低了判断、自控能力而增加了对性的放纵，不仅易诱发矛盾、犯罪，而且长期大量饮酒将会影响阴茎的勃起功能。

（二）临床表现

患者出现与其自身年龄不相适应、不和谐的性欲淡漠，继而性行为表达水平降低和性活动能力减弱，性活动频率低，如性生活每月不足 1 次或更少；有的虽然次数稍多，但并不是主动要求，而是在性伴侣的压力之下不得已而为之，即主动性生活减少。

男性性欲低下表现可分为以下两个方面。

（1）性兴趣低下。表现为对性生活的兴趣淡漠，性幻想明显减少，即使对性刺激反应正常，但通过性交获得的乐趣明显下降。

（2）性兴奋低下。表现为在对性活动的要求、主观欲望（性兴趣）正常甚至强烈的情况下难以引起性兴奋和性冲动，对各种强烈的性刺激、爱抚反应低下，或无法在性活动中维持足够的兴奋度以完成性交。

上述两种情况可同时存在，或其中一项低下。

此外，部分性欲低下的男性主动性生活（initiative sexual life）减少，但为满足女方要求或维护自身男性尊严而非享受性乐趣为目的的被动性生活（passive sexual life）增加，其总的性活动次数并不减少，对家庭、配偶影响不明显，但是如果精神心理问题得不到解决，长期维持这种被动性生活，容易诱发抑郁发作（depressive episode）。

（三）诊断和鉴别诊断

诊断标准（CCMD－3）：

（1）符合非器质性性功能障碍的诊断标准。

（2）性欲减低，甚至丧失，表现为性欲望、性爱好及有关的性思考或性幻想缺乏。

（3）症状至少已持续3个月。

性欲低下的诊断应建立在耐心的病史询问和细致体格检查、神经内分泌等实验室检查的基础之上，可辅以适当的影像学检查。须对患者家属、性伴侣进行耐心询问。

根据1993年马晓年教授等提出性欲低下诊断标准划分为以下4级。

Ⅰ级：性欲较正常减弱，但可接受配偶的性要求。

Ⅱ级：性欲在某一阶段出现减弱或只在特定境遇下出现减弱。

Ⅲ级：性欲持续低下，每月性生活不足2次或虽然超过但属于被动服从。

Ⅳ级：性欲持续低下，中断性活动≥6个月。

诊断性欲低下，应当区分是属于精神心理性还是器质性，而且在临床上，性欲低下需要与自然性性欲降低（特别是进入老年期后）相鉴别。随着年龄的增长（一般来说，50岁以后），男性睾丸功能自然减退，雄激素分泌减少，性欲逐渐减弱，这不应当归属于病态。

（四）治疗

同性欲亢进的治疗原则相似，性欲低下的治疗原则是：缓解症状、控制病情、根除病因、预防复发。

1. 器质性性欲低下的治疗

应先治疗全身性器质性病变，待全身功能改善后，再进行性欲低下的治疗，对于雄激素分泌减少的患者可以给予雄激素辅助治疗，如：安特尔（十一酸睾酮胶丸），40～80 mg，每天2次，口服；庚酸睾酮300 mg肌肉内注射，每3周1次；长效油剂睾酮酯（丙酸睾酮）250 mg肌肉内注射，每3～4周1次等。对睾酮、FSH、LH水平降低的促性腺激素分泌不足导致性机能减退者最常用的治疗为HCG 1 000～2 000 IU皮下注射，每周3次。但必须注意：激素替代治疗应严格掌握剂量、定时回医院测定性激素水平、及时调整剂量和适时停药。

2. 精神心理性性欲低下的治疗

主要采用咨询和指导为主的精神心理疗法。性教育普及，解除其性顾虑；对有不成功性经历者应剖析其原因，重树自信；心理压力过大、抑郁等心理障碍者应先解除其心理障碍。部分患者可以阶段性给予小剂量西地那非等磷酸二酯酶抑制剂药物，通过改善阴茎勃起硬度、提高自身发欲带敏感度，增强性欲。在性欲低下的心理行为治疗中，妻子的协作和态度至关重要。

3. 药物等化学性因素所致性欲低下的治疗

防止服用降低神经兴奋性、促性腺激素和睾酮类的药物和食物。如确需使用此类药物的或酌情减少药物剂量，或改用其他药物治疗。减少吸烟，拒绝毒品。

4. 提高性欲的药物治疗

部分药物，包括抗精神病药物可用于性欲低下的治疗（参考相关章节），其机理是通过增强机体对性刺激的反应，减轻患者抑郁，增强患者从性活动中获得的乐趣，进而提高其性兴趣、增加主动性生活能力。

（五）预防

普及性教育，解除不必要的性顾虑；面对社会、工作中的各种压力，应学会“取舍”，通过适当方式放松、减压；培养夫妻感情，增进两性沟通、交流等。长期服用镇静药、心血管疾病药物、降压药物以及可导致促性腺激素类、睾酮类激素降低的药物的患者须严格遵从医嘱，定期复查。

（赵良运　张　炎）

第二节　勃起功能障碍

一、阴茎勃起生理学

阴茎勃起是在全身神经内分泌系统调控下的一系列复杂的阴茎血管活动现象，这种活动需要神经、内分泌、阴茎海绵体及心理因素的密切协同，其中任一方面的异常均会导致勃起功能障碍（Erectile Dysfunction，ED）。阴茎正常勃起主要依赖于完整的神经内分泌——阴茎系统、足够的动脉血液供应、阴茎海绵体血管窦组织良好的顺应性和完整的静脉闭合功能。阴茎勃起包括阴茎动脉、细小动脉和阴茎海绵体平滑肌舒张等一系列血流动力学变化过程，阴茎勃起最终有赖于阴茎海绵体平滑肌充分舒张，当阴茎海绵体平滑肌充分舒张后，大量动脉血液快速流入阴茎海绵体窦，使得海绵体窦血液流入量大于流出量，导致海绵体窦充盈扩大，海绵体窦内压力（Intracavernous Pressure，ICP）不断增高，阴茎不断充血膨胀，变硬。当阴茎海绵体膨胀到一定程度后从海绵体窦回流的静脉血管如白膜下静脉等受到压迫，这时 ICP 进一步增高，直至阴茎完全勃起。

（一）阴茎解剖

阴茎解剖及血管分布详见第二章。

阴茎具有双重神经支配，阴茎背神经是传入感觉神经纤维，与阴茎背动脉伴行。对勃起刺激起反应的自主神经起源于盆腔内的勃起（nervierigentes）神经丛，这些神经穿过前列腺的侧后方，沿膜部尿道两侧，伴随海绵体动脉和静脉进入阴茎海绵体。

（二）阴茎勃起的中枢调节和神经支配

阴茎勃起是男性性反应的直接反映，阴茎勃起受到神经系统的调控，需要各级中枢和周围神经系统的参与，包括大脑皮质、下丘脑和脊髓在内的各级中枢，以及交感神经、副交感神经、阴部神经等。大脑皮质是神经系统的最高中枢，也是性生理、性心理活动的最高控制中心。大脑皮质以下的神经中枢和分布于性器官的周围神经，则是在大脑皮质支配下完成性生理功能的物质基础。

1．调节阴茎勃起的周围神经递质

（1）一氧化氮。一氧化氮是一种强有力的内皮衍化松弛因子（EDRF），是介导阴茎海绵体平滑肌舒张功能的主要神经递质。现已阐明 NO－cGMP－PDE5 信号转导通路在阴茎勃起过程中起关键作用。阴茎勃起生理机制主要是性刺激过程中阴茎海绵体内一氧化氮的释放，人体内 L－精氨酸在一氧化氮合酶（NOS）催化下产生一氧化氮，在还原型辅酶Ⅱ的参与下，NOS 作用于 L－精氨酸的胍基氮末端，随即产生等量的胍氨酸和一氧化氮。一氧化氮经过弥散，与阴茎平滑肌细胞内的鸟苷酸环化酶（GC）中的铁离子结合，使细胞质中的单磷酸鸟苷（GMP）和三磷酸鸟苷（GTP）产生环化构象的改变，使细胞质内的环磷酸鸟苷（cGMP）增加，cGMP 作为细胞内第二信使分子，加速细胞内蛋白磷酸化过程，降低阴茎海绵体细胞质内 Ca^{2+} 浓度，从而引起平滑肌舒张（如图 11－1 所示）。

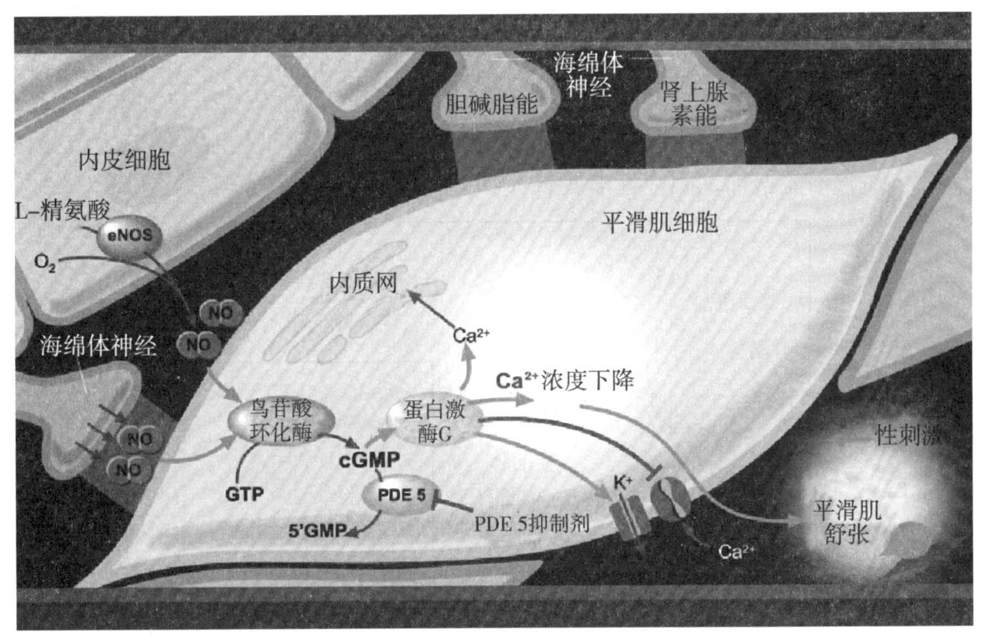

图 11－1　阴茎勃起机制模式

（2）乙酰胆碱。乙酰胆碱（Acetylcholine，Ach）是副交感神经兴奋时释放的主要神经递质，其生物效应取决于所作用的受体类型，在哺乳动物体内存在 N 和 M 型胆碱能受体，引起平滑肌舒张效应的是 M 型受体。近年来的研究表明，外源性乙酰胆碱可能作用于血管内皮细胞，使之释放 NO；作用于平滑肌并使小血管舒张。离体肌条实验也证实乙酰胆碱可以舒张去甲肾上腺素诱发的阴茎海绵体平滑肌的收缩作用。

2．调节阴茎勃起的中枢神经递质

（1）5－羟色胺。5－羟色胺（5－hydroxytryptamine，5－HT）对性功能表现出全面的抑制作用，也包括勃起功能在内。但这种作用具有受体选择性，一般认为，5－HT1A 受体被激活抑制勃起，而 5－HT2C 受体被激活会促进勃起。这种差异是由于不同的受体所介导的信号传导途径不同所致，研究显示 5－HT1 受体是腺苷酸环化酶相关的 G 蛋白偶联受体，而 5－HT2 受体是磷脂酶相关的 G 蛋白偶联受体。

（2）多巴胺。由于多巴胺（dopamine）拮抗药具有引起阴茎勃起功能障碍的副作用，而拟多巴胺药（如阿扑吗啡，apomorphine）却能促进勃起。阿扑吗啡是吗啡的衍生物，为多巴胺 D_2受体激动剂，此药起初用于治疗 Parkinson 病，后来发现部分患者服药后可产生阴茎勃起。经研究证实，它可使中枢神经系统与性有关的多巴胺受体兴奋，还可通过骶部副交感神经丛扩张阴茎海绵体血管。

3．阴茎勃起的血流动力学变化

阴茎勃起是一种神经内分泌调节下的复杂的血流动力学变化过程。阴茎海绵体平滑肌的张力在调控阴茎血流动力学变化过程中起着重要作用。多种神经递质参与调控血流动力学变化，它们直接影响阴茎动脉灌流量和静脉阻力。阴茎勃起依赖于 NO 的释放，引起阴茎动脉和海绵体平滑肌的舒张，使动脉灌流量增加和海绵窦的充盈，以致阴茎海绵体充血膨胀，压迫白膜下静脉而使静脉流出阻力增加直至静脉完全闭塞。充盈早期，阴茎静脉回流受阻，海绵窦扩张，阴茎海绵体持续膨胀，位于白膜下的导静脉因海绵体内压增高而受压闭合，静脉回流几乎完全停止，诱发阴茎勃起。在充盈后期，阴茎高度充血，当海绵体内压达到平均动脉压时，阴茎变硬。而一旦性高潮来临和射精动作的完成，由于肾上腺素能神经递质的释放，阴茎动脉和海绵体平滑肌收缩，阴茎血流量减少，静脉开放，血液回流增加，阴茎逐渐疲软（如图 11－2 所示）。

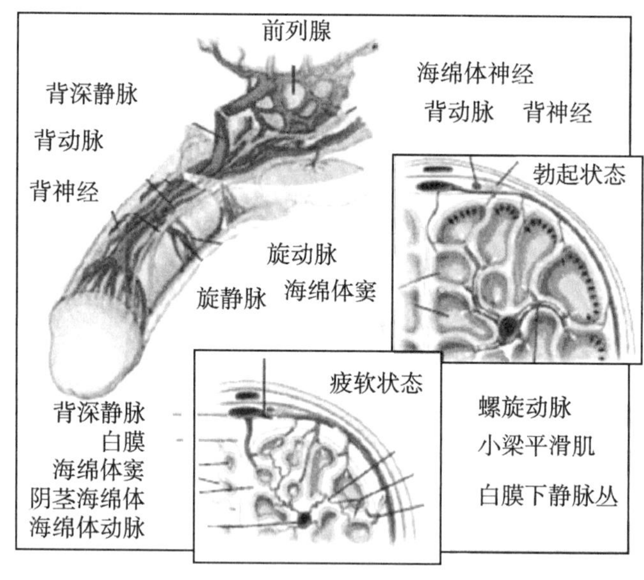

图 11－2　阴茎静息和勃起示意

4．阴茎勃起分期

阴茎勃起是由于阴茎动脉、细小动脉和阴茎海绵体平滑肌舒张，大量血液快速流入阴茎海绵体窦，血管窦开放充盈，阴茎不断充血膨胀，压迫白膜下静脉使静脉回流受阻出现阴茎勃起。根据勃起过程和勃起程度，可将阴茎勃起分为 6 期。

（1）疲软期。只有少量动静脉血流，此时血气分析类似静脉血，血流速度为2.5～

8 mL/g·min。

（2）充盈前灌注期。阴部内动脉血流增加，压力下降，而阴茎海绵体内压不变，阴茎长度增加。

（3）充盈期。阴茎海绵体内压增加，血流速度下降，ICP 达到舒张压水平时，血液只在收缩期流入，阴茎增粗变硬延长。

（4）充分勃起期。ICP 升高达到收缩压的 80%～90%，动脉血流量较充盈前期有些减少，但此时动静脉血流均多于疲软期，血气接近动脉血。

（5）强直勃起期。由于坐骨海绵体肌的收缩，ICP 可升高至收缩压之上，此时几乎没有血流通过海绵体动脉。此期持续时间较短，所以不会发生组织缺血损伤。

（6）消退期。射精或性刺激终止后，由于交感神经的神经递质的释放，平滑肌收缩，血液流入减少至疲软期水平，ICP 下降，静脉通道开放，回流增加，阴茎逐渐恢复至疲软状态。

二、阴茎勃起功能障碍定义

阴茎勃起功能障碍是男性最常见的性功能障碍之一，是指阴茎持续不能达到或维持足够的勃起以完成满意的性生活。

三、阴茎勃起功能障碍的流行病学

随着全球经济快速发展、人们生活水平的提高和思想观念的更新，从而对生活质量和健康提出了更高的要求。由于社会生活节奏变化加快，工作和生活压力增加，加之环境污染和药物滥用、人们预期寿命延长和人口老龄化等多种原因，ED 的发病率近年来有增高的趋势。

据美国 Massachmsetts 老年男性研究中心一项调查显示，在 40～70 岁的男性中约有 52% 的人患有不同程度的 ED。按程度划分，轻度、中度、重度的发病率分别为 17.2%、25.2%、9.6%。我国 11 个大城市医院门诊就诊的 ED 患者中，30～50 岁的 ED 患者占 60% 以上，中度和重度的 ED 患者占 42.9% 和 29.9%。2000 年上海市 1 582 名中老年男性（年龄 62.1±9.21 岁）的 ED 患病率为 73.1%。2003 年在北京、重庆及广州 3 个地区调查 2 226 名中年男性（年龄 40.2±5.8 岁）的 ED 患病率为 40.2%；同年，北京市社区调查 1 247 名已婚男性，其中 40 岁以上者 ED 患病率为 54.5%；另一组北京地区 764 名健康体检 60 岁以上（71.4±5.8 岁）的男性问卷调查 ED 的患病率为 89.4%。

四、阴茎勃起功能障碍的分类

ED 有多种分类方法，可依据病史、病理生理机制、发病诱因、发病程度及有无合并其他性功能障碍等不同方法进行分类。根据有无器质性病变将阴茎勃起功能障碍分为心理性 ED、器质性 ED 和混合性 ED。过去人们认为 ED 主要由心理因素引起的。而如今随着对其病理生理学的逐渐阐明，ED 的发生主要是器质性病变引起，多数患者合并有心理性因素，美国一项统计报告称混合性 ED 占 ED 总人数的 78%。

根据器质性 ED 的不同病因，又可分为血管性 ED、内分泌性 ED、神经性 ED 等。根据勃起功能障碍发生的时间可以分为原发性ED（首次性交即出现不能正常诱发勃起或维持勃起）和继发性ED（指有正常勃起或性交经历之后出现的勃起功能障碍）；根据勃起的程度分为完全性ED（在任何情况下都不能勃起或维持充分勃起）和情境性ED（只是在某些场合下不能勃起或维持充分勃起）。

五、阴茎勃起功能障碍的病因和危险因素

ED的病因错综复杂，通常是多因素所导致的结果。ED与年龄密切相关，往往是罹患某些系统性疾病如心血管疾病的先兆。ED的危险因素包括：高血压、高血脂、糖尿病、冠脉和外周血管疾病、盆腔脏器手术、脊髓损伤等，ED也受全身性疾病、营养与药物等多因素的影响。导致勃起功能障碍的危险因素包括以下几方面。

（一）精神心理因素

心理因素是导致ED的重要原因之一，国内外许多文献报道，精神心理障碍可导致ED。心理压力与ED密切相关，如日常夫妻关系不协调、性知识缺乏、不良的性经历、工作或经济压力、对媒体宣传的不正确理解、对疾病和处方药副作用的恐惧所致的焦虑和抑郁性心理障碍和环境因素等。常见的心理因素包括：

1. 夫妻间关系不和谐

夫妻间缺乏交流，甚至对性伴侣感到厌恶，或是性伴侣不合作，都可能发展成ED。英国的一项调查显示，47%的男性认为日常关系不和谐是造成性功能障碍的原因之一，他们的妻子中也认同这一原因的比例高达68%。

2. 社会和家庭环境的影响

在一个性禁锢和封建文化意识严重的环境中，人们往往缺少性知识，对性往往也是持完全否定的态度，认为除生育以外的性活动都是邪恶和不可接受的，这些性禁锢的观念进一步影响到个体，产生否定性的性观念，进一步在实际生活中压抑自己的性冲动，正常勃起反射就会受到抑制而最终导致ED。

3. 不良的性经历

来自性伴侣的嘲笑、性伴侣过于急切、婚前性行为时担心对方怀孕或害怕被发现、儿童时期受到过性侵害等都可以影响到个体在进行性行为时的心理状态，导致勃起失败并进一步发展为ED。

4. 不适当或不充分的性刺激

个体间对性刺激做出反应的差异是巨大的。有的人靠思维或性幻想就可诱发强烈的勃起，而有的人需要强烈的触摸特定部位才能激发勃起。充分而适当的性刺激可以让个体通过视觉、触觉、嗅觉、幻想或情感的交流获得足够的性愉悦，刺激性兴趣，增强完成满意性生活的信心。

5. 焦虑和抑郁

工作和生活压力会造成焦虑、抑郁或紧张的情绪，这可能是近年来ED发病率增高的原因之一。

（二）年龄因素

年龄是导致ED的间接危险因素，它提高了危险因素造成ED发生的可能性，调查显

示 ED 的发生率随着年龄的增高而增高。随着年龄的增长，人体的各种机能开始衰退，总睾酮和生物活性睾酮都会相应下降，从而导致性欲、勃起能力等性功能降低。随着年龄的增长，高血压、动脉粥样硬化、冠心病等的发病危险也会相应增加，这些病理情况的出现，往往也会导致或加重 ED。

（三）疾病因素

1. 内分泌疾病

正常勃起的调节需要内分泌系统的参与，因此内分泌异常可导致 ED 的发生，许多内分泌疾病往往伴有较高的 ED 发生率。常见的与 ED 相关的内分泌疾病有以下几种。

（1）性腺功能减退症。包括原发性性腺功能减退和继发性性腺功能减退，前者病变部位在睾丸，其血清睾酮降低，先天性因素包括克氏综合征（Klinefelter syndrome）和双侧无睾症；后天性因素有性腺损伤和全身性疾病等。继发性性腺功能减退患者病变部位在下丘脑或垂体，表现为血清 LH、FSH 和睾酮均降低。

（2）糖尿病。糖尿病患者往往伴发勃起功能障碍，这种情况甚至发生于 50% 以上的糖尿病患者。糖尿病伴发 ED 的原因很复杂，涉及心理、神经、血管、内分泌等多方面的因素。

（3）甲状腺疾病。无论是甲状腺功能亢进还是减退，都可以对勃起功能造成不利的影响。

（4）高催乳素血症。高催乳素血症导致 ED 的发生是通过对下丘脑—垂体—睾丸轴的影响导致睾酮水平降低所致。

2. 血管性疾病

正常的血管功能是维持阴茎生理性勃起的基础。血管性病变占 ED 患者的近 50%，并随着男性年龄的增加发病率有明显增加的趋势。动脉性 ED 是 40 岁以上男性发生 ED 常见的原因之一。造成 ED 的动脉性原因包括任何可能导致阴茎海绵体动脉血流减少的疾病，如动脉粥样硬化、动脉损伤、动脉狭窄等。动脉粥样硬化累及阴部内动脉、海绵体和螺旋动脉，就会造成动脉性 ED 的发生。高血压与 ED 的发生有共同的危险因素，如吸烟、高脂血症、代谢综合征等既可引起高血压，也能导致 ED 的发生。静脉性 ED 包括阴茎白膜、海绵体窦内平滑肌减少所致的静脉漏。静脉病变常见的有各种原因造成的瓣膜功能受损、海绵体白膜变薄、异常静脉交通支和阴茎异常勃起手术治疗后造成的异常分流等。随着年龄的增加，静脉漏也随之增多。

3. 神经系统疾病

正常勃起反射弧的任一部位受损均可导致 ED 的发生，这种情况或者发生于勃起中枢被累及，导致中枢调节机制障碍而致 ED，或者发生于正常勃起反射弧传导通路的损伤而致 ED。大脑、脊髓、海绵体神经、阴部神经以及神经末梢、小动脉及海绵体上的感受器病变可引起 ED，由于损伤的部位不同，其病理生理学机制也不同。

（1）中枢神经系统疾病：大脑疾病如脑血管意外、帕金森病、肿瘤、癫痫、早老性痴呆及器质性精神病等可能引起下丘脑中枢功能紊乱，或脊髓中枢过度抑制而引起 ED。

（2）脊髓损伤：脊髓损伤引起的 ED 取决于损伤的程度及损伤部位。

（3）周围神经损伤或病变：骨盆骨折，结直肠、膀胱、前列腺等器官的手术可能损伤海绵体神经或阴部神经，导致 ED。周围神经病变如糖尿病、慢性酒精中毒、维生素缺乏等也可以引起神经病变，可能影响海绵体神经末梢，致神经递质缺乏。

（四）危险因素

1. 不良嗜好

吸烟、嗜酒、吸食毒品、缺乏运动、性生活不节制等生活方式以及肥胖、动脉粥样硬化、糖尿病、高血压和血脂代谢异常性疾病、抑郁症、下尿路症状（LUTS）、良性前列腺增生（BPH）等影响 ED 发生的时间和严重程度。长期吸烟可以导致阴部内动脉和海绵体动脉发生硬化性狭窄，导致勃起时海绵体灌流不足而影响勃起功能。大量酒精摄入和吸食毒品可对勃起中枢产生广泛的抑制作用。酒精还可抑制垂体分泌促性腺激素，减少睾酮的合成，并加速睾酮的清除，从而导致血睾酮水平下降。另外，酒精抑制了雌性激素的代谢，使体内雌性激素水平增高，对抗雄性激素的作用。

2. 药物性因素

近年来对药物导致 ED 的认识逐渐提高，但其机制尚未明了。作用于中枢神经系统的药物、激素类药物和抗高血压药等药物都有不同程度抑制阴茎勃起功能的副作用。其中包括：

（1）抗抑郁或精神病药。5－羟色胺再摄取抑制药。

（2）抗高血压药。β 受体阻滞剂、噻嗪类利尿剂、可乐定、利血平等。

（3）激素类药物。抗雄激素药、雌激素、促肾上腺皮质激素、糖皮质激素等。

（4）H_2 受体阻滞剂。西咪替丁、雷尼替丁等。

（5）毒品。海洛因、可卡因及美沙酮等。

3. 盆腔和泌尿生殖系统手术

盆腔手术导致 ED 的原因多由于手术过程中损伤了支配阴茎勃起所需的神经和血管。如直肠癌或乙状结肠癌根治术后发生 ED，这可能是手术损伤了位于直肠前外侧的盆腔神经丛所致。早期的前列腺癌根治术后几乎所有的患者术后都出现 ED，这主要是由于手术损伤了支配阴茎海绵体勃起的盆腔神经丛所致。

（五）其他因素

除上述原因外，许多阴茎本身病变或全身系统性疾病常可导致 ED 的发生，如阴茎硬结症、小阴茎、阴茎弯曲、阴茎异常勃起未及时处理而导致阴茎海绵体纤维化，骨盆骨折，严重肝、肾功能不全，恶性肿瘤，等等。慢性肾功能不全可致性腺功能减退致 ED。肿瘤患者常因焦虑、抑郁或因肿瘤伴随疼痛等症状，以及部分肿瘤能分泌激素从而影响内分泌代谢导致 ED。

六、阴茎勃起功能障碍的诊断

同其他疾病诊断一样，详尽的病史询问和全面的体格检查，结合相关的辅助检查是诊断 ED 所必需的。通过询问病史，结合通用的 ED 诊断工具——国际勃起功能指数（International Index of Erectile Function，IIEF）评分（见附表 1），即可初步诊断是否罹患 ED，并判定其严重程度。系统体检和相关实验室检查（如空腹血糖、血脂、血清睾酮水平、FSH、LH、PRL、肝、肾功能等）以及与 ED 相关的特殊检查（如夜间勃起功能测定、阴茎血流多普勒彩超检查、阴茎海绵体内压测定、阴茎海绵体造影等)，有助于明确ED的病因。

(一) 病史

病史询问的首要任务是正确地评价患者的勃起功能状况，其中包括ED发病是突然发病或缓慢起病，程度是否逐渐加重；是否与性生活情境有关；有无夜间勃起及晨勃；性幻想或视、听、嗅和触觉刺激等有无引起阴茎充血胀大甚至阴茎勃起。由于不理解ED的定义，一些患者将偶尔一两次的勃起失败就认为是ED而就诊，也有部分患者却将很严重的ED看成是增龄或衰老不可避免的自然现象而不予重视。因此，详尽的病史询问一方面应了解患者勃起状况及其性伴侣对性生活的满意程度，同时还应尽可能地找出患者发生ED的可能病因，以初步判定患者ED的类型(心理性、器质性或混合性)。其中，精神心理、社会及家庭因素包括发育过程中有无消极影响与精神创伤，夫妻关系是否和谐、有无多个性伴侣，工作和生活压力是否大、人际关系是否紧张，性生活的环境以及宗教和传统观念影响，等等。

ED病史询问因涉及个人隐私这一敏感话题，所以最好采取单独交谈的方式，医生应富有同情心以得到患者的充分信任。除此之外，最好对夫妻双方分别询问，这样容易得到更详尽、更真实的资料，有助于了解患者勃起障碍的严重程度和致病病因。询问病史主要从以下几个方面进行。

1. 性生活史

主要是明确以下几个方面的问题。

(1) ED是否伴有其他的性功能障碍，如早泄、性欲减退、射精异常、性高潮障碍等。

(2) ED的程度是完全不能勃起，或是勃起不充分难以完成性交，或是充分勃起维持时间较短难以获得满意的性生活。

(3) 勃起障碍的发生发展情况，如以前勃起功能是否正常，清晨或夜间阴茎勃起有无明显的变化，勃起障碍有无进行性加重及持续时间等。

(4) 勃起障碍有无明显的环境和情绪因素，如夫妻关系不和，生活工作压力加大，性生活的环境是否安全、温馨等。

(5) 勃起障碍的发生是否具有性伴侣的选择性。

2. 伴随疾病或手术外伤史

主要针对可能导致ED相关的疾病进行询问。

(1) 心血管系统疾病(主要是动脉粥样硬化、冠心病、高脂血症、高血压和周围血管疾病等)。

(2) 内分泌性疾病(如性腺功能低下、高泌乳素血症、甲状腺功能异常等)。

(3) 神经系统疾病(主要包括脊髓损伤、多发性硬化症、脑萎缩和睡眠障碍等)。

(4) 代谢性疾病(如糖尿病、甲状腺疾病、肾上腺疾病等)。

(5) 精神心理疾病(如焦虑抑郁症、恐惧和罪恶感等)。

(6) 生殖系统疾病(包括前列腺炎、阴茎畸形、阴茎硬结症、阴茎异常勃起史等)。

(7) 肝、肾功能不全等。

手术史主要是针对可能引起 ED 的盆腔脏器、外生殖器或神经系统手术，其中有根治性前列腺癌切除术、经尿道前列腺电切术、直肠癌或乙状结肠癌根治术、阴茎硬结症或阴茎异常勃起手术、脊髓或椎间盘手术等。外伤主要针对骨盆骨折及会阴部和生殖器以及脊髓损伤等。

3. 药物、不良生活方式及嗜好

主要询问有无服用影响性功能的药物史，包括服药种类、时间、剂量等，影响性功能的常见药物如抗高血压药、洋地黄类制剂、H_2受体阻滞剂、抗精神病药、激素类药等。个人不良生活方式及嗜好，如吸烟、酗酒、吸食毒品和不洁性生活史等。

（二）体格检查

系统全面的体格检查可以对 ED 的诊断提供病因学方面的证据，体格检查的重点为生殖系统、第二性征及局部神经感觉。除了生殖系统疾病直接和 ED 有关之外，其他系统疾病如内分泌、神经系统和心血管疾病等，也应进行有针对性的检查。

1. 生殖系统

生殖系统检查主要针对外生殖器的检查，其中包括阴茎周径、长短、形态以及海绵体的发育情况，是否为小阴茎、隐匿性阴茎及其他先天畸形如尿道下裂或两性畸形等，触诊阴茎海绵体，了解有无海绵体纤维性硬结或发育情况，同时了解睾丸的发育情况。

2. 内分泌系统

内分泌系统检查注意有无先天性性腺功能异常引起的 ED，应对患者的体型、胡须和体毛分布与疏密程度、骨骼肌肉发育情况、皮下脂肪分布、有无男性乳腺发育、喉结等进行体检。疑有其他内分泌疾病，如高泌乳素血症、皮质醇增多症、甲状腺功能亢进或低下等，应对这类疾病可能出现的相应体征进行全面检查，以发现 ED 的潜在病因。

3. 神经系统

神经系统检查包括会阴部感觉和球海绵体反射、提睾肌反射等，比较骶髓感觉神经分布区域如会阴部、阴茎及大腿内侧皮肤的感觉差异，了解有无骶髓中枢和周围神经病变。其中球海绵体反射是一个有重要意义的神经系统体征，其方法是当刺激阴茎头时，肛门括约肌会出现收缩反应，这可通过置入肛门内的手指感觉到。

4. 心血管系统疾病

ED 患者中心血管疾病患病率较高，目前已有多项研究表明心血管及代谢风险因素与 ED 相关。包括测量血压、触诊外周动脉搏动和听诊血管杂音，了解有无高血压或严重的动脉栓塞或狭窄等。

（三）勃起功能相关辅助检查

1. 夜间阴茎勃起测定

人类勃起类型有三种：夜间勃起、心理性勃起和反射性勃起。早在 1940 年 Halverson 就观察到阴茎夜间勃起（Nocturnal Penile Tumescence，NPT）现象。夜间阴茎勃起是健康男性从婴儿至成年的生理现象，是临床上鉴别心理性和器质性 ED 的重要方法。NPT 试验方法有：

（1）硬度扫描仪测定。Rigiscan 硬度扫描仪是由 Urohealth System 公司生产的一种能连续记录阴茎胀大程度、硬度、勃起次数及持续时间的装置。正常情况下夜间勃起频率为 3～6 次，每次勃起持续时间 10～15 分钟，硬度超过 70%。阴茎根部周径胀大 >3 cm，阴茎头部 >2 cm。勃起硬度 >70% 为正常勃起，40%～70% 为无效勃起，<40% 为无硬度性勃起。由于该监测方法也受睡眠状态的影响，通常需要连续观察 2～3 个夜晚，以便更准确地了解患者夜间勃起情况。

（2）尼娃夜间阴茎勃起测定系统。尼娃（NEVA）系统是由美国 AMS 公司生产的一种生物电测定系统，它可连续测定阴茎勃起次数、持续时间、长度、周径以及血容量的变化。

2. 阴茎血流动力学检查

（1）阴茎海绵体内注射试验（Intracavernous Injection，ICI）。

1982 年 Virag 报告，阴茎海绵体内注射罂粟碱（papaverine）可诱发阴茎勃起。后来学者们先后将其他多种血管活性药物如酚妥拉明、前列腺素 El 等相继应用于阴茎的 ICI。ICI 操作简便、受外界干扰小，主要用于鉴别血管性、心理性和神经性 ED。ICI 诱发阴茎勃起以评价患者勃起功能的方法又称为化学假体试验（如图 11－3 所示）。

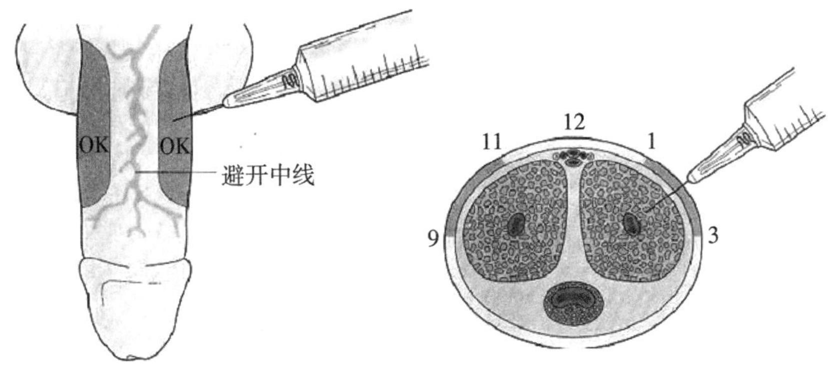

图 11－3　阴茎海绵体内注射

（2）阴茎彩色多普勒超声检查（Color Doppler Duplex Ultrasonography，CDDU）。

1985 年 Lue 等将双功能多普勒超声应用于 ED 的诊断，后来又发展了彩色多普勒超声技术，使得超声检查在 ED 的诊断中得到了广泛应用，CDDU 是目前用于诊断血管性 ED 最有价值的方法之一。评价阴茎内血管功能的常用参数有：海绵体动脉直径、收缩期峰值流速（Peak Systolic Velocity，PSV）、舒张末期流速（End-Diastolic Velocity，EDV）和阻力指数（Resistance Index，RI）。目前该方法尚无统一的正常值，一般认为，注射血管活性药物后阴茎海绵体动脉直径 >0.7 mm 或增大 75% 以上，PSV ≥30 cm/s，EDV <5 cm/s，RI >0.8 为正常。

①海绵体动脉直径：注射血管活性药物后阴茎海绵体动脉（如图 11－4 所示）直径 <0.7 mm或增大 <75% 视为异常。

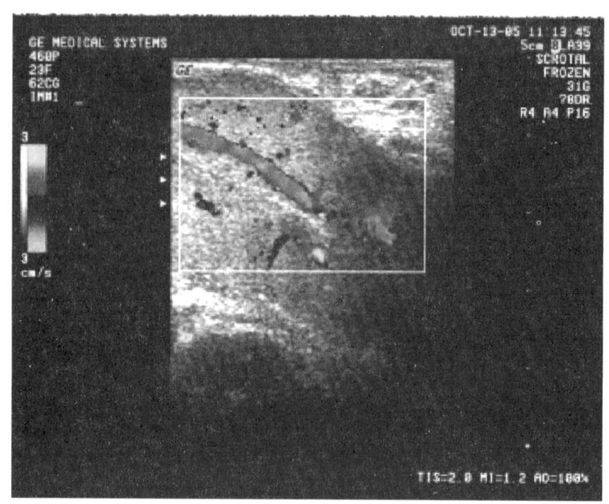

图 11－4 阴茎勃起海绵体动脉血流

②动脉收缩期峰值流速：PSV（如图 11－5 所示）在血管内径一定时可反映海绵体血供的大小，是评估阴茎动脉功能的主要指标之一，可用于动脉性 ED 的诊断。一般认为PSV <30 cm/s，提示阴茎动脉供血不足。

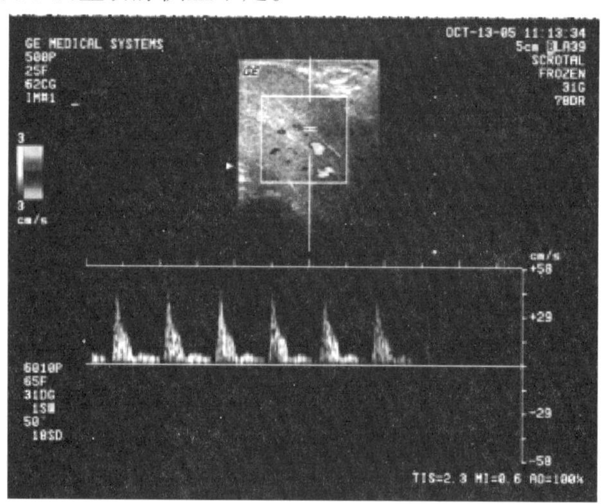

图 11－5 动脉收缩期峰值流速

③动脉舒张末期流速：EDV（如图 11－6 所示）是评价阴茎静脉闭合功能的重要指标之一。一般将 EDV <5 cm/s 作为静脉闭合机制完全的指标。EDV 间接反映勃起时静脉压的高低，静脉关闭机制越完全，静脉压越高，则 EDV 值越小。在静脉关闭机制良好者，于阴茎深动脉舒张末期，海绵体内压可超过动脉血压，出现血液反流现象，此时 EDV 可为负值，一般只出现于勃起时的第 4 期。

④阻力指数：阻力指数也是诊断静脉性 ED 的有效指标之一，它是同一心动周期中（PSV－EDV）与 PSV 的比值，间接反映动脉血流和远端微循环（螺旋小动脉、海绵体间隙和小静脉）的情况。当静脉闭合机制完整，阴茎充分勃起时动脉舒张期血流接近 0，此时 RI 趋近 1.0。

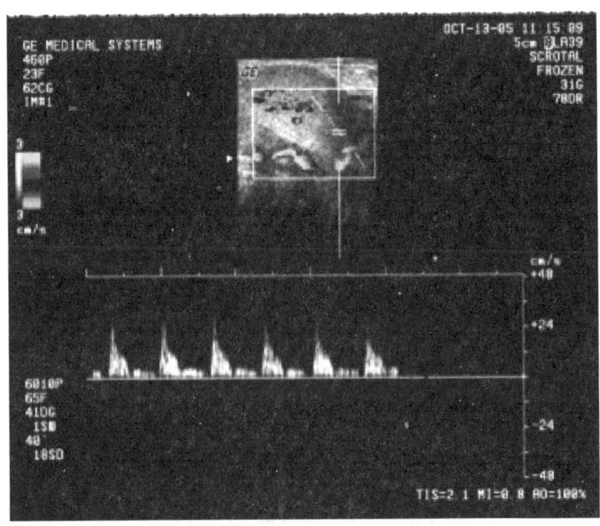

图 11－6　动脉舒张末期流速

⑤静脉血流速度：阴茎血流主要经过阴茎背深静脉回流，因此，阴茎背深静脉血流速度（Vein Velocity，VV）测定有助于静脉性 ED 的诊断。但阴茎背深静脉血流速度对静脉性 ED 的诊断意义一直存在争议，有人认为即使勃起功能正常的人中，其阴茎背深静脉也有间歇性血液回流。

临床上常将阴茎海绵体内注射试验与阴茎彩色多普勒超声检查联合使用。

（3）视频刺激下阴茎硬度测试（Visual Stimulation Tumescence and Rigidity，VSTR）。

近年来有学者应用 VSTR 方法，诊断记录患者口服 PDE－5 抑制剂后阴茎勃起情况，适用于门诊患者快速初步诊断及评价患者对药物治疗的反应情况。

（4）阴茎—肱动脉血压指数。

阴茎—肱动脉血压指数（Penile Brachial Index，PBI）是评价阴茎动脉供血情况的一个指标，其计算公式为：PBI = 阴茎动脉血压/肱动脉收缩压。一般而言，若 PBI > 0.75，表明阴茎动脉血流正常；若 PBI < 0.6，表明阴茎动脉供血不足。

（5）阴茎海绵体造影（cavernosography）。

阴茎海绵体造影主要用于静脉性 ED 的诊断，尤其对于拟行手术者以了解静脉漏的部位及程度。阴茎海绵体造影应在阴茎勃起的状态下进行，因为阴茎疲软时存在生理性的静脉回流，注射造影剂能比较准确地反映阴茎静脉系统是否存在异常并且确定异常发生的部位。

（6）选择性阴茎动脉造影。

选择性阴茎动脉造影（selective arteriography of penis）主要用于动脉性 ED 的诊断，以了解阴茎动脉可能存在的病理改变的部位和程度，包括有无狭窄和（或）梗阻以及有无阴茎血管畸形如动静脉瘘等。对于外伤骨盆骨折后的 ED 患者或年轻 ED 患者经 CCDU 及 ICI 提示存在阴茎动脉供血不足、高血压、动脉粥样硬化或糖尿病患者出现 ED，疑有阴茎供血动脉存在阻塞病变可能的患者，术前应常规选择性阴茎动脉造影以了解病变的部位和范围。

3. 神经诱发电位检查

神经诱发电位检查包括阴茎感觉阈值测定、球海绵体反射潜伏时间（Bulbocavernosus Reflex，BCR）、阴部诱发电位（Pudendal Evoked Potentials，PEPs）、躯体感觉诱发电位、阴茎海绵体肌电图和括约肌肌电图等。目前相关研究甚少，应用价值尚需进一步临床验证。

（四）实验室检查

实验室检查应根据患者具体情况及危险因素进行个体化检测，其中包括血常规、血生化（血糖、血脂、肝肾功能）、睾酮（T）、黄体生成素（LH）、泌乳素（PRL）等，对50岁以上或怀疑前列腺癌患者应检查前列腺特异抗原（PSA）。

七、阴茎勃起功能障碍的治疗

ED尽管不危及生命，但严重影响患者生活质量和性伴侣关系，甚至影响家庭和谐和稳定，同时ED也是许多躯体疾病的早期预警信号。中华医学会男科学分会2013版《阴茎勃起功能障碍诊断治疗指南》（以下简称《指南》）提出ED的治疗原则和目标如下：治疗ED前应明确其基础疾病、诱发因素、危险因素及潜在的病因，对患者进行全面的医学检查后确定适当的治疗方案。尤其应区分出心理性ED、药物因素或者不良生活方式引起的ED，以上原因引起的ED有可能通过心理辅导或去除相关因素使之得到改善。器质性ED或混合性ED通常要借助药物等治疗方法。ED治疗的目标应该是全面康复，达到和维持坚挺的勃起硬度，并恢复满意的性生活。

ED的治疗不仅涉及患者本人，也关系到患者伴侣，因此应该既有和患者本人单独的沟通，也有与患者及其伴侣共同的交流。治疗应该基于患者及其伴侣的预期值、性生活满意度、总体健康满意度等要求。告知可选的治疗方法、有效性和风险、是否有创伤性。由于ED的影响因素多，治疗方法的选择也应同时考虑患者的经历、社会背景、家庭状况等社会因素。对不同患者制定个体化的方案会有更好的治疗效果。

ED的治疗方法包括心理行为治疗、药物治疗、物理康复治疗、手术治疗、祖国医学中药治疗等。ED的病因复杂，由于不同患者ED的病因不尽相同，因此ED的治疗各异，针对不同病因，采取个体化治疗，才能取得满意疗效。

（一）一线治疗

1. 口服药物治疗（详见第二十一章）

口服药物使用方便、安全有效、易被多数患者接受，因此推荐作为一线的治疗ED的方法。药物治疗ED的里程碑事件是1998年美国辉瑞公司研发上市的第一个高选择性磷酸二酯酶5型抑制剂（PDE5i）——西地那非的问世，其后礼来、拜耳公司又先后推出他达那非和伐地那非。

2. 心理行为治疗

与正常人群比较，ED患者更容易出现自信心和自尊心下降等心理障碍。对部分患者，一些简单的性健康教育或咨询就可以使患者恢复良好的性功能。如果患者有明显的心理疾患，应该进行心理疏导，对于新婚或刚经历性生活的患者给予性生活指导往往可以获得很好的效果，必要时给予药物辅助治疗。性生活频率则因人而异，青壮年可根据自身和性伴侣的性欲状况，从每周 1 次到每天 1 次。

3. 真空负压勃起装置

1960 年美国人 Geddings Osbon 设计和开发了真空缩窄装置（Vacuum Constriction Device，VCD），1982 年获 FDA 批准应用于临床。VCD（如图 11 －7 所示）是利用真空负压抽吸提高阴茎海绵体血流，使阴茎充血膨胀至最大硬度，然后在其根部放置弹力缩窄环，以阻断阴茎静脉回流来维持阴茎勃起。该方法有效、无创、经济、可反复使用，适用于 PDE5i 治疗无效、有药物治疗禁忌证的患者，尤其适于偶尔有性生活的老年患者（更易接受），有效率可达 90%。

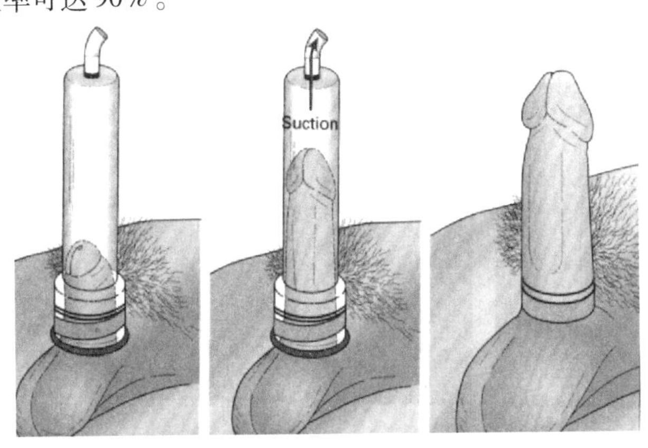

图 11 －7　真空缩窄装置

VCD 诱发的阴茎勃起与生理性勃起或海绵体注射引起的勃起有所不同，缩窄环近段阴茎处于疲软状态，因此性交时稳定性差。VCD 常见的不良反应包括阴茎疼痛、麻木、射精困难、射精痛、阴茎皮肤温度降低和皮下青紫瘀斑等，发生率 $<30\%$，连续负压吸引不要超过 30 分钟，以避免阴茎损伤。VCD 禁忌证包括自发性异常勃起、间歇性勃起延长和阴茎严重畸形患者。出血障碍或正在接受抗凝治疗的患者出现瘀点、瘀斑和阴茎皮下血肿的风险较高。

（二）二线治疗

1. 阴茎海绵体内药物注射

当一线治疗无效或有明显禁忌时，也可选择采用阴茎海绵体内药物注射疗法，其有效率高达 85%。利用皮试针头将血管活性药物注射入阴茎海绵体内，通常在注射后 10 分钟之内可诱导阴茎勃起。阴茎海绵体内注射的血管活性药物包括罂粟碱、酚妥拉明、前列腺素 E1 等。

（1）罂粟碱（papaverine）。

罂粟碱是自罂粟提取的生物碱，其通过非特异性抑制磷酸二酯酶，增加阴茎勃起组织中的 cAMP 和 cGMP 浓度，使阴茎海绵体舒张，诱发阴茎勃起。罂粟碱是最早、也曾是应用最多的 ICI 药物，临床应用剂量 30 ~ 60 mg，其主要副反应是阴茎异常勃起发生率较高，目前已很少单独应用。

（2）酚妥拉明（phentolamine）。

有文献报道阴茎海绵体内单独注射酚妥拉明可增加海绵体血流，但并不能使海绵体内压显著增高，因此不单独应用于海绵体内注射。

（3）前列腺素 E_1（Prostaglandin，PGE1）。

前列地尔（PGE1）是国外第一个也是唯一一个获得批准的海绵体内注射治疗 ED 的药物。PGE1 作用机理是通过与平滑肌细胞表面 PGE1 受体结合，激活腺苷酸环化酶，后者将 ATP 转化为 cAMP，PGE1 通过提高细胞内 cAMP 水平而使平滑肌舒张。临床应用的前列地尔（凯威捷、凯时等）是 PGE1 的合成品，注射常用剂量 10 ~ 20 μg PGE1，可使 70% ~80% 的 ED 患者获得充分的勃起。由于 PGE1 注射效果好，海绵体纤维化和异常勃起发生率很低，所以已成为目前阴茎海绵体内药物注射的首选药物。

（4）联合用药。

最常用的是不同浓度的二联（罂粟碱/酚妥拉明）和三联（罂粟碱/酚妥拉明/前列地尔）药物组合。由于各种药物的作用机制不同，联合用药可取协同作用之长，同时降低各种药物的用药量，以减少不良反应。

阴茎海绵体药物注射的主要不良反应有注射部位疼痛、皮下瘀血、阴茎异常勃起、海绵体纤维化等，其中阴茎异常勃起和海绵体纤维化是海绵体注射治疗最严重的并发症。因此，ICI 必须取得患者知情同意，由专科医师指导患者自行注射的方法，并调整选择最为安全的最低有效剂量，叮嘱患者如果用药后阴茎持续勃起超过 4 小时以上，应立即急诊处理，以免发生阴茎异常勃起等并发症，一旦阴茎持续勃起超过 12 小时，容易出现阴茎海绵体纤维化，导致阴茎海绵体永久丧失充血胀大的功能。

2. 尿道内给药

由于尿道海绵体静脉与阴茎海绵体静脉相通，经尿道给药后，药物经过尿道上皮吸收后，通过相通的静脉逆流进入阴茎海绵体平滑肌，发挥治疗作用。目前临床上尿道内给药的制剂是美国 VIVUS 公司研制 MUSE，其活性成分是前列地尔。性交前 30 分钟，排尿后通过施用器把半固体状栓剂经尿道口送入尿道。

比法尔（Befar，含 PGE1 1 mg）是经尿道途径治疗 ED 的新型乳膏，由美国Nextmedi公司开发的产品。比法尔应用皮肤透过技术，增强药物吸收度，起效快，疗效可靠，无严重不良反应。性交前 5 ~20 分钟，滴管对准尿道口，将乳膏缓慢挤入尿道。

（三）三线治疗

ED 手术治疗方法包括阴茎假体植入和血管手术，后者包括阴茎动脉重建和阴茎静脉结扎术。

1. 阴茎假体植入术

阴茎假体植入术的适应证为口服药物及其他治疗无效的患者，或不能接受或耐受已有的治疗方法，或希望长久治疗 ED 的患者。若患者为阴茎严重畸形、阴茎发育不良或存在全身、皮肤或尿路感染，应列为假体植入相对禁忌。植入阴茎假体前，术者应与患者及配偶充分沟通，包括假体型号大小、术后感染和糜烂的可能性、术后阴茎勃起与疲软感觉差异、阴茎短缩、机械故障、二次手术的可能性等。

阴茎假体通常可分为两种类型，可屈性或非膨胀性（半硬）和可膨胀性假体，非膨胀性式阴茎假体通常也指半硬棒状圆柱体，半硬性式可屈性弯曲阴茎假体包括 AMS650/600M，Dura Ⅱ，Malleable（Coloplast）。可屈性式非膨胀性阴茎假体适合于严重肥胖或不能灵活操作的患者，或性生活频率较低的老年人。

可膨胀性式阴茎假体有 AMS 700 系列（如图 11－8 所示）如 700 CX、700 LGX、700 Ultrex、Ambicor 等和 Mentor 公司生产的 Alpha 1，Mark，Titan（Coloplast）。可膨胀性式阴茎假体适合用于阴茎硬结症患者，或二次假体植入以及合并神经疾患的患者。三件套可膨胀性式阴茎假体适合用于能够操作自如的年轻患者。由于三件套可膨胀性式阴茎假体可达到接近正常阴茎勃起的功能，植入后患者及性伴侣满意度高达 98% 和 96%。

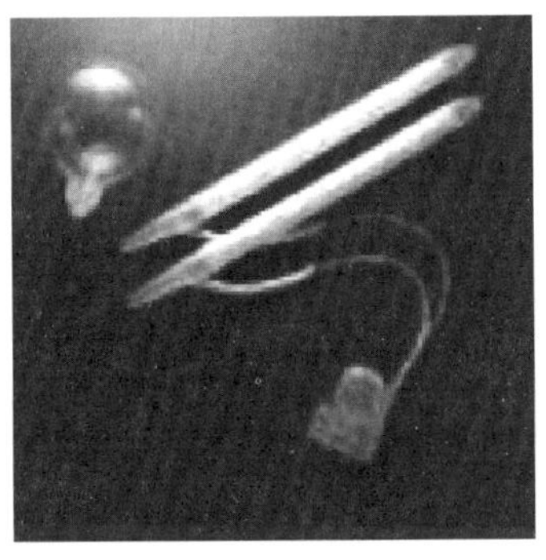

MAS 700可膨胀阴茎假体

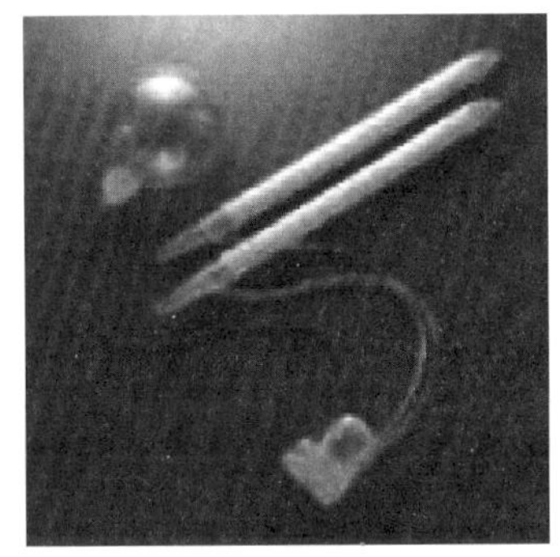

AMS 700 CX带有抗菌涂层的假体

（图片来源于美国医疗系统，明尼唐卡，明尼苏达）

图 11－8　可膨胀性式阴茎假体（AMS 700 系列）

阴茎假体手术并发症包括：感染、机械故障、龟头膨胀感差、阴茎头塌陷或糜烂、海绵体糜烂致柱体穿入尿道等，其中最主要的两种并发症为感染和机械故障。术后感染一旦发生，需及时取出假体，经抗感染治疗，待半年至 1 年后再行假体植入术。机械故障包括假体半折断、圆柱体膨胀瘤、导管扭曲、漏液、充液泵失灵和自动充盈膨胀等，随着设计的不断改进，最常用的三件套阴茎假体 5 年机械故障率低于 5%。

2. 阴茎血管手术

阴茎血管手术主要针对血管性 ED，即由于阴茎血管系统（包括动脉和静脉）发生病变后引起的阴茎勃起时动脉供血不足或静脉闭塞（veno-occlusion）不全。阴茎血管手术包括阴茎动脉重建术和阴茎静脉结扎手术，其适应证是通过辅助检查明确诊断为阴茎动脉供血不足或静脉闭塞不全引起的血管性 ED。该术式在 20 世纪七八十年代临床应用较多，但因总体及远期疗效不佳而逐渐被摒弃。

阴茎动脉重建术治疗 ED 的原理是在堵塞或狭窄的髂腹下动脉和阴茎海绵体动脉床之间建立动脉旁路，提高阴茎海绵体内动脉灌流压和血流量，以达到治疗 ED 的目的。1973 年 Michal 报告第一例阴茎血管重建手术——腹壁下动脉—阴茎动脉旁路吻合术。常见的阴茎动脉重建手术方式包括腹壁下动脉与阴茎背动脉吻合、腹壁下动脉与海绵体动脉吻合及阴茎背深静脉动脉化手术等。

阴茎静脉结扎手术只适用于静脉闭塞不全或静脉漏的年轻患者。1902 年 Wooten 报道采用阴茎背深静脉结扎术治疗 ED。关于阴茎静脉闭合功能不全性手术治疗一直存在争议，有临床研究证实阴茎背静脉结扎术可以提高静脉阻力从而治疗静脉漏型 ED，1 年有效率为 40% ~50%，但其远期效果并不令人满意。2002 年我国学者张滨教授提出阴茎背深静脉包埋术治疗静脉性 ED，其原理是游离一小段完整的背深静脉，将该段静脉包埋在海绵体白膜下，利用阴茎勃起的海绵体压力挤压静脉，暂时增加了被包埋的阴茎背深静脉血液流出阻力，维持阴茎的勃起。当射精后，阴茎动脉血液进入阴茎海绵体减少，阴茎海绵体内压力下降，解除了对包埋在阴茎海绵体白膜下的阴茎背深静脉的挤压，阴茎背深静脉血流复通。该手术方式减少了阴茎背深静脉侧支循环形成的可能，远期疗效优于背深静脉结扎术。

静脉漏型ED典型的X线征象是阴茎脚或背浅静脉的异常回流。阴茎静脉型ED手术治疗方法包括：阴茎背深静脉结扎/切除术、阴茎背深静脉包埋术、海绵体脚静脉结扎/折叠术、阴茎背深静脉动脉化、螺旋静脉及导静脉结扎术、尿道海绵体剥离术、硬化剂静脉栓塞术等。其疗效各家报道不一，但远期疗效均不甚理想。综合文献报道和分析结果，静脉闭塞功能不全性ED外科手术治疗的有效性尚不明确。

（肖恒军　陈　俊）

第三节　早　　泄

从生物进化的角度，雄性动物能够尽快射精完成受孕过程是一种优势。而人类步入文明社会，性已远远超越原始的动物本能，人们更注重和追求性爱的质量，因此，性爱时间的长短直接决定性生活是否和谐。射精过快或早泄是成年男性常见的一种现象，文献报道有21%～33%的成年男性受早泄困扰。1992年Lauman通过对3 432名美国成年男性的健康和社会生活调查发现，约有29%的男性报告患有早泄。早泄对于男性及其伴侣均会造成负面影响，存在早泄相关的人际交往困难以及整体生活质量的下降。

一、射精的生理和调控

射精是神经系统调节下射精器官神经生理反射的过程，包括泌精、射精和伴随射精过程的性高潮。射精神经反射弧包括神经感受器、脊髓传入通路、大脑皮层、脊髓传出通路、效应器。正常的射精活动有赖于神经、内分泌和射精器官解剖生理的完整性和协调性。一般认为阴茎的感觉刺激信息通过阴茎背神经中的感觉纤维传递整合进入脊髓或通过下腹神经丛将感觉刺激传递至脊髓旁的交感神经节。位于T_{12}～L_2的脊髓射精中枢负责性刺激后的射精过程，通过传出神经将神经冲动经过腰交感神经节、下腹下神经丛终止于射精效应器官，其中包括膀胱颈、前列腺、精囊和输精管。位于S_2～S_4的脊髓运动中枢由躯体神经系统调控，起源于该处的运动神经走行于阴部神经运动支，支配包括尿道海绵体肌和球海绵体肌的效应器和盆底肌肉。

射精过程首先由交感神经传出信号引起输精管和精囊腺平滑肌收缩，从而将输精管和精囊腺中精液移送至后尿道，伴随着膀胱颈部和远端的尿道括约肌的收缩和关闭，进入后尿道和精阜的精液形成一个压力池，继而借助于阴部神经的传出冲动，使阴茎海绵体根部横纹肌收缩，从而将尿道内精液射出。同时，来自高级中枢或通过脊索反射的神经冲动通过体神经的运动支刺激球海绵体肌、坐骨海绵体肌、耻骨尾骨肌产生射精时的节律性收缩。射精是迫使精液通过尿道排出体外的过程，性高潮是与射精有关的主观的性乐体验。性高潮被认为是大脑皮层的感受。虽然溢精、射精和性高潮是一个整体过程，多数男子插入阴道抽动2~6分钟后出现射精反射而达到性乐高潮。

二、早泄的定义

从理论上讲，如果能够自主地控制射精，就没有早泄，因为可以将射精时间控制到使对方达到性乐高潮的时刻。反之，如果对射精的控制不充分，在插入不久就射精，一般认为有早泄。但是，如果对射精失去控制，即使插入后很久才射精，也不能诊断为早泄。因此，早泄应以两种标准予以定义：其一是客观标准，即阴道内射精潜伏时间或阴茎插入次数；其二是主观标准，即射精控制能力、性乐满意度或性交双方的烦恼和痛苦程度。

以往一般认为阴茎未进入阴道之前或刚插入就射精的现象称为早泄。也有学者认为从阴茎插入阴道至射精的时间小于2分钟，定义为早泄。还有学者以抽动次数为标准：阴茎插入阴道中抽动次数少于10~30次为早泄。后来又有学者提出以性伴侣的反应为标准：在性活动中，如果在半数以上的性生活过程中，不能使女方达到性乐高潮，称为早泄。

Waldinger等引入阴道内射精潜伏时间（IELT）用于定义早泄。IELT单独使用来定义早泄是不够的，因为有和没有早泄之间的男性有显著的重叠带。在临床操作中，自我估计IELT是可行的。自我估计和秒表监测IELT可相互替代，最近一项研究表明自我估计IELT均高于秒表监测IELT。事实上很少患者会采用秒表监测IELT。但在临床试验研究中，秒表监测IELT是必需的。Waldinger等在涉及491例自述射精功能正常的男性的多中心研究中发现，IELT在普通人群中呈偏态分布，其平均值为5.4分钟（0.55~44.1分钟）。Waldinger认为IELT小于1分钟或1.5分钟可划定为不正常。Waldinger等还对110例原发性早泄患者进行了研究，配偶用秒表测量的IELT，其结果显示，90%的IELT在1分钟以内，10%为1~3分钟，40%在15秒以内，因此Waldinger建议将诊断早泄的IELT的时间临界值设定为1分钟。

2013年中华医学会男科学分会制定出版《早泄诊断治疗指南》，提出早泄是一种综合征，推荐采用ISSM对早泄的定义，因其具有循证医学基础，而且将IELT界定为1分钟，便于临床诊断操作和研究，而且该定义包括了患者主观感受，但未提及性伴侣的性满足程度。2014年ISSM专家委员会再次修订早泄定义如下：早泄作为一种男性性功能障碍，包括以下三点：①从第一次性生活开始，总是在进入阴道后1分钟左右即射精（原发性早泄），或射精潜伏时间降为3分钟或更少（继发性早泄）；②不能在阴茎全部或几乎全部进入阴道后自主控制射精；③消极的个人精神心理因素，比如苦恼、忧虑、挫折感或逃避性活动等。此定义仅适用于阴道内性交，对于口交、肛交、同性性行为，缺乏足够数据客观定义早泄。

总之，关于早泄的定义，至今仍没有达成共识。但多数专家学者认为早泄的定义都应包括三个要素：射精的潜伏期短、控制射精能力差、性满足程度低。

三、早泄的病因

目前对早泄的病因仍未阐明。早期认为主要是焦虑等精神心理因素引起。在很多患者中，早泄常与其他社会心理障碍同时存在。近来人们对早泄的病因研究主要围绕在躯体性和神经生物学方面，包括龟头过于敏感、勃起功能障碍和其他伴随疾病如甲状腺功能亢进、慢性前列腺炎/慢性盆底疼痛综合征等。ED 并不是原发性早泄的致病因素，但有研究资料表明继发性早泄与勃起功能障碍有关联。在这种情况下，男性可能会因为焦虑导致射精潜伏期缩短，早泄的神经生物学方面，5－HT 调节异常是原发性早泄的可能病因。

四、早泄的诊断

性交持续时间与年龄、体质强弱、性生活经验等都有关系，即使男子的年龄、体质都相近，射精时间长短个体差异仍然很大。性交持续时间可以通过训练而增强，随着实践经验的不断获得，双方密切配合的不断加强，性交时间可以显著延长，甚至可以达半小时以上。一般来说，射精潜伏期能坚持数分钟，但无法维持到女性出现性乐快感高潮时射精，多数是由于双方配合欠佳所致，不应莽断为“早泄”。

射精潜伏时间的长短与性交环境有关，同一个人在每次性交时射精潜伏时间的快慢也有很大的差别，如新婚初次性交、婚后久别重逢或禁欲较久后第一次性交时，可因男方过度兴奋，射精潜伏期可能会很短，甚至会一触即射，这也是正常现象，不必多虑。而一旦连续几天性生活后，射精潜伏期会逐渐延长，射精速度也会逐渐慢下来。不少男子在新婚后 1 个月内，甚至 1 年内有“早泄”表现，但他们往往会自然调整到和谐的水平。

（一）病史

早泄患者的病史询问非常重要，通过对患者的详细病史询问，可了解其是否罹患早泄以及初步判定属于哪一类型的早泄，以供临床治疗提供指导意见，病史询问包括性生活史和一般病史。临床上初步筛选早泄患者，应注意以下几点：①患者有稳定的性伴侣，且有正常的、规律的性活动；②超过 50% 的性交活动中射精潜伏期小于 1 分钟；③排除急性泌尿生殖系统感染、酒精依赖和精神类药品的滥用。

1. 性生活史

需要询问性交过程情况，如早泄的诱因、起病时间和持续的时间，阴道内射精潜伏期，控制射精的能力，出现早泄的环境因素、性交频率、性高潮频率、配偶间的感情交流以及以往的性交经验等；配偶双方对性生活频率的满意度，性刺激强度及性伴侣情况，性活动时双方感受情况，性交的特性和频率，射精及性高潮体验，早泄的进展及演变情况；早泄对性交双方心理感受和生活质量的影响；是否合并其他性功能障碍等。还应了解患者的性体验、性知识水平、手淫史（频率和对手淫的看法）、有无同性恋倾向以及性交对象有无与别人的性交经历或以往的性创伤的阴影等。

2. 既往史

既往史包括患者既往健康状况和教育背景，既往有无急性或慢性疾病、创伤、手术、精神类药物和毒品滥用史、酒精嗜好和其他相关药物应用史等。家庭情况如家庭宗教信仰、家庭对性的态度，性交对象的稳定性等。有无全身系统性疾病史如心血管疾病、内分泌疾病、神经系统疾病和泌尿生殖系疾病等，还有心理障碍疾病史及药物治疗史和性心理状况。

（二）体格检查

1. 生殖系统检查

生殖系统检查主要是外生殖器如阴茎发育情况、阴茎包皮及系带有无异常、睾丸和附睾以及输精管，酌情经肛门直肠触诊前列腺和精囊，以及男性第二性征如体型、肌肉力量、喉结、体毛分布等。

2. 神经系统检查

神经系统检查主要针对射精反射弧的神经系统检查，其中包括提睾反射、球海绵体反射、肛门括约肌紧张度等。

3. 全身其他系统检查

全身其他系统检查主要针对有合并内科疾病或可能引起早泄病因的体格检查，包括内分泌、心血管和神经系统相关检查等。

关于早泄的诊断，除病史和射精潜伏期的详细询问以外，一些评分量表可推荐采用，因为各种量表均包含了早泄诊断标准的各项要素，从而可为临床医生做出较好的临床诊断和评估，也可了解患者早泄的严重程度及苦恼程度。迄今已在临床应用的早泄评分量表有：早泄诊断工具、阿拉伯早泄指数和中国早泄患者性功能评价表（见附录）等。早泄诊断工具主要是来自美国、德国和西班牙的专家设计采用的包括5个项目的问卷，其中包括对射精控制力、频率、性刺激、心理苦恼和人际交往困难。目前被广泛采用而且得到多数专家认可的是早泄诊断工具。

（三）实验室检查

（1）血液检查：酌情检测肝肾功能、血电解质、血糖、血脂、T3、T4、血浆皮质醇、性激素（如T、FSH、LH、PRL）等。

（2）尿常规、前列腺液常规、精液分析等检查。

通过实验室检查可以了解有无泌尿系统疾病、前列腺炎、糖尿病、肾上腺皮质功能亢进或减退、甲状腺功能异常等存在。

（四）神经系统检查

（1）阴茎振动感觉测定。阴茎振动感觉测定可以评价阴茎背神经向心性传导功能和脑神经中枢的兴奋性，操作简便、价格便宜，可作为早泄患者早期的筛选检查，有助于分析病情，帮助选择治疗方法并分析其疗效。

（2）阴茎背神经体感诱发电位测定。阴茎背神经体感诱发电位测定是刺激阴茎背神经末梢，记录脑电波的变化情况以评价阴茎背神经向心性传导功能和脑神经中枢兴奋性的比较客观的方法，可作为临床研究和疗效预测。

（3）球海绵体反射潜伏期测定。通过刺激阴茎皮肤，并在球海绵体肌利用肌电图评价体神经反射弧的检查方法，特异性不高。对早泄的评价有待于进一步研究。

（五）患者及性交对象的性心理及相关心理疾病评估

通过心理学量表，以及心理咨询进行心理方面的调查、问答评分，可以对患者存在的心理性因素导致的早泄进行评估。

五、早泄的治疗

（一）认知行为疗法

成年男性受射精过快困扰，其中不少情况是由于心理因素引起，因此其治疗应仅限于性生活指导和心理干预，如减轻操作焦虑、提高自信心等。在开始治疗早泄前，应充分评估患者的阴道内射精潜伏期（IELT）、早泄的持续时间及其类型，这对于早泄的个体化治疗特别重要，同时还要明确是否伴有 ED 或其他性功能障碍，对合并 ED、慢性前列腺炎、生殖道感染、包皮过长、甲状腺功能亢进等相关疾病，需首先或同时进行治疗。

行为疗法治疗早泄有效，但这种疗法费时，需要性交对象的配合和帮助，实施有一定难度，且远期疗效尚不明确。因此在原发性早泄中，行为疗法不推荐作为一线治疗，而当患者拒绝药物治疗或难以耐受药物引起的不良反应可考虑使用。

（二）药物治疗

药物治疗是早泄治疗的首选，目前选择性 5 - 羟色胺再摄取抑制剂（Selective Serotonin Reuptake Inhibitors，SSRIs）和局部麻醉药物（topical anaesthetic）治疗原发或继发性早泄均有不同疗效。对于难治性或特别严重的早泄患者（IELT < 30 ~ 60 秒或插入阴道前即射精），口服 SSRIs 联合行为治疗或局部麻醉药物可取得较好的疗效，明显优于单一治疗。药物治疗早泄的远期疗效仍有待继续研究。

神经药理学研究发现神经递质 5 - 羟色胺参与射精的控制，抑制 5 - 羟色胺的再吸收可延迟男性射精冲动。SSRIs 通过抑制突触前膜 5 - 羟色胺的再摄取，提高突触间隙 5 - 羟色胺的浓度，激活突触后膜相关的 5 - 羟色胺受体，提高射精阈值，发挥其延迟射精的功能。目前 SSRIs 已成为治疗早泄的首选药物，临床常用的 SSRIs 包括达泊西汀、舍曲林、帕罗西汀、氟西汀、西酞普兰、氟伏沙明等。其中达泊西汀是目前第一个也是唯一一个被 CFDA 批准用于治疗早泄的药物。它作为早泄按需治疗的 SSRIs 类药物，起效快、半衰期短，快速吸收 1.2 小时到达峰值。达泊西汀对原发性和继发性均有疗效。一项关于达泊西汀的随机双盲对照研究（1 958 例）表明，性交前 1 ~ 3 小时服用达泊西汀 30 mg 或 60 mg。在安慰剂对照、30 mg 和 60 mg 达泊西汀治疗组中，IELT 分别从基线 0.9 分钟增至 1.75 分钟、2.78 分钟和 3.32 分钟。在 30 mg 和 60 mg 治疗组中，其提高控制射精能力分别为 51% 和 58%。达泊西汀的不良反应轻微，主要包括恶心（8.7% ~ 20.1%）、嗜睡（3.1% ~ 4.7%）、腹泻（3.9% ~ 6.8%）、头痛（5.9% ~ 6.8%）、眩晕（3.0% ~ 6.2%）、鼻炎（3.2% ~ 2.9%）等，多为剂量依赖性。

局部麻醉药物用于治疗早泄始于 1943 年，是最早用于早泄药物治疗的方法之一。由于其可降低阴茎敏感性，延长射精潜伏期，而且不会对射精感觉造成影响，从而用于早泄的治疗。迄今市售常用的局部麻醉药物包括凝胶、霜剂或喷雾状的利多卡因或丙胺卡因混合制剂，多项小样本临床研究表明利多卡因或丙胺卡因混合制剂的有效率约 80%

（基于患者自我症状的改善或 IELT）。

（三）手术治疗

对于行为或药物治疗无效的原发性早泄患者，有文献报道可采取手术治疗，手术方法包括选择性阴茎背神经切断术和透明质酸凝胶阴茎龟头增大术，几个单中心小样本临床研究报道选择性阴茎背神经切断术治疗原发性早泄，近期有一定疗效，但总体和远期疗效尚待进一步探讨和多中心的大样本长期随访研究。外科手术可能导致阴茎感觉减退、ED 甚或阴茎勃起功能永久丧失，其风险性较大。

（肖恒军　陈　俊）

第四节　射 精 障 碍

射精障碍是最常见的男性性功能障碍，本节只介绍不射精、逆行射精、射精疼痛、频繁遗精等射精障碍，而将早泄列为独立章节。

一、不射精

（一）概要

不射精（unejaculation）又称射精不全、射精不能等，指在性交过程中患者虽有正常的性兴奋和阴茎勃起、插入阴道抽动，但始终不能达到性高潮，不能产生节律的射精动作和精液射出尿道外口的现象。

国内发病率约占男子性功能障碍的 28%，而男子不育症者约 20% 为不射精患者，该差异可能与专科患者的集中比例差别有关。在不射精患者中，功能性不射精占多数，而器质性者较少且多由原发疾病或医源性疾病引起。有些患者虽患有不射精，但就诊时并不一定将不射精作为第一主诉，如部分垂体肿瘤与截瘫患者、前列腺肿瘤根治术后的患者，不射精并非是影响其生活质量的第一要素。医生通过详细询问病史可以预知和了解到某些患者合并不射精，故实际上器质性不射精的患病率可能比以此名目就诊的要多些。

临床上有一类以“性交不射精”来诊的患者，其实是“性盲”。其中多数患病夫妻双方均无成功性交的经历，在性交过程中由于操作障碍（阴茎没有在阴道内抽动或抽动的频率或速度或时间不够）导致不射精。该部分患者通过咨询、指导，绝大部分能够治愈。并且，随着社会上性观念更开放，性知识更普及，这一类患者会越来越少。

（二）发病机制

射精过程属于精神神经反应。精神方面要求性刺激刺激大脑性中枢兴奋；神经方面要求神经通路的完整及脊髓射精中枢反应阈值正常。各种心理障碍和病理因素导致大脑性兴奋中枢抑制、传出神经损伤以及脊髓射精中枢阈值提高都可导致不射精，即性刺激诱导的神经信号强度达不到射精反射所需的阈值水平。电刺激射精获取精液的方法就是人工利用电流直接对患者的前列腺和精囊腺进行电刺激而诱导射精发生。

（三）病因及分类

1. 根据病史分类

（1）原发性不射精。指性交、自慰、性梦中都从未有过射精。

（2）继发性不射精。指过去曾经有过射精，现在由于某种原因出现不射精。

（3）偶发性不射精。指在某种场合下或某种条件下出现的一过性不射精。

2. 根据病因分类

（1）功能性不射精。功能性不射精的主要特点是性交时不能射精，但在睡梦中可出现遗精，或者在清醒状态下采用较强烈的自慰刺激能诱发射精。其原因包括：

①各种因素使大脑皮质对脑部和脊髓射精中枢产生抑制，常见有：受不正确的性观念影响，认为性交是不道德、不卫生的，担心配偶不满足，担心意外怀孕，差劣的性交环境，夫妻关系不和或敌视，等等。

②脊髓射精中枢兴奋阈值增高，常见于长期自慰患者。长期高强度刺激阴茎使患者脊髓射精中枢长期处于疲劳状态，从而使患者兴奋阈值增高。

③对阴茎的刺激程度不足而不能诱导脊髓射精中枢反应，如阴茎短小、包皮过长、阴道宽松、性交姿势不正确、女性处女膜伞形成或处女膜坚韧使阴茎不能完全插入阴道以及部分长期自慰患者性交时阴道中所感受的刺激强度不如自慰等。

④阴茎本身的器质性病变，如阴茎硬结、严重尿道下裂、阴茎系带过短等导致性交疼痛引起的不射精，这类患者可有梦遗。

（2）器质性不射精。常由于垂体肿瘤、脊神经损伤、先天性输精管及附属性腺发育不良以及手术、外伤等造成腹膜后交感神经损伤等器质性病变或医源性损伤所引起，这类患者无论在性交还是睡梦中均无射精现象。

（3）药物性不射精。某些药物可以影响射精功能，如镇静剂、安眠药、抗抑郁剂、肾上腺素能受体阻滞剂如胍乙啶、酚噻嗪类等，影响程度与药物的剂量及用药的时间长短有关。

（4）混合性不射精。是由多种致病因素引起的不射精。

（四）临床表现

患者有正常的性欲，性兴奋状态下阴茎能够完全勃起并能维持勃起，阴茎在阴道中抽动始终达不到性高潮及不能从尿道外口射出精液。

功能性不射精者有梦遗或者经自慰能够射精，有些患者对性交条件有特殊要求，否则不能射精。器质性不射精者无梦遗并且自慰也不能射精。医源性不射精并不少见，如大脑侧叶病变或切除、脊髓损伤、腰交感神经损伤与切除、盆腔手术等，如睾丸肿瘤行腹膜后淋巴清扫术等均可导致神经传导中断。

（五）诊断

不射精的诊断主要依据患者性交中不能达到性高潮和无精液射出的病史和性交后的尿液检查没有精液成分。临床上常有性欲低下合并勃起困难和不射精情况，对此应做详细分析判断真正病因及主要矛盾。

1. 病史

性交过程中不能达到性乐高潮，且无射精动作，无精液流出。对无性交经历且从未梦遗或无自慰射精者应引起重视但不能确诊诊断。性交中阴茎勃起不能维持而导致性交失败者也不列为不射精症。

2. 体格检查

体格检查的目的是寻求发现部分不射精的可能原因并为鉴别诊断提供依据，应注意全身和第二性征的发育情况。特别要注意有否阴茎短小、包皮过长、阴茎弯曲、尿道下裂、双侧睾丸发育不良、附睾结节、输精管缺如、前列腺发育不良、前列腺炎症引起的前列腺结节形成、前列腺增生等。

3. 辅助检查

（1）血液检查。除肝、肾功能和血糖水平外，应检查血的黄体生成素（LH）、卵泡刺激素（FSH）、泌乳素（PRL）、雌二醇（E_2）、睾酮（T）水平，以此判断性腺功能，如结果异常必须进一步采取相应检查，如考虑垂体肿瘤存在应行垂体影像学检查。

（2）影像学检查。输精管造影可了解输精管是否畸形或闭锁；顺行性膀胱尿道造影可了解膀胱颈是否增宽、前尿道是否狭窄；膀胱镜检查可以了解精阜状况；多普勒超声波检查可以了解精囊是否扩张、缺如；等等。

（3）性交后尿液检查。性交后检验尿液中是否存在精子，可对逆行性射精与不射精症做出鉴别诊断。

（4）其他性功能检查。阴部诱发电位测定和阴茎震动阈测定可评价阴茎背神经向心性传导功能及脑神经中枢兴奋性。阴茎勃起功能障碍可以影响射精，所以评价勃起功能也很重要。

（六）鉴别诊断

1. 性欲低下

性欲的高低直接影响射精中枢的兴奋度，进而调节射精中枢的反应阈值致不射精。应做出鉴别诊断，其治疗方法与预后都有很大的区别。

2. 勃起功能障碍

对于主诉不射精的患者首先要了解他的性欲、勃起状况、性交动作、阴茎在阴道里的勃起维持时间。对于有勃起功能障碍合并不射精的患者其诊治的重点应该放在勃起功能障碍。

3. 逆行射精

逆行射精的患者在性交过程中有射精的感觉与性乐高潮和欣快感，之后阴茎疲软，而不射精症的患者在性交过程中感受不到射精的感觉、没有性乐高潮、没有欣快感，也没有射精后阴茎疲软的生理表现。逆行射精也表现为性交过程中无精液从尿道外口排出，但逆行射精患者高潮时精液逆行射入膀胱，故性交后的尿中可发现精子，详见下一节。

4. 干性射精

干性射精有别于不射精和逆行射精，干性射精患者在性交中仍有射精动作和欣快感，但射精时无精液射出，性交后的尿中无精子和果糖。常见于各种前列腺切除术后、慢性前列腺炎、前列腺结核和肿瘤等造成了射精通路的解剖改变及射精管的变异。

5. 射精疼痛

射精疼痛患者性兴奋或射精时阴茎根部或会阴部出现疼痛，常被迫中止性交，也可在梦遗时被痛醒。其病因有精囊炎、前列腺炎、前列腺结石、附睾炎、尿道狭窄等，患者可畏惧射精而进一步发展成心理性勃起功能障碍或功能性不射精。

6. 射精迟缓

射精迟缓是由于药物、手术、外伤、神经病变等原因造成脊髓射精中枢兴奋性减弱、神经传导功能障碍所引起，性交时可以射精，但需要较长时间和较强的刺激方能诱发射精，其症状较不射精为轻。

7. 射精无力

射精无力即射精时精液似流出而非射出，欣快感减弱。射精无力的原因是射精前精囊腺、前列腺、尿道处未能积储较高的压力或者是会阴部的横纹肌收缩无力而致。

8. 性交不当

性交姿势不当或者阴道狭窄导致阴茎无法插入阴道所引起的不射精。

（七）治疗

选择不射精症治疗方法的关键在于寻找不射精的原因和原发疾病，判断不射精类型。由于性功能障碍涉及患者的隐私，患者可能难以启齿，且因对各种相关的概念认识模糊而在主诉时常表达不清，这就要求医生要取得患者的信任，认真耐心地听取患者及配偶对性交细节的叙述。

1. 功能性不射精的治疗

（1）心理治疗。心理治疗主要是消除心理障碍，明确告诉患者不射精只是心理因素造成的，有梦遗说明自身并无器质性病变，增加治疗的信心。有些患者比较内向、木讷，因此争取患者妻子的主动配合很重要。要让患者妻子了解一些性知识，包括性交过程中的性心理和性交过程中可能表现出来的各种特异行为（如面容扭曲、身体痉挛、叫床等）。医生协助患者夫妻建立性心理沟通机制对治疗多数性功能障碍都很有益处。

（2）了解患者性交动作并给予相关技术指导。尽管性交属于本能活动，但并非人人均能操作完美，对性知识缺乏的患者，应宣教相关解剖生理知识，指导患者进行正确方式性交引起射精反射，如阴茎短小、阴茎弯曲、阴道解剖异常患者可能需要某些特殊体位才能获得满意的刺激和感受。性交前夫妻可先语言交流，爱抚、亲吻、刺激性乐敏感部位，当性兴奋高涨时再将阴茎插入阴道。阴茎在阴道内保持一定频率的抽插动作并一直保持到出现射精。调整性交姿势，满足性好奇心理要求并配合使阴茎能在阴道内得到最大限度的刺激（包括压力、阻力、位置、温度、润滑、摩擦等各种刺激）。也可鼓励女方采取主动动作，主动地给予阴茎各种有效的刺激。射精有困难时不要勉强延长性交时间，以免产生负面的心理影响。性幻想偶像也可以提高射精中枢的兴奋性。

（3）采用电动按摩器按摩阴茎龟头。采用电动按摩器刺激阴茎龟头和系带诱发射精对部分病例有效。

（4）有自慰习惯的患者应停止自慰。自慰能够射精而性交时不射精的患者，可指导他们比较自慰与性交的区别，找出性交不射精的原因，有针对性地进行逐步克服。在性交过程中，找寻自慰时那种使性紧张度逐步加强与累积的方法与经验，同时结合性幻想效果会较好。

（5）手术治疗。对于包皮过长、包茎引起的功能性不射精，可采用包皮手术，使龟头外露以感受性刺激而建立射精反射。

（6）口服药物。

①麻黄素（ephedrine）、左旋多巴（levodopa）（详见第二十一章）。

②中医中药（略）。

（7）药物注射。

有人用新斯的明（普鲁斯的明，neostigmine）注射液1 mg，肌注，每天1次，连用5天治疗不射精。

2. 器质性不射精的治疗

器质性不射精中多见于医源性不射精，损伤的部位、程度的不同则临床表现及预后也不同。凡与射精有关的中枢神经、末梢神经、效应器等的外科损伤或某些药物副作用都可以引起不射精。对医源性不射精的防治最重要的是在医疗行为中如何有效地保护各类神经和精路。

垂体病变等引起的不射精的治疗首先要治疗原发性疾病。对于脊神经损伤等难复性器质性不射精治疗的目的主要解决生育问题。可先试行电动按摩阴茎体和龟头，该治疗副作用少，但效果欠佳。也可向蛛网膜下腔缓慢注射新斯的明0.25～0.5 mg，约3小时后诱发射精，但可有一过性高血压、头痛、恶心呕吐等副作用，应保留静脉点滴管道、心电监护、准备心脏急救用药。目前有人采用电器刺激获取精液，方法是将一双极电极插入患者肛门，电刺激前列腺和精囊腺，引起射精。电流周波100 Hz，刺激幅2 ms，电压2～15 V。

二、逆行射精

（一）概要

逆行射精（retrograde ejaculation）是指性交过程中能达到性欲高潮，并产生射精动作和感觉，但无精液从尿道排出，精液逆行射入膀胱，性交后的尿液化验发现精子和果糖。逆行射精占不育人群的0.3%～2.0%，在无精子症患者中可高达18%。逆行射精病因多见于神经损伤、泌尿生殖道的损伤、糖尿病等内分泌疾病及阻滞肾上腺素能神经作用的药物影响。近年来各类经尿道前列腺手术的开展和普及，在迅速解除患者排尿困难的同时也增加逆行射精的发生率。国内报道经尿道前列腺电汽化术（Transurethral Vaporization of Prostate，TUVP）后逆行射精发生率达50.5%，国外部分作者报道经尿道前列腺切开术（Transurethral Incision of Prostate，TUIP）后逆行射精的发生率为6.6%。逆行射精对于老年患者来说除了心理上不太愿意接受之外并没有造成身体上的严重不适，而对年轻患者施行经尿道前列腺手术应该更加谨慎。

（二）发病机理

正常射精时，尿道内括约肌在神经系统控制下紧密地关闭，而尿道外括约肌开放，其目的是为了防止精液逆行进入膀胱，顺利射出尿道。各种原因引起的膀胱颈部关闭功能障碍，尿道膜部阻力增高，当坐骨海绵体肌、球海绵体肌及盆腔横纹肌节律性收缩时，精液则流向压力低的膀胱内而造成逆行射精。

（三）病因

1. 解剖学因素

前列腺、膀胱手术或创伤涉及膀胱颈的完整性，如经尿道前列腺电切手术后大部分患者可出现逆行射精。尿道外伤、手术创伤、尿道炎症等原因导致的尿道狭窄，精阜囊肿、先天性宽膀胱颈、先天性尿道瓣膜、先天性射精管开口异常等解剖学改变均可导致逆行射精。

2. 药物因素

抗高血压及抗精神病药物，如利血平、胍乙啶、溴苄胺、盐酸甲硫达嗪等，为肾上腺素能神经抑制剂，使交感神经兴奋性降低，妨碍了支配膀胱颈的交感神经冲动而影响尿道内括约肌收缩，导致精液逆行流入膀胱。

3. 神经性因素

创伤或外科手术损伤交感神经，如腹膜后淋巴结清除、腹主动脉瘤切除、直肠切除、损伤腹下神经丛等，糖尿病累及交感神经病变，影响膀胱颈部和尿道内、外括约肌功能共济失调，射精时尿道内压力增高，导致精液排入膀胱。

4. 特发因素

该类逆行射精原因不明，中医认为是先天不足，后天失养，肾气亏虚，阴阳失调，司精无权；或久病体虚，脾肾亏损，固摄失调，膀胱不约，精液不循常道排泄，即体质虚弱和神经功能调控紊乱所致。

（四）临床表现

在性生活、梦交或自慰中，患者能达到性乐高潮和体验射精的欣快感，但无精液自尿道外口射、流出。有的患者是精液量逐渐减少直到最后缺失；有的患者误认为性兴奋时不自主地流出黏稠清亮的尿道旁腺和尿道球腺液是精液，而以不育症到医院就诊时才被发现。因此在病史询问时要注意患者的表达，必要时向其性伴侣了解情况。多数患者能发现性交后第一次尿液比较混浊。应询问有无糖尿病、神经系统疾病及尿道膀胱手术史。

（五）诊断

1. 病史

性交或手淫有性高潮和射精感，但无精液从尿道外口射出，在随后的排尿中发现尿液混浊。

2. 体格检查

多数逆行射精患者体格检查无特殊征象。但应该注意检查阴茎是否有外伤畸形、包皮过长、包皮炎、龟头炎、阴茎弯曲、尿道下裂等，注意双侧睾丸大小、附睾有无结节、输精管是否缺如、仔细行前列腺检查等，利于发现、鉴别其他无精症病因。

3. 辅助检查

（1）射精后尿液检查精子。性交或自慰产生射精动作后让患者即刻排出尿液，离心后沉渣中检查有无精子，是关键检查，但应排除少精液患者。

（2）果糖测定。若尿液中无精子，可测定尿液的果糖浓度，射精后立即检测尿液中的果糖浓度，并与第二次排尿的果糖浓度比较。性交后第一次尿液中的果糖浓度明显高于第二次尿液可诊断逆行射精。

（3）尿液及前列腺液检查。进行尿常规或培养、前列腺液常规或培养，了解膀胱、尿道、前列腺等是否有炎症或感染，对于以往曾有过射精者具有重要的意义。

（4）影像学检查。多普勒超声检查或其他影像学检查，可明确无精液射出的原因及疾病性质，特别注意射精管、精囊腺和前列腺是否正常。

（5）血液检查。血生化检查是否有糖尿病，血性激素检查了解性腺功能。

（六）鉴别诊断

1. 逆行射精合并无精子症

逆行射精伴有睾丸发育不良、输精管缺如或堵塞、射精管堵塞等疾患，患者射精后的尿液中无精子。这种情况可通过尿流动力学检查、尿液中果糖浓度检查鉴别。有人应用经直肠多普勒超声检查射精过程尿道以及膀胱颈的动态变化来判断是否存在逆行射精的条件。

2. 少精液

患者射精时排出体外的精液量太少，以致认为无精液排出，如单凭射精后尿液发现精子就诊断为逆行射精可能误诊。因此确诊逆行射精前最好建议使用避孕套了解是否无精液排出。

3. 干性射精

干性射精是指患者有射精感觉但是没有或者很少精液产生。多见于前列腺摘除术、前列腺电切术后患者。尿液精子检查和果糖检查可做鉴别。

4. 尿道旁腺、尿道球腺黏液

逆行射精患者及普通人性兴奋时尿道旁腺、尿道球腺黏液分泌，加之阴茎勃起海绵体的挤压，这些腺液多在射精前流出尿道外口。

（七）治疗

逆行射精的治疗包括：药物治疗、手术治疗、心理治疗、人工授精。前两种治疗方法是为了恢复射精功能，人工授精用于助孕。逆行射精治疗可根据病因选择联合治疗。

1. 药物治疗

药物治疗适用于膀胱颈部解剖结构完整，无梗阻因素的神经、肌肉失控（如糖尿病）引起的逆行射精。对于糖尿病、高血压病所引起的逆行射精应积极治疗原发病；患有慢性膀胱炎、慢性尿道炎、慢性精阜炎者，适当地使用抗生素，选用具有刺激膀胱颈部α-肾上腺素能受体的药物，以增加膀胱颈部的收缩关闭能力，可使用以下药物。

（1）麻黄素（麻黄碱，ephedrine）。为肾上腺素能受体兴奋剂，可增强精道平滑肌的收缩，对射精有促进作用，可改善膀胱颈和后尿道平滑肌功能。用法：每次25～50 mg，每日3次，口服。

（2）米多君（管通，midodrine）。其活性物质选择性地刺激膀胱颈部α-肾上腺素能受体，导致膀胱出口阻力增加，治疗逆行射精。用法：每次2.5 mg，每日3次，口服。

（3）新辛内弗林（新福林，去氧肾上腺素，phenylephrine）。增强交感神经对膀胱颈的控制，提高膀胱颈张力。用法：60 mg，性交前1～2小时口服。

（4）丙米嗪（米帕明，imipramine）。为三环类抗抑郁药物，可阻止神经末梢对去甲肾上腺素的重吸收，从而增强肾上腺素能活性。常用量为每日口服 25 ~ 75 mg。

（5）甲氧明（美速胺，methoxamine）。国外有治疗糖尿病性逆行射精的报道。用法：甲氧明 5 mg，性交前 30 分钟肌肉注射。

2. 手术治疗

对于解剖异常导致逆行射精的，可采用手术治疗方法。

（1）膀胱颈缝缩术。适用于先天性膀胱颈过宽、曾经施行过膀胱颈手术导致关闭障碍等。不适应于神经性膀胱颈关闭障碍病症。术前必须全面考察患者的排尿功能，衡量利弊。

（2）尿道狭窄的处理。包括定期尿道扩张术、尿道瘢痕电切术、尿道注入硝酸银用于防腐收敛及黏膜的传染性创面和过度增生的肉芽组织的腐蚀处理等。

（3）精阜切除。精阜增大引起的逆行射精可将增大的精阜切除。

3. 心理治疗

逆行射精不但对患者构成巨大的心理压力，对患者的配偶同样也是一种打击，若患者夫妻对生育能力极为重视则心理影响更明显。患者可出现焦虑抑郁、性功能障碍，甚至出现家庭纠纷或夫妻感情破裂。因此，医生在对患者采用各种药物和手术治疗的同时就应该同时对患者夫妻进行心理疏导，明确告诉患者夫妇逆行射精依然可以保持夫妻的满意的性生活，如有生育需求的患者可采用辅助生殖技术受孕。

4. 人工授精

对于育龄患者在药物和手术治疗未能见效情况下应该考虑如何从尿液中收集精子进行人工授精。由于精子与尿液接触 5 分钟后其活力会降低 50% 左右，减少精子与尿液接触时间是回收高质量精子及提高受孕率的关键。

三、射精疼痛

（一）概要

射精疼痛（painful ejaculation）指男性在射精过程或者射精结束不久出现在尿道、会阴、大腿或下腹部任一部位与射精有关的疼痛。有人将射精疼痛狭义的指认为男子的性交疼痛（sexual pain disorder），但广泛的性交疼痛应包括：勃起疼痛、阴茎摩擦疼痛、射精疼痛等。

射精疼痛在泌尿外、男性科门诊中并不少见，有研究显示 50 ~ 78 岁男性的射精疼痛患病率为 1%，且患病率无明显年龄差异。因射精疼痛常常伴有其他疾病症状，如下尿路症候群（Lower Urinary Tract Symptoms，LUTS）、勃起功能障碍（Erectile Dysfunction，ED）、早泄（premature ejaculation）、不射精（anejaculation）、尿道炎（urethritis）、前列腺炎（prostatitis）。由于射精疼痛在短期内自行缓解，单纯以射精疼痛为主诉的较少。有报道显示主诉射精疼痛影响生活质量的患者占 89.2%，而合并射精疼痛的 LUTS 病情要比单纯 LUTS 病情严重。射精疼痛还能影响患者的情绪、性交、生育，甚至还可能是包括肿瘤在内的某些器质性疾病的前期表现。

（二）发病机理

射精过程是射精中枢兴奋下自主神经（交感神经和副交感神经）与躯体神经（感觉神经和运动神经）共同参与的神经反射。射精过程所涉及的器官包括睾丸的输出小管、附睾、输精管、精囊、射精管、前列腺、会阴部肌肉群、阴茎体和尿道等，所有这些器官的病变都可能在射精中或者射精结束后不久产生疼痛，或者在原来不适感基础上加重症状。

（三）病因及分类

根据病因可以将射精疼痛分为以下类型。

1．炎症（包括结核病）

（1）生殖系炎症。泌尿生殖器官的炎症，如睾丸炎、附睾炎、精索炎、前列腺炎、精囊炎等。前列腺炎、精囊炎是最常见的病因。

①睾丸炎：射精时睾丸内精子输出小管收缩、提睾肌的反射性收缩，会加重睾丸炎的疼痛。性交过程阴囊的摆动和睾丸对性伙伴阴部的撞击也可能增加不适感。

②附睾炎：附睾炎加重射精疼痛的机理与睾丸炎类似，附睾本身的疼痛，加上射精过程输出管的收缩，疼痛会更明显。

③精索炎：精索中的输精管、血管、淋巴管炎症，输精管结核，都可引起射精疼痛。射精时随着提睾肌的收缩活动，疼痛加重。

④前列腺炎：常为射精过程或射精刚结束时会阴部及周围隐痛，患者在射精前已有炎症的不适感，性交时前列腺所形成的高压以及射精过程前列腺的收缩将加剧了症状。

⑤精囊炎：就其症状而言，与前列腺炎难以鉴别，或两者均有炎症。炎症精囊收缩可引起不适感，当精囊内微小血管网层受到损害时可出现射精疼痛并血精。

（2）泌尿系炎症。如尿道炎和膀胱炎。

①尿道炎：精液刺激炎症尿道和精阜可产生不适感，射精过程尿道的收缩会加重不适症状。有的患者性交后立即排尿也可产生尿道灼热痛。淋菌性尿道炎、非淋菌性尿道炎治疗不彻底，即使急性期的临床症状消失，但尿道还会呈现慢性炎症状态，依然会产生射精疼痛。

②膀胱颈或膀胱三角区炎症：膀胱颈或膀胱三角区炎症局部组织充血、水肿，渗出，射精过程的膀胱颈及膀胱三角区收缩动作，会加重疼痛。

（3）下尿路症候群（LUTS）。引起 LUTS 的常见疾病包括前列腺增生、前列腺炎、前列腺癌、膀胱颈挛缩、神经性膀胱及膀胱癌等。由于 LUTS 可合并射精疼痛，因此射精疼痛随着年龄增大和 LUTS 的严重程度而增加。

（4）泌尿生殖系邻近器官疾病。射精过程除了尿道、膀胱颈部以及生殖器官参与之外，提肛肌、坐骨海绵体肌、球海绵体肌以及肛门外括约肌等肌群在射精中发挥着重要作用，这些肌群所牵涉的肛门直肠部及会阴部病变都可能产生射精疼痛，如会阴部感染、肛裂、痔疮、肛瘘、肛周脓肿、肛管直肠肿瘤等。由于射精的神经反射，引起以上肌群的反射性收缩，牵扯病变部位导致痉挛性疼痛。

2．结石

（1）生殖系结石。如前列腺结石、精囊结石、射精管结石，移动的结石容易损伤器官黏膜，在这基础上精液的刺激和器官的收缩都可能产生射精疼痛。

（2）泌尿系结石。尿道结石损伤尿道黏膜本身可以产生疼痛，射精时的尿道收缩加重尿道黏膜的损伤程度。膀胱三角区结石或者膀胱颈结石引起射精疼痛的机理与该部位在射精过程的反射性收缩有关，尤其是嵌顿在尿道内口的结石，随着射精时的膀胱颈收缩产生剧烈疼痛。输尿管下端结石引起射精疼痛机理是由于射精过程输尿管下端的反射性蠕动、摩擦结石所致。

3. 医源性损伤

（1）慢性附睾炎切除术。长期不愈慢性附睾炎在接受附睾切除术后，部分患者依然不定期地在原附睾部位产生疼痛，原因是多方面的，如精神问题、残余炎症组织对神经的刺激或者前列腺炎的牵涉痛。射精疼痛机理可能与精神、提睾肌收缩或性交过程阴囊摆动有关。

（2）输精管结扎术。输精管结扎术后射精疼痛，与精索痛性结节、精索炎有关，提睾肌反射性收缩加重症状。

（3）尿道损伤。如尿道停留尿管、尿道狭窄定期扩张术、尿道膀胱镜检查、射精管梗阻经尿道射精管切开术、刺激性药物尿道灌注等。

（4）前列腺疾病介入诊疗。可能引起射精疼痛的介入诊疗技术包括：经尿道电切术治疗梗阻性慢性前列腺炎、各种经尿道的介入导融术、前列腺活检术等。引起射精疼痛原因主要是腺体周围组织损伤。

（5）膀胱镜检查和治疗。膀胱镜检查时，操作粗暴或违反操作常规对膀胱造成损伤，膀胱颈口挛缩内切开术、膀胱异物经尿道取出等可能引起射精疼痛。

（6）腹股沟疝修补术。据报道发生率达 12.3%，考虑与术中神经损伤有关。

4. 外伤

能造成射精疼痛的外伤部位包括所有与射精有关的器官。骨盆骨折导致后尿道损伤、尿道狭窄及骨折片破坏膀胱颈部结构均可产生射精疼痛。

5. 肿瘤

前列腺肿瘤、膀胱肿瘤可产生射精疼痛。肿瘤放疗中的射精疼痛除了肿瘤本身因素之外，考虑疼痛与放疗对精路器官的灼伤有关。

6. 药物因素

多种抗抑郁药有产生射精疼痛的副作用。

（1）三环类抗抑郁药（Tricyclic Antidepressant，TCA），如氯丙咪嗪、丙咪嗪、地昔帕明、普罗替林、氯氧平等。

（2）选择性 5－羟色胺再吸收抑制剂（Selective Serotonin Reuptake Inhibitor，SSRI），如氟西汀、帕罗西汀等。

（3）单胺氧化酶抑制剂（Monoamine Oxidase Inhibitor，MAOI），如苯乙肼、异卡波肼、反苯环丙胺等。

（4）其他，如文拉法辛、米氮平等。

7. 性交因素

（1）性交直接因素。如性交动作过猛烈、长时间停止性交后再次性交、性兴奋中有意或无意地延迟射精、性交次数频繁等，都可造成尿道、前列腺、精囊等精路器官的过度充血，引起射精疼痛。

（2）性交诱发因素。在原有精路系统炎症（如前列腺炎、精囊炎）基础上，不适当性交方式加重炎症引起射精疼痛。射精时抓紧阴茎，不让自己的精液射出尿道所形成的逆行射精将导致射精疼痛。不良的性交方式可诱发慢性前列腺炎的急性发作。

（3）合并其他类型性交疼痛。射精疼痛可和其他类型的性交疼痛同时存在，如勃起疼痛、阴茎插入疼痛或阴茎抽动疼痛等。阴茎包皮过长、包皮口狭窄、龟头过度敏感、包皮系带过短等，当阴茎勃起和插入时患者产生痛觉，在抽动和射精过程可加重疼痛。

8. 心理因素

除了以上因素外，心理因素也有影响，特别是反复出现射精疼痛且未能有效抑制的、未能被告知发病原因的患者。抑郁、焦虑使患者感官和内感受器的感受性增高，他们对微细和短暂的躯体刺激产生长时间的、挥之不去的，或者游走不定的疼痛记忆犹新。然而，不能不加分析地将射精疼痛症状归因于心理精神问题，因某些精神药物可以直接导致射精疼痛。

9. 其他原因

泌尿、生殖器官的隐匿性损伤、炎症、肿瘤、解剖结构改变、膀胱尿道异物，或者其他不明病因所引起的射精疼痛。

（四）临床表现

患者在射精中或者射精结束后不久出现尿道、会阴、大腿或下腹部任一部位与射精有关的疼痛。有的患者可从性兴奋到射精结束的整个性活动过程都感觉到不适、疼痛。有的患者在梦遗中痛醒，造成失眠、焦虑等精神症状。有的患者由于害怕射精疼痛，性交时不敢射精，因此在性生活中当性兴奋到达一定程度后患者主动中断性交，从而影响原有前列腺炎、精囊炎的缓解。泌尿、生殖系炎症和感染是射精疼痛的最主要病因，常伴有尿道烧灼感、尿频、尿急、尿痛、血尿等。此外，合并尿石症的患者常伴有血尿，合并淋球菌性尿道炎患者常伴有尿道灼痛或尿道流脓，合并精囊炎患者常伴有血精，合并尿道狭窄患者常伴有排尿困难，等等。

（五）诊断

1. 病史

患者射精中或者射精结束后不久出现尿道、会阴、大腿或下腹部任一部位疼痛，并经确认疼痛与射精有关的，可诊断为射精疼痛。问诊时应详细描述：①疼痛发生的部位、过程、持续时间、频率、缓解情况；②性交情况；③有否泌尿生殖系统疾病症状，如血精、血尿、尿频、尿急、尿痛、排尿困难等；④是否存在直接导致射精疼痛的因素，如前列腺注射、尿道膀胱镜检查等；⑤观察患者是否存在对性交疼痛产生焦虑或紧张的情况；⑥女方是否同时伴有性交疼痛、是否合并妇科疾病。通过以上询问，可初步评估射精疼痛的原因。

2. 体格检查

某些射精疼痛的病因可通过全面的泌尿、生殖器官体格检查得到证实。如包茎、包皮过长、附睾炎、附睾结核、睾丸炎、精索炎、尿道和膀胱的手术疤痕等。肛门视诊观察肛门及其周围有无脓血、黏液、痔、瘘口、脓肿。疑有内痔、息肉、直肠脱垂的患者，可嘱其增加腹压，以观察有无病变组织由肛门脱出。直肠指诊检查肛门直肠内壁，有无压痛，黏膜是否光滑，有无肿块及波动感。前列腺和精囊检查注意前列腺大小、形状、质地、有无结节及触痛，中央沟是否存在、变浅或消失。正常前列腺如栗子大小、质韧有弹性、表面光滑、无压痛，中央沟存在。前列腺弥漫增大、表面光滑、质韧，中央沟变浅或消失是前列腺增生的体征。前列腺不规则增大、有结节、质硬应考虑前列腺癌可能。收集前列腺按摩液做显微镜检查，可做前列腺炎诊断。

3. 辅助检查

（1）尿常规检查诊断泌尿系是否有炎症，特别是下尿路炎症。

（2）尿道分泌物细菌学检查可诊断感染病原体，包括淋菌性尿道炎、非淋菌性尿道炎等。

（3）前列腺指检及前列腺液检查主要用于慢性前列腺炎的诊断、病原微生物检查。

（4）血液 PSA（前列腺特异性抗原）、酸性磷酸酶测定可辅助诊断前列腺肿瘤。

（5）多普勒超声检查。协助诊断附睾、睾丸、前列腺、精囊等器官形态学改变的性质。

（6）X 线检查。明确是否存在前列腺结石、尿道结石、膀胱结石或输尿管结石。

（7）内窥镜检查。可直观地了解尿道、膀胱情况，如尿道狭窄、尿道结石、膀胱结石或膀胱炎症等。

（六）鉴别诊断

1. 阴茎勃起疼痛

（1）炎症。炎症是阴茎勃起疼痛的常见原因，如精囊炎、前列腺炎、后尿道炎、包皮龟头炎等，或者是生殖器出现结石等，都可产生阴茎勃起疼痛。

（2）包皮系带太短或包茎。包皮系带太短或包茎情况下，当阴茎勃起时系带受牵拉产生疼痛不适，或者包皮口产生牵拉痛。

（3）阴茎硬结症。阴茎硬结症又称阴茎纤维性海绵体炎，是因为阴茎海绵体与白膜间的纤维化病变，致正常弹力结缔组织被纤维瘢痕代替，在阴茎背侧或两侧出现单个或多个硬块，阴茎于勃起时弯曲伴进行性加重，或产生疼痛。

（4）阴茎异常勃起。阴茎异常勃起表现为伴有疼痛的持续性阴茎勃起，阴茎疼痛一般发生在异常勃起 6 小时之后。

2. 阴茎插入疼痛或者阴茎抽动疼痛

阴茎插入疼痛或者阴茎抽动疼痛的常见原因有：包皮龟头炎、包皮系带损伤、阴茎弯曲症、性伴侣阴道润滑不足导致摩擦痛、阴茎折断（阴茎海绵体白膜破裂）、包皮嵌顿导致包皮水肿甚至包皮缺血坏死等。

3. 性交后疼痛

（1）尿道疼痛。性生活过度，每次性生活持续时间过长，会使男性生殖器官长时间充血、肿胀以致性交结束后尿道排尿疼痛。

（2）头痛。性交后头痛的原因：①酒后性交；②特殊性交姿势；③头颈部肌肉过度紧张；④性兴奋时颅内血管扩张导致血管性头痛，甚至呕吐、昏眩。

（七）治疗

1. 调节性交频率和方式

射精疼痛有明确的病史特点，首先应调整性交频率和方式，避免因性交过度造成的生殖器损伤或加重生殖器炎症。

2. 精神调节及治疗

射精疼痛对患者造成一定心理影响，特别合并血精的患者心理负担更重。精神调整可安定患者情绪，树立信心，促进患者调整生活习惯，发挥患者治疗的积极性，促进疾病的康复。患者的焦虑、紧张与恐惧症状比较严重的，需要精神调整与药物治疗配合进行，适当服用一些抗焦虑药物，例如安定、安他乐、利眠宁等。

3. 病因治疗

针对射精疼痛的不同病因，确定治疗方法。

（1）炎症。睾丸、附睾、精索、输精管、前列腺、精囊、尿道、膀胱等炎症所导致的射精疼痛，可选用抗菌药物治疗。生殖系结核采用抗结核治疗。

（2）下尿路症候群。如前列腺增生症（BPH）、前列腺炎、前列腺癌、膀胱颈挛缩、神经性膀胱及膀胱癌等，可针对病因行药物、手术处理。

（3）生殖器结石。前列腺结石是难治性慢性前列腺炎的原因之一，有治疗报道针对前列腺结石基质中的细菌应用新型抗生素后，患者临床症状改善，部分患者前列腺结石体积缩小。对于病情较重的前列腺结石，除手术外目前尚无其他消石方法，手术方式一般以行前列腺体加结石摘除或经尿道前列腺电切术。对年龄较轻、结石相对局限、前列腺无其他严重疾病者有人提议采用腺体切开取石术。

（4）尿道损伤。尿道损伤多见于尿道断裂伤或撕裂伤，在经过手术或保守治疗后遗留的尿道狭窄可产生射精疼痛。尿道狭窄者可定期施行尿道扩张术。对于难愈性尿道黏膜损伤或合并炎症的处理可采用尿道灌注方法。尿道灌注液配方：以喹诺酮类及头孢菌素类抗生素为主，如头孢唑啉钠 1.0 g 或左氧氟沙星 0.2 g，加地塞米松 5 mg，2% 利多卡因 5 mL 加生理盐水至 20 mL，加压将药液灌入尿道，治疗每日 1 次，10 次为 1 个疗程。

（5）阴茎原因。阴茎包皮过长、包皮口狭窄、包皮系带过短等原因造成性交疼痛的可考虑手术治疗。

（八）预防

射精疼痛的原因较为复杂，它有时是某些重要疾病的发病征象，因此必须重视患者的叙述，特别是对于难愈性病况必须深入检查，做到早期诊断，以免耽误治疗。

（赵良运　梁蔚波）

第五节 阴茎异常勃起

一、概述

阴茎异常勃起（priapism）指在无性刺激情况下的阴茎持续（＞6小时）处于勃起状态，常伴有阴茎疼痛、水肿、排尿困难或尿潴留，可发生在任何年龄，好发于5～10岁和20～50岁两个年龄组。年轻患者多与酗酒、药物、血液病、肿瘤或会阴部外伤有关，老年患者大多为特发性。

由于长时间勃起，海绵窦内的血液瘀积可造成阴茎海绵体内局部酸中毒，导致海绵体细胞不可逆性损害，若未及时、有效处理，可出现海绵体内弥漫性血栓形成、纤维化，导致阴茎勃起功能永久性丧失。

阴茎异常勃起必须急诊处理。

二、发病机制

（一）阴茎异常勃起分类

1. 病因分类

无明确原因的称为原发性阴茎异常勃起；继发于其他病因者称为继发性阴茎异常勃起。

2. 血流动力学分类

目前多将阴茎异常勃起分为低流量（静脉性）和高流量（动脉性）两类。由动脉因素引起的称高流量性阴茎异常勃起，较少见；由于阴茎静脉通道受压，导致阴茎海绵体内血液瘀积，血液不能回流所致者称低流量性阴茎异常勃起，较常见，近年来阴茎海绵体内注射血管活性药物用于诊断、治疗阴茎勃起功能障碍，更使得此类阴茎异常勃起的发病率增高。低流量性阴茎异常勃起如得不到及时处理，其后果较高流量性阴茎异常勃起更严重。

（二）发病机制

1. 常见病因

（1）血液性疾病。如镰状红细胞性贫血，白血病、红细胞增多症和血小板减少症等，因海绵体内镰状细胞、异常白细胞等血液内容物沉积导致。有报道38%～42%的血液病患者曾发生过阴茎异常勃起，而镰状细胞贫血的患者中约6.4%发生异常勃起，可能因镰状红细胞在流经阴茎海绵体血管窦时不易变形，异常内皮黏附，勃起时镰状红细胞在海绵体内瘀积，当夜间阴茎勃起时，静脉通道明显受压，红细胞阻塞白膜下微静脉，引起广泛阻塞。白血病引起的阴茎异常勃起也较常见，占总发病率的1%。

（2）医源性因素。在阴茎海绵体内注射血管活性药物（如前列腺素E1、酚妥拉明、罂粟碱等）是治疗勃起功能障碍的常用方法之一。阴茎内注入该类药物，使海绵体平滑肌松弛，血液大量进入海绵体窦内，阴茎勃起，而药物代谢完后，平滑肌恢复收缩状态，阴茎松软。若注射药物剂量过大，勃起后重复性交或患者对药物过度敏感，可致异常勃起。故在施行药物注射前必须与患者交代注意事项，尤其是异常勃起的潜在危险性，一旦发生阴茎异常勃起，应尽早到医院就诊。临床上偶有治疗动脉性勃起功能障碍的手术（如动脉—海绵体直接吻合）、阴部内动脉造影等医源性阴茎异常勃起。

（3）神经性疾病。如脑干病变、脊髓损伤（尤其是高位脊髓损伤）或炎症等，可能与副交感神经诱导勃起的神经递质释放增加或交感神经的抑制作用受干扰有关。椎管狭窄患者可发生间断性阴茎异常勃起。

（4）阴茎转移癌。如膀胱癌、前列腺癌、肾癌等转移到阴茎。多与由转移的肿瘤持续压迫阴茎根部，影响静脉血液回流或海绵窦受侵犯引起海绵窦血液瘀滞和血栓形成导致。

（5）炎症性疾病。如前列腺炎等感染，可能因其造成前列腺静脉丛栓塞。

（6）药物性因素。如抗精神病药（氯丙嗪、曲唑酮）、抗高血压药（肼苯哒嗪、胍乙啶等）、抗凝血药（肝素、华法令）、性激素类（睾丸酮、三苯氧胺）等，与这些药物阻滞 α－肾上腺素能受体或刺激 5－羟色胺能受体有关，较少见。

（7）局部刺激因素。如龟头局部使用刺激性药物、过度性交、包皮环切术后等。

（8）饮酒。适量饮酒可降低自控力，进攻性增强，可使反应时间延长而射精延迟，在消退期则可使不应期延长。

（9）特发性。发病率 30%～50%，多属于低流量性异常勃起，其病因不清。

（10）创伤。会阴部或生殖器创伤常导致高流量性异常勃起。可能原因：外伤导致海绵体动脉分支破裂后，动脉血持续不经过螺旋动脉而短路地直接进入窦状间隙，而小梁平滑肌松弛不完全，白膜下微静脉丛没有受压，动脉血经白膜下静脉丛流出，在窦状间隙内皮产生的剪切力和血氧分压的增高又刺激一氧化氮等的释放，使动脉扩张、平滑肌松弛，并抑制血小板凝聚，致阴茎长期处于半勃起状态。

2. 病理生理学特点

动物模型研究发现阴茎海绵体的组织学改变随着勃起的持续时间而变化，静脉血流出受阻和继发的动脉供血障碍将导致低氧血症、酸中毒、高碳酸血症，进而加重了海绵体的损害。阴茎异常勃起出现后，海绵体组织开始受到损害，持续勃起 12 小时内为轻度小梁水肿、轻微内皮损伤，平滑肌细胞未见改变；12～24 小时有小梁水肿、较轻的内皮损害及早期的平滑肌变性；24～48 小时出现血管内皮破坏、基底膜暴露、血栓附着、平滑肌变性和广泛存在坏死迹象；超过 48 小时则有海绵窦内明显的血栓形成，内皮丢失，白细胞浸润，平滑肌坏死、纤维化，此期的患者往往对单纯的海绵体抽吸和灌注无效，需手术治疗，并且常影响到其后的阴茎勃起功能。

三、临床表现和诊断

（一）低流量（静脉性）异常勃起

低流量性异常勃起的临床表现：①伴疼痛的阴茎持续勃起，时间超过 6 小时以上；

②阴茎海绵体硬度高，但阴茎头较柔软；③血常规检查可明确镰状细胞性贫血、白血病等血液病；④阴茎海绵体内的积血行血气分析呈低氧高碳酸血症：PO_2 < 30 mmHg，PCO_2 > 60 mmHg，pH < 7.25。

（二）高流量（动脉性）异常勃起

高流量性异常勃起常继发于外伤、肿瘤等，临床表现有：①有会阴和（或）阴茎外伤病史；②阴茎勃起多发生在受伤后2～3天，有学者提出其机制可能因海绵体动脉分支破裂初期，正常的凝血机制如血管痉挛和血小板积聚作用导致血凝块形成，阻止了血液从动脉分支直接流入海绵体窦状间隙，其后由于血凝块自然吸收或在性交及夜间勃起时，阴茎膨胀、动脉扩张及拉长，致血凝块移位，或损伤数天后血管壁的部分坏死，导致血液从动脉分支直接流入海绵体窦状间隙而出现迁延异常勃起；③勃起时间较长，但疼痛不明显，主要因少有酸性物质的积聚；④常呈半勃起状态，性刺激可使硬度增强；⑤海绵体内抽吸的血液为鲜红色，血气分析正常；⑥阴部内动脉造影可见动脉破裂处造影剂外渗所致的动脉晕，可立即进行栓塞治疗，但其操作复杂、创伤性大，应严格掌握其适应证。

（三）低流量与高流量性阴茎异常勃起的鉴别（如表11－1所示）

表11－1　低流量性和高流量性阴茎异常勃起的鉴别

类型	勃起硬度	阴茎疼痛	超声测量血流	海绵体内抽血	海绵体内血气分析
高流量性	不坚硬	较轻	动脉血流畅通	呈鲜红色	与动脉血一致
低流量性	坚硬	剧烈	动脉血流缺失	呈紫暗色	呈低氧高碳酸血症

四、治疗

（一）治疗原则

阴茎异常勃起是泌尿外科急症。长时间静脉血流瘀滞会造成阴茎海绵体不可逆性纤维化而导致永久性的阴茎勃起功能障碍，要及时救治。有报道称低流量性异常勃起在12～24小时内成功使阴茎松软，则大部分患者能恢复性功能；若超过36小时，阴茎海绵体将出现不同程度的纤维化。

治疗时应首先针对病因治疗（如继发于白血病的患者，先应用抗白血病药物；对继发镰状细胞的患者，通过积极的水合作用、氧合作用和代谢碱化作用减少红细胞的镰状化，可输全血或红细胞），其次对低流量性和高流量性异常勃起应用不同的治疗方案，若保守治疗无效，应尽快手术。

（二）低流量性异常勃起治疗

治疗的关键在于改善阴茎海绵体的静脉回流，减低阴茎海绵体内压，改善阴茎海绵体缺氧状态。

1．一般处理

阴茎局部冰敷、镇静（安定、鲁米那）、止痛等治疗。给予大量的静脉输液、碱性药物、低分子右旋糖酐静脉滴注，或让患者双下肢剧烈活动（快速下蹲、站立交替进行），以减少髂内动脉血流量。高流量输血可提高血红蛋白的浓度 10 mg/dL 以上，并可将镰状红细胞性贫血患者的血红蛋白 S（一种异常血红蛋白，使红细胞变形如镰刀状，难以通过微循环）的量降到 30% 以下。

2. 阴茎海绵体穿刺抽吸术

对经上述治疗 1 小时后阴茎仍不松软者，可行 4 针对流冲洗抽吸：用 16～18 号注射针头 4 枚，先后分别于两侧海绵体之近端和远端垂直刺入海绵体内，首先抽吸瘀血，然后注入冷肝素氯化钠溶液、尿激酶氯化钠溶液或间羟胺氯化钠溶液（注意：对高流量性异常勃起的患者禁用间羟胺氯化钠溶液，合并有高血压、冠心病患者也应慎用间羟胺氯化钠，使用时须密切观察患者的心率、血压），4 针循环操作，直至另 3 枚针头有新鲜血液流出、阴茎松软为止。该方法一般效果满意、并发症少，是目前非手术治疗低流量性异常勃起的首选方法。

3. 分流术

4 针对流冲洗抽吸无效的患者，可考虑行分流术。由于在低流量性异常勃起的患者，尿道海绵体多未受影响，可通过手术将阴茎海绵体内的瘀血引流至尿道海绵体或其他未受影响的静脉系统，使阴茎海绵体的勃起消退。

（1）阴茎头阴茎海绵体分流术。最常用的是阴茎头阴茎海绵体分流术：局麻下于阴茎冠状沟远侧正中处，用手术尖刀垂直戳切入阴茎头，并将刀刃向一侧阴茎海绵体，刺切阴茎海绵体白膜，深度 4～5 mm，待阻力突减并流出黑色半胶状血液后，再将刀刃旋转 90°，再一次刺切阴茎海绵体白膜，呈“+”形，达到充分分流（如图 11－9、图 11－10 所示）。挤压阴茎，排出瘀血。可同时在阴茎根部向阴茎海绵体刺入 16～18 号粗针头，用冷肝素氯化钠溶液注射冲洗至切口流出鲜红的血液和阴茎松软；观察 20 分钟，若再次勃起，则同法切开对侧海绵体，间歇挤捏阴茎，使阴茎处于松软状态，保持分流口通畅，避免局部再次瘀血。确认阴茎无继续勃起后，用线缝合阴茎头的切口，加压包扎。手术的关键在于阴茎海绵体于尿道海绵体之间分流通畅，同时防止过度分流影响勃起功能，因此阴茎头部的切口约 1 cm、海绵体白膜的切口 0.5～0.8 cm 为宜。该术式简单并且效果肯定，但注意术后 24 小时内要反复。术后短时间内阴茎仍会呈现部分勃起状态，只要勃起程度逐渐减轻，无须急于再次手术，阴茎勃起多在术后几天后才能完全消退。

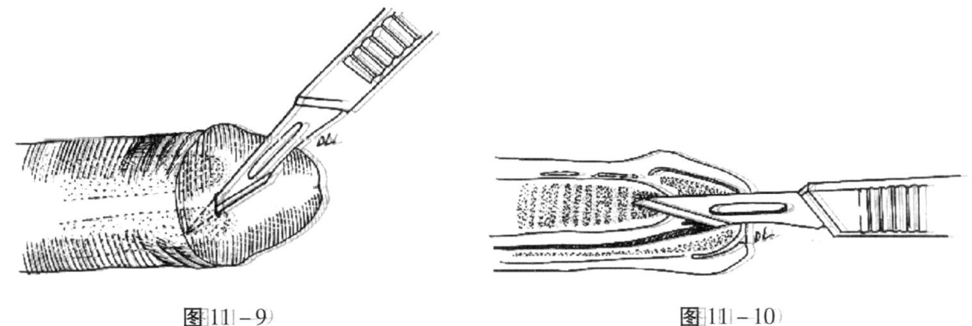

图 11－9　　图 11－10

（2）阴茎海绵体尿道海绵体分流术。经阴茎阴囊交界正中纵切口或阴茎侧面切口，显露阴茎海绵体和尿道海绵体。自尿道海绵体一侧分离阴茎海绵体至中线汇合处，切除阴茎海绵体 1cm 的椭圆形白膜。挤压海绵体，排出瘀血，用肝素氯化钠溶液冲洗阴茎松软后，在相应的尿道海绵体上做近似的切口。将两个切口对应缝合在一起，缝合切口并包扎（如图 11－11、图 11－12 所示）。

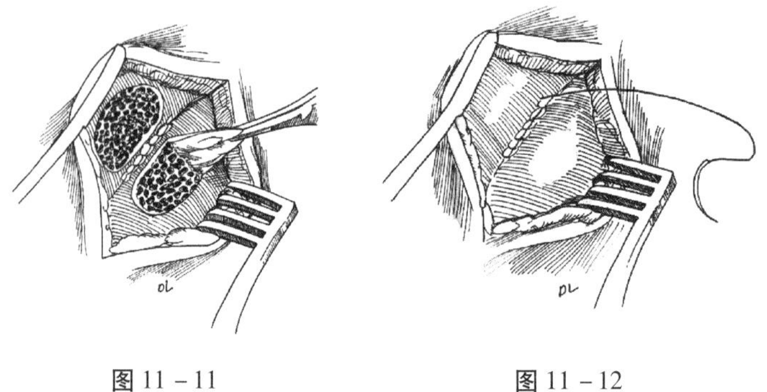

图 11－11　　图 11－12

（3）大隐静脉阴茎海绵体分流术。找到大隐静脉，将其分支逐一结扎。于距股静脉 10 cm处切断大隐静脉，远端结扎切断，近端用血管夹夹住；在阴茎根部游离大隐静脉一侧切开皮肤，游离一皮下隧道，将大隐静脉经皮下隧道于精索前方引到阴茎根部切口（如图 11－13 所示）。于对应位置的阴茎海绵体切除部分白膜，挤压海绵体，排出瘀血，用肝素氯化钠溶液冲洗阴茎松软后，将大隐静脉缝合到阴茎海绵体的切口。缝合切口并包扎。该手术的缺点是手术步骤较复杂，并且术后可能干扰正常的勃起功能。

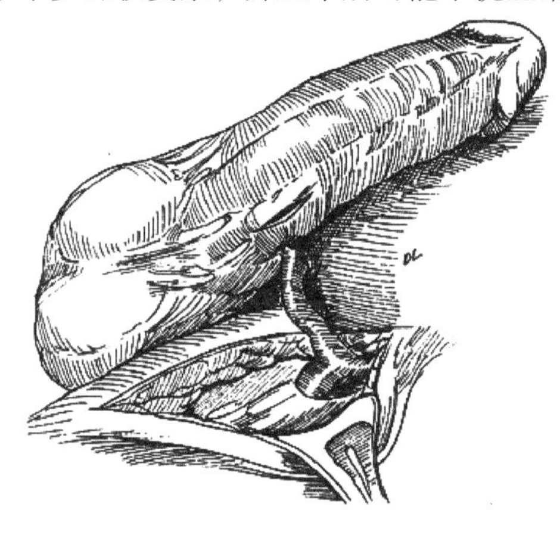

图 11－13

常见的并发症有尿潴留、感染、尿道损伤、阴茎慢性肿胀、阴茎勃起功能障碍等。

4. 阴茎假体植入术

有学者提出某些低流量性异常勃起患者，其海绵体内的血栓形成、海绵体纤维化导致后期假体植入困难，建议对持续勃起时间超过 72 小时、阴茎海绵体有纤维化的证据者及难治性患者早期植入阴茎假体。

（三）高流量性异常勃起

1. 保守治疗

有部分高流量性异常勃起的患者经会阴冰袋或机械压迫等保守治疗后逐渐好转，并且高流量性阴茎异常勃起时海绵体血供丰富，不存在酸中毒和低氧血症，不易发生纤维化，因此有部分学者提出对于明确的高流量性阴茎异常勃起，可行保守治疗或观察等待，不必急于外科干预。

2．介入治疗

有学者认为长期的高流量状态可致静脉动脉化，且该类患者手术中常发现海绵体已有纤维化，白膜明显增厚，且随着介入技术的提高改进，可行超选择性海绵体动脉栓塞，降低勃起功能障碍发生率，因此对高流量性异常勃起的患者在明确诊断后应立即行介入栓塞治疗。

目前多倾向于采用选择性，甚至超选择性海绵体动脉栓塞。该方法安全有效，并发症少。栓塞物质若采用可吸收物质，有利于血管的再通及性功能恢复。介入栓塞治疗的常见并发症有感染、造影剂过敏、血栓性静脉炎等。

手术方法、步骤：

（1）取仰卧位，局部麻醉、皮肤消毒。

（2）Seldinger 技术穿刺股动脉：确定穿刺部位，尖刀刺穿皮肤 3～5 mm，血管钳分离皮下组织暴露股动脉；穿刺针纵轴与皮肤夹角呈 30°～45°斜行刺入血管；导丝插入血管腔后将带鞘管沿导丝旋转插入，留置鞘管，注入肝素生理盐水防血栓。

（3）经鞘管插入 3F～4F Cobra 导管，髂内动脉造影，明确动脉裂口情况。

（4）经导管置入栓塞剂（铂及钨微弹簧、明胶海绵、自体血凝块等）到海绵体动脉裂口近端栓塞，再注入造影剂观察栓塞情况。

（5）如双侧海绵体动脉破裂，为防止栓塞过度造成缺血坏死、勃起障碍，其中一侧的栓塞剂用量不宜过多，使其血流减缓即可，必要时行第二期栓塞。

3．其他手术治疗

外伤后动脉性阴茎异常勃起外科分流术无效，常采用阴部内动脉结扎，或动脉—窦状间隙切除，或动脉—窦状间隙异常动脉结扎；也可采用切开阴茎直接结扎破裂的血管，但对海绵体的损伤大，术后阴茎勃起功能障碍的发生率高。

（赵良运　张　滨，绘图　董　琳）

【本章思考题】

1．何谓性兴趣和性兴奋？试阐述二者之间及其与性欲的关系。

2．阐述性欲低下诊断和鉴别诊断以及治疗方法。

3．简述阴茎勃起分期及特点？

4．心理性和器质性 ED 如何鉴别？

5．诊断早泄需要包括哪三个要素？

6．逆行射精的发病机理是什么？

7．射精时无精液射出是否就是逆行射精？应与哪些疾病鉴别？

8．阴茎异常勃起的定义，如何分类？

9．如何鉴别低流量阴茎异常勃起和高流量阴茎异常勃起？

10．阴茎异常勃起的治疗原则是什么？常用治疗方法有哪些？

【本章参考文献】

1. 刘继红，熊承良. 性功能障碍学［M］. 北京：中国医药科技出版社，2004.

2. 张滨. 性医学［M］. 广州：广东教育出版社，2008.

3. 郭军，张春影. 早泄诊断与治疗［M］. 北京：人民军医出版社，2011.

4. 郭应禄，胡礼泉. 男科学［M］. 北京：人民卫生出版社，2004.

5. 马晓年. 现代性医学［M］. 2版. 北京：人民军医出版社，2004.

6. 中华医学会精神科学会，南京医科大学脑科医院. 中国精神疾病分类方案与诊断标准（CCMD－2－R）［M］. 南京：东南大学出版社，1995.

7. Berkow，Robert M D. 默克诊疗手册［M］. 2版. 薛纯良，译. 北京：人民卫生出版社，1997.

8. 埃理斯. 幸福密码［M］. 杨东雄，编译. 喀什：喀什维吾尔文出版社，2004.

9. 吴阶平. 吴阶平泌尿外科学［M］. 济南：山东科学技术出版社，2004.

10. 邓春华，辛钟成，李宏军. 男科病诊治学［M］. 广州：羊城晚报出版社，2004.

11. 谢文英，江鱼，王一飞. 男性学［M］. 上海：上海科学技术出版社，1991.

12. 安崇辰. 中国男科学［M］. 贵阳：贵州科技出版社，1993.

13. 樊中州. 当代男子性功能失常诊疗学［M］. 北京：中国人口出版社，1994.

14. 王琦. 王琦男科学［M］. 郑州：河南科学技术出版社，1997.

15. 白井将文. インポテンス診療の実際［M］. 日本东京：金原出版株式会社，1992.

16. 王晓峰，朱积川，邓春华. 中国男科疾病诊断治疗指南（2013版）［M］. 北京：人民卫生出版社，2013.

17. 郭军，王瑞. 男性性功能障碍的诊断与治疗［M］. 北京：人民军医出版社，2001.

18. 黄宇烽，李宏军. 实用男科学［M］. 北京：科学出版社，2009.

19. 郭应禄，辛钟成. 勃起功能障碍的外科治疗学［M］. 北京：北京医科大学出版社，2000.

20. Emil A. Taragho. 史密斯泌尿外科学［M］. 16版. 张小东，主译. 北京：人民卫生出版社，2005.

21. 陶林，刘捷，王春华，等. DSM－IV到DSM－V早泄诊断标准演变意义的研究［J］. 中国性科学，2013，21（1）：3－6.

22. 中国性学会性医学专业委员会男科学组. 早泄诊断治疗指南［J］. 中华男科学杂志，2011，17（11）：1 043－1 049.

23. 陈学明. 爱情、爱欲与性欲［J］. 江苏行政学院学报，2004（6）：10－16.

24. 张滨. 陰茎根部圧迫下のパパベリンテストによる静脈性インポテンスの検討［J］. IMPOTENCE，1995，10（1）：1－6.

25. 姚德鸿. 射精障碍诊疗近展［J］. 中国男科学杂志，2002，16（3）：187－190.

26. 赵邦荣，于俊荣. 逆行射精致男性不育的临床治疗现状［J］. 中国计划生育学

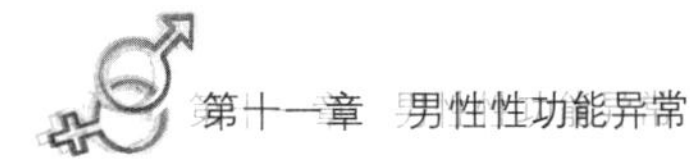

杂志，2006，14（3）：186－187.

27. 张庆江，朱积川，许清泉，等. 三城市2 226例男性勃起功能流行病学调查［J］. 中国男科学杂志，2003，17（3）：191－193.

28. 朱积川. 男子勃起功能障碍诊治指南［J］. 中国男科学杂志，2004（1）：68－72.

29. 傅强，姚德鸿. 阴茎勃起的神经介质调控［J］. 中国男科学杂志，2000，14（1）：58－60.

30. 刘继红，肖恒军. 阴茎勃起功能障碍基础研究新动向［J］. 中国男科学杂志，2002，16（5）.

31. 肖恒军. 阴茎勃起功能障碍的治疗［J］. 新医学，2011，42（2）：120－122.

32. 肖恒军，刘继红. 阴茎勃起功能障碍的药物治疗进展［J］. 医学研究生学报，2003，16（11）：855－857.

33. Run Wang，Ronald W. Lewis. 阴茎假体的种类及适应证［J］. 中华男科学，2001，7（5）：281－287.

34. 辛钟成，郭应禄，Choi Hyung Ki. 阴茎假体植入术治疗勃起功能障碍548例分析［J］. 中华泌尿外科杂志，2000，21（12）：755－757.

35. 刘继红，肖恒军. 阴茎假体植入术［J］. 临床泌尿外科杂志，2004，19（12）：705－707.

36. 玄绪军，孙鹏，袁燕，等. 国产三件套可膨胀型阴茎假体植入术对勃起功能障碍病人的治疗［J］. 中华医学杂志，2003（83）：561－563.

第十二章　女性性功能障碍

第一节　概　　述

一、概念

女性性功能障碍（Female Sexual Dysfunction，FSD）是指在女性性反应周期（性欲、性唤起、性高潮和消退）中的一个或几个环节发生障碍，或出现与性交有关的疼痛，以致不能产生满意的性交所必需的性生理反应及性快感。

相对于男性性功能障碍而言，女性性功能障碍一直未能得到认真研究。长期以来认为女性只要能接受性交并受孕生育，即被视为健康，而其性愉悦问题则长期遭到忽视。人们很少用科学的态度认真对待女性的性功能问题，因此对女性性功能障碍的研究也就不如男性性功能障碍研究那么全面、深入和透彻。

由于生理、心理和社会文化等方面的原因，在性行为中女性的主动性比男性差。其性功能更容易受到压抑，更容易出现种种性功能障碍。此外，女性的性问题比男性要复杂得多。男性勃起功能障碍患者中最多10%的人伴有性欲低下；而女性在出现其他性问题时，同时伴有性欲问题的人则多达40%以上。女性性功能障碍并不少见，是一个值得重视的医学和社会问题。

二、发病机制及病因

女性性功能障碍涉及因素多样，常与年龄、教育、心理和生理情况等有关，同时还受到其他疾病因素的影响。其中生理、社会因素起重要的作用。

（一）心理因素

心理因素在女性性功能障碍中占90%以上，主要有以下几点。

（1）童年、青春期和成年期受到宗教或是传统观念的影响，接受不正确的性教育，导致对性生活缺乏正确的认识。

（2）夫妻关系不和谐甚至敌对，对性生活缺乏乐趣。

（3）夫妻双方缺乏正确的性知识，不懂性器官的解剖生理知识。

（4）创伤性性经历，如有过性病史或被性骚扰史。

（5）精神疾病史，如抑郁症、精神分裂症和焦虑症等。

（6）既往的恶性刺激所遗留下来的焦虑与恐惧，如未婚人流与频繁的人工流产、新婚性交粗暴与不适、分娩的痛苦及并发症等。

（7）人格因素，如自卑、多疑等。

（二）血管性因素

女性性兴奋时伴有生殖系统的局部血流变化。高血压、高血脂、动脉粥样硬化、心脏病、糖尿病和吸烟等可引起生殖系统的局部供血障碍，继发出现阴道及阴蒂供血不足；任何导致髂腹下—阴部动脉损伤的骨盆骨折或钝器伤、盆腔手术，甚至长期骑自行车引起的慢性会阴挤压伤等均可导致阴道和阴蒂血流减少。缺血可导致动脉壁增厚，平滑肌由纤维结缔组织替代及胶原沉积增加，影响血管及海绵体松弛扩张，从而导致女性性功能障碍的发生。

（三）内分泌因素

下丘脑—垂体轴功能障碍、糖尿病、甲状腺疾病、肾上腺皮质疾病、自然绝经、卵巢功能早衰以及长期服用避孕药物等均可导致女性性欲降低、阴道干涩和性唤起缺乏。

（四）神经因素

许多中枢和外周神经系统的疾病和损伤均可导致女性性功能障碍，如脊髓损伤、中枢及周围神经系统疾病等。

（五）药物因素

口服避孕药、降压药、抗精神病药、镇静催眠药、抗过敏药、激素类药、冠心病药、抗胆碱药、抗肿瘤药、利尿药等多种药物可导致女性性功能异常。

（六）泌尿生殖器官疾病

生殖器官先天性异常、泌尿生殖器官炎症、子宫内膜异位症、妇科肿瘤和压力性尿失禁等均可以导致女性性功能障碍。

三、分类与诊断

目前国际上还没有统一的女性性功能障碍分类法。根据病因学的原则进行分类，存在着一定的偏差，因为某一种性功能障碍，可能是由多种不同的病因引起。按照传统方式进行分类的性功能障碍，例如性高潮缺乏症，实际上是由不同原因、不同疾病引发的综合征，因此也不是尽善尽美。

关于女性性功能障碍的分类，目前得到认可并普遍使用的主要有中国精神疾病分类与诊断标准（CCMD－3，2001）、WHO 国际疾病分类（ICD－10，1990）及美国精神病诊断统计手册（DSM－IV，1994）。美国泌尿系统疾病基金会（AUFD）将女性性功能障碍分为性欲异常、性唤起障碍、性高潮障碍和性交疼痛障碍。

第二节　女性性欲低下

一、概念

女性性欲低下（female hyposexuality）是指女性持续或反复地对性幻想和性活动不感兴趣，出现与其自身年龄不相符的性欲望和性兴趣淡漠，进而表现为性行为表达水平降低和性活动能力减弱，甚至完全缺乏。

性欲低下既可能发生于所有形式的性表达，也可能是境遇性或局限于某个伴侣或某种特定的性活动方式。患者通常不会主动要求性活动，只有在性伴侣寻求性活动时才不情愿地参与。患者性需求往往较少，但在来自性伴侣的压力下，性活动的频率也可能增加。性欲低下反映出配偶双方在性需求方面的明显差异。一方性欲低下可能反映出另一方的过度需求，双方可能都在正常范围内，但却位于性欲高低的两端。性欲低下并不排除女性在被动接受性活动时达到性唤起和获得性快感的可能性。性欲低下可以是独立的性问题，也可以继发于其他性问题。性欲低下以心因性为主。由于缺乏与年龄或性别相关的性欲频率或程度的正常值资料，性欲低下的判断应由医生根据其年龄、人格特征、人际关系、生活背景和文化环境等因素做出。

女性在性活动中绝大多数处于被动地位，且多数女性羞于谈及性生活、性欲话题。为维护家庭、感情，多数性欲低下的女性通常“牺牲自己”以取悦、满足男性。女性性欲低下的后果及对双方的危害远低于男性性欲低下，多数婚姻能在女性性欲低下中得以维持。

二、发病机制及病因

性欲低下可以是独立的性障碍，也可以继发于其他疾病。而且性欲低下病因多以精神心理性为主。

性欲低下常见病因有以下几种。

1．器质性因素

（1）全身性疾病。几乎所有严重的全身性急、慢性疾病都可导致性欲低下。慢性活动性肝炎、肝硬化、慢性肾功能衰竭、充血性心力衰竭等可破坏正常的激素代谢过程，使患者生理和心理功能出现紊乱，从而导致进行性活动的主观欲望和兴趣下降甚至消失。

（2）性激素水平改变。女性体内能合成和分泌少量的雄激素。受某些疾病的影响，女性体内的雄激素过少或雌激素过高均会降低性欲。

（3）与性行为相关神经的病变或损伤。如脑外伤或手术导致的中枢神经损伤、视听觉和嗅觉功能障碍、盆腔会阴神经的病变或损伤、性敏感部位的触觉异常，这都可以直接或间接降低性兴奋。

2．一般心理因素

一般心理因素是影响性欲最常见的因素。心理素质较为脆弱、紧张者，更易受外界影响，从而产生焦虑和压抑交织的心理紊乱状态，干扰大脑皮层的功能，导致性欲低下。而现代生活日益增强的竞争机制，使得性欲低下发生率呈上升趋势。常见心理因素有：①缺乏性教育或受到错误的性教育，存在对性生活的恐惧心理，如对性交感到忧虑、害怕感染性病；②既往有因性交不成功或不和谐而被对方责怪、嘲弄的经历；③宗教戒律和民族、社会传统的束缚；④夫妻感情不和、家庭生活不和谐，甚至对长期同一性生活方式（如体位等）产生厌倦、缺乏激情；⑤有婚外情或婚外性生活史，从而产生压抑和罪恶感；⑥工作压力大，工作受挫折和被打击；⑦人际关系不协调、安全无保障等社会问题诱发的抑郁、焦虑；⑧女性性反应周期的任一环节障碍而导致的性欲减退，如缺乏性爱爱抚，性活动中不放松；⑨性技巧贫乏，千篇一律、缺乏新鲜感的性生活方式，使之成了索然无味的例行公事，缺乏乐趣导致性欲低下。

3．性心理障碍因素

性心理障碍患者除了表现出非常规的性行为之外，并无其他方面的人格缺陷。他们的性行为和性行为对象与一般人不一样，如恋物癖、露阴癖、恋童癖等，该类患者常常对正常的性行为方式不感兴趣。

4．药物等化学因素

影响性欲药物有：①降低神经兴奋性的药物，如镇静药等；②使雄激素、促性腺激素、睾酮浓度降低的药物，如抗肿瘤药物、抗雄激素治疗的药物；③心血管、降压药物，如利血平、降压灵、安体舒通等；④抗过敏药，如非那根、扑尔敏、安其敏、苯海拉明等；⑤ 胃肠道药物，如西咪替丁、雷尼替丁等；⑥部分精神兴奋剂和麻醉剂，如最常见的是可卡因、酒精等；⑦口服避孕药，如含有孕激素的避孕药也能抑制性欲。

5．年龄因素

男女性欲高峰期存在差异，女性性觉醒来得比较迟，性欲上升缓慢，直到35~40岁才易达到高峰，部分女性进入更年期后性欲水平会有明显的两极分化，或者完全放弃或者更为活跃，而多数女性的性生活频率有所减少。

三、临床表现

在许多方面，性欲减退是一种个体主观体验的疾病。主要表现为持续或者反复地对性不感兴趣，缺乏性幻想；缺少参与性活动的主观愿望和意识，主动性行为的要求减少。患者或双方对性生活的频率不满意，有时会导致夫妻关系紧张。

功能性性欲低下可伴有心理障碍；器质性性欲低下可伴有相应的器质性疾病。境遇性性欲减退只发生在与特定的对象或特定的环境，如在某种环境下就没有兴趣；完全性性欲减退是在任何环境下长期或持续存在的性欲减退。

女性性欲低下通常表现为以下几点：①轻者性欲低下，即性交的欲望很低，一月或者数月没有要求性生活；②重者性欲缺乏，完全没有性交的欲望，数月乃至数年不做爱，也没有此要求，缺乏性幻想，较难有性快感和性高潮。

四、诊断

目前尚无精确测定性欲的方法。

（一）临床资料的完整采集

（1）详细询问病史，应该注意有无使用一些影响性功能的药物。

（2）用女性性功能积分表（IFSF）对性功能进行评估，包括患者性交次数、性欲强度、性高潮次数、阴蒂感觉及性交不适等问题，分数越高性功能状况越好。

（3）患者需要接受性治疗专家有关情感及相关问题的评价。

（4）心理及精神状态检查。

（5）实验室检查，包括睾酮、雌激素、孕激素、泌乳素、黄体生成素、卵泡雌激素、甲状腺素等。

（二）诊断标准

1．功能性性欲减退的诊断

（1）CCMD－3 诊断标准：①符合功能性性功能障碍的诊断标准；②性欲减退，甚至丧失，表现为性欲望、性爱好，以及有关性思考幻想缺乏；③症状至少持续 3 个月。

（2）DSM－Ⅳ诊断标准：①性幻想和性欲持续过低或缺乏，但要排除影响性功能的因素，如年龄和个人生活背景；②其他功能性障碍，不应归因于其他精神障碍，也不是物质（药物）引起的直接生理变化效应；③该障碍引起明显的痛苦或人际关系困难。

（3）ICD－10 诊断标准：①符合性功能障碍的诊断标准；②性兴趣减退或缺失，寻求性活动的行为减少，与性有关的兴趣或欲望或性幻想减少；③对性活动激发缺乏兴趣，无论是与性伴侣，还是独处的手淫导致性生活的频率较希望水平明显减少（考虑年龄和前后的一贯性），或性活动频繁程度较以前水平有明显下降。

2．器质性性欲减退的诊断

有明确的可导致性欲减退的躯体疾病、药物或其他物质滥用等原因。应该注意即使有器质性因素，心理因素也可能扮演了重要的角色，即为混合因素所致。

五、治疗

治疗前应首先评估：是否存在严重的婚姻问题；是否存在重要的精神障碍；目前是否妊娠以及夫妻双方对参加治疗是否有明显的、合理的动机。

1．一般性治疗

首先让患者与性伴侣了解生殖系统解剖和性生活过程的正常生理反应。如有内科、精神疾患则应先治疗这些疾病，再治疗性欲减退，如药物所致者，撤药后观察是否恢复。

2．心理治疗

性欲减退多数是因心理因素引起。治疗应以心理治疗为主，配合药物治疗。通过摆事实、讲道理及夫妻间性生活感受方面的交流等帮助患者分析，从而摆脱不合理信念、错误思维方式的影响。

3．行为治疗

Master 和 Johnson 开拓的性行为疗法是安排配偶双方集中接受为期 2 周的性治疗计划。其目的是将配偶性活动的目标由完成性反应转移到彼此给予和接受性快感和愉悦上来，这就是著名的性感集中训练。此外，夫妻性乐高潮一致训练，使用动情图像资料、伴有性幻想的手淫训练等也可改善性欲。耻骨尾骨肌锻炼有利于帮助该肌肉的力量，增加性交时对阴茎的紧握作用，增强快感，提高性欲。

4. 药物治疗

(1) 性激素治疗。适用于性激素水平低，如绝经、双侧卵巢切除术后、卵巢早衰者等。雌激素可改善阴蒂的敏感性，治疗阴道萎缩、减少性交痛，增加性欲。激素替代药7-甲异炔诺酮，患者服用后性欲和性生活质量明显增强或改善，故有人把它称为女性“伟哥”。雄激素缺乏者常用睾酮来治疗，但绝经前女性性欲低落是否用睾酮，目前尚有争议。

(2) 氯哌三唑酮。用于治疗具有明显的器质性原因的或与紧张有关的非选择性性欲减退病例。氯哌三唑酮具有多种潜在的能促进性行为的药理作用，在它的作用下，60%的患者性欲增强。治疗时剂量逐渐增加到每日75～100 mg，共维持3个月。

(3) 其他药物。拟多巴胺能药物，如丁氨苯丙酮（225～240 mg/d），性欲改善率为63%。拟去甲肾上腺素能药物，如利他林、右旋苯丙胺等均可治疗性欲减退。

第三节 性 厌 恶

一、概念

性厌恶（sexual aversion）是指对正常性行为和性活动观念具有持续性憎恶反应，因恐惧而回避性接触，对性强烈的和荒谬的畏惧，并具有一种回避性情境的强迫欲望，称之为“性厌恶”“恐惧性性回避”或“性恐惧”。性厌恶是抑郁的重要原因之一，它可以严重限制个体行使性功能的能力或经历正常的性或浪漫关系的能力。性厌恶一般为继发，多见于女性，常由创伤性性经历所激发。

女性性厌恶患者厌恶正常性行为及性观念，但性欲和性反应均存在，可以经历正常的性欲感受。她们能在手淫时有性幻想、性唤起和性高潮，但其性行为的结果是憎恶性反应。所以她们常常厌恶伴侣的触摸。患者对与性伴侣的所有的或几乎所有的生殖器接触均有持续的或反复的极度紧张不适和回避，甚至出现惊恐反应。

二、发病机制及病因

女性性厌恶是在性心理异常的基础上发展起来的，是患者将性的恐惧、焦虑、厌恶等情绪与性活动联系起来的结果。

童年或青年的性创伤经历具有重要影响，如被强奸、乱伦等性虐待；错误的性教育，青春期的性恐惧忧虑问题，都可使青少年女性对性行为产生憎恶反应，进而诱发性厌恶。

一些女性患者在性活动中遭受挫折或被耻笑，也会造成对性活动产生憎恶反应。如未婚妊娠惊吓、难产；对性病或艾滋病的恐惧等，都可能使心灵受到创伤，使抵触情绪与性活动联系起来，形成性厌恶的基础。而性生活不协调或期望值过高也是性厌恶发生的原因之一。

性厌恶产生的基础是性心理异常。患者一想到性交就莫名其妙地感到恐惧和忧虑。有时普通的接吻、拥抱或抚摸等与性产生思想联系的行为也会诱发性厌恶。但患者性功能是正常的，实际上他们对性交行为的厌恶感一般与性交行为实际产生的生理反应或具体动作无关。因此有些性厌恶患者表现出性幻想的忧虑比实际性行为引起的忧虑更强烈，在性生活中裸露身体和触摸伴侣比性交本身更困难。

围绝经期的妇女由于年龄和性激素的水平降低也可以是产生性厌恶的基础。接受外阴切除术的患者可能由于术前恐惧心理导致术后性厌恶的出现。

三、临床表现

女性性厌恶常见的表现是：回避性行为——对性行为或性想象过分焦虑、厌恶，甚至惊恐。对性行为产生一种持续性厌恶反应。这种厌恶反应在有些女性患者中局限于心理方面，表现对性行为或性想象的恐惧或焦虑；也可同时表现为心理和生理两方面。轻者可能有性高潮反应，但也未能在随意的性接触中使厌恶情绪得到缓解；重者即使男方只是轻柔的爱抚、拥抱，也可诱发其产生恶心、呕吐反应，性器官接触更会产生情绪紧张、恐惧不安、心慌、全身颤抖、大汗淋漓、面色苍白，有大祸临头之感。只要与性产生思想联系的动作如接吻、拥抱或抚摩等，便会使其感到恐惧和忧虑，通常伴性欲的降低，偶尔伴有阴道痉挛和性交困难。

性厌恶可分以下几类。

1. 原发性性厌恶

患者始终对性怀有畏惧和排斥心理，具有更严重的心理病理问题，预后较差。

2. 继发性性厌恶

患者曾有一段正常性经历的历史，预后较好。

3. 完全性性厌恶

完全厌恶性活动，在对任何动情感觉、感受、想法和机遇做出反应时都会感到恐惧或厌恶，即使是微妙的性示意或情境也可以使这些性厌恶患者感到严重不安。有些完全性性厌恶患者仅在与配偶的性生活中或与异性接触时才发作，而在独处时行性刺激并不使其感到忧虑和恐惧，这可能与其致病性的性创伤类型有关。绝大多数性厌恶患者的发病有一定的突发性，既往可有一段时间的性功能正常史。

4. 境遇性性厌恶

性厌恶反应只是局限于性的某一特殊方面，称境遇性性厌恶。境遇性性厌恶患者只要能注意躲避他们所害怕的情境，仍有可能从性活动中得到乐趣，并表现出正常的性功能。例如，对插入感到恐惧的妇女只有在试图性交时才出现恐惧表现，只要她们得到确实保证不会发生阴道的插入，她们可能会充分享受所有其他类型的性活动，并且对性反应十分敏感和具有反应能力。

根据病情轻重，女性性厌恶可分为以下四级。

Ⅰ级：一般情况下尚能勉强接受性接触和性活动，只是在特定环境下才发生性厌恶。也就是说性厌恶只是对特定的人或在特定的环境下或用特定的性生活方式时才会产生。

Ⅱ级：一直对性生活持强烈的反对态度，不愿参加性活动，对性活动从来没有主动要求。在一般情况下，对性生活有紧张和焦虑感，产生惊恐反应，并尽力回避性生活。但在特定条件下，如在心爱的人的强烈要求下和非常安全的环境下，经过长时间的安抚和性刺激，尚能被动地接受性活动。

Ⅲ级：在态度上反对任何性活动和性接触，在行动上竭力排斥任何性活动和性接触，回避任何性活动，根本不可能接受性生活。

Ⅳ级：对性活动和性接触持反对态度，在行为上进行排斥，而且在实际性生活过程中出现各种病态性机体反应，一旦发生性活动，就会出现心悸、气短、恶心、呕吐、冷汗、颤抖、僵直、晕厥等性恐惧症状。

四、诊断和鉴别诊断

继发于性功能障碍或者与性功能障碍同时存在的性厌恶在诊断上较为复杂。如果患者一贯表现为性厌恶，则诊断比较容易。了解患者既往的性经历、性创伤史，夫妻关系、宗教信仰等情况有助于诊断。对于因过度疲劳、工作繁重、睡眠过少而表现为对性生活不感兴趣或性兴奋降低的患者不能简单诊断为性厌恶。只有在性生活中没有具体理由而表现为强烈消极情绪、排斥和憎恶性活动、竭力回避性接触的情况才能诊断为性厌恶。

按照DSM－Ⅳ诊断标准，诊断女性性厌恶的标准为：①持续反复出现的过度厌恶或回避与男性伴侣的所有（几乎所有）生殖器的性接触；②给患者带来明显的烦恼和人际关系的困难；③除因其他性功能障碍外，不应归因于其他精神障碍。

也有些原发性性厌恶患者并不存在心理病理问题，性厌恶的出现总是不知不觉的。在夫妻双方具有一段美满的性生活之后，出现问题的一方往往会发现自己逐渐回避性生活并日益加重。在患病早期，她们总是企图否认这一点或做出种种解释，而健康的一方最终将开始施加压力，不允许她们回避性关系，这种做法必将加重患者的恐惧和拒绝性接触。有时患者也强迫自己和丈夫发生性交，但情况总是每况愈下。

性厌恶可单独存在，也可继发于某些精神疾病或其他性功能障碍。由于原发疾病的不同，其治疗方法以及预后有相当的差异。因此不能满足于对性厌恶表现的诊断。

此外，女性性厌恶应当与女性性欲低下相鉴别。性厌恶患者对与性伴侣的所有的或几乎所有的性活动，甚至与性相关的思维都具有持续的或反复的极度紧张、不适和回避，甚至出现惊恐反应。而性欲低下女性患者对于性活动中的肉体接触可能持中性的、无所谓的态度，她们处于一种“无性欲”的心态，可以心平气和地回避性接触，或者会喜欢某些性举动。

五、治疗

（一）心理治疗

没有重大的心理病理方面问题、婚姻状况比较理想、具有天赋的对抗恐惧的正常的生物学能力患者，她们一般能够在富于支持性的环境下对系统脱敏治疗产生反应，多不需要另外的心理动力学治疗。若存在严重的神经症障碍、性内疚感和婚姻问题的性厌恶患者，她们常常抵制对她们的性厌恶的行为矫正，这时就应采取心理治疗。

（1）分析病情，寻找发病原因。

（2）消除心理和精神负担，解除对男性的敌意和偏见，尽量去除存在于内心的阴影，使患者有要求治疗的愿望，使夫妻双方均参与到治疗过程中来。

（3）进行性教育，从解剖、生理知识开始。让患者对自己的生殖器官和性生理有一些了解，消除患者畸形的性观念。

（二）行为治疗

性行为治疗目的是消除患者不合理的性恐惧，并通过系统地暴露于先前造成的性回避情境而减轻对性的回避。

在进行心理治疗后逐步进入性行为治疗。克服长期存在的性畏惧心理，其关键步骤是劝说夫妇共同参与可能带来一定紧张的性行为治疗。医生要耐心向患病夫妇解释有关患者性问题的准确性质，并向她们解释治疗的步骤和原则，使患者及伴侣从原先的动摇、犹豫和回避，转而乐意参与性行为治疗。在治疗中应遵循消除厌恶反应和改善性行为方式的原则，逐步进行一些限制性活动的缓慢治疗计划，使患者在有限的性活动中产生舒适感而不是厌恶感，使患者增加治疗信心。临床上常用的性行为疗法有以下几种。

1. 脱敏疗法

这种方法的优点是行为干预可以促进无意识冲突的解决。因为治疗过程是从心理动力学角度加以高度概括。用于治疗性厌恶的脱敏方法有去除患者精神防卫的趋势，并且会暴露她最深的嫉妒、最大的不安全感和最大的脆弱性。这一过程中常常激发出有意义的梦、记忆和联想。

2. 性感集中训练

性感集中训练是要求暂时把她们的性活动限制在轻柔、动情的拥抱、触摸和爱抚范围。注意力集中在感觉上，提高患者对触摸的耐受力，减少忧虑，增强夫妻的亲昵程度，使患者消除对性接触的厌恶情绪。训练的顺序是由非性敏感区到性敏感区，经过一段时间的训练，患者对性行为的厌恶会随自身的耐受力增强而明显减少，甚至消失。

3. 凯格尔练习

凯格尔练习可恢复骨盆肌肉的张力，增加生殖器部位的血流，从而改善性功能。该训练分为四个基本练习步骤：①收缩耻骨尾骨肌，保持3秒，放松，重复练习。②收缩耻骨尾骨肌，收缩后立即放松，重复练习。③吸气，从阴道口开始上提，再沿着阴道上升，使盆底上举，重复练习。④呼气，使阴道下降，重复练习。这四种基本训练方法可以改善尿失禁，改善阴道润滑，增强性高潮的感受。

（三）药物治疗

抗恐惧药物可用于治疗具有潜在恐惧症的患者。

1. 三环类抗抑郁药

是治疗恐惧症的首选药物，它们是经过广泛研究的第一类既能阻断恐惧又不会干扰知觉过程或不会使清醒意识模糊的药物。最常用药物有丙咪嗪、地昔帕明、阿米替林、去甲替林等。

2. 单胺氧化酶抑制剂

第二线的抗恐惧药物，用于三环类抗抑郁药后效果不佳或患者不能耐受其副作用时。

3. 阿普唑仑（三唑安定）

对性功能的副作用很小，它比三环类和单胺氧化酶抑制剂有更优越的特点。

药物的副作用：第二线的抗恐惧药物和单胺氧化酶抑制剂可能影响性反应周期中性欲、性兴奋和性高潮，因此在治疗中只小剂量使用，即使出现副作用也是很轻微的。阿普唑仑对性功能影响的副作用很小。在服用抗恐惧药物后可使大约85%的恐惧症患者的病情得到控制。因此，即使患者属于难以医治的类型，医生也必要花费时间和耐心寻找适当的药物，探索有效的剂量水平。

第四节　性唤起障碍

一、概念

性唤起障碍（sexual arousal disorders）是指反复发作的女性对性刺激缺乏反应性，在性活动中无法达到或维持充分的性兴奋。对女性而言，通常是缺乏性活动的准备而出现的主观性兴奋缺乏或生理上生殖道润滑不足或其他肉体感觉反应缺失。性唤起障碍又称性感缺乏，其主要特点是对性刺激完全无反应，或缺乏性快感和性满足，或既没有性兴奋引起的生理反应，也没有心理上的欣快感。

二、发病机制及病因

1. 功能性因素

性活动过程中任何不良情绪都可以导致性唤起障碍。患者可能在性活动过程中因各种原因出现紧张、不安、厌恶等不良情绪，导致性反应的缺失；传统思想产生的性欲罪恶感及性生活中男性主导的思想，使女性在性活动中缺乏主动性，将性生活视为生殖的唯一目的。

2. 器质性因素

性唤起的生理反应依赖于血管神经系统的完整性，任何对血管和神经系统的损伤均可造成性唤起障碍。如哺乳期、卵巢早衰、更年期雌激素水平的下降，均可导致阴道润滑不足、性交疼痛；外阴炎、阴道炎、骨盆外伤史、盆腔炎等疾病可造成性行为时的疼痛，从而产生心理和生理反应。

三、临床表现

在性活动的整个过程中，持续地或反复地、部分地或完全地不能获得或维持性兴奋的阴道润滑和膨胀反应，缺乏性兴奋和性快感。

性唤起障碍可分为以下四级。

Ⅰ级：女性在性活动中有时或在某些特定境遇下出现阴道润滑不足或反应较慢的表现。

Ⅱ级：女性经常出现阴道润滑不足或反应过慢的现象，对性生活有一定影响。

Ⅲ级：阴道润滑不足或反应很慢导致明显焦虑、不安或不适。

Ⅳ级：阴道润滑严重不足或几乎没有润滑反应，给性生活造成很大困扰，也令本人及伴侣感到极大不满。

四、治疗

对患者进行合理的性知识和观念教育，消除患者的不良情绪，可结合相关的性行为治疗，包括性感集中训练和生殖器刺激训练等。针对性活动中阴道缺乏润滑等生理性反应的患者，可以结合雌激素或润滑剂等药物治疗。

第五节　性高潮障碍

一、概念

性高潮障碍（orgasmic dysfunction）指女性有正常性欲，但在性活动中受到足够强度和时间的刺激后，获得的性快感呈较低水平，很难达到性满足。

二、发病机制及病因

1．功能性因素

由精神因素造成的性功能障碍，如女性在整个童年、青春期和成年期受到抑制性行为教育；有被强奸等创伤性的性经历；夫妻间感情不和，缺乏交流；等等。

2．器质性因素

盆腔神经受损：如多发性硬化症、脊髓损伤或肿瘤、糖尿病性神经病等；阴道血液循环障碍：如腹主动脉瘤、血栓性梗阻、动脉炎、严重动脉硬化等；内分泌疾患：如Addison病、甲状腺功能异常、垂体功能减退、糖尿病等；妇科因素：如盆腔器官手术的影响、慢性阴道感染和先天性异常等；许多慢性疾病因影响性欲和亚健康状况而间接减弱性欲高潮反应。

三、临床表现

单纯性高潮障碍的女性多具有正常的性欲，多能在不同程度上或迟或早地对性刺激做出应有的反应，也能经历与享受爱抚的快感、阴道的润滑、生殖器的膨胀反应。

四、诊断

诊断主要靠病史询问，患者从未在有意识情况下通过任何手段体验过性高潮，称原发性性高潮障碍；如果既往有性高潮而目前无法达到性高潮，则为继发性性高潮障碍。

性高潮障碍可分为以下四级。

Ⅰ级：既往有性高潮史，但目前性高潮缺失。

Ⅱ级：在足够强度和有效时间的刺激下，女性性兴奋出现20分钟以上，仍难出现性高潮。

Ⅲ级：从未获得性高潮，或除性高潮障碍外，还同时合并性欲低下、性唤起障碍及性感缺失。

Ⅳ级：从未获得性高潮，并经多种治疗仍无改善。

五、治疗

1. 一般治疗

指导性伴侣双方学习性知识，增进双方间的交流，让男性了解女性阴蒂、G点等在性高潮中的作用，并学习能提高女性性反应的手法。

2. 性感集中训练

减少女性的心理焦虑，从语言交流过渡到非语言交流，在此基础上结合手法刺激敏感区，当女性在心理和生理上均准备好后再开始性交。

3. 器质性性高潮障碍的治疗

在上述精神心理治疗的基础上，根据病因治疗原发性疾病。

第六节　性交疼痛

一、概念

女性性交疼痛（female dyspareunia）是指持续存在或反复发生的与性交有关的外阴、阴道局部或下腹部轻重不等的疼痛或不适。

二、发病机制及病因

性交疼痛的原因是复杂多样的，缺乏性交经验、阴道及盆腔反复的炎症、过敏反应、生殖器官的生理性萎缩、子宫内膜异位，以及心理原因等均可导致性交疼痛，而且这些原因常交互存在，互相影响。

三、临床表现

性交疼痛可以出现在外阴或阴道浅部，也可以出现在盆腔深部，甚至波及腰腹部。疼痛不适可能在性交开始即出现，或者在性交后数小时出现，并伴随全身其他部位的疼痛等不适。

四、诊断

详细询问病史，如外伤手术史、月经史、婚育性交史，性交疼痛发生的部位、时间及性质，进行妇科检查了解疼痛部位及程度。

性交疼痛可分为以下四级。

Ⅰ级：性交时不适感或轻度疼痛。

Ⅱ级：性交时或抽动时阴道浅部疼痛。

Ⅲ级：性交时阴道深部疼痛或疼痛在性交结束后仍然持续存在。

Ⅳ级：性交疼痛严重乃至性交不能进行。

五、治疗

器质性因素造成的性交疼痛，应针对病因及病情采取相应的手术或药物治疗。阴道萎缩干涩的中老年妇女通过阴道用雌激素及润滑剂，可以起到理想的效果。在排除各种器质性因素，考虑是心理原因时，必须增进伴侣双方对性知识的认识。可采用性感集中训练，增加夫妻间的交流和感受；性交时辅助使用阴道润滑剂。另外重要的一点是医生要了解夫妻性生活方式，以及男方的性生活习惯动作，排除由男方因素导致的女性性交疼痛。一旦查明女性性交疼痛的诱发因素为男方所致，其治疗目标则为男方。

第七节　阴道痉挛

一、概念

阴道痉挛（vaginisumus）是指由于害怕阴道内插入阴茎或类似物而引起的阴道及会阴肌肉非自主性痉挛收缩。任何年龄的女性，从开始有性生活到老年均可能出现此情况，其程度比较悬殊，是一种常见的女性性功能障碍。

二、发病机制及病因

阴道痉挛的病因同性交疼痛一样，凡引起性交疼痛的原因都可能导致阴道痉挛。

1．器质性因素

处女膜坚韧、阴道狭窄、分娩后的阴道会阴损伤、子宫内膜异位，及阴道盆腔炎等可导致性交时疼痛不适感，使患者产生反应性痉挛。此外，更年期妇女由于雌激素下降产生的性器官萎缩和性欲下降也可导致性交出现阴道痉挛。一旦条件反射形成，即使局部器质性病变已治愈，但阴道痉挛已成为条件反射性的消极反应而继续存在。

2．精神心理因素

新婚女性对性生活缺乏正确认识，过度害怕和紧张，夫妻关系不和，厌恶性生活，对阴茎畏惧，怀疑自己阴道的容纳能力，遭受性暴力，外阴阴道创伤史等。将性交与疼痛联系在一起，导致再次性交时过度紧张，引发阴道痉挛。

三、临床表现

患者在将要性交的时候，出现阴道口及周围的股部肌肉发生痉挛性收缩，以致性交无法正常进行。严重者性器官尚未触及而只是伴侣身体靠近或出现有关亲昵举动，或者医生提示妇科检查等，都可能出现阴道痉挛发生，同时也可能合并脸色苍白、冒汗等惊恐症状。

有的阴道痉挛患者，其丈夫因为害怕妻子疼痛或因不能正常性交而感到焦虑不安，进而对性生活感到畏惧和困惑，最后可造成男方发生性功能障碍。

四、诊断

患者面临性交或妇科检查出现无法摆脱的恐惧，继而出现阴道痉挛。追查病史可能找到对性功能产生不良影响的社会心理因素。阴道痉挛的发生及其程度具有个体差异性，个别患者在耐心细致的说服下接受妇科检查时，医生可通过将手指轻轻纳入阴道 1 ~ 2 cm，即可感到阴道肌肉的非自主性痉挛或紧缩。

阴道痉挛按严重程度可分为以下四级。

Ⅰ级：仅会阴部肌肉和肛提肌群发生痉挛，或仅在特定情况下出现痉挛。

Ⅱ级：肌肉痉挛包括整个骨盆的肌群，或多种不同情况下均可发生痉挛。

Ⅲ级：性交过程中臀部肌肉也发生不随意痉挛，或痉挛发生频繁，性交难以进行。

Ⅳ级：性交开始前患者反应性双腿内收并极力后退躯体，甚至出现大喊大叫等惊恐反应。痉挛是原发性的，性交从未完成。

五、治疗

1. 器质性疾病

去除器质性因素，如切除坚韧的处女膜、治疗外阴及阴道炎症、切除外阴及阴道的瘢痕等。

2. 性心理治疗

采用脱敏疗法，使患者逐步耐受性交过程中的不适，从而克服恐惧心理。患者自行做骨盆肌肉松弛及绷紧练习，这样可主动收缩骨盆肌肉；而后进入相对松弛的状态，在阴道松弛状态下借助不同型号扩张器行渐进性阴道扩张疗法。

（陶　欣　黄晨玲子　罗　新　马晓年）

【本章思考题】

1. 理解下列名词概念：

①性欲；②性欲低下；③性厌恶；④性唤起障碍；⑤性高潮障碍；⑥阴道痉挛。

2. 阐述性欲低下的诊断、鉴别诊断以及治疗方法。

3. 如何鉴别原发性性厌恶和境遇性性厌恶？

4. 试述女性性厌恶的分类和分级。

5. 简述性交疼痛的常见病因。

【本章参考文献】

1. Bodenmann G, Ledermann T, Blattner D, et al. Associations among Everyday Stress, Critical Life Events, and Sexual Problems [J]. J Nerv Ment Dis, 2006, 194 (7): 494 - 501.

2. Levine S B. Reexploring the Concept of Sexual Desire [J]. J Sex Marital Ther, 2002, 28 (1): 39 - 51.

3. Reece R. Causes and Treatments of Sexual Desire Discrepancies in Male Couples [J]. J Homosex, 1987, 14 (1 - 2): 157 - 172.

4. Ozdemir H, Rezaki M. Klüver-Bucy-Like Syndrome and Frontal Symptoms Following Cerebrovascular Disease [J]. Turk Psikiyatri Derg, 2007, 18 (2): 184 - 188.

5. Pontone G, Williams J R, Bassett S S, et al. Clinical Features Associated with Impulse Control Disorders in Parkinson Disease [J]. Neurology, 2006, 67 (7): 1 258 - 1 261.

6. Lopez-Meza E, Corona-Vazquez T, Ruano-Calderon L A, et al. Severe Impulsiveness as the Primary Manifestation of Multiple Sclerosis in a Young Female [J]. Psychiatry Clin Neurosci, 2005, 59 (6): 739 - 742.

7. Arnulf I, Zeitzer J M, File J, et al. Kleine-Levin Syndrome: A Systematic Review of 186 Cases in the Literature [J]. Brain, 2005, 128 (12): 2 763 - 2 776.

8. Jha S, Patel R. Kluver-Bucy Syndrome—An Experience with Six Cases [J]. Neurol India, 2004, 52 (3): 369 - 371.

9. Schmidt J G, Schneider W N. Pharmacologic Treatment of Cognitive Deficits and Hypersexuality due to "shaken-baby syndrome" [J]. Neurorehabil Neural Repair, 2000, 14 (2): 155 - 158.

10. 郭应禄，胡礼泉. 男科学 [M]. 北京：人民卫生出版社，2004.

11. 马晓年. 现代性医学 [M]. 2 版. 北京：人民军医出版社，2004.

12. 中华医学会精神科学会，南京医科大学脑科医院. 中国精神疾病分类方案与诊断标准（CCMD - 2 - R）[M]. 南京：东南大学出版社，1995.

13. Berkow, Robert M D. 默克诊疗手册 [M]. 2 版. 薛纯良，译. 北京：人民卫生出版社，1997.

14. 埃理斯. 幸福密码 [M]. 杨东雄，编译. 喀什：喀什维吾尔文出版社，2004.

15. 陈学明. 爱情、爱欲与性欲 [J]. 江苏行政学院学报，2004 (6): 10 - 16.

16. 刘继红，熊承良. 性功能障碍学 [M]. 北京：中国医药科技出版社，2004.

第十三章 躯体疾病与男性性功能障碍

男性性功能包括性欲、阴茎勃起、性交、性高潮和射精等方面，任何一方面出现异常均可表现为男性性功能障碍（Male Sexual Dysfunction，MSD）。

男性的很多躯体疾病与MSD密切相关，血管因素、神经因素、内分泌因素、心理因素等都可以导致MSD。而且随着年龄的增长，人体各个器官系统功能逐渐衰退，内外科疾病逐渐增多，MSD的发病率也越来越高。本章主要概括躯体疾病与男性性功能障碍的关系。

第一节 内科疾病与性功能障碍

与MSD关系密切的常见内科疾病有心血管疾病、糖尿病、肝肾疾病、帕金森病、阻塞性睡眠呼吸暂停、泌尿生殖系统疾病等。在这些患者中，MSD可作为其中的一个临床表现，有时也可作为唯一的临床表现出现。MSD的治疗首先应着眼基础疾病治疗，大多数患者在原发疾病得到控制后，MSD也能有不同程度的恢复。

一、病因及发病机制

（一）心血管疾病（cardiovascular disease）

心血管疾病与MSD的关系较为肯定，尤其是勃起功能障碍（Erectile Dysfunction，ED）。心血管疾病本身的危险因子如年龄、高血脂、吸烟等也是ED的危险因子。一般认为，心脏病患者发生ED的患病率约为40%，而高血压患者的ED患病率为15%。经治疗的高血压患者发生ED的可能性增大，有报道高血压治疗组、未治疗组和对照组的发病率分别为24.8%、17.1%和6.9%，考虑与降压药物有关。

1. 心脏疾病

心脏疾病的临床症状有：胸痛、胸闷、呼吸困难、端坐呼吸、运动相关性呼吸困难、疲乏、心悸、头晕与晕厥等。从临床症状反映了心脏疾病的病理变化主要是心肌缺血、左心衰竭、肺部水肿导致肺部气体交换障碍而出现呼吸困难、心输出量减少等。心脏病患者在性交活动中由于极度兴奋，心肌耗氧量骤然增加，心脏负担加重，容易诱发心脏疾病发作，甚至引发猝死。心脏病根据心脏代偿能力对包括性交在内的体力活动产生不同程度上的影响，除了动脉硬化引起的高血压之外，一般对MSD各环节并不产生直接的影响。

2. 血管疾病

血管疾病包括动脉和静脉疾病。动脉硬化是最常见的血管疾病，在西方发达国家，半数左右死亡病例是由于动脉硬化致死，我国尸检统计，在40～49岁的人群中，冠状动脉和主动脉硬化病变的检出率分别为58%和88%。动脉硬化过程中，纤维性改变导致血管壁增厚、变硬和弹性丧失、血管管径狭窄、血流中断和组织坏死。当动脉硬化波及阴茎时产生海绵体动脉血灌注不足、海绵窦压力降低、阴茎勃起障碍或者勃起不坚挺。除了动脉硬化之外，其他影响阴茎动脉血流量的血管疾病都可能导致ED，如动脉瘤、血栓形成、动脉炎等。

静脉性ED是指阴茎海绵体的静脉系统发生异常，使勃起过程中静脉阻塞机制障碍，大量血液从静脉漏走，使海绵体压达不到80 mmHg，从而使阴茎勃起不坚或勃起时间短暂。静脉壁发育不良、继发性静脉侧支循环形成等可导致静脉闭合功能不全，当阴茎的静脉系统发生此类病理变化时可产生静脉性ED。

3. 心血管疾病的心理障碍因素

心血管疾病后伴发的各种心理障碍，可称此为身心障碍。有人调查发现，大多数心肌梗死患者存在一定程度的心理障碍，主要表现为焦虑、恐惧、紧张、抑郁等症状。躯体化障碍表现有心悸、胸痛、胸闷、气急、眩晕、性功能障碍等。

4. 抗高血压药物对性功能的影响（如表13－1所示）

表13－1　各种抗高血压药物对性功能的影响

药物	勃起障碍	性欲下降	射精障碍	男性乳腺发育	持续勃起症
噻嗪类	有	有	有	无	无
螺内酯类	有	有	无	有	无
β－受体阻断剂	有	有	无	有	无
中枢抗肾上腺素能药物	有	有	有	有	无
外周抗肾上腺素能药物	有	无	有	无	有
直接扩张血管药	有	无	无	无	有
血管紧张素转化酶抑制剂	无	无	无	无	无
钙离子拮抗剂	无	无	无	有	无

（二）糖尿病（Diabetes Mellitus，DM）

国外资料表明，在男性糖尿病患者的一生中，1/3～2/3的患者出现勃起功能障碍，与同龄人相比，高2～5倍，这种情况与糖尿病性视网膜病或糖尿病性肾病的发病率相比，糖尿病性ED是糖尿病更为常见的并发症之一，而且1型糖尿病与2型糖尿病之间没有明显的差异。糖尿病又是器质性ED的最常见致病因素，约占器质性ED的40%。糖尿病导致ED的发病机制主要是损害阴茎海绵体的神经血管，以及影响内分泌的正常协调作用。

1. 神经系统的改变

糖尿病性神经病变的发病率高，与糖尿病性视网膜病和肾脏病变一起被称为糖尿病的三大并发症。国外有关糖尿病性神经病变流行病学调查文献颇多，但报道结果差异较大，且多数文献所统计的病例仅限于住院患者，而对一般人群的调查很少。国内上海地区（1980 年）在 10 万人口中新发现的糖尿病 150 例，检出有神经病变者占 90%，以周围神经居多（90.07%），其次为自主神经病变（62.9%）。感觉和自主神经在阴茎的勃起过程中发挥着重要作用。

2. 血管系统的改变

糖尿病患者比正常人更易产生动脉粥样硬化等大血管病变及毛细血管基底膜增厚的微血管病变。阴茎勃起需要足够的动脉供血量，当支配阴茎的大血管中 50% 出现粥样硬化时，就会出现勃起障碍。有学者认为糖尿病性 ED 血管因素约占 70%，其早期是阴茎小动脉硬化样改变。通过阴茎海绵体的血管造影可显示海绵体动脉分布区有明显硬化的终末血管，阴茎海绵体动脉的 Doppler 血流测定结果表明，约 60% 的糖尿病男性患者的阴茎小动脉扩张反应受限。

阴茎静脉关闭功能障碍（静脉漏）是指阴茎海绵体动脉充血时其静脉瓣不能关闭或关闭不全，导致海绵体内压力不足引起 ED。国内有学者报道糖尿病性 ED 患者静脉漏的发生率为 4%，国外有报道为 2%。

3. 阴茎海绵体平滑肌的改变

阴茎海绵体平滑肌的病理学研究指出，糖尿病男性患者的阴茎海绵体平滑肌可有其内在异常，结果使海绵体平滑肌松弛机制受损，这就直接影响勃起早期发生的血流动力学改变，成为干扰完全性勃起机制的重要环节。平滑肌损害可能是血管性 ED 与神经性 ED 形成的关键因素。

4. 精神因素

糖尿病患者的性功能障碍除有明显的器质性因素参与外，精神作用机制也是一个不容忽视的因素。糖尿病本身是一种慢性的疾病，对患者可以引发各种不良的心理反应。精神紧张、焦虑、抑郁等使性功能障碍进一步恶化。有些患者起初只有勃起方面的困难，继而性欲也受到影响。

（三）慢性肾功能衰竭（chronic renal failure）

据报道，1/2 的男性在患慢性肾功能衰竭后出现性功能障碍，表现性欲降低、性交频率减少、性高潮缺乏等。尿毒症（uraemia）特别容易造成性欲丧失和勃起障碍，而透析常不能减轻这些变化。事实上，1/3 的男性患者在尿毒症得到控制后，性功能障碍并不能得到改善。这可能与睾酮水平降低有关，但是对此也有不同看法。

慢性肾功能衰竭导致性功能障碍的机制涉及许多病理生理过程，包括高催乳素血症、性腺功能低下症，继发于循环毒素所致的平滑肌功能障碍，神经病变和动脉硬化。另外，导致肾功能衰竭的疾病如糖尿病、肾功能衰竭并发症（如高血压）的治疗药物，也可能促进 ED 的发生。

1. 器质性因素

在男性肾衰患者，血睾酮降低而黄体生成素和卵泡刺激素水平则明显升高，患者睾丸萎缩、精子生成功能严重障碍。将血液透析患者与肾移植的男性患者进行对比发现，长期透析并不能反转上述血中激素水平的变化。有证据表明，尿毒症可影响睾丸间质细胞功能，减少睾酮产生。慢性尿毒症患者血泌乳素水平持续增高，而且不能被血液透析所矫正。泌乳素可能通过其中枢作用或影响睾酮的合成转化和利用，导致性唤起障碍、性欲望降低。也有研究发现，患者血锌水平降低，进而影响睾酮产生。

2. 精神因素

慢性肾功能衰竭患者与其他慢性疾病的患者一样，常伴有抑郁、焦虑、自信心降低等心理改变。他们认为自己在社会和家庭中的角色发生变化。假如配偶对患者采取消极态度，对患者缺乏关爱，势必增加患者的心理负担，导致性功能障碍进程更快。即使对患者进行透析或肾移植治疗，在解决了器质性方面的问题后，患者的精神因素仍可持续存在。因此，器质性因素和精神性因素的相互作用与终末期肾衰的性问题密切相关。

（四）肝脏疾病

慢性肝炎（chronic hepatitis）、肝硬化（hepatic cirrhosis）导致男性性腺功能低下、性功能障碍已被临床证实，表现为性欲减退、勃起障碍、不射精、女性化等。肝脏是多种激素代谢的重要场所。肝脏疾病影响性功能的机制尚不完全了解，目前普遍认为肝脏疾病，特别是肝硬化时的内环境改变可以影响睾酮的合成、雌激素的分解，这是造成患者性功能障碍的主要原因。

1. 睾酮生成降低

肝脏疾病患者睾丸合成睾酮的机能障碍是由于雄烯二酮不能在 17 – β 羟化酶作用下转化为睾酮；患者血浆雌二醇（E_2）含量增高，反馈性抑制垂体促性腺激素的合成，引起睾丸间质细胞分泌雄激素减少；酒精性肝硬化患者的睾丸萎缩，睾丸合成睾酮发生障碍。

2. 雌二醇（E_2）分解降低

肝脏疾病时肝脏对 E_2 分解降低，致使血浆 E_2 相对增高。加之门脉高压时，门脉循环短路，E_2 绕过肝脏处理而直接进入血液循环。睾酮转化为雌激素增加。

3. 催乳素（PRL）增高

肝硬化患者的下丘脑—垂体—性腺轴功能紊乱，高水平的 E_2 刺激垂体 PRL 分泌增加。

4. 肝脏疾病影响性功能的心理因素

据报道肝脏疾病患者担心性生活加重病情者占 84.04%，因此拒绝性生活的占 9.57%；担心乙肝传染配偶的占 61.70%，因此拒绝性生活的占 8.51%；担心不能完成性生活过程占的 10.64%；担心不能满足夫妻一方要求的占 5.32%。

5. 肝脏疾病本身因素

肝脏疾病本身原因引起性功能障碍的有：腹胀、食欲下降、机体衰竭、精神不振等。

（五）脑卒中（cerebral apoplexy）

脑卒中，又称急性脑血管病（acute cerebrovascular disease）、中风（apoplexy）。脑卒中包括：短暂性脑缺血发作、脑血栓形成、脑栓塞、高血压脑病、脑出血和蛛网膜下腔出血等。我国脑卒中发病率为 120 ~ 180/10 万，遗留后遗症患者的性功能或多或少受到限制，其发生机制有如下几方面。

1. 脑卒中后情感障碍

脑卒中后患者可出现情感障碍，如抑郁、焦虑、躁狂状态。大致上认为脑卒中后情感障碍的发病机制有生物学因素和社会心理学因素。有研究发现脑损伤严重程度和生活能力低下程度与情感障碍的程度呈正相关。有资料表明：性欲改变与脑血管意外的发生部位有关。右侧半身麻痹比左侧半身麻痹更多地影响性欲，这可能是由于脑血管意外损害了左侧的大脑优势半球，因而性欲降低更明显。

2. 神经机能障碍

脑卒中导致患者运动功能受损，患者不能轻易或完全不能移动身体的某些部分，语言交流困难、失语，大小便失禁等。患者也可能有感觉损害，认知能力受损，从而直接影响性器官功能。患者对性或性活动失去兴趣和能力，即性欲降低、勃起功能障碍、射精功能障碍等。

3. 伴发疾病

不少脑卒中患者合并有冠心病、糖尿病、高血压等，长期慢性疾病缠身，让患者精神不振、心理负担大，心身处于非健康状态，性欲和性反应明显受到抑制。

4. 药物因素

抗高血压药物、精神药物可能影响患者的性反应能力。

5. 精神因素

患者及其配偶担心脑卒中复发，或者认为性活动是有害的，这些精神因素可导致性功能失调或者有意地转向其他非性活动。

（六）帕金森病（Parkinson's disease）

帕金森病又叫震颤麻痹，是一种常见于中老年人的黑质—黑质—纹状体通路变性所致的锥体外系疾病，其病理变化的主要特点是黑质变性，黑质中细胞减少，产生的神经递质多巴胺减少，基底节区神经功能失调。帕金森病患者性功能障碍与该病的运动功能障碍和非运动功能障碍密切相关。运动功能障碍，如静止性震颤、运动迟缓、肌张力增高及姿势平衡障碍等。非运动功能障碍，包括：①认知功能障碍（cognitive impairment），如遗忘、语言障碍、注意力不集中、痴呆等；②精神障碍（psychiatric disturbance），如视幻觉、谵妄、妄想、偏执、欣快、攻击行为、退缩、缄默、抑郁、焦虑、惊恐发作、激惹等；③睡眠障碍（sleep disorder），如失眠、睡眠破碎、快动眼睡眠行为障碍、白天过度嗜睡、突发睡眠等；④自主神经功能障碍（autonomic dysfunction），如胃肠道症状、直立性低血压、皮脂溢、多汗、膀胱功能障碍、性功能障碍（勃起困难、早泄、难以达到高潮、性欲减退、对性生活不满意）；⑤感觉障碍（sensory disorder），如僵直肢体的疼痛、深部内脏痛、口腔痛、生殖器痛、麻刺感、紧缩感、烧灼感等。

有报道称男性帕金森病患者中60.4%存在ED，与同龄正常对照组（37.5%）相比明显增高。ED除了与帕金森病有关之外，原发疾病如高血压、糖尿病、精神疾病等所服用的药物、患者配偶的态度均有不可忽略的影响。

（七）睡眠呼吸暂停综合征（Sleep Apnea Syndrome，SAS）

睡眠呼吸暂停综合征，又称睡眠呼吸暂停低通气综合征，是指每晚7小时睡眠过程中呼吸暂停反复发作30次以上，或者睡眠呼吸暂停低通气指数（AHI）≥5次/小时，并伴有嗜睡等临床症状。呼吸暂停是指睡眠过程中口、鼻呼吸气流完全停止10秒以上；低通气是指睡眠过程中呼吸气流强度（幅度）较基础水平降低50%以上，并伴有血氧饱和度较基础水平下降≥4%。

睡眠呼吸暂停综合征又分为阻塞性睡眠呼吸暂停（Obstructive Sleep Apnea，OSA）、中枢性睡眠呼吸暂停（Central Sleep Apnea，CSA）和混合型睡眠呼吸暂停（Mixed Sleep Apnea，MSA）。OSA患者常伴有ED或其他性相关问题。有研究表明，33 %的OSA患者有ED和性欲减退的表现。另有研究，在1 025名有勃起障碍的OSA患者中，AHI ≥5的占43.18 %，AHI ≥10的占27.19 %，AHI ≥15的占19.16 %，进一步证实OSA与ED密切相关。

阻塞性睡眠呼吸暂停与勃起功能障碍可能相关的机制如下：

1. 神经机制

OSA患者交感神经活性增高，其活性增高源于体内的去甲肾上腺素水平升高，可能抑制了正常的夜间勃起的生理机制。另外，部分有勃起障碍的OSA患者存在骶神经功能异常、外周神经系统存在轴突和髓鞘的损害等。

2. 体液机制

睡眠呼吸暂停综合征可引起多器官系统损害，对心血管系统尤甚，包括高血压、心律失常、心肌梗死、血脂水平、血流变异常、血细胞聚集性明显升高、血小板活性增加等，导致血管内皮增厚，加重了局部末梢血液循环障碍，进一步诱发微小动脉粥样硬化，加重了缺血。

此外，OSA患者的血黄体生成素、睾酮水平较低。经悬雍垂腭咽成形术症状缓解的患者，其体内睾酮的水平也相应升高，推测睾酮水平可能与睡眠缺氧的程度有关。

3. 内皮细胞－NO机制

OSA患者由于高血压、动脉粥样硬化，血管内皮细胞功能大大受损，导致患者持续性的低氧，OSA患者夜间连续4～5小时呼吸暂停可使血压和内皮素水平显著上升。血管内皮细胞受损影响一氧化氮（NO）的产生，而NO是一种重要的舒血管递质，OSA患者血NO水平的下降（清晨尤为显著），可能是导致ED的原因。

（八）泌尿生殖系统疾病

男性泌尿系统感染除出现下尿路刺激症状外，还可出现性欲减退、ED、早泄等情况，临床上比较常见的是前列腺炎。前列腺炎的炎症细胞可累及前列腺管及其周围的间质组织，当炎症累及精阜时，可导致射精过快和疼痛，使患者有性交恐惧感。前列腺炎本身的症状、不适和外观（尿道口“滴白”）等，可反射性地引起大脑皮质功能的紊乱，使患者出现ED、不射精、焦虑、失眠等症状。前列腺的炎症也可以调节促甲状腺释放激素、促肾上腺皮质激素、松弛素、内啡肽、泌乳素等多种激素分泌，从而影响性功能。另外，前列腺炎患者长期因会阴部不适、睾丸痛或阴茎不适等症状，焦虑不安，心理压力大，也是导致性功能障碍的原因之一。

男性生殖系统结核是一种特异性感染，主要有附睾结核、输精管结核、前列腺结核等，临床表现可能是逆行射精、血精、梗阻性无精子症等。

前列腺良性增生（Benign Prostate Hyperplasia，BPH）及前列腺癌是老年男性常见的疾病，临床上主要表现为下尿路症状（Lower Urinary Tract Symptoms，LUTS），包括尿频、尿急、尿线细、排尿等待、夜尿增多、排尿中断、排尿后滴沥、急迫性尿失禁、尿潴留等症状。有文献报道 90% 以上伴 LUTS 的 BPH 患者出现勃起功能障碍，中重度 LUTS 人群中 ED 发病率为 93.2%，而轻度 LUTS 人群中 ED 发病率为 71.8%。

除了心理因素、内分泌变化、血管和神经病变外，良性前列腺增生症及前列腺癌伴下尿路症状是引起 ED 的原因及病理生理基础。支配膀胱和前列腺的交感神经及副交感神经与控制阴茎勃起的海绵体神经均来自盆神经丛，前列腺疾病患者常存在着全身或局部交感神经兴奋性增高的表现，由于神经的同源性，控制勃起和射精的交感神经兴奋性也增高，则会导致勃起困难和射精过快。

（九）可能导致阴茎异常勃起的疾病

阴茎异常勃起是指在非性刺激条件下引起的阴茎持续勃起，或性高潮后也不疲软，这种状态持续时间超过 4 小时。病因分类可分为高流量阴茎异常勃起（又称非缺血性，动脉性异常勃起）和低流量阴茎异常勃起（又称缺血性，静脉性异常勃起）两类。较常见的病因如下：

1. 阴茎海绵体内注射或口服药物

阴茎海绵体内注射血管活性药物可导致阴茎异常勃起，主要是由于药物过量或对药物过度敏感的患者平滑肌不能恢复收缩能力。常见的引起阴茎异常勃起的口服药物有抗抑郁药（如曲唑酮等）、酚噻嗪类精神抑制药（氯丙嗪等）、抗高血压药物（如肼苯哒嗪、胍乙啶）。

2. 恶性肿瘤

肿瘤细胞导致静脉回流受阻、神经浸润、海绵窦受侵犯等可引起瘀滞及血栓形成。转移至阴茎并引起异常勃起的肿瘤有白血病、前列腺癌、肾癌及黑色素瘤。

3. 镰状细胞贫血

镰状细胞贫血患者常发生阴茎异常勃起，主要是由于镰状红细胞引起阴茎静脉回流障碍。

4. 神经性因素

椎管狭窄、脊髓损伤及椎间盘突出的患者容易发生阴茎异常勃起。

5. 会阴部或生殖器创伤

会阴部或生殖器创伤致血栓或阴茎根部严重出血、组织水肿，使阴茎静脉回流受阻，引起异常勃起（低流型）。

二、临床表现

躯体疾病出现 MSD 的主要表现包括性欲异常、阴茎勃起功能障碍、阴茎异常勃起、射精障碍等环节。性欲是维持性活动的最基本条件，大多数躯体疾病都或多或少地抑制性欲，从而影响整个性活动过程。

MSD 作为躯体疾病的症状，它的临床表现有一定的特殊性。其一是时间上的特殊性，如早期和轻度心血管疾病可能在原发病症状出现之前就有勃起功能障碍表现，糖尿病其他症状出现之前可能表现为勃起功能障碍或者逆行射精；而脑卒中是在恢复期或者病情稳定之后 MSD 问题才浮现出来，并不是脑卒中早期没有 MSD 问题而是患者和配偶无暇顾及。其二是 MSD 是唯一与患者配偶休戚相关的疾病，配偶的态度和行为可以直接影响 MSD 的表现。

三、诊断和鉴别诊断

有关 MSD 的诊断和鉴别诊断已经在其他章节介绍，这里不做赘述。对躯体疾病患者的性问题评价应着重以下几点：①性功能障碍史及性问题类型；②躯体疾病是否得到良好控制；③性功能障碍是否是躯体疾病的合并症；④患者用药的情况，尤其是对性功能影响的药物；⑤患者对疾病以及自身性问题的精神反应，与配偶的关系以及配偶对性问题的态度；⑥有无造成性功能障碍的神经血管病变的证据。对以上问题的详细调查，可以对患者性功能障碍的情况及主要原因有一个全面概略的估计。

四、治疗

（一）心血管疾病

1. 心血管疾病与性活动

尽管心血管疾病患者的剧烈活动受到限制，但多数患者对性活动的关注依然存在。因此评估这些患者性活动危险性大小，为他们提供更客观准确的性咨询具有重要意义。心血管危险性可分为低、中、高三类标准。对于轻危的患者，可以直接进行 MSD 治疗，对于高危患者，先行心血管疾病治疗，待心功能稳定后再行 MSD 治疗的可行性评估。一项研究证实，心梗后患者进行规律运动训练可使性活动时的最高心率降低，提示心梗后患者在心脏功能可承受的范围内进行适量运动可以减小体力活动时心脏的反应程度，增加运动耐量，从而减少再次发作急性心脏事件的危险性。值得注意的是性活动作为急性冠脉事件的触发因素之一，可能诱发有黄色斑块的患者发生急性冠脉综合征的风险；尽管性活动后心梗的相对危险度增加不大，但是过度的情绪变化、体力负荷、精神压力等可明显增加性活动所触发心梗的总体频率。近年来国内外对老年人性问题的研究取得了一定进展，认为老年人有规律的性生活有利于维持正常血液循环，有益于身心健康和减缓心血管病的发生。

2. 心血管疾病 ED 治疗

目前治疗心血管疾病 ED 的最有效药物是 5 型磷酸二酯酶（PDE－5）抑制剂，包括西地那非、伐地那非和他达拉非。研究表明，心血管疾病患者用 PDE－5 抑制剂和安慰剂比较，并不增加心梗或严重的心血管事件。此类药物具有中度血管舒张作用，在一般情况下对全身血压影响较小，但与硝酸酯类药物合用可产生协同作用导致明显的血压下降。因此应用硝酸酯类药物者禁用 PDE－5 抑制剂。

（二）糖尿病

对于糖尿病早期出现的性问题，通过良好的代谢控制及精神心理咨询，常可以得到妥善解决。这些患者可能经历了代谢紊乱引起的可逆性神经损害。如其神经损害较为严重，则治疗效果相对较差。然而，无论是否有器质性损害、损害的程度轻重，给予患者精神上的支持及心理辅导都有益于患者性能力的改善。如果夜间阴茎勃起试验提示器质性损害，可以进一步检查血管病变的情况，如眼底检查，必要时直接行阴茎血管造影检查。另一方面，可通过神经传导速度测定、膀胱内压检查并询问患者有无手足皮肤感觉异常、腹泻、便秘、尿潴留、尿失禁等症状，对神经病变做出诊断，并给予相应的治疗。

大剂量 PDE－5 抑制剂对糖尿病性 ED 患者治疗有效。如果治疗无效，而患者及其配偶坚持保留性交能力的，可以推荐阴茎假体植入手术。

（三）慢性肾功能衰竭

1. 药物治疗

PDE－5 抑制剂对慢性肾功能衰竭 ED 患者治疗有效。慢性肾功能衰竭患者往往存在性欲低下、勃起障碍、射精障碍等表现，性激素的睾酮降低、催乳素升高是导致性生活质量低下的重要原因之一。除对慢性肾功能衰竭患者进行积极有效的治疗以减轻疾病本身对性功能的有害作用外，对于血睾酮低下和缺锌的患者，可试用睾酮替代治疗。但长期睾酮补充治疗需进一步评估其有效性和安全性。

2. 肾移植

肾移植术对男性性功能有一定影响。肾移植后无论是患者的性欲状况、性交频率还是阴茎的勃起情况，均较肾移植前明显改善，说明肾移植从根本上提高了尿毒症患者的性能力。

3. 精神心理治疗

怀疑有精神因素的患者，应仔细询问并及时发现，以便给予必要的咨询和心理治疗。为了消除患者的消极情绪，对配偶的指导也是必要的。在透析治疗前，对配偶的精神状况予以调查和评价，是鉴定这些因素是否存在的方法之一。对于那些明显抑郁的患者，可给予抗抑郁治疗。如果患者肾移植后，性功能仍无改善，心理治疗以及性治疗则更为重要。性欲减低可能需要夫妇同时参与咨询。可以鼓励患者进行性游戏，配偶的积极参与也很有帮助，以调动和提高配偶双方性兴趣。鼓励患者在病情减轻的时候，如透析完后尝试性活动。

（四）肝脏疾病

肝脏疾病常导致性腺功能低下，80%～90%的肝硬化患者出现勃起功能障碍。治疗方法有以下几方面。

（1）针对原发疾病治疗。护肝、降酶、退黄、抗感染、止血、支持疗法等。

（2）心理干预。对患者及配偶实行心理上干预，解除患者及配偶的心理负担，对抑郁症状患者给予抗抑郁药治疗。

（3）中药治疗。应用中药治疗，改善肝脏的微循环，促进组织的修复和再生，使肝脏的廓清能力增高，从而降低血浆催乳素、雌二醇水平，延缓性腺功能损害和女性化倾向。

（4）PDE－5 抑制剂治疗。由于肝功能不全者西地那非清除率降低，建议这类患者的西地那非起始剂量以 25 mg 为宜，且须慎用。

（五）脑卒中

脑卒中患者的性问题直接影响他们的生活质量。对有性需求而得不到满足的患者，医务人员应该给予指导或治疗。

1. 对患者的教育及辅导

有些患者一方面有性的要求，另一方面又担心性生活对身体产生副作用，或担心脑卒中再发，所以即使有性欲，由于惧怕心理而极力回避性生活，使心身受到新的伤害。

2. 说服配偶的配合

由于患者行动不方便，加之有些配偶本身绝经后性欲减退，因此对丈夫的性要求不予配合，由此产生家庭纠纷。

3. 心理障碍的防治

资料显示患者较普遍出现性格改变，如沉默、暴躁、易激动、孤独感、恐惧、精神紧张等，其发生率显著高于对照组。因此，治疗脑卒中的生物病因时，还应注意调整患者情绪，鼓励患者积极参加有益的社会活动，利于早日康复。

4. 性功能的康复治疗

针对患者勃起困难和射精困难，除了相关药物治疗之外，物理康复治疗有一定的疗效，如针灸、电动按摩、生殖器的真空吸引等。

（六）帕金森病

抗帕金森病的部分药物能增加患者性功能。如左旋多巴（levodopa）可透过血脑脊液屏障，在黑质细胞内脱羧后转化为多巴胺而产生效应。左旋多巴及溴隐亭有协同作用，两者可抑制催乳素（PRL）的分泌，黄体生成素（LH）随左旋多巴产生的多巴胺的增加而增加，据称30%的帕金森病患者服用左旋多巴后其性兴趣和性行为改善。

（七）阻塞性睡眠呼吸暂停

OSA男性患者夜间低氧血症影响了阴茎的夜间勃起，并导致海绵体平滑肌细胞和细胞外基质发生病理改变和性激素分泌异常。对OSA患者进行氧疗治疗在一定程度上可以改善勃起功能障碍情况。经鼻持续气道正压通气（Nasal Continuous Positive Airway Pressure，NCPAP）能供给口咽部一个正压，维持上气道开放，对OSA有很好疗效。有研究表明，OSA合并性功能障碍的患者进行NCPAP治疗后，约33%患者性功能障碍情况得到明显改善。对有低氧血症合并勃起功能障碍的OSA患者进行长期氧疗试验发现治疗组低氧血症得到改善，血睾酮水平增加，性功能得到较好恢复，有效率达42%。

此外，OSA患者多合并高血压、糖尿病、肥胖等容易引起ED的疾病，对这些疾病的同时治疗对改善性功能有帮助。

（八）泌尿生殖系统疾病

男性泌尿生殖系统疾病的治疗包括对因治疗和对症治疗。对于泌尿生殖系统感染患者，予以适当的抗感染或抗结核治疗后，大多数患者症状都有明显好转。此外，对于慢性前列腺炎患者，也要注意心理因素的治疗。有报道对慢性前列腺炎合并性功能障碍的患者予以心理治疗和性感集中训练等相应治疗，治愈率为33.7%，好转率为33.4%，总有效率为67.1%。

良性前列腺增生患者最常用的药物是α受体阻滞剂和5α-还原酶抑制剂。α受体阻滞剂可以通过舒张尿道括约肌，较快改善患者的排尿症状，从而改善患者的性功能，但该类药物不能缩小前列腺体积，停药后症状很快复发。5α-还原酶抑制剂可以缓慢缩小前列腺体积，起到改善排尿功能的作用，但有部分患者会出现勃起功能障碍。

良性前列腺增生及前列腺癌手术治疗对性功能的影响详见本章第二节。

除了等待观察、前列腺根治性切除术之外，前列腺癌的治疗还包括外照射放疗、近距离放疗、雄激素剥除治疗。体外照射放疗和近距离放疗对 ED 的影响是潜在而渐进的，可导致阴茎动脉的微动脉发生动脉内膜炎，加速动脉粥样硬化、加速海绵体纤维化。雄激素剥除治疗可导致性欲低下、ED、延迟射精、不射精、性快感缺失。

PDE－5 抑制剂对前列腺癌放疗的 ED 患者治疗有效，但对雄激素剥除治疗的 ED 患者疗效不佳。

（九）可能导致阴茎异常勃起的疾病

对引起阴茎异常勃起的病因进行正确的诊断和有针对性的治疗能取得满意疗效。

第二节　外科疾病与性功能障碍

一、外科术后医源性性功能障碍

外科术后导致 MSD 现象并不少见，主要有手术损伤性兴奋中枢、外周勃起和射精神经、阴茎勃起血管几方面，导致患者术后出现不同程度的性欲异常、勃起困难或射精障碍等。根据手术损伤部位，可分为以下几种。

（一）颅脑手术

1. 杏仁核毁损术

杏仁核为位于大脑颞叶背内侧的一个灰质核团，与皮层、下丘脑网状结构及扣带回、海马等有广泛的联系，与情绪及行为活动有关。杏仁核毁损术用于治疗伴攻击行为的癫痫和精神疾病，手术终止患者的攻击行为有效率为76%。并发症有记忆障碍、行走不稳、嗅觉减退、性欲亢进及同性恋倾向等。

2. 伏隔核毁损术

伏隔核位于基底核与边缘系统交界处，隔区的外下方，尾壳核的内下方，前方与嗅前核相连，后续终纹床核，腹侧为腹侧苍白球和嗅结节。伏隔核为中脑边缘系统多巴胺通路的核心结构。伏隔核毁损术用于顽固性强迫症的治疗和手术戒毒。对继发性欲低下的吸毒患者该手术或能改善性功能。

3. 颅内手术

大脑边缘系统的三个部分对阴茎勃起有重要作用：海马对透明隔、前丘脑和下丘脑的投射区，边缘系统环路和额叶皮质，特别是眶回内侧以及它和丘脑的连接部分。颅内肿瘤和颅内血管病变的手术可能损伤这些高级性中枢神经，造成性功能障碍。颅脑手术导致的性功能障碍可能是由于颅脑手术后神经内分泌学以及精神病学上病理改变所产生的。

（二）脊髓手术

在胸、腰、骶髓内有低级勃起中枢和射精中枢，任何损伤上述性中枢的外科手术必然导致性功能的障碍。腰椎融合术、退变性腰椎管狭窄症的手术、腰椎间盘突出症的手术、脊髓肿瘤手术都可能存在影响性功能的并发症，其原因有手术中的神经根损伤、马尾神经损伤、术后硬膜外血肿、有菌或无菌炎症、神经根粘连等。有人统计骶上脊髓手术可导致 ED 的发生率为 5% ~8%；骶部及其以下的手术，ED 发生率为 60% ~80%。

（三）盆腔手术

盆腔手术视野小，手术可操作范围深而窄，容易损伤神经。盆腔自主神经受损伤，会出现各种性功能障碍。交感神经损伤会导致射精障碍，副交感神经损伤则会直接导致勃起功能障碍。损伤盆腔神经与以下手术有关：根治性全膀胱切除术、根治性前列腺切除术、腹会阴联合径路直肠切除术、经腹直肠切除术、经耻骨尿道吻合术、经尿道前列腺电切术（TURP）及其他前列腺摘除术、膀胱颈切开术等。一般来说，只有损伤双侧的盆腔副交感神经，才会出现 ED；一侧神经损伤，仍可维持其正常勃起功能。神经若完全离断，可导致永久性 ED；若只是神经撕脱或被钳夹，则导致暂时性 ED。传统的直肠癌根治术后 25% ~100% 男性患者发生完全或部分 ED，19% ~59% 患者丧失射精功能。有报道显示，手术时患者年龄越大，性功能障碍发生率越高。

（四）前列腺手术

各类前列腺手术在解决患者尿频、尿急、排尿困难、尿潴留等症状的同时，医生应该预告手术可能造成患者性功能障碍的负面影响。

良性前列腺增生的手术主要包括开放性手术（耻骨上经膀胱前列腺摘除术、耻骨后前列腺摘除术、经会阴前列腺摘除术等）和经尿道的微创手术（经尿道前列腺切除术、经尿道前列腺汽化术等）。前列腺癌的手术主要是根治性前列腺切除术。

途经前列腺的海绵体神经距前列腺包膜仅数毫米，所以无论是开放手术还是经尿道微创手术都有可能损伤海绵体神经，导致性功能障碍。组织创伤后缺血缺氧诱导的 TGF - β1 产物在阴茎海绵体内增多，可导致阴茎平滑肌生长受抑制、细胞凋亡、纤维化等情况，最终导致基于海绵体静脉闭塞的结构性丧失功能。

此外，有些老年男性患者术前神经、血管的功能已处在边缘状况，即使是较小的手术打击，也足以出现神经血管性 ED。老年人术后的抑郁和焦虑也是发生术后 ED 的重要原因，即心理性 ED。此外，前列腺术后出现逆行射精的情况也很普遍。

（五）损伤与勃起有关的血管

损伤与勃起有关的血管与以下手术有关：主动脉—髂动脉手术、阴茎异常勃起分流术、尿道成形术等。正常的阴茎勃起依赖于阴茎动脉灌注血流量的增加，若手术损伤相关的血管，导致阴茎动脉的灌注量减少，则术后可发生 ED。

（六）损伤阴茎

阴茎的直接损伤可导致勃起障碍或性交困难、早泄或者射精延迟。损伤与以下手术有关：阴茎硬结症（Peyronie 病）的斑块切除和皮片修复术、包皮环切术、阴茎矫形手术、部分阴茎背神经切除术、阴茎切除术、阴茎异常勃起手术治疗。

（七）睾丸手术

睾丸手术后致内分泌改变，从而导致性功能障碍。如双侧睾丸切除术。

（八）术后的精神心理障碍

由于患者对手术不理解，或手术带来不便，如乙状结肠造瘘或回肠代膀胱等造成精神心理障碍而影响性功能。有资料表明，在术前对患者进行详细的解释与安慰，可降低术后 ED 的发生率。

二、外伤（骨科性损伤）致性功能障碍

随着社会经济的发展和工业化程度的日益提高，创伤与其他意外伤害已成为严重的公共卫生问题，与感染性疾病、慢性非传染性疾病一起构成危害人类健康的三大疾病负担。伤残导致性功能障碍疾患中以脊髓损伤和骨盆骨折伴尿道损伤为主。

（一）脊髓损伤及截瘫

最容易造成完全或不完全截瘫的是脊柱的创伤性骨折和脱位。截瘫是外科疾患中最常见引起性功能不全或丧失的原因。控制阴茎勃起的脊神经中枢在 T_{10} ~ L_2 和 S_2 ~ S_4，支配射精的脊神经中枢在 L_1 ~ L_3。凡是能造成这些平面和该平面以上的神经截断、不全截断或压迫都能不同程度地影响性功能，造成不同程度的性功能障碍。在脊髓休克阶段，男性暂时性失去勃起和射精能力，随着感觉和运动功能的恢复，性功能也相应得以恢复。在腰髓以上的上运动神经元损伤，男性可有反射性阴茎勃起，但不是心理性勃起。这些男性可以通过局部触觉刺激引起勃起，这一方法的成功率取决于脊髓受压的节段，有人报告总成功率可达 77%。Bors 和 Comarr 研究的 529 例中，上运动神经元完全损伤中勃起的成功率为 93%，不完全损伤者则高达 99%。Miller 报告称，颈髓损伤的患者，80% 可有勃起。射精取决于输精管、精囊和前列腺的蠕动作用，还受交感神经系统支配，射精本身是盆底肌肉和球海绵体肌、坐骨海绵体肌收缩的结果。Tarabulcy 收集的一组病例中有 35% 的患者曾经性交，但只有 10% 的人能射精。Bors 和 Comarr 的报告中，完全脊髓损伤患者能射精者为 5%，不完全损伤者为 32%。

（二）骨盆骨折及尿道断裂

骨盆骨折合并尿道断裂的患者 ED 发生率为 54% ~62%。ED 的发生与损伤的严重程度、方式以及患者年龄有关，还与尿道断裂、移位、缺损的长度有关。当坐骨支骨折或蝶形骨折时，可能会损伤阴茎动脉；骨盆骨折的剪力作用使前列腺膜部尿道断裂时，也可能损伤阴茎动脉或海绵体动脉，从而导致动脉性 ED，这是骨盆骨折合并尿道断裂的患者发生 ED 最常见的原因。若骨盆骨折损伤了由两侧进入前列腺膜部尿道的海绵体勃起神经，尤其是尿道分离过长者或尿道修补术时过分向直肠前区域分离，损伤前列腺尖部、膜部尿道后外侧的神经血管束，则导致神经源性 ED。骨盆骨折会阴钝性伤后，外力对阴茎海绵体直接挤压和骨骼、肌肉对海绵体旋转、剪切是引起海绵体静脉关闭不全的重要因素，从而导致静脉性 ED。另外这类患者通常合并有其他的器官损伤，如直肠损伤、膀胱损伤等。此类 ED 的诊断通常都不能及时，也就得不到及时的有效治疗。长久的勃起功能减退使得绝大多数患者精神压力增大，害怕性交失败，害怕在家庭中的地位降低，

有些患者的心理压力发展为严重的精神疾病。

三、临床表现与诊断

手术损伤或外伤导致的 ED 主要表现为：手术前或外伤前勃起功能正常，但手术之后或外伤之后出现不同程度的勃起功能障碍或射精障碍，表现为部分或完全性勃起障碍，不能射精或逆行射精。术后性功能障碍可分为暂时性与永久性两种，前者与手术造成的精神心理障碍有关，或因神经牵拉、压迫等因素造成暂时性神经麻痹引起，多在术后 1 年内逐渐恢复正常，少数患者症状可持续 2 年。超过 2 年仍不能恢复正常者应考虑为永久性障碍，这常常是手术造成的器质性病变所致。不同的手术，术后性功能障碍的表现则不尽相同。

直肠癌根治术中，经腹会阴联合切除等手术后勃起障碍、射精障碍均较常见，平均发生率为 32% ~45%，而经骶前切除术后勃起障碍较少，仅 15%。主要发生射精障碍，平均发生率为 42%。

泌尿生殖系统手术后多发生勃起障碍。如根治性前列腺切除术后勃起障碍发生率达 20% ~100%，经会阴前列腺单纯切除术勃起障碍发生率达 40% ~50%，耻骨上经膀胱前列腺单纯切除术后勃起障碍发生率为 10% ~20%，但因切开膀胱前壁及其颈部周围黏膜，75% ~80% 的患者发生逆行射精，根治性膀胱切除术后勃起障碍也十分常见。

腰交感神经节切除术，腹主动脉切除和人造血管移植术均因损伤腰交感神经而导致射精障碍。

术后或外伤后性功能障碍的诊断有赖于详细询问病史。首先应了解患者术前、术后或外伤前后性功能状况，除外术前或损伤前就已经存在的性功能障碍。然后了解有关手术的情况以估计手术造成器质性损伤的可能性。进一步区别术后心理因素所致或器质性损伤所致的性功能障碍，可通过询问患者夜间有无因膀胱膨胀刺激引起阴茎胀大勃起，或清晨初醒有无阴茎勃起，或夜间阴茎胀大试验来进行初步鉴别。若有阴茎勃起，则多为精神因素所致勃起障碍，若无勃起，则多为器质性勃起障碍。

四、治疗

对于术后或外伤后精神性性功能障碍，以保守治疗为原则，对于术后或外伤后器质性勃起障碍或经 2 年保守治疗无效的勃起障碍患者，可考虑阴茎假体植入术。器质性不射精的治疗较为困难。

有报道称接受根治性前列腺切除术的患者，年龄小于 60 岁、术前性功能正常、术中保留性神经，术后超过 70% 的患者对 PDE－5 抑制剂的治疗有反应。但若手术导致性神经缺失的患者，即便持续使用 PDE－5 抑制剂 24 ~36 个月，也没有疗效。另有报道称术前评估有 ED 高风险的患者，在根治性前列腺切除术后早期使用前列地尔海绵体内注射，疗效较好，多数患者可恢复正常性生活，然后改用 PDE－5 抑制剂维持性功能，患者最终可恢复自发性勃起。

近来有研究发现，开放性保留双侧性神经的前列腺根治性切除术患者，经过 2 年的随访，其中术后未进行阴茎康复治疗的患者，仅有 35.8% 的患者勃起功能得到恢复，而服用 PDE－5 抑制剂的患者这一比例则为 88%。

五、预防

了解并熟悉盆腔植物神经的走行及部位与盆腔内脏的关系，术中予以辨认及保护，或远离神经操作避免损伤，是预防术后性功能障碍的关键。但对于恶性肿瘤，首先应考虑手术的主要目的是根治肿瘤，其次才是保留性功能。随着手术技术和解剖学的进展，外科医生对勃起相关神经走行径路的研究取得了开拓性的进展，并成功应用于手术改进中。由于效果显著，越来越多的外科医生进行手术时，会选择保护勃起相关神经和血管的根治性手术。

（陈业辉）

【本章思考题】

1. 有哪些内科疾病与勃起功能障碍有关？
2. 糖尿病性勃起功能障碍的发病机制有哪些？治疗原则是什么？
3. 前列腺炎致性功能障碍的机制有哪些？
4. 有哪些外科手术可导致勃起功能障碍？
5. 骨盆骨折后尿道损伤导致勃起功能障碍的机制有哪些？

【本章参考文献】

1. Moore O, Gurevich T, Korczyn A D, et al. Quality of Sexual Life in Parkinson's Disease [J]. Parkinsonism Relat Disord, 2002, 8 (4): 243－246.

2. Sabhesan S, Natarajan M. Sexual Behaviour after Head Injury in Indian Men and Women [J]. Arch Sex Behav, 1989, 18 (4): 349－356.

3. Lundberg P O, Hulter B. Sexual Dysfunction in Patients with Hypothalamo-pituitary Disorders [J]. Exp Clin Endocrinol, 1991, 98 (2): 81－88.

4. Gallina A, Feerari M, Suardi N, et al. Erectile Function Outcome after Bilateral Nerve Sparing Radical Prostatectomy: Which Patients may be Left Untreated? [J]. The Journal of Sexual Medicine, 2012, 9 (3): 903－908.

5. Walsh, Retik, Vaughan, et al. Campbell's Urology [M]. 7th ed. W. B. Saunder Company, 2001.

6. 张滨. 性医学 [M]. 广州：广东教育出版社，2008.

7. 郭应禄，胡礼泉. 男科学 [M]. 北京：人民卫生出版社，2004.

8. 吴阶平. 吴阶平泌尿外科学 [M]. 济南：山东科学技术出版社，2004.

9. 郭应禄. 阴茎勃起功能障碍 [M]. 北京：北京医科大学出版社，1999.

10. 邓春华，辛钟成，李宏军. 男科病诊治学 [M]. 广州：羊城晚报出版社，2004.

11. 邓春华，丘少鹏. 男科典型病例分析 [M]. 北京：科学技术文献出版社，2003.

12. 雷红丽，褚红梅. 慢性乙肝患者性问题调查及护理［J］. 医学信息，2000，13（11）：627－628.

13. 唐方平，王训，杨任民. 帕金森病的非运动障碍并发症［J］. 安徽医学，2007，28（2）：157－159.

14. 吕莺，谭学瑞. 人类性活动与心血管系统的关系［J］. 中国临床康复，2005，9（24）：181－183.

15. 唐运林，刘伟钦，周连银，等. 外科手术治疗海洛因依赖185例临床总结［J］. 中华神经外科杂志，2005，21（10）：600－602.

16. 陈昭典. 外科手术对男子性功能的影响及处理［J］. 中国男科学杂志，2002，16（3）：177－179.

17. 王佐广，温绍君. 降压治疗与男性高血压患者性功能改变［J］. 中华内科杂志，2003，42（7）：77－79.

18. 于大鹏，韦安阳，占冀春，等. 阻塞性呼吸暂停与勃起功能障碍［J］. 中华医学杂志，2005，85（2）：73－74.

19. 刘巧斌，李保红. 慢性前列腺炎与勃起功能障碍相关性研究进展［J］. 白求恩军医学院学报，2007，5（6）：360－361.

20. 李永彬，江少波. 良性前列腺增生症与勃起功能障碍［J］. 浙江临床医学，2006，8（10）：1 093－1 094.

21. 陈鑫，万子，邓春华. 勃起功能障碍与中老年男性慢性疾病［J］. 实用老年医学，2013，27（8）：620－623.

第十四章　躯体疾病与女性性功能障碍

大多数躯体疾病的女性患者性功能障碍的主要表现为性欲减退、阴道干涩、难以激起性兴奋、性交疼痛，不易达到或完全丧失性高潮，对性生活有不满足感。这一系列的改变无疑将影响患者正常的心理、情感维系，进而影响其生活、工作和社会关系。

第一节　内科疾病与女性性功能障碍

各类躯体疾病不仅直接损害相应组织、器官，影响患者的生理和心理健康，也可通过直接或间接引起性激素分泌紊乱、代谢紊乱和器官退行性病变等而影响患者性兴趣、性兴奋和性活动，导致性功能障碍。

一、病因及发病机制

（一）糖尿病（Diabetes Mellitus，DM）

1. 神经血管性因素

糖尿病可以引起全身性自主神经功能病变和血管病变，而“中枢性”自主神经病变已被公认为性功能障碍的原因之一。其致病原因包括代谢性、血管性或兼而有之。糖尿病患者因损害调节阴道平滑肌的肾上腺素能、胆碱能及非肾上腺素非胆碱能神经递质一氧化氮的调节机制，从而导致性生活中生理反应不足，如阴道的敏感度降低、黏膜的分泌减少以及阴道的润滑度明显降低。此外，支配盆腔的副交感神经也是最易受损的自主神经，其损伤也可直接引起性功能障碍。糖尿病可引起阴蒂海绵体血管发生硬化性改变，从而影响性功能。

2. 低血糖

糖尿病导致血糖水平明显的异常波动，常常表现为低血糖、高血糖的交替出现。而性唤起、性交前奏、性交和性高潮需要消耗能量，如果性活动开始时血糖偏低或机体没有储存足够代偿性活动所需的额外能量，将引起低血糖，不仅影响性生活质量，还会对身体造成伤害。

3. 感染

糖尿病患者易发生阴道的真菌、细菌感染，阴道炎能阻碍性唤起并将最终损害性高潮的获得。此外，炎症还将造成阴道干燥而使配偶感觉不适，妨碍双方的性体验，带来性交不适，易导致性交损伤，更易引起相邻的泌尿道的反复感染。

4. 心理、情绪异常因素

间断或持续的高血糖容易引起抑郁症。据统计，女性糖尿病患者抑郁症的发病率高达21.9%。大多数女性的性欲较男性更不稳定，心理依赖性更高，以至于轻微的抑郁也能导致性欲的丧失。若糖尿病控制不佳，常可引起或合并抑郁症，进而抑制性欲，甚至导致性功能障碍。

（二）甲状腺疾病（thyroid disease）

甲状腺素参与调节脑、垂体及卵巢的蛋白与甾体激素的合成、转换、代谢所需酶的生成及其功能，对全身系统功能的维持都有影响。甲状腺疾病不仅通过影响卵巢轴的功能及靶器官的反应性来影响女性患者的月经，而且通过影响各种激素受体的合成及功能，直接影响到患者的情绪、性欲。甲状腺疾病常常导致甲状腺功能亢进和甲状腺功能低下两种异常改变。甲状腺功能亢进导致代谢增快、情绪易波动，10%～20%患者出现性兴趣增强和性高潮亢进；部分患者易产生焦虑和抑郁，造成性欲低下。甲状腺功能低下特征为能量代谢和能动性均降低，常使女性性欲和性快感减退、丧失性高潮。

（三）肾上腺皮质疾病（diseases of the adrenal cortex）

肾上腺皮质功能与卵巢功能关系密切，肾上腺皮质相关疾病可影响卵巢性腺轴的功能，导致月经紊乱。女性肾上腺皮质功能减退患者，因肾上腺皮质产生雄激素显著减少而使性高潮反应能力减弱或消失；肾上腺皮质功能亢进（又称Cushing's综合征），常因肾上腺皮质增生、腺瘤或异位肿瘤分泌促肾上腺皮质激素样的激素而引起雄激素合成增多，大部分患者性欲可正常或轻度减退，小部分由于雄激素增高而出现性欲增强。

（四）心血管系统疾病（disease of cardiovascular system）

性交前奏、性交、性高潮及消退都需要消耗能量，尤其在性高潮时期耗能最多，此阶段心血管产生一系列生理变化，2～3分钟逐渐恢复到正常。性兴奋时女性生殖系统的血管扩张、局部血供增加，需要健全的血管床才能完成。高血压、高血脂、动脉粥样硬化、心脏病等均可影响髂动脉或其分支的血流量，减少阴蒂、阴道等的血供。缺血可致胶原沉积、血管壁增厚、平滑肌纤维化，影响血管及海绵体松弛扩张，引起性功能障碍。有研究结果表明性交与轻至中等度的日常活动对心血管的影响基本相似，故冠心病患者因性交引起的心肌梗死的相对危险因素与普通人相比并无明显增加。心血管病治疗药物中β受体阻滞剂、利尿剂等对性功能有负面影响。如双氢氯噻嗪（hydrochlorothiazide）和安体舒通（spironolactone）通过降低雄激素水平可引起性欲低下、性冷淡和月经失调。

（五）慢性阻塞性肺疾病（chronic obstructive pulmonary diseases）

慢性阻塞性肺疾病患者劳动能力显著降低时，因忧虑缺氧造成的抑郁、肌肉收缩力减弱、容易疲劳和识别力下降是引起性生活问题的重要因素。呼吸机能不全和慢性严重低氧血症患者的外周感觉和运动神经受损，也是导致性功能障碍的因素。此外，慢性病患者情绪低落，易引起性欲降低或性功能障碍。

（六）肾功能不全（renal inadequacy）

肾功能不全的患者（尤其是尿毒症患者）常有明显的性功能障碍，80%的女性患者发生性欲减退。性功能障碍已成为影响女性慢性肾功能不全患者生活质量的一个重要问题。其发病原因包括：

1. 营养不良

慢性肾性贫血患者常感到疲劳，导致性功能障碍。

2. 下丘脑一垂体一性腺轴功能紊乱

肾功能不全的女性患者常有垂体泌乳素、卵泡刺激素、黄体生成素的升高和排卵前雌激素峰值下降。高泌乳素血症是性功能障碍的常见原因，雌激素水平下降可影响儿茶酚胺类神经递质的释放，使正常的性反应难以维持，且雌激素水平下降导致女性阴道壁厚度和阴道润滑度减少。

3. 治疗因素

治疗手段对性功能的影响也不容忽视。重组人红细胞生成素可纠正贫血、改善机体状态、纠正患者已经紊乱的垂体激素的负反馈机制，并通过对中枢神经系统的影响改善患者的性功能。长期应用β受体阻滞剂可能通过对中枢神经系统的影响使性欲减退，并加重患者的疲劳感，降低性欲。

4. 心理因素

抑郁在肾功能不全的患者中极普遍。抑郁往往和性功能障碍伴随发生，并形成恶性循环。患者常常出现焦虑、对性生活缺乏自信心，部分患者及其配偶担心其肾功能损害加重，对性生活有恐惧感或刻意禁止性生活，都可造成或加重性功能障碍。

5. 外周血管及周围神经病变

肾性高血压、脂质代谢紊乱等所引起的外周血管及周围神经病变，导致患者性欲减退。

（七）中枢和外周神经系统疾病（diseases of central and peripheral nervous system）

女性性兴奋时，阴道润滑和性高潮都要通过神经系统参与和调节。故许多中枢和外周神经系统疾病或损伤均可引起性功能障碍，如脊髓损伤、多发性硬化、癫痫、糖尿病性神经病变等。各种疾病导致的损伤性质、程度和后果各不相同。以脊髓损伤为例，脊髓完全性损伤可致阴道干涩；低位脊髓完全性损伤则不能获得性高潮；若损伤是部分性的，则两种功能可以保留或部分保留。

（八）慢性骨关节疾病（chronic diseases of bones and joints）

各种骨关节疾病影响性生活的最主要原因是性交姿势受限，多由于髋部疾患引起。除关节挛缩、肿胀和疼痛可能引起机械活动受限外，部分患者（如类风湿性关节炎）还会因衰弱、易疲劳等非特异性症状、血管运动障碍，神经系统多种病变和肌肉萎缩等原因，使性神经、性器官活动功能失调而导致性功能障碍。

二、临床表现

患者原发疾病的临床表现，在此不再赘述。躯体疾病对性功能的影响除部分甲状腺功能亢进、肾上腺皮质功能亢进患者表现性兴趣增强和性高潮亢进外，大部分患者常常表现为性欲减退、阴道干涩、难以激起性兴奋、性交疼痛、不易达到或完全丧失性高潮、对性生活不满足感。并且部分患者同时出现月经、第二性征的异常改变、阴道感染、肌肉乏力和骨痛等特征性改变。

三、诊断和鉴别诊断

性功能障碍的病因比较复杂，既有器质性病变及治疗疾病的某些药物性原因，更有社会心理方面的影响。不仅应当诊断患者有无性功能障碍，明确其性质、程度，更应确定其原发疾病和致病原因，以确定治疗目标。

（一）采集病史（collect medical history）

诊断本病时首先应详细询问患者病史，包括既往史和现病史、月经婚育史、手术史及药物应用史、既往性生活状况及性生活出现不适的表现、持续时间及进展等。注意内外科疾病、精神病史以及除了性功能障碍之外的其他临床表现。

（二）体格检查、妇科检查（physical examination and gynecological examination）

应进行详细的体格检查及妇科检查，除了对患者的外生殖器（external genitals）及内生殖器（internal genitals）进行检查之外，其他相关的全身体格检查也非常重要。不能忽略能够影响性功能的神经、血管病理特征，如眼底检查、神经系统检查等。

（三）实验室检查、影像学检查（laboratory examination and imageology examination）

实验室检查包括：三大常规、血糖、肝功能、肾功能、性激素、甲状腺功能、肾上腺皮质功能、神经内分泌等。根据诊断需要选择必要的相关辅助检查，其意义一方面是寻找影响女性性功能的病因，另一方面是有利于早期发现器质性原发疾病。

（四）性心理评价（evaluation of sexual psychology）

情感及相关问题的评价是女性性功能障碍诊断中的重要一环。患者的性心理状况、家庭婚姻关系、夫妻感情等与性功能障碍的发生及治疗效果关系密切，因此应详细询问患者心理及情感的问题和需求。采用女性性功能积分表了解女性性功能自评及性心理状况。必要时对患者家属、性伴侣进行耐心询问，了解患者与其性伴侣交流方面的情况。

女性性功能障碍的诊断，应该明确是躯体疾病继发性性功能障碍，还是原发性性功能障碍。注意心因性（也有人称心理性、精神性）性功能障碍合并某些器质性疾病，与器质性疾病引起的性功能障碍之间的鉴别。当患者器质性疾病得到良好控制后，性功能尚未恢复，应考虑为心因性性功能障碍或存在其他致病因素。

四、治疗

重视原发疾病的治疗。目前还没有治疗女性性功能障碍的特效方法，一般采取心理行为、辅助器械、药物、手术等多方面综合治疗，以内科疾病为基础的性功能障碍的治疗以药物为主。治疗原则除缓解症状、控制病情外，注重去除病因、预防复发。针对继发性性功能障碍的治疗也比较复杂，应当根据患者引起性功能障碍的病因、性欲和性功能异常情况，提出针对性的个体化治疗方案。

心理方面的调节在性功能障碍的治疗中占据重要地位。向患者分析致病原因，加强性知识教育，纠正其错误认识，有针对性地正面引导，解除患者思想上的种种焦虑，改善患者情绪。配偶的支持和配合是治疗中的重要组成部分。

第二节　乳腺癌与女性性功能障碍

乳腺作为女性最明显的第二性征，在性活动中扮演着重要作用，它不仅是让女性感受性刺激的重要器官，而且能激发男性的性兴奋。近年来，乳腺癌发病率呈缓慢上升趋势。医学界越来越强调肿瘤患者术后生活质量的恢复。良好的性生活有利于患者生理、心理健康的恢复，还有助于其免疫功能的恢复，乳腺癌治疗后有性生活的肿瘤患者的生存期长于没有性生活的患者。

大量研究显示乳腺癌手术后患者不同程度地存在性功能障碍，性功能障碍是导致癌症患者生活质量下降的主要因素之一。性生活障碍的原因主要是来自患者自身的心理因素，患者性伴侣对乳腺癌术后性活动的不正确认识和态度也将加重患者的心理负担。

一、乳腺癌引起女性性功能障碍（Female Sexual Dysfunction，FSD）的原因

（一）认知问题

众多肿瘤患者的性功能障碍主要源于认知、心理和社会因素。由于传统观念的影响，不仅患者对性问题讳莫如深，医务人员也难以启齿。忽视性生活的重要性或认为性生活妨碍身体康复的患者更易出现病后性功能障碍。加之担心复发、情绪抑郁，易导致性欲低下、无性欲、性唤起障碍和性高潮障碍。

（二）手术因素

外科手术是乳腺癌的主要治疗手段，早期诊断、及时施行乳腺切除甚至根治性乳腺切除术，是挽救生命的必要措施。乳腺根治术通常需要把病侧乳房、胸大肌，甚至肋骨完全切除，对女性的形体破坏极为严重。乳房切除后感观刺激减少，强烈的自卑心也给性生活蒙上层层阴影。

（三）药物因素

与接受手术和内分泌治疗的乳腺癌患者相比，化疗后的乳腺癌患者发生性功能障碍的风险率明显增高，某些化疗药物，如马利兰（myleran）、环磷酰胺（cyclophosphamide）、阿糖胞苷（cytarabine）等对卵巢功能有一定的影响，患者可表现出月经不规则、闭经、性欲低下甚至无性欲。三苯氧胺（tamoxifen）能让较高比例的患者出现性欲减退、性交不适和阴道干涩。

（四）体质因素

肿瘤伴随的后遗症及多种症状，如贫血、食欲低下、肌肉萎缩、疼痛等造成的患者体质下降，也会影响性兴趣和性功能。

二、临床表现

（一）性欲异常（parasexuality）

最常表现为性欲低下或无性欲。其主要原因是患者将乳房作为女性魅力的主要因素的观念根深蒂固。乳腺癌手术后的患者认定自己女性魅力消失，在性方面有自卑感，担心受配偶冷遇，忌讳与丈夫谈论自己的外表和暴露手术疤痕。患者会有意无意地回避性生活，甚至对性产生抵触情绪，久之造成性欲低下、无性欲。

（二）性唤起障碍（sexual arousal disorder）

表现为持续性或反复发生不能获得和维持足够的性兴奋，性器官及躯体既往的其他性敏感区反应低下甚至缺失，缺乏主观性兴奋或生殖器润滑、肿胀或其他肉体感觉反应。

（三）性高潮障碍（orgasm disorder）

表现为虽经充分的有效性刺激和性唤起，但仍发生持续性或反复发生的性高潮困难、性高潮延迟或缺如。

三、诊断

通常根据乳腺癌病史、临床表现、患者性生活问题的主诉诊断为乳腺癌继发性功能障碍并不困难。性功能障碍的发生与原发疾病的诊断有明显的关联性。患者的性功能障碍发生在疾病诊断后。

四、治疗

乳腺癌继发性功能障碍的治疗主要是心理治疗。正常的性生活是生理活动的一部分，有利于维持患者内分泌功能的平衡，减少乳腺癌的复发，并能融洽夫妻关系，增强患者战胜疾病的信心。纠正乳腺癌患者性心理和性功能的异常，有利于提高患者的整体生活质量。在性功能康复的治疗中，纠正患者及其配偶对性生活的错误认知，建立正确的性观念，应成为最重要的内容。即使性器官本身功能受抑制或支配性器官的神经、血管受到实质性损伤，心理治疗仍可使患者的性生活得到改善。

乳腺癌手术对性生活影响主要是感观上的改变，通过对环境及注意力调整，术后患者的性生活仍会得到满足。乳腺癌手术应贯穿精、细、美的观点，尽可能地减少对乳房的破坏，或结合整形外科行乳房手术再造，最大限度地满足患者心理上的需求，从根本上改变乳腺癌术后患者性生活的压抑心理，恢复正常的性生活。

五、预防

专业医务人员在治疗过程中注重与患者交流性功能障碍的相关问题，指导患者如何预防和解决这些问题。康复较快患者的家属，也能通过各自的方式给患者以不同程度的帮助。对乳腺癌术后患者及配偶进行心理辅导是必不可少的。伴侣的体谅、体贴和爱意是预防和治疗乳腺癌术后患者身心创伤的最好良药。

（蔡柳洪　张　滨）

第三节　泌尿生殖系统疾病与女性性功能障碍

一、影响性功能的泌尿生殖系统疾病

（一）泌尿生殖系统炎症（inflammatory disorder of genitourinary system）

女性内外生殖道具有其特殊的解剖生理特点。外阴前邻尿道，后邻肛门；月经、性交、分娩及各种宫腔操作等可能导致外阴阴道受损并引发各种病原体感染。女性泌尿生殖系统感染性疾病与性活动关系密切，互为因果。

1. 泌尿系统炎症

包括急性和慢性尿道炎、膀胱炎、肾盂肾炎等。这些疾病大多有尿频、尿急、尿痛或腰痛等不适症状，或在膀胱和尿道区域有灼热样不舒适感，从而影响性功能。反复发作或久治不愈也会引起性功能障碍。

2. 生殖系统炎症

生殖系统炎症包括：非特异性外阴炎、前庭大腺炎及脓肿、外阴阴道假丝酵母菌病、滴虫性阴道炎、老年性阴道炎、子宫颈炎、附件炎及盆腔炎等。上述疾病造成的外阴、阴道及盆腔深部疼痛，可造成性欲减退、快感消失。勉强进行性交会出现性交痛，并对性交产生恐惧感，甚至出现阴道痉挛。此外，炎症造成的肿胀、瘙痒、腹痛腰酸、疲乏无力、月经失调等，亦可导致性快感缺失、性高潮障碍、性欲减退等。

外阴阴道炎是最常见的性交痛病因。外阴阴道炎引起性交不适的机制为性交时摩擦、挤压、激惹发生炎症的敏感神经纤维，当然还存在着其他机制。外阴阴道炎患者的灼烧感和疼痛从性交开始后可持续数小时甚至数天。

许多外阴阴道疾病病程长且病因复杂，往往不能立即恢复，甚至可能无法完全恢复。严重的外阴阴道炎的症状，如念珠菌阴道病，常无法于一两天内缓解，往往需要长达2周的时间，对重视性生活的患者应予以告知。

反复性阴道炎（一年复发超过4次），特别是念珠菌阴道病，会导致频繁痛苦的性关系，接着会有一个逐步恢复至基础水平的过程。反复发作的阴道炎导致的性交痛苦和不适无疑会给亲密的性关系带来威胁。因此打破反复感染的恶性循环是主要的治疗目标。但还是会有患者治疗不充分、无法完全控制潜伏感染，性生活无法恢复至基础水平，而表现为持续性的难治性疼痛。

有盆腔炎性疾病病史的患者也易受性功能障碍困扰。由于腹膜中富含传导到中枢神经系统的疼痛神经，盆腔粘连通常和疼痛相关。研究数据显示盆腔炎性疾病病史者中慢性盆腔痛普遍存在，盆腔炎性疾病患者中有22%的慢性盆腔痛发生率，尤其存在于有慢性脓肿的患者中。确切地说，这些患者还同时伴有生活质量下降，比如在躯体功能、机体疼痛、社会功能和精神健康方面。

（二）阴蒂疾患（disorder of the clitoris）

阴蒂有丰富的神经分布，对触摸、按压与温度变化很敏感，既是性刺激的“感受器”，也是性刺激的“转换器”。阴蒂若发生肿瘤、炎症、疤痕、萎缩等病变，均可引起性功能改变。

由于特殊宗教信仰接受女性生殖道割礼的女性，其远期并发症包括切口脓肿、疤痕、痛经、性交困难、无法性交（由于无法接受阴道性交而没有性生活）、宫腔积血、阴道积血、慢性阴道及尿道炎、尿潴留、排尿困难、尿路结石、尿失禁、瘘道及不育。

（三）性传播疾病（Sexually Transmitted Diseases，STD）

性传播疾病简称为性病，是指通过性行为为主要传播途径的一组传染病，如淋病、梅毒、尖锐湿疣等。病原体包括细菌、病毒、螺旋体、支原体、真菌、原虫及寄生虫等，而艾滋病常被单独列出。性病患者对于感染或外伤所致的疼痛，对感染反复发作和感染他人的担忧，以及对性产生恐惧和顾虑，均会显著降低性欲。性病可发展为严重的身心疾病，与性病有关的性功能障碍大多属于性心理问题。

与性传播疾病相关的女性性交痛可分为浅表和深部性交痛。

浅表性交痛主要指溃疡性疾病，常见的溃疡性疾病为生殖道疱疹（Genital Herpes，GH），GH 通常由 2 型单纯疱疹病毒（HSV－2）感染所致，除了导致局部疼痛和性交困难，生殖道疱疹还会引起明显的精神抑郁。病灶的典型进展过程是从红斑丘疹到小泡、脓疱，最后到痛性溃疡；这些溃疡可以联合成片，病灶导致的疼痛可以是持续性的剧痛。复发病灶与原发病灶相比，数目少，疼痛轻，平均的愈合时间为 5～10 天。部分患者可有前驱症状，例如骶皮区或在即将产生病灶的区域出现特异性的瘙痒、麻木或疼痛。部分患者会出现情绪低落，可能系统性细胞因子的释放会影响精神状态。不典型表现包括生殖道皮肤开裂和生殖道黏膜萎缩。上述症状使得生殖道兴奋困难，难以润滑。部分患者因为生殖道疱疹反复而产生严重的心理负担，甚至精神障碍，如自卑、担心被曝光及反应性抑郁等。其他较少见的溃疡性疾病包括：梅毒、软下疳、腹股沟肉芽肿和性病性淋巴肉芽肿，溃疡可以由不止一种病原体导致。

性传播疾病亦会导致盆腔痛和深部性交痛。曾有过一次急性盆腔炎症状发作的妇女中大约 30% 会产生慢性盆腔痛。深部性交痛也是急性盆腔炎症性疾病的常见后遗症。部分患者因急性盆腔炎症性疾病而造成的心理影响会很显著，需引起临床医生的注意。

（四）妇科内分泌疾病（female endocrinopathy）

女性性功能障碍的发病率中，妇科内分泌疾病患者比例明显较正常女性高，主要表现为性欲异常，其发生率以卵巢早衰最常见。

1. 卵巢早衰

高促性腺激素和低雌激素水平可造成性欲低下，阴道老年性改变。阴道润滑不足易产生性交疼痛。

2. 多囊卵巢综合征

多囊卵巢综合征（Polycystic Ovarian Syndrome，PCOS）是一种原因不明、临床表现呈多态性的内分泌综合征，为生育期妇女月经紊乱最常见原因之一。导致该病的主要原因为雄激素分泌过多，此类患者性欲增强，迫切要求自身的性满足，性交次数增多。患者也因伴有不孕、闭经、肥胖以及多毛症等现象降低其自信心，使其对性能力和生育能力深感忧虑，导致性功能障碍。

（五）子宫内膜异位症

3% ~10%生育年龄妇女患有此病，患病后性欲多下降、淡漠，子宫骶骨韧带形成触痛结节引起性交疼痛和日益加重的痛经引起性快感下降和性冷淡，年轻患者对不孕的焦虑等不良性心理，也会加重性功能障碍。

采用达那唑（danazol）行假绝经治疗时可抑制 FSH、LH 峰，抑制卵巢功能，或因根治术切除双侧卵巢出现绝经期综合征，均可继发乳腺萎缩、阴道干燥，造成性交不适，性欲下降。

（六）妇科恶性肿瘤（gynecological malignant tumor）

性问题在女性恶性肿瘤患者中很常见，最常见的主诉是疼痛。可能与癌症的诊断或现有的控制恶性肿瘤的多种模式的治疗方案有关。要发现肿瘤患者的性功能障碍的问题，首先应该有充分的医患沟通，遗憾的是医生很少与患者进行性方面的交流。

最近一项在芝加哥大学进行的研究发现宫颈癌或子宫内膜癌的长期幸存者存在性功能障碍的风险 4 倍于健康女性。超过 60% 的患者希望她们的医生主动讨论性相关的话题，且有 62% 的患者并不了解治疗对性功能的副作用。这项研究强调了医生与恶性肿瘤患者充分沟通的重要性。

1. 心理精神因素

得知自己患有肿瘤的患者，尤其是恶性肿瘤患者易产生绝望情绪，有些患者出现对疾病和死亡的恐惧、震惊、愤怒、否认、逃避、抑郁等情绪反应，对生活兴趣低下，导致性欲低下，性交困难。有些人担心性生活造成病情恶化、复发等，对性生活产生紧张、恐惧情绪，导致性欲低下，性高潮障碍。

2. 器质性因素

肿瘤的机械压迫、组织坏死、继发感染也会造成性交疼痛。外阴、阴道及子宫切除术后的生殖器解剖状态的改变，阴道穹隆缩短和/或瘢痕形成可能导致阴道弹性降低，外阴根治术切除了最敏感的性敏感带，如阴蒂、阴道口等部位，致使阴蒂海绵体的充血肿胀或缺失，性快感明显减弱。腺体的切除使分泌物减少，也会引起性交疼痛。手术、骨盆骨折、骨盆钝性伤等一旦导致髂腹下、阴部动脉损伤，造成阴道和阴蒂血流减少，会明显增加海绵体组织纤维化和减少平滑肌含量而引起女性性功能障碍。放射治疗导致的放射性阴道炎、直肠炎、瘘道等使得性功能障碍的病因更为复杂。部分患者接受盆腔、乳腺或肛门生殖器放疗后会发生因轻微接触而诱发生殖器疼痛。

3. 药物因素

全身治疗，包括化疗和激素治疗，也是造成女性癌症患者性功能障碍和疼痛的原因。化学治疗是许多妇科恶性肿瘤的主要辅助治疗手段，多为药物联合治疗。化疗引起的卵巢功能衰竭，或使用抑制卵巢功能的药物都可能造成年轻的恶性肿瘤患者出现性功能障碍。由于雌激素减少，导致阴道湿润度降低，继发性交困难，最终会造成萎缩性阴道炎。

而化疗的副作用，如脱发严重改变患者的外貌而产生恐惧感、自卑感。化疗后严重的全身反应，如恶心、呕吐、腹泻等消化道症状，导致患者全身虚弱、乏力、食欲不振，从而使患者的性兴趣、性兴奋、性高潮均受到抑制，再加上原发疾病的影响必然造成对性功能的负面影响。

二、临床表现

此类女性患者性功能障碍主要是伴有性交疼痛的阴道痉挛和性高潮障碍。外阴阴道瘙痒、烧灼感和溃疡等症状可产生性交疼痛，然而阴道痉挛多为非器质性因素引起，如各种社会心理因素、对性病的恐惧在其中也起着重要作用。肿瘤患者性功能障碍表现主要是性欲低下、继发性的性唤起障碍、性交疼痛等。

三、诊断和鉴别诊断

性功能障碍与女性的生理和心理密切相关，病因复杂，诊断较为困难。临床上需通过专业知识对原发疾病做出诊断，从而排除影响性功能的器质性原因。除外器质性因素后，心理因素所致性功能障碍的诊断也应主观和客观诊断相结合，对女性性心理和性生理做出全面评价。

（一）病史采集

诊断的基础是耐心细致的病史采集，必要时还要对患者家属、性伴侣进行耐心询问。例如，不洁性生活史或配偶感染史对生殖器炎症和性传播疾病的诊断具有重要价值。就恶性肿瘤患者而言，原发性性交困难的发生早于恶性肿瘤的诊断治疗，而继发性性交困难的发生则晚于恶性肿瘤。性交痛的起病时间、持续时间、部位、触发因素、程度、特征和伴发症状亦有着重要意义。如果症状存在早于恶性肿瘤的诊断治疗，寻找其他非肿瘤性因素就至关重要。例如，关节炎、未控制的糖尿病和潜在的生殖道感染都可能与性交困难有关。如果病史提示既往有性创伤如强奸或虐待等，可能还需要请精神科或性健康专家会诊。

药物筛查还可以为性功能障碍或疼痛的病因提供线索。大部分药物都能影响性反应周期并引起性问题，例如，抗抑郁药和抗高血压药物会改变性欲、性唤起和高潮。而性唤起和性欲降低会导致阴道湿润度降低，反之亦然，可能形成疼痛和性问题的恶性循环。医务人员应该查阅药物的性药理学资源以便辨别可能引起性问题的药物。非法成瘾药物使用、饮酒和两性关系状况也会影响性功能，因此对于这些问题的评估也很重要。

对于评估性生活质量，很多医务工作者错误地认为恶性肿瘤患者都是异性恋。然而，同性恋关系也同样受到恶性肿瘤的影响。医务工作者应该对各种类型关系状况下的性问题都具备敏感性，并且应该理解并接受任何个体，因此采集的病史也需要注意上述问题。

（二）体格检查和妇科检查

全面细致的体格检查也是评估性问题所必需的。除全身检查外，对于女性来说，还应包括全面的阴道和盆腔检查，以评估内、外生殖器。外阴检查应注意外阴阴道发育情况、阴道是否通畅、有无痉挛、有无先天性缺陷；外生殖器有无红肿、破损、粘连、瘢痕、皮疹、病理性赘生物、阴道分泌物性状等。例如生殖道疱疹的临床特点可以有力提示该诊断。检查时应将食指伸入阴道穹隆并注意盆底肌群的张力。插入阴道穹隆后引出肌肉非自主收缩通常提示阴道痉挛可能。还应触诊尿道，如果引出疼痛，鉴别诊断应考虑尿道炎。窥阴器检查可以直视阴道黏膜和宫颈口，对于子宫切除的患者亦可以观察其阴道残端，还可以评估阴道壁萎缩、干涩及裂开情况。应注意出血的区域、有无结节或异常表现。阴道痉挛患者可能无法忍受成人窥阴器检查，在这种情况下应选择小号窥阴器。

最后，双合诊对于评估盆腔和周围结构至关重要，包括盆腔有无疼痛的触发点、子宫大小、有无活动受限、压痛，双侧附件有无异常，等等。盆腹腔触诊引出的疼痛提示阴道外的病因，例如，子宫内膜异位症或附件病变。疼痛累及阴道直肠隔提示存在盆腔粘连或子宫内膜异位症。盆腔检查结合患者主诉的疼痛特征能帮助判断病因并制订治疗计划。同时在对患者进行盆腔检查时，还应密切注意其情绪及躯体反应。

（三）实验室检查

1. 阴道或宫颈分泌物检查

包括分泌物常规检查或特殊病原体如淋球菌、衣原体、支原体等的培养，以明确生殖道感染的病原体。例如生殖道疱疹的确诊应通过病灶组织的病毒学培养，初次发作病灶中的敏感度为80%，复发病灶的敏感度为50%。

2. 内分泌激素检查

性激素对性生理的调节作用十分重要，一些疾病或药物可能影响性激素的分泌及调节，进而引起女性性功能障碍。

3. 其他生化辅助检查

应进行血化验以除外或证实导致性问题的其他疾病的存在。例如，全血细胞分析可以排除贫血引起的慢性疲劳，空腹血糖、催乳素和甲状腺功能检查可以提示内分泌疾病引起的性功能障碍（但上述疾病很少会引起性交困难）。

4. 影像学检查

盆腔粘连诊断的金标准是腹腔镜手术，但通常尽量选择创伤小的方式明确诊断。随着超声、CT、核磁共振成像（MRI）等影像学技术的进步，盆腔粘连的形态学诊断技术不断发展成熟。MRI诊断盆腔粘连的敏感性为73%，特异性为87%。而子宫肌瘤、子宫腺肌症、盆腔包块如卵巢肿瘤等可经超声检查明确，必要时可配合相应特殊检查。

5. 特异性生理检查

超声多普勒通过测定性刺激前及刺激后女性生殖道的血流，了解生殖器的性生理反应。数字化pH测定仪测定阴道pH可间接反映阴道润滑度和清洁度。阴道顺应性可用顺应性测量仪测定。

（四）性生理及性心理评估

除上述检查外，患者还需接受性治疗专家有关性心理及相关问题的评价。性心理及相关问题的评价是女性性功能障碍诊断中的重要一环，需在治疗前进行。Kaplan等提出的女性性功能量表（Female Sexual Function Index，FSFI）包括患者4周内的性交次数、性欲强度、性高潮次数、阴蒂感觉及性交不适等9个方面，共45分，分数越高性功能状况越好。艾森克个性问卷、国内学者马晓年提出的“性功能自我评定问卷”等都可用于女性性生理及心理、性功能状况及性观念的评价。需要注意的是，与性相关的生理上的变化往往很隐匿，所以体格检查“阴性”并不一定就是心理性的性功能障碍。

四、治疗

（一）急性外生殖器官炎症

急性外生殖器官炎症期间应避免性生活。如有性生活应使用避孕套，以避免配偶间相互传染。治疗结束后4周内性生活亦需使用避孕套，彻底治愈后方可停用。配偶双方须同时治疗，避免复发。刚恢复性生活时，次数不宜过多，每周1次为宜，性生活强度应适中，时间不宜过长，同时注意避免新生黏膜破损。内生殖器官炎症急性期不宜性交。慢性期子宫骶骨韧带增粗，有触痛，可引起深部性交疼痛及性交后不适，影响性快感。房事时，动作不宜过猛，插入不宜过深，以防撞击炎症组织，引起疼痛，诱发急性发作。可采用女上位，由女方控制深度和节律；亦可采用侧卧位，防止插入过深，引发疼痛，从而减少相关性功能障碍。

（二）性传播疾病

对于原发和复发性生殖道疱疹，治疗目标是减少病毒复制，缩短恢复时间和减轻疼痛。传统上，予复发患者抗病毒治疗，可以降低传染给性伴侣的风险。除了抗病毒治疗，应当告知患者女用避孕套的益处，且在临床发病时避免性生活。急性期使用非阿片类镇痛药和局部麻醉剂控制疼痛最佳。

罹患性病同时伴有性功能障碍的患者，以治疗性病为主，同时进行心理疏导。医护人员应和蔼、亲切、耐心细致地讲解有关性病知识，并为其保密，消除社会不良媒介的误导。鼓励患者克服病态的思维、情绪和行为。针对患者存在的症状可予以治疗，如焦虑、失眠可给以镇静剂或其他暗示疗法。

（三）阴蒂疾病

通过治疗原发疾病，抑制外源性或内源性雄激素增多。已形成阴蒂肥大、粘连患者可行成形术，术后形成的新阴蒂理想的标准是其外形及大小与正常女性阴蒂相符，符合女性外阴的美学特点，并要求新形成的阴蒂感觉功能良好，保持应有的性敏感性。在各种阴蒂成形术式中，保留阴蒂背侧血管神经束及部分阴蒂头的阴蒂成形术是一种比较理想的术式。

（四）妇科肿瘤

性功能评估和咨询在恶性肿瘤领域尚不是常规。医务工作者常缺乏启动性功能相关话题的经验，患者亦感尴尬。一项研究指出大约80%的妇科恶性肿瘤患者希望她们的医生讨论性问题，但是她们自己常常会因为害怕遭到拒绝而不会主动讨论这个问题。如果谈到了性话题而医生不知道该如何处理，就应该将患者转诊至性医学门诊、性心理学家或其他专业人士。而且，由于性功能障碍的复杂性和多维性，其治疗方案应该是多种模式的，常常需要患者伴侣的参与。

妇科肿瘤手术应尽量保留生殖功能，保存或修复其生理结构。夫妇双方对肿瘤术后性器官变化的认识和态度，尤其是丈夫的态度是决定术后性生活质量的关键因素，必须强调丈夫在双方心理适应和性适应过程中的重要地位。对患者及家属进行心理辅导，告知其性生活不会导致肿瘤的加重和复发，缓解恐惧和紧张情绪。可使用一些辅助用品，帮助恢复性生活，帮助患者克服对性生活的恐惧和担心。当然，妇科肿瘤患者的性生活应有一定节制，量力而行。尤其在围手术期或放、化疗期间，应暂时停止性生活。性交前应有较长时间的性前戏，以增加阴道分泌物，增加润滑度，增强性快感。

应鼓励有性主诉的恶性肿瘤患者改变生活方式。平衡膳食、有氧运动、戒烟、戒除非法成瘾药物和最小量的饮酒都有助于改善整体的健康状况和氧合问题。良好的健康状况会增加代谢、降低体重，还能促进中枢内啡肽的释放，而这些都有助于缓解症状和心理困扰。

除此以外，普遍的性治疗方法也能用于存在性障碍的恶性肿瘤患者。同时需要特别考虑到恶性肿瘤患者易疲劳等其他的问题。例如，应鼓励患者小憩，在休息完全后进行性接触或亲密关系。教育项目应包括讨论其他性表达方式（例如互相按摩）。

可采用演示和图表的方式向患者及其伴侣解释其他的性交姿势。对异性恋夫妇来说，最常见的性交姿势是传教士式，这种姿势插入较深，但对因盆腔放疗、阴道手术或严重萎缩性阴道炎造成阴道缩短的患者常常会引起疼痛。应鼓励夫妇采用其他的性交姿势，包括侧卧位或女上位。这些性交姿势可能减少插入时的阴道不适，还可能增加阴蒂的直接刺激。对有活动障碍的患者，可以利用枕头来调整舒适的性交位置。

恶性肿瘤治疗后的持续不适或疼痛主诉可能影响妇女的性反应，而这种不适最终会降低其性欲和性快感。性健康项目通常涉及松弛紧张的肌肉（例如泡热水澡、生殖道盆腔物理治疗等）。其他选择包括意象引导、药物治疗、深部肌肉放松和针灸。也可以将患者转诊给局部疼痛治疗专家。药物治疗包括调整或减少阿片制剂用量、增加辅助药物或其他镇痛药，以及改进现有的给药方式，其目的在于维持满意的镇痛效果的同时增加活动量。

激素治疗，尤其是局部和全身雌激素补充治疗，常常被推荐用于改善性问题。如果不适合或不能确定是否适合应用阴道（或全身）雌激素，可以建议恶性肿瘤患者局部使用非药物、非激素类的阴道湿润剂或维生素 E 栓剂。这些制剂通过维持阴道弹性和黏膜的顺应性从而缓解阴道萎缩症状，减少疼痛。应鼓励患者在性交时应用阴道润滑剂。

不幸的是，对于很多恶性肿瘤患者，全身激素治疗既不合理又可能增加恶性肿瘤风险而不被接受。为了减少性交疼痛，有阴道缩短、变窄或瘢痕形成的患者可以使用不同尺寸的阴道扩张器以帮助增加阴道的长度和宽度。阴道扩张器应规律使用，每天一次，每次 10 ~ 15 分钟，同时应用润滑剂。宫颈、直肠和阴道恶性肿瘤患者也可以使用阴蒂刺激器。上述器具对需要阴道和阴蒂额外刺激的妇女有所帮助。

第四节　特殊时期女性的性生活

女性一生中要面对月经、妊娠、分娩等特殊时期，这些特殊时期女性并非病态，属生理现象，但生理、心理上与平时都存在显著差异。

一、月经期性生活

月经期性交可能会引起生殖道上行性感染或加重盆腔充血而导致月经期延长、经量增多、月经紊乱及痛经，严重可致生殖道感染造成输卵管炎症、粘连堵塞而不孕。有经期性交史的妇女易产生心理上的压力，惧怕患上疾病，进而出现心因性性欲低下、性高潮障碍等。故月经期禁止性生活。

二、妊娠期性生活

妊娠期是女性的特殊时期。性交诱发子宫收缩的机制包括：①直接刺激子宫颈。在妊娠期，子宫增大，盆腔支持组织松弛，宫颈下移。妊娠晚期，胎儿先露部下降入盆，子宫颈随之下降，使性交直接刺激宫颈，引起子宫收缩。②性高潮产生子宫收缩。③精液中的前列腺素及化学物质刺激子宫收缩。④刺激乳房和乳头，诱发子宫收缩。

多数女性在妊娠期性欲减退，性欲改变与妊娠期间性激素水平变化的关系尚无定论，可能更多由社会心理因素及生活方式的改变引起。

（一）早期妊娠性生活

此时胎盘绒毛发育不成熟，胚胎附着及与子宫蜕膜的联系不牢固，为流产的好发时期。性高潮时易引起子宫收缩，增加流产风险，故此期应避免性生活，特别是有流产史的妇女。妊娠期曾有先兆流产、年龄较大者，更应禁止性交。此外，早期妊娠伴有不同程度早孕反应，如乏力、恶心、呕吐或食欲不振等，常使女性对性的兴趣降低，配偶应予以理解、关怀和体贴。

（二）中期妊娠性生活

妊娠第 12～27 周末为中期妊娠，此期虽可性交，但为避免对妊娠子宫的压迫累及胎儿，应节制性生活。且须适当调整性交的体位和姿势，可采取女平卧、臀部放于床沿，配偶站立的姿势进行性交或侧卧位性交。

（三）晚期妊娠性生活

妊娠 28 周后称晚期妊娠。女性的体重迅速增加、腹型膨大，以及全身负荷加重，给日常生活及活动带来极大不便，性欲低下。此期间性生活的频率应有所节制。妊娠末 4 周应严禁性生活，因性交可导致胎膜炎，增加胎膜早破、早产及产褥期感染的风险。

（四）病理妊娠

病理妊娠情况下不建议性生活，尤其妊娠期高血压疾病者，为避免血压上升，应禁忌性生活。前置胎盘孕妇，为防止性交刺激诱发子宫收缩，导致出血，也应禁忌性生活。

三、产褥期性生活

分娩后 6 周内称产褥期，产褥期产妇身体各个器官除乳房外都将逐步恢复到孕前状态。增大的子宫大致产后 6 周恢复到未孕状态；扩大的子宫颈口 2 周左右逐渐关闭；子宫内膜产后约需 3 周再生修复，但胎盘剥离处内膜修复缓慢，需 6 周才能完全修复；阴道皱襞于产后3周开始复现，阴道壁的张力需更长的时间才能恢复。恶露未净提示生殖器官尚未修复完成，性生活易发生生殖道上行感染，应禁忌性生活。

四、哺乳期性生活

初为人母，感情与精力多被孩子占据，哺乳妇女血中催乳素升高，雌激素及雄激素水平较低使性欲降低，产后会阴伤口带来的疼痛增加了对性生活的恐惧，往往造成夫妻间性欲望、性活动的差距。产后常见的性功能障碍主要包括性交疼痛、会阴部疼痛、产后性欲下降。妻子应认识到性生活在夫妻生活中的重要性，逐步恢复性生活。此期应注意性生活的轻柔，产后阴道壁薄、脆弱，阴道弹性差，若性交粗暴激烈易使阴道发生裂伤。哺乳期性生活建议采取避孕套等不影响哺乳的避孕措施，防止非意愿性妊娠。

五、产后性交痛

分娩对性功能有重要的影响。分娩后恢复性交的中位时间为6~7周，但此时恢复性交的妇女中约一半会感到疼痛，且产后一年仍有相当多的妇女感到疼痛。

产后性交痛临床常见，存在许多影响因素。阴道分娩撕裂伤或侧切伤口会导致性交痛。然而，性交困难在没有明显创伤如剖宫产后仍会发生。性交困难可归因于低雌激素状态，可以通过对触诊敏感的产妇随诊进行阴道pH检测或镜下检查证实。

物理治疗是治疗产后性交困难的常见措施。性交困难可能与肌肉骨骼情况（如尾骨痛、骶髂关节功能障碍和耻骨联合疼痛）有关。会阴侧切瘢痕形成可以通过手法治疗及按摩等多种方案改善。其他可能的治疗措施包括盆底反馈治疗和手法治疗，如瘢痕按摩等。

采用非甾体抗炎药和局麻镇痛药物处理。Zolnoun等报道将浸满5%利多卡因药膏的棉球放在前庭（性交疼痛的常见部位）过夜能显著减少疼痛。他们发现经过7周夜间放药治疗后有76%的妇女能进行性交，而在治疗前该比例仅为36%。

非甾体抗炎药和麻醉镇痛剂对于产后长期疼痛的效果较差。对于持续疼痛的妇女应进行全面的体格检查，而对微生物引起的异常或局部疼痛的患者可酌情予以相应的治疗。原因不明的持续性产后性交困难可以按照广泛性外阴痛的方法进行治疗。两种最常见的药物为三环抗抑郁药（如阿米替林）和加巴喷丁。

六、绝经过渡期与性功能障碍

绝经过渡期指围绕绝经的一段时期，包括从接近绝经出现与绝经有关的内分泌、生物学和临床特征起至最后一次月经后一年，即绝经过渡期至最后一次月经后一年。绝经过渡期是妇女由生育期进入老年期的生理过渡阶段，我国妇女平均绝经年龄为49.5岁。

（一）病因及临床表现

绝经过渡期妇女，卵巢功能逐渐衰退，生殖器官开始萎缩，阴道黏膜及前庭分泌功能降低，性心理产生变化，由此引起一些性功能方面的异常。其原因多为：

1. 激素缺乏

雌激素作用于雌激素受体，以维持生殖道结构和功能。该受体在包括阴道、前庭、阴唇和尿道的生殖道组织的上皮/内皮细胞和平滑肌细胞中充分表达。绝经后妇女的阴道pH呈碱性，阴道生物群改变，使得阴道易感染念珠菌，异常排液，异味及性交困难。此外，阴道的上皮和血管组织，肌肉组织和结缔组织也发生萎缩。萎缩后的阴道穹隆黏膜苍白或无色，阴道皱襞消失。固有层血管萎缩导致组织血流减少，分泌物减少，造成阴道干燥和性交痛。阴道上皮层变薄导致阴道组织脆性增加，弹性降低。阴道穹隆的显著缩短和变窄可使性生活不适感，性生活不满意，甚至疼痛。雌激素缺乏同样影响其他生殖道组织。阴蒂萎缩呈包皮状，前庭大腺由于长期缺乏雌激素而萎缩纤维化，生殖道血供不足，从而也导致性交痛。皮下脂肪减少和皮肤弹性降低，大阴唇也呈萎缩状态。宫颈管内腺体分泌减少，进一步加重阴道干涩和性交困难。雌激素缺乏也可影响膀胱和尿道组织。患者频发排尿困难、尿频、尿急、尿失禁、性交后尿路感染及性交痛。

2. 非科学的性观念和缺乏交流

3. 患有慢性疾病

临床表现为性压抑、性欲减退、性欲过度亢进、性交疼痛和难以达到性高潮等。

（二）治疗

1. 心理治疗和行为治疗

对于绝经过渡期精神压力造成的性功能障碍，女性要更新旧观念，懂得美满的性生活可以促进夫妻关系的融洽和稳定。生活要有规律，定期性生活，这样可增进性欲，唤起“沉睡”的性中枢。对于性交痛者，性交前男方应充分做好性诱导，激发配偶的性欲，也可将消毒的甘油或避孕药膏涂于外阴及阴道，以减轻性交疼痛、阴道痉挛等不适。

2. 雌激素补充治疗

雌激素补充治疗主要针对绝经期妇女，可消除潮热、防止骨质疏松、降低心血管疾病的发生；还可以改善阴蒂的敏感性，增加性欲、减少性交疼痛，有效改善绝经期妇女的性反应。局部雌激素治疗数周至数月可有效修复引导上皮，缓解萎缩症状，消除阴道干燥，解除阴道干涩、灼热感。局部雌激素治疗方案有多种，如合成雌激素，包括雌二醇和雌三醇软膏。其他局部雌激素释放装置，如雌激素环合药片。部分患者对局部雌激素产品中的添加剂过敏，如对丙二醇产生副反应，临床上需提高警惕。雌激素配伍雄激素治疗，可以提高女性性欲、性交频率及性反应。常用甲基睾酮与雌激素合用治疗阴道干燥、性欲降低及阴道痉挛。

3. 抗抑郁药物

伴有抑郁症的性功能障碍患者应同时联合应用抗抑郁药物。

（朱　兰　娄文佳）

【本章思考题】

1. 女性性功能障碍的治疗中配偶有什么作用？
2. 临床工作中，如何预防患者发生继发性或医源性的性功能障碍？
3. 妇科肿瘤患者性功能障碍的发生原因及预防对策有哪些？

【本章参考文献】

1. Lighmer D J. Female Sexual Dysfunction [J]. Mayo Clin Proc, 2002, 77 (7): 698 - 702.

2. Toorians A W, Janssen E, Laan E, et al. Chronic Renal Failure and Sexual Functioning: Clinical Status Versus Objectively Assessed Sexual Response [J]. Nephrol Dial Transplant, 1997, 12 (12): 2 654 - 2 663.

3. Molitch M E. Disorders of Prolactin Secretion [J]. Endocrinol Med Clin North Am, 2001, 30 (3): 585 - 610.

4. Shabsigh R, Zakaria L, Anastasiadis A G. Sexual Dysfunction and Depression: Etiology, Prevalence, and Treatment [J]. Curr Urol Rep, 2001, 2 (6): 463 - 467.

5. Thors C L, Broeckel J A, Jacobsen P B. Sexual Functioning in Breast Cancer Survivors [J]. Cancer Control, 2001, 8 (5): 442 - 448.

6. Stead M L. Sexual Dysfunction after Treatment for Gynaecologic and Breast Malignancies [J]. Curr Opin Obstet Gynecol, 2003, 15 (1): 57 - 61.

7. Anastasiadis A G, Davis A R, Salomon L, et al. Hormonal Factors in Female Sexual Dysfunction [J]. Curr Opin Urol, 2002, 12 (6): 503 - 507.

8. Munarriz R, Talakoub L, Flaherty E, et al. Androgen Replacement Therapy with Dehydroepiandrosterone for Androgen Insufficiency and Female Sexual Dysfunction: Androgen and Questionnaire Results [J]. J Sex Marital Ther, 2002, 28 (1): 165 - 173.

9. Ragucci K R, Culhane N S. Treatment of Female Sexual Dysfunction [J]. Ann Pharmacother, 2003, 37 (4): 546 - 555, 603 - 604.

10. Broeckel J A, Thors C L, Jacobsen P B, et al. Sexual Functioning in Long-term Breast Cancer Survivors Treated with Adjuvant Chemotherapy [J]. Breast Cancer Res Treat, 2002, 75 (3): 241 - 248.

11. King M T, Kenny P, Shiell A, et al. Quality of Life Three Months and One Year after First Treatment for Early Stage Breast Cancer: Influence of Treatment and Patient Characteristics [J]. Qual Life Res, 2000, 9 (7): 789 - 800.

12. Basson R, Berman J, Burnett A, et al. Report of the International Consensus Development Conference on Female Sexual Dysfunction: Definitions and Classifications [J]. J Urol, 2000, 163 (3): 888 - 893.

13. Kaplan S A, Reis R B, Kohn I J, et al. Safety and Efficacy of Sildenafil in Postmenopausal Women with Sexual Dysfunction [J]. Urology, 1999, 53 (3): 481 - 486.

14. 乐杰. 妇产科学 [M]. 6 版. 北京：人民卫生出版社，2004.

15. 曹泽毅. 中华妇产科学：下册 [M]. 北京：人民卫生出版社，1999.

16. 曹泽毅. 妇科肿瘤学 [M]. 北京：北京出版社，1998.

17. 关静，樊均明，张卫东，等. 慢性肾功能不全女性性功能障碍研究 [J]. 四川大学学报：医学版，2005，36 (4)：555 - 558.

18. 郭蓬春. 女性性功能障碍与内分泌疾病的相关分析 [J]. 中国实用妇科与产科

杂志，1997，13（3）：145－185.

19. 刘朝晖，张丽君，廖秦平. 子宫全切术对妇女性生活影响的分析［J］. 中国实用妇科与产科杂志，2000，16（9）：550－551.

20. 王稚晖，朱荫芝. 子宫切除妇女围手术期心身反应的评定［J］. 中国实用妇科与产科杂志，2001，17（6）：380－381.

第十五章　外生殖器整形外科

第一节　男性外生殖器整形与再造

一、小阴茎畸形

（一）概述

小阴茎畸形（micropenis）也称小阴茎、小睾丸综合征，是由于体内雄激素水平下降所致。雄激素低下主要是由于睾丸分泌雄激素以及垂体促性腺激素的分泌不足所致。致睾丸功能低下有10余种原因，其中以克氏综合征（klinefelter syndrome）最为常见。在进入青春期时，即开始采用绒毛膜促性腺激素和雄激素治疗常能使阴茎增大；但成年后才进行药物替代治疗的，疗效则不显著，此时常须进行外科治疗。外科治疗包括异体睾丸移植、阴茎再造、阴茎延长和阴茎加粗术等。如何合理地选用这些手术方法需进一步研究。最新研究表明，女性阴道的中、后1/3存在较确切的性敏感区，此项结论为阴茎延长术的临床应用提供了充分的理论依据。

（二）小阴茎畸形的阴茎再造术

相关资料报道，中国青年阴茎的长度常态下为（7.1 ±1.5）cm，勃起为（13.0 ±1.3）cm；阴茎周径常态下为（7.8 ±0.7）cm，勃起为（12.2 ±1.1）cm。幼稚型阴茎指阴茎勃起长度小于6 cm，周径小于7 cm。行阴茎再造术时，大部分术者将小阴茎切除后再行阴茎再造。由于再造的阴茎没有感觉和勃起功能，因此应保留小阴茎所有的海绵体组织，只切除阴茎和阴茎头的皮肤及黏膜，并将海绵体与再造阴茎中的支撑物缝合固定。术后阴茎勃起时，不仅具有一部分感觉功能，还能加强再造阴茎的上举功能。阴茎勃起长度大于6 cm者，不宜做阴茎再造术，以做阴茎延长术和阴茎加粗手术较为合适。

（三）阴茎延长术

1. 解剖学基础

（1）阴茎悬韧带。阴茎筋膜（即Buck筋膜）在耻骨联合上方处增厚构成阴茎浅悬韧带。韧带呈长方锥形，底朝上，宽1.5 ~2.0 cm，厚1.0 ~1.8 cm。距阴茎浅悬韧带的深面1.4 ~1.8 cm有阴茎深悬韧带，呈底朝下的三角形，起自耻骨联合的前下半部，移行于阴茎海绵体白膜，该韧带强韧而短（间距0.8 ~1.3 cm），越向深面宽度越窄，韧带厚1.6 ~2.8 cm。切断阴茎浅悬韧带和部分深悬韧带后可使阴茎延长3 ~6 cm。

（2）阴茎静脉。分深浅两组，浅静脉位于皮肤和筋膜之间，收纳阴茎皮肤的静脉血回流至阴部外静脉。在阴茎深悬韧带的阴茎端，其纤维束间有阴茎背血管和神经通行。阴茎深静脉收纳阴茎头和阴茎海绵体的静脉血，在阴茎筋膜与白膜之间行经阴茎深悬韧带中央经耻骨弓进入前列腺静脉丛，汇入髂内静脉。

2. 手术方法

（1）手术切口成形缝合。于阴茎背根部做一“M”形切口。切开皮肤和皮下浅筋膜后，分离出2~3条皮下浅静脉并切断，然后剪除两三角瓣的毛囊。缝合创口时将三角瓣向远离阴茎的方向推移，行“Y”形缝合，再将两三角瓣互相交错缝合成“Z”形。

（2）切断阴茎悬韧带。皮下浅静脉切断后，分离韧带两侧的疏松结缔组织，显露阴茎浅悬韧带，紧靠耻骨联合将浅悬韧带完全离断。再分离至深悬韧带，切断部分深悬韧带以达至阴茎深静脉为限，慎勿损伤其深静脉，若阴茎的深浅两组静脉均被切断有造成阴茎静脉回流障碍而导致阴茎坏死的可能。

3. 手术适应证

（1）外伤性大部分阴茎离断以及阴茎烧伤后瘢痕增生挛缩畸形。

（2）阴茎发育不良（包括尿道下裂矫治术后），勃起时长度小于10 cm，且不能满足女方性要求者。

（3）阴茎癌行阴茎大部分切除术后两年未见复发。

（4）阴茎静脉性勃起功能障碍，在做阴茎背深静脉或海绵体脚静脉结扎时，同时做阴茎延长术常能取得更好的疗效。

（5）睾丸体积大于5 mL，阴茎勃起时长度大于6 cm，血睾酮值高于4.4 mmol/L的小阴茎畸形，可同时行阴茎延长术和阴茎加粗手术，以利恢复阴茎的勃起和感觉功能。

（四）阴茎加粗术

1. 手术适应证

（1）阴茎畸形经阴茎延长术后，海绵体内注射罂粟碱使阴茎勃起时长度大于8 cm，而周径低于平均值者，可同时行阴茎加粗术。

（2）外伤致大部分阴茎缺损，用腹股沟岛状皮瓣修复阴茎皮肤缺损创面而周径低于均值者，可同时加粗阴茎。

2. 手术方法

于阴茎一侧自冠状沟至阴茎根部做一锯齿状切口，另于对侧冠状沟做阴茎1/4周长的弧形切口。从阴茎筋膜下将皮肤与阴茎海绵体潜行分离，测量常态下海绵体的周径和长度，将罂粟碱注入海绵体内使其勃起后，再测量阴茎勃起时的周径和长度。于一侧下腹部切取带腹壁浅血管或腹壁下动静脉蒂的岛状皮瓣，并切除皮瓣的表皮和真皮浅层组织。皮瓣大小以阴茎勃起时海绵体面积为准。然后将带真皮深层的岛状皮瓣转位于阴茎剥离面并覆盖阴茎海绵体（皮瓣脂肪面朝海绵体白膜），将真皮瓣两端以及筋膜面缝合固定于阴茎白膜，同时使阴茎皮肤覆盖真皮瓣。缝合阴茎皮肤时，若皮肤面积小张力较大，可于皮瓣预留相应宽度的皮肤，将阴茎皮肤与皮瓣皮肤缘缝合。术后阴茎增粗的面积视真皮的厚薄而定。由于阴茎皮肤两端的神经及血运未被切断，加粗后的阴茎仍具有勃起和感觉功能。

二、阴茎缺损再造

（一）概述

创伤、烧伤、咬伤、战伤或阴茎癌根治术等原因可造成部分或全部阴茎缺损（penis defect），也偶见先天性阴茎缺损。阴茎缺损约占住院总人数的 1/5 000。Harris 统计新生儿阴茎缺损的发病率为 10%。阴茎具有排尿及生殖两种重要功能。对于阴茎部分缺损的患者，一般认为可见部分残存在 3 cm 以上的，可以满足基本的排尿和性功能，如果完全缺损，则失去站立姿势排尿的可能。如合并尿道狭窄，还可引起排尿不畅，而且不可能有正常的性功能并失去生育能力。行阴茎再造术后，阴茎勃起功能与阴茎根部残留的多少密切相关。

（二）阴茎再造术方法

阴茎再造术是一个复杂的整形手术，Bargoras 于 1936 年首创腹部皮管转移再造阴茎；Frumkin（1944）和 Gillies（1948）也相继采用同样方法获得成功。这种方法迄今仍被奉为阴茎再造手术的基本原则。之后又有多种手术方法问世。1984 年，张涤生首次报道应用前臂皮瓣游离移植阴茎再造，应用有伴行血管和神经蒂的游离皮瓣完成的一期手术是阴茎重建的理想方法。重建的阴茎恢复了部分触觉和性快感，尿道开口位于龟头端，能站立排尿，有良好的外观而且具备足够的移植材料为将来做假体植入奠定了基础，同时解决了以往需多次手术方能完成的这一问题。

龙道畴等于 1992 年应用阴茎海绵体延伸及下腹壁岛状皮瓣转移再造具有勃起与感觉功能的阴茎，引起了国内外同行的广泛关注。这一术式被认为是阴茎缺损修复的巨大创新。该技术获 2000 年国家技术发明二等奖。

阴茎再造主要由阴茎体的形成、尿道的修复、支撑组织的植入三个步骤组成：①阴茎体的形成。利用软组织形成皮管，以带蒂转移或与受区血管进行吻合建立血运，与残留阴茎体或阴茎脚缝合形成新的“阴茎体”，一般再造阴茎体长 10 ~ 13 cm，周径10 cm。②尿道的修复。利用带血供的薄皮瓣翻转缝合形成皮面向内的管，转移至阴茎部位。皮管一端与残余尿道断端吻合，另一端与阴茎末端皮肤缝合形成新的尿道外口。无论采用哪种尿道修复法，均须暂行尿路改道手术。③支撑组织的植入。目的在于满足性生活的需要。选用有一定硬度的组织，如自体肋软骨、髂骨或组织代用品植入新的阴茎体内，将移植物的一端嵌入残存的两侧阴茎海绵体之间，并将其缝合固定，借其勃起能力带动再造阴茎。另一端须与阴茎游离端间保持适当距离，防止反复勃起的冲击以致脱露。④为模拟正常阴茎的外形，还可行阴茎头成形术。以下介绍几种常用手术方法。

1. Bargoras 皮管法

Bargoras 于 1936 年创用腹部皮管转移成形阴茎，首次获得阴茎再造成功。先在腹部备制一皮管，3 周后将皮管近端切断移置于耻骨联合处，再切断皮管近端植入尿道和肋软骨形成阴茎。这种方法后来得到改进，可用一期尿道成形包入皮管中，也可用阴茎假体替代肋软骨。整个再造过程需 3 ~ 5 次手术，历时半年甚至 1 年以上，对患者是一个很大的经济和精神负担。不到万不得已，一般不建议采用此方法。

2. 前臂游离皮瓣法

张涤生等于1984年首创前臂游离皮瓣阴茎再造术，解决了以往需多次手术的问题。但此术式破坏了前臂的外观，使前臂失去一条主要动脉，同时手术需要复杂的显微外科技术与设备，使其应用受到一定限制。

（1）皮瓣设计。在左前臂部上方设计皮瓣，按所需长度将皮瓣分为三部分，第一部分是皮肤向内翻卷以形成尿道；第二部分为宽1～1.5 cm的去上皮组织区，以便将第三部分皮瓣卷成管状，包绕尿道皮管后的缝合创面；第三部分的宽度在10 cm以上，内含有桡动脉和头静脉，用来卷成管状包绕尿道和软骨形成阴茎体。为了更好地获得静脉回流，还可以在第一部分内保留另一条前臂浅静脉以作为吻合之用。此外，在第一和第二部分皮瓣的远端各做1 cm的延伸部分，以便形成龟头和将阴茎末端皮瓣创缘和尿道口创缘顺利缝合。

（2）供区手术。①皮瓣的近心端，沿桡动脉径路，向上方做切口，以暴露桡动脉、头静脉以及第二条静脉和神经。此皮瓣的动静脉血管蒂应有足够的长度，至少在10 cm左右，以便于和股部受区血管吻接。故此桡动脉必须向上分离，靠近在尺桡动脉分叉处结扎切断。②找出前臂内侧皮神经，并向上游离出10 cm的长度，以便和受区感觉神经吻接，使再造阴茎可以更好更快地恢复感觉。③待皮瓣全部分离后，暂勿切断结扎血管蒂。随即进行皮瓣第二部分上皮切削，上皮切除宜浅，不可过深以致损伤真皮下血管网，造成皮瓣的血运障碍。④用14～16 F导尿管作为支架，将皮瓣第一部分向内翻卷，用可吸收线做间断缝合，以形成尿道，最后将皮瓣第三部分围绕尿道管腔而和第二部分尺侧创缘做缝合，并缝合龟头及尿道部分。⑤将已采截的软骨条埋入此皮管内，以作为再造阴茎的支撑体。这时再造阴茎的体部、尿道和支撑体已基本完成，只待和受区吻接血管，以完成移植手术。暂勿将桡动脉血管蒂切断，以待受区准备完毕，以缩短缺血时间。⑥前臂供皮瓣区创面用中厚皮片移植修复。

（3）肋软骨的截取。另一手术组，在右侧肋缘做斜切口，暴露第8～9肋软骨联合部，截取一段长10 cm、宽1.5 cm的肋软骨，软骨尽可能取直条。如软骨较弯，无法形成直条，可将软骨在它的最大弯曲处，做楔形切除，但保留下方的软骨膜。

（4）受区的准备。受区有两个手术切口，一个在残留的尿道口，先围绕尿道口做圆形切口，并扩大四周创口，以接受再造阴茎的创面。再将尿道口做上下左右四个小切口，形成四块小皮瓣，以和再造阴茎尿道口的锯齿形创缘做缝合，防止做环形吻合后形成环形狭窄。另在右侧腹股沟区大腿根部做纵行切开，以暴露大隐静脉及其分支、股动脉及其分支（股深动脉、旋股外动脉或股外侧动脉等）以选择进行血管吻合的动静脉，并决定吻合血管的方式（端端吻合或端侧吻合）。并以这个切口在皮下做一隧道通向尿道口的创口内。

（5）血管吻合。受区准备完毕后，就将前臂上预制的阴茎断蒂，将它立即移到受区准备移植，并做血管吻合。先将阴茎尿道口创缘做锯齿状切开，和残留的尿道口缝合，并将软骨末端用可吸收线缝合固定于残留的阴茎海绵体中，然后将阴茎体部的创缘和受区创缘做缝合。最后通过皮下隧道将血管蒂引向腹股沟创口内，将桡动脉、头静脉分别和股动脉分支、大隐静脉或其分支做端端或端侧吻合，完成整个再造移植过程。这些血管口径平均都在2～3 mm，在手术显微镜下吻合并无困难。

Biemer 对此方法进行了部分改进，用一个会阴开口（纽扣状尿道切口）来避免尿道问题，在阴茎 AMS 假体或睾丸假体植入后也不必做耻骨上尿流改道。

3. 腹壁股肋皮瓣再造阴茎

此法是依靠腹壁浅血管及旋髂浅血管双重血供的筋膜皮瓣阴茎成形术。在腹壁一侧、腹股沟韧带下方，以股动脉为起点垂直向上，设计一乒乓球拍状皮瓣，其柄为蒂，长 10 cm，宽 3 cm；板部为瓣，长、宽各 13 cm，皮瓣内侧部分供作阴茎体，外侧部分 4 cm 去表皮供作尿道。分离掀起蒂部两侧皮肤，其下形成筋膜瓣，将上行皮瓣的腹壁浅及旋髂浅动脉包括在皮瓣筋膜内，形成带有双血管蒂的筋膜皮肤瓣。供区游离植皮。

4. 保留感觉与勃起功能的阴茎再造术

1992 年，龙道畴等首次报道了联合应用阴茎海绵体延伸术和下腹壁岛状皮瓣转移修复阴茎大部分缺损；朱辉等在此基础上做了进一步改进。手术要点如下：

（1）阴茎海绵体延长、“龟头”成形术。①于距阴茎残端约 1 cm 处做环形切口达阴茎深筋膜，将皮缘做真皮内缝合固定于白膜，以免皮肤向前滑移，形成新“龟头”。②环形切口致阴茎皮肤回缩至阴茎根部，略加分离即可显示阴茎浅悬韧带及皮下浅静脉，分别予以切断结扎。向深层分离至深悬韧带，部分切断后结扎其下方的阴茎背深静脉，使隐蔽于耻骨前的海绵体充分松解延伸。③邻近脂肪瓣转移填塞海绵体后方间隙，以阻止其回缩。

（2）阴茎皮肤缺损的修复。①下腹壁岛状皮瓣：根据腹壁浅动脉的走向，选用一侧下腹部，依阴茎皮肤缺损面积设计岛状皮瓣；其蒂部长度以能使皮瓣无张力移转至阴茎创面为准。掀起皮瓣后，注意保留蒂部血管周围软组织，经过腹股沟区皮下隧道包绕阴茎创面。②阴囊带蒂皮瓣：根据阴茎海绵体周径和长度设计蒂在上的阴囊皮瓣，按设计线切开阴茎皮肤和阴囊皮瓣，分离出海绵体。阴囊瓣形成带双蒂的桥形皮瓣或双侧单蒂皮瓣。从桥形皮瓣中点切断，两端包绕阴茎海绵体，缝合固定。阴囊供区直接缝合，阴囊皮肤暂时缩小，但半年后由于睾丸重力的关系，阴囊逐渐扩展。③腹壁带蒂皮管：如果阴茎、阴囊及腹股沟区已有损伤，可采用上腹壁皮管转移至阴茎根部，在皮管成形同时将尿道预制其中。二期皮管转移时，将分离出的海绵体植入皮管内，并与阴茎根部缝合固定，同时吻合尿道，术后 3 周断蒂。④阴股沟皮瓣：按阴茎皮肤缺损面积在阴股沟皮瓣所在处设计皮瓣，前界为过耻骨联合的水平，后界为两侧坐骨结节连线，内侧界为阴囊外侧缘，外侧界为阴囊外侧缘向大腿内上方延伸 5 cm 所包括的范围，皮瓣形成后，转移至阴茎创面。

应用这种方法，能使阴茎残端延长 5～7 cm。由于“龟头”部分由原残端末构成，故保留了阴茎固有的性敏感功能，且再造阴茎体部的感觉也会逐渐恢复，这改善了既往再造阴茎仅能使配偶得到部分性满足，而受术者仅能获得一定程度的心理安慰的状况。

（龙　云　朱　辉）

第二节　女性外生殖器整形与再造

一、阴蒂肥大

先天性阴蒂肥大通常与遗传有关，由胚胎发育期生殖结节发育异常所致，常见于女性假两性畸形的男性性征发育及男性假两性畸形的阴茎女性化。后天性阴蒂肥大与内分泌紊乱相关，患者体内雄激素相对较高。对于社会性别为女性且坚持其女性身份的患者，可以按照女性进行手术治疗。手术方法是切除部分肥大的阴蒂，尽量保留阴蒂背神经血管束，以保留阴蒂头部的敏感性。

（一）手术方法

局部浸润麻醉或椎管麻醉。于阴蒂背侧皮肤做“工”字形切口，上端距阴蒂远端约 1 cm，下端位于阴蒂根部，纵向切开皮肤。将皮瓣向两侧分离，暴露出阴蒂背神经血管，游离阴蒂背神经血管束，使之与阴蒂海绵体分离。于阴蒂海绵体根部结扎并切断阴蒂海绵体。楔形切除肥大的阴蒂头部，使得缩小后的阴蒂呈高约 1 cm 的锥形，创面直接拉拢缝合。再将缩小的阴蒂头部缝合固定于阴蒂根部，折叠缝合阴蒂皮肤形成小阴唇。

（二）术后处理

视情况留置导尿管 2 ~ 3 天，保持外阴清洁，创口每日换药，大小便后冲洗外阴。

术后局部敷冰袋 2 ~ 4 天，可减少局部出血和血肿，酌情用抗生素预防感染，术后 7 ~ 10 天拆线。

二、小阴唇肥大

小阴唇位于两侧大阴唇之间，分内、外两层，内层由黏膜组成，颜色呈粉红色发亮；外层由皮肤构成，颜色黑暗。其外观呈三角形。基底长约3 cm，正常小阴唇宽度为1. 5 ~ 2 cm。立位时，两侧小阴唇贴拢于两侧大阴唇之间，微微显露。它具有保持阴道口湿润、防止外来污染、维持阴道自净的作用。导致小阴唇肥大的因素多为先天性；另外，使用雄性激素、局部持续牵拉、长期慢性炎症刺激、过度手淫或性交、尿失禁引起的皮炎、外阴淋巴水肿等也可引起。小阴唇肥大通常为双侧弥漫性增大，也可仅限于一侧，范围可从阴蒂包皮至阴唇系带。若小阴唇肥大外露明显，超出大阴唇 1 cm 以上，或者行走时阴唇摩擦引起不适，影响排尿或者性生活者，可以行小阴唇缩小手术。

（一）手术方法

（1）直线切除缝合法。常规消毒外阴和阴道，将两侧大阴唇合拢，在小阴唇上画出高出大阴唇 0. 5 cm 的平行线，局部浸润麻醉后，按照设计的切口线直线切除小阴唇多余部分。小阴唇应保留至少 1 cm 宽度，使其刚好能盖住阴道口。

（2）中央楔形切除法。将两侧小阴唇轻轻展开呈扇形，以距小阴唇根部 0. 5 cm 中点处为顶点，向小阴唇最突出的部位，画出一横向楔形皮瓣。局部浸润麻醉后，按照设计的切口线全层切除小阴唇突出肥大部分。电凝止血后，直接对合上下两侧创缘，分层缝合。

（二）术后处理

术后不必插导尿管，伤口可涂以红霉素眼膏，外加无菌纱布。吸附创面渗血和阴道内分泌物并及时更换，保持创面干燥。口服抗生素，每日用高锰酸钾液或洁尔阴稀释液等清洁阴道外口及会阴部以预防感染。

三、处女膜闭锁

处女膜闭锁是因生殖道上皮增生的下界即处女膜褶发育旺盛，使阴道口不能与外阴前庭贯穿而呈闭锁状态。临床表现为青春期患者月经不来潮，并伴有周期性下腹痛，下腹正中可触及包块。若阴道内积血过多时可以压迫尿道和直肠。查体时可以发现膨胀而鼓起的紫蓝色的处女膜，于处女膜膨起处穿刺，可以抽出不凝的褐色或黑红色血液。一旦确诊为处女膜闭锁，需要尽早手术以避免造成宫腔、输卵管积血。

（一）手术方法

局部浸润麻醉。于处女膜处做“X”形切口，全层切开，放出月经血。修剪多余的处女膜黏膜，使其呈圆环状。

（二）术后处理

术后每日用0.1%新洁尔灭液清洗，保持阴道口及外阴部清洁，洗后用抗生素药膏。用尼龙线或丝线缝合者5～7天拆线。

四、处女膜破裂

未婚女性因意外造成处女膜破裂，患者迫切希望通过手术修复者，可考虑行处女膜修复术。性生活造成的处女膜破裂，破裂口常呈“梅花瓣”状，以截石位4点和8点破裂口为较大，其他裂口较小，如花瓣状。外伤造成的处女膜破裂常不规则，有大有小，截石位6点多见（如骑跨伤等）。

（一）手术方法

（1）处女膜裂口边缘中央切开法。适用于裂口边缘整齐，无明显瘢痕增长，处女膜厚度2 mm以上者。手术在裂口缘内外侧中央纵行剖开，适当向两侧分离，两侧切口在基底部相连。手术可用尖刀切开，或切开一小口后用小尖剪剪开，然后把处女膜内、外层分别对缘缝合。

（2）去除裂口缘组织对合缝合法。适用于处女膜较厚、边缘不整齐、瘢痕增生明显和再次破裂的裂口。术中用刀或小剪平行去除部分破裂缘的处女膜组织和增生的瘢痕组织，形成裂口缘新的创面，适当分离阴道内外层后分别缝合。为增加创面的接触面积，防止内外层缝合线的重叠，去除处女膜边缘组织时可考虑做斜行或梯形切除，但两侧缘形成的新鲜创面应相互对应。

（3）瓦合法。适用于各种处女膜破裂者，尤其是处女膜较薄、破裂部位较多和处女膜组织缺损者。术中在近破裂裂口一侧的内缘和对侧的外缘做纵向切口。在黏膜下层向裂口缘剖离，形成两侧的处女膜黏膜瓣，一层作为衬里，一层作为覆盖，将两侧黏膜瓣做瓦合重叠后，按阴道内外层缝合。

以上三种处女膜破裂修补的缝合可选用间断和连续缝合法。为防止创缘内翻影响创口愈合，间断使用褥式缝合法。可选用 5－0 丝线、7－0 尼龙线或 6－0 可吸收线，但以 6－0 可吸收线为首选，术后无须拆线。缝合时遵循由内到外、基底部到处女膜阴道缘的顺序，这样可确保伤口愈合的质量，达到以后性生活出血的目的。

（二）术后处理

术后每日用 0.1% 新洁尔灭液清洗，保持阴道口及外阴部清洁，洗后用抗生素药膏。来月经后注意是否通畅，如流出不畅应及时处理。用尼龙线或丝线缝合者 5～7 天拆线。

五、阴道松弛

在阴道松弛、子宫脱垂的患者中，已婚经产妇占总数 99.9%；年龄以 30～50 岁为最多，占妇女总数 9% 左右。阴道分娩会不同程度地损伤盆底组织，特别是随着年龄增长，卵巢功能减退，雌激素分泌减少，使筋膜等支持结构发生退行性变，肌肉张力下降，黏膜萎缩，因而使阴道变得松弛，缺少弹性，部分患者出现阴道或膀胱膨出，进而造成压力性尿失禁，排尿困难或反复泌尿系感染，直肠膨出导致大便困难等，给患者造成极大的痛苦。阴道松弛致使女性在性生活时对刺激反应迟钝或不反应，很难达到性高潮，久之导致性冷淡，严重者可引起夫妻感情破裂。

阴道紧缩术就是通过手术修复损伤和松弛的盆底组织，使阴道前后壁得到加强，阴道弹性改善，裂伤的会阴达到产前状态。同时，外观也得以改善，恢复女性的自信心。另外，阴道紧缩也能起到预防和治疗因盆底组织松弛而导致的子宫脱垂和尿失禁等症状。

（一）手术适应证

①因阴道松弛影响夫妻性生活质量者。②子宫脱垂伴阴道前壁和（或）阴道后壁膨出，有临床症状者。③陈旧性会阴裂伤伴阴道松弛者。④不再阴道分娩者。

（二）手术时机

月经干净后 3～7 天为最佳手术时间。手术时间最迟应距下次月经来潮前 2 周进行，以利伤口愈合和减少感染发生。

（三）手术方法

取截石位，于 6 点处做一菱形切口，远端达阴道中段，切除一块菱形阴道黏膜和裂伤的部分会阴部瘢痕皮肤，分离出断裂的肛提肌、球海绵体肌，缝合撕裂的肌肉，以恢复这些肌肉的收缩力，同时缝合阴道后壁肌层组织。若肛门括约肌也见部分撕裂，亦应重新拉紧缝合，同时缝合撕裂的会阴联合，以增加阴道口的紧缚力。

（四）术后处理

（1）预防感染。

（2）每日测血压、脉搏、体温 1～2 次，注意观察尿色、尿量及阴道出血情况。

（3）术后 3 天内进半流质饮食，3 天后改普通饮食。

（4）术后3天不能自解大便者，给予服用液体石蜡30 mL/天；或服用果导片2片/次，1～2次/天。保持大便通畅。便后新洁尔灭擦洗外阴。

（5）术后24～48小时拔除尿管和阴道纱布，插导尿管期间，每日换无菌尿袋1次。

（6）术后第3～5天拆除会阴皮肤缝线。

（7）手术后2月后方可同房。

六、阴道再造

先天性无阴道（congenital absence of the vagina）或阴道闭锁（obliteration of the vagina）是一种先天性畸形，其发生率约为1/5 000。临床表现主要为青春期无月经初潮，或初潮后出现周期性下腹疼痛，或婚后性交不能。此外，还有部分两性畸形患者要求行女性化手术（feminizing surgery），或男性易性症患者要求行女—男（F－M）性别重塑手术（Sex Reassignment Surgery，SRS）等，均须行阴道再造术。手术主要包括在膀胱和直肠间形成腔穴和腔壁衬里的重建，衬里重建的材料一般有上皮组织自然长入，带蒂肠袢或腹膜转移，皮片或羊膜游离移植，邻近或游离皮瓣移植，腹腔镜下空肠或者结肠阴道再造术等。各种方法均有其优缺点，有的方法业已淘汰，如上皮组织长入。临床上应根据手术者的掌握程度和患者的实际情况决定采用何种方法。本章节主要讨论整形外科常用的阴股沟皮瓣法。

（一）手术适应证

①先天性无阴道或阴道闭锁。②女性假两性畸形。③变性手术。

（二）手术前准备

手术前按照肠道手术准备。手术前3天每天清洁会阴部。手术前一天开始进流质饮食，会阴部及供皮区备皮。手术前一天服用广谱抗生素及肠道抑菌药物。手术前晚和术晨做清洁灌肠。

（三）手术方式

在两侧阴股沟分别设计宽5 cm、长10～12 cm类似三角状皮瓣，上端为鱼嘴状，下端为鱼尾状，尾部远端需保留3 cm的皮下蒂。于设计阴道口处做“X”形切口，可以采用双指分离或液压法分离出阴道腔穴，用盐水纱条填塞分离出的阴道腔穴以压迫止血。按照设计线切开皮肤，在深筋膜层由上向下分离，形成包括阴唇后动、静脉及会阴神经分支的皮下蒂岛状皮瓣，双侧蒂部约5 cm×3 cm皮肤去表皮，掀起阴股沟皮瓣，注意保留蒂部3 cm长的皮下组织蒂。沿切口内侧缘向阴道腔穴分离，形成可容纳皮下蒂通过的阴唇下隧道。将两侧皮瓣通过阴唇皮下隧道转移至阴道口。将两侧皮瓣皮面朝内边缘互相对合，用可吸收线或间断缝合皮瓣边缘形成皮管，远端缝合形成盲端。取出填塞的纱条，仔细检查无明显渗血后，将成形的袋状皮管皮面向内侧翻转送入已形成的阴道腔穴内，使皮瓣组织面与腔穴组织面相互紧贴而成为阴道。皮瓣蒂部鱼尾状形成的4个三角瓣与阴道口“X”样切口的4个三角瓣交叉相对合，形成的阴道不易挛缩。阴道内填塞碘仿纱条。皮瓣供区创面直接缝合。由于愈合后切口疤痕与阴股沟皱襞相重合，瘢痕不明显，对外阴形态不会有太大的影响。

（四）术后处理

术后留置导尿管 1 ~ 2 周，并行膀胱冲洗。术后 3 天进流质饮食，后可逐渐改为无渣半流质饮食。术后保持大便通畅，必要时可服用缓泻剂及清洁灌肠。术后 10 ~ 18 天可取出阴道内填塞的碘仿纱条，并及时更换敷料。术后 12 ~ 14 天可根据皮瓣成活情况逐步拆线，并清洁阴道。术后需长期配戴阴道模具 6 ~ 12 个月，以防止再造的阴道挛缩，直至有正常的性生活。

（龙　云　陈　俊　朱　辉）

【本章思考题】

1. 小阴茎的诊断标准是什么？
2. 阴茎延长术之前和患者签署的知情同意书有哪些重点内容？
3. 医生如何把握阴道再造术的适应证？

【本章参考文献】

1. Chang T S, Hwang W Y. Forearm Flap in One-stage Reconstruction of the Penis [J]. Plast Reconstr Surg, 1984, 74 (2): 251 - 258.

2. Biemer E. Penile Construction by the Radial Arm Flap [J]. Clin Plast Surg, 1988, 15 (3): 425 - 430.

3. Honore L H, O'Hara K E. Benign Enlargement of Labia Minora: Report of two Cases [J]. Eur J Obstet Gynecol Reprod Biol, 1978, 8 (2): 61 - 64.

4. Hodgkinson D J, Hait G. Aesthetic Vaginal Labioplasty [J]. Plast Reconstr Surg, 1984, 74 (3): 414 - 416.

5. Milkos J R, Moore R D. Labiaplasty of the Labia Minora: Patients' Indications for Pursuing Surgery [J]. J Sex Med, 2008, 5 (6): 1 492 - 1 495.

6. Yurteri-Kaplan L A, Antosh D D, Sokol A I, et al. Interest in Cosmetic Vulvar Surgery and Perceptions of Vulvar Appearance [J]. Am J Obstet Gynecol, 2012 (207): 428.

7. Konig M, Zeijlmans I A, Bouman T K, et al. Female Attitudes Regarding Labia Minora Appearance and Reduction with Consideration of Media Influences [J]. Aesthetic Surg J, 2009 (29): 65 - 71.

8. Bramwell A, Morland C, Garden A S. Expectations and Experience of Labial Reduction: A Qualitative Study. Br J Obstet Gynaecol, 2007 (114): 1 493 - 1 499.

9. Crouch N S, Deans R, Michala L, et al. Clinical Characteristics of Well Women Seeking Labial Reduction Surgery: A Prospective Study [J]. BJOG, 2011, 118 (12): 1 507 - 1 510.

10. Michala L, Koliantzaki S, Antsaklis. Protruding Labiaminora: Abnormal or Just Uncool? [J]. J Psychosom Obstet Gynaecol, 2011, 32 (3): 154 - 156.

11. Jothilakshmi P K, Salvi N R, Hayden B E, et al. Labial Reduction in Adolescent Population-A Case Series Study [J]. J Pediatr Adolesc Gynecol, 2007 (22): 53 –55.

12. Essen B, Johnsdotter S. Female Genital Mutilation in the West: Traditional Circumcision Versus Genital Cosmetic Surgery [J]. Acta Obstet Gynecol Scand, 2004, 83 (7): 611 –613.

13. Koster M, Price L L. Rwandan Female Genital Modification: Elongation of the Labia Minora and the Use of Local Botanical Species [J]. Cult Heal Sex, 2008, 10 (2): 191 –204.

14. Bagnol B, Mariano E, et al. Vaginal Practices: Eroticism and Implications for Women's Health and Condom Use in Mozambique [J]. Cult Heal Sex, 2008, 10 (6): 573 –585.

15. Scholten E. Female Genital Cosmetic Surgery-The Future [J]. J Plast Reconstr Aesthet Surg, 2009, 62 (3): 290 –291.

16. Kelly B, Foster C. Should Female Genital Cosmetic Surgery and Genital Piercing be Regarded Ethically and Legally as Femalegenital Mutilation? [J]. BJOG, 2012 (119): 389 –392.

17. World Health Organization. Female Genital Mutilation [J]. Fact Sheet N, 2012.

18. Mirzabeigi M N, Moore J H, Mericli A F, et al. Current Trends in Vaginal Labioplasty: A Survey of Plastic Surgeons [J]. Ann Plast Surg, 2012, 68 (2): 125 –134.

19. ACOG Committee Opinion No. 378. Vaginal "Rejuvenation" and Cosmetic Vaginal Procedures [J]. Obstet Gynecol, 2007 (110): 737 –738.

20. Goodman M P, Placik O J, Benson R H, et al. A Large Multi-center Outcome Study of Female Genital Plastic Surgery [J]. J Sex Med, 2010 (7): 1 565 –1 567.

21. Miklos J R, Moore R D. Postoperative Cosmetic Expectations for Patients Considering Labiaplasty Surgery: Our Experience with 550 Patients [J]. Surg Technol Int, 2011 (1): 170 –174.

22. Goodman M P. Female Cosmetic Genital Surgery [J]. Obstet Gynecol, 2009, 113 (1): 154 –159.

23. Pardo J S, Sola V D, Ricci P A, et al. Colpoperineoplasty in Women with a Sensation of a Wide Vagina [J]. Acta Obstet Gynecol Scand, 2006, 85 (9): 1 125 –1 127.

24. Kent D, Pelosi M A Ⅲ. Vaginal Rejuvenation: An in-depth look at the History and Technical Procedure [J]. AJCS, 2012, 29 (2): 89 –96.

25. Moore R D, Miklos J R. Vaginal Reconstruction and Rejuve-nation Surgery: Is there Data to Support Improved Sexual Function? [J] AJCS, 2012, 29 (2): 97 –113.

26. Dobbeleir J M, Landuyt K V, Monstrey S J. Aesthetic Surgery of the Female Genitalia [J]. Semin Plast Surg, 2011, 25 (2): 130 –141.

27. Pelosi M A Ⅲ, Pelosi M A Ⅱ. Cosmetic Vaginal Surgery [J]. Us Obstet Gynecol, 2011, 6 (1): 55 –58.

28. Gaspar A, Addamo G, Brandi H, Vaginal Fractional CO_2 Laser: A Minimally Invasive Option for Vaginal Rejuvenation [J]. Am J Cosmetic Surg 2011, 28 (3): 156 –162.

29. Gaspar A. Comparison of two Novel Laser Treatments Inaesthetic Gynecology [J]. Journal of Lasers and Health Academy, 2012, Supplement (1).

30. Brambilla M. Intramuscular-submucosal Lipostructure for the Treatment of Vaginal Laxity [J]. Congress Internazionale di Medicina Estetica, 2008.

31. Adamo C, Corvi M. Cosmetic Mucosal Vaginal Tightening (Lateral Colporrhaphy) Improving Sexual Sensitivity in Women with a Sensation of Wide Vagina [J]. Plast Reconstr Surg, 2009, 123 (6): 212 - 213.

32. Ostrzenski A. Vaginal Rugation Rejuvenation (Restoration): A New Surgical Technique for an Acquired Sensation of Wide/Smoothvagina [J]. Gynecol Obstet Invest, 2012 (73): 48 - 52.

33. Alinsod R. Awake in-office Barbie Labiaplasty, Awake in-office Labia Majora Plasty, Awake in-office Vaginoplasty, Awake in-office Labial Revision [J]. Congress on Aesthetic Vaginal Surgery, Tucson, 2011.

34. Rouzier R, Haddad B, Deyrolle C, et al. Perineoplasty for the Treatment of Introital Steno-sis Related to Vulvar Lichen Sclerosus [J]. Am J Obstet Gynecol, 2002, 186 (1): 49 - 52.

35. Glazer H I, Ledger W J. Clinical Management of Vulvodynia [J]. Rev Gynaecol Pract, 2002, 2 (1 - 2): 83 - 90.

36. McCormack W M, Spence M R. Evaluation of the Surgical Treatment of Vulvar Vestibulitis [J]. Eur J Obstet Gynecol Reprod Bio, 1999, 186 (2): 135 - 138.

37. Foster D C, Butts C, Shah K V, et al. Long-termoutcome of Perineoplasty for Vulvar Vestibulitis [J]. J Womens Health, 1995, 4 (6): 669 - 675.

38. Kaufman R H, Friedrich E G Jr. The Carbon Dioxide Laser in the Treatment of Vulvar Disease [J]. Clin Obstet Gynecol, 1985, 28 (1): 220 - 229.

39. Lawson A E, Hawtof D, Gowda M, et al. Complications of Laser Therapy in the Gynecological Patient: A Review of four Patients [J]. Ann Plast Surg, 1991, 27 (4): 364 - 367.

40. Giraldo F, Gonzalez C, De Haro F. Central Wedge Nymphectomy with a 90-degree Z-plasty for Aesthetic Reduction of the Labia Minora [J]. Plast Reconstr Surg, 2004, 113 (6): 1 820 - 1 825.

41. Tepper O M, Wulkan M, Matarasso A. Labioplasty: Anatomy, Etiology, and a New Surgical Approach [J]. Aesthet Surg J, 2011, 31 (5): 511 - 518.

42. Lloyd J, Crouch N S, Minto C L, et al. Female Genital Appearance: "Normality" Unfolds [J]. BJOG, 2005, 112 (5): 643 - 646.

43. Munhoz A M, Filassi J R, Ricci M D, et al. Aesthetic Labia Minora Reduction within Ferior Wedge Resection and Superior Pedicle Flap Reconstruction [J]. Plast Reconstr Surg, 2006, 118 (5): 1 237 - 1 247.

44. Alter G J. Labia Minora Reconstruction Using Clitoral Hoodflaps, Wedge Excisions, and Y V Advancement flaps [J]. Plast Reconstr Surg, 2011, 127 (6): 2 356 - 2 363.

45. Cao Y J, Li F Y, Li S K, et al. A Modified Method of Labia minora reduction: The

De-epithelialised Reduction of the Central and Posterior Labia Minora [J]. J Plast Reconstr Aesthet Surg, 2012, 65 (8): 1 096 –1 102.

46. Choi H Y, Kim K T. A New Method for Aesthetic Reduction of Labia Minora (The Deepithelialized Reduction of Labioplasty) [J]. Plast Reconstr Surg, 2012, 105 (1): 419 –422, 423 –424.

47. Solanki N S, Tejero-Trujeque R, Stevens-King A, et al. Aesthetic and Functional Reduction of the Labia Minora Using the Maas and Hage Technique [J]. J Plast Reconstr Aesthet Surg, 2010, 63 (7): 1 181 –1 185.

48. Alter G J. Aesthetic Labia Minora and Clitoral Hood Reductionusing Extended Central Wedge Resection [J]. Plast Reconstr Surg, 2008, 122 (6): 1 780 –1 789.

49. Maas S M, Hage J J. Functional and Aesthetic Labia Minorareduction [J]. Plast Reconstr Surg, 2000, 105 (4): 1 453 –1 456.

50. Rouzier R, Louis-Sylvestre C, Paniel B J, et al. Hyper-trophy of Labia Minora: Experience with 163 Reductions [J]. Am J Obstet Gynecol, 2000 (182): 35 –40.

51. Felicio Y A. Labial Surgery [J]. Aesthet Surg J, 2007, 27 (3): 322 –328.

52. Di Saia J P. An Unusual Staged Labial Rejuvenation [J]. J Sex Med, 2008, 5 (5): 1 263 –1 267.

53. Trichot C, Thubert T, Faivre E, et al. Surgical Reduction of Hypertrophy of the Labia Minora [J]. Int J Gynaecol Obstet, 2011, 115 (1): 40 –43.

54. Ellsworth W A, Rizvi M, Lypka M, et al. Techniques for Labia Minora Reduction: An algorith-mic Approach [J]. Aesthetic Plast Surg, 2010, 34 (1): 105 –110.

55. Baskin L S, Erol A, Li Y W, et al. Anatomical Studies of the Human Clitoris [J]. J Urol, 1999, 162 (3): 1 015 –1 020.

56. Hunter J G. Considerations in Female External Genital Aes-thetic Surgery Techniques [J]. Aesthet Surg J, 2008, 28 (1): 106 –107.

57. Salgado C J, Tang J C, Desrosiers A E. Use of Dermal Fatgraft for Augmentation of the Labia Majora [J]. J Plast Reconstr Aesthet Surg, 2012, 65 (2): 267 –270.

58. Vogt P M, Herold C, Rennekampff H O. Autologous Fattransplantation for Labia Majora Reconstruction [J]. Aesthetic Plast Surg, 2011, 35 (5): 913 –915.

59. Triana L, Robledo A M. Refreshing Labioplasty Techniques for Plastic Surgeons [J]. Aesth Plast Surg, 2012, 37 (2): 474.

60. Kilchevsky A, Vardi Y, Lowenstein L, et al. Is the Female G-spot a Distinct Anatomic Entity? [J]. J Sex, 2012 (9): 719 –726.

61. Grafenberg E. The Role of the Urethra in Female Orgasm [J]. Int J Sexol, 1950 (3): 145 –148.

62. Puppo V, Gruenwald I. Does the G-spot Exist? —A Review of the Current Literature [J]. Int Urogynecol J, 2012 (23): 1 665 –1 669.

63. Rabinerson D, Horowitz E. G-spot and Female Ejaculation: Fiction or Reality [J]. Harefuah, 2007 (146): 145 –147.

64. Ostrzenski A. G-spot Anatomy：A New Discovery [J]. J Sex Med，2000，9 (5)：1 355 - 1 359.

65. Park H J，Jung K H，Kim S Y，et al. Hyaluronic Acid Pulmonary Embolism：A Critical Consequence of Anillegal Cosmetic Vaginal Procedure [J]. Thorax，2010，65 (4)：360 - 361.

66. Marchitelli C E，Sluga M C，Perrotta M，et al. Initialexperience in Vulvovaginal Aesthetic Surgery Unit within a General gynecology Department [J]. J Low Genit Tract Dis，2010，14 (4)：295 - 300.

67. Pardo J，Sola V，Ricci P，et al. Laser Labioplasty Forlabia Minora [J]. International J of Gyn Obst，2006 (93)：38 - 43.

68. Oxman A D. Grading Quality of Evidence and Strength of Recommendations [J]. B M J，2004 (328)：1 490 - 1 494.

69. 朱洪荫，张涤生. 整形外科手术失误及处理 [M]. 昆明：云南科技出版社，2000.

70. 朱洪荫. 中国医学百科全书——整形外科学 [M]. 上海：上海科学技术出版社，1986.

71. Gregory R. D. Evans. 整形外科手术学（英文版）[M]. 北京：人民卫生出版社，2001.

72. 张涤生. 显微修复外科学 [M]. 北京：人民卫生出版社，1985.

73. 龙道畴，陕声国，等. 阴茎延长术的临床研究 [J]. 中华整形烧伤外科杂志，1990，6 (1)：17 - 19.

74. 朱辉，蔡志明，龙云，等. 阴茎海绵体延伸加带蒂皮瓣转移治疗不完全性阴茎缺损（附42例报告）[J]. 中华泌尿外科杂志，2004，25 (7)：49 - 52.

75. 朱辉，蔡志明，龙云，等. 阴茎部整形术的应用解剖学研究 [J]. 中华整形外科杂志，2005 (4)：274 - 277.

76. 李慧燕，王建六. 女性外阴整形学 [J]. 中国妇产科临床杂志，2014，15 (2)：184 - 186.

第十六章　认知疗法及行为疗法

第一节　认 知 疗 法

认知疗法是根据认知科学原理通过认知和行为技术改变患者不良认知的一类心理治疗方法的总称。其理论框架为与认知心理学、信息过程理论和社会心理学有关的信息处理观点。而认知心理学是以信息加工观点为核心的心理学（又可称为信息加工心理学），其研究范围主要包括感知觉、注意、表象、学习记忆、思维和言语等心理过程或认知过程，以及儿童的认知发展和人工智能（计算机模拟）。

认知是指认识活动或认知过程，即个体对"感觉信号的接受、检测、转换、简约、合成、编码、储存、提取、重建、概念形成、判断和问题解决等信息加工过程"。认知的概念有广义和狭义之分。广义的概念是指应用现代信息加工理论将人的认知看成是一个过程，即包括：接受和评估信息的过程、产生应对和处理问题方法的过程以及预测和估计结果的过程。狭义的认知则是指认识，即指一个人对某个对象或对某件事情的认识和看法。认知具有多维性（不同的认识角度会产生不同的认知结果）、相对性（如好坏、善恶）、联想性（结合思维、想象、情感等过程并与既往经验联系，如"情人眼里出西施"）、发展性（与个体年龄、文化程度和社会文化环境的改变有关）、先占性（如先入为主的观念）、整合性（是感知、记忆、判断、情感和意志行为的综合参与）。

20 世纪 60 年代初，贝克在美国宾夕法尼亚大学创立了认知疗法。1976 年他出版了专著《认知疗法与情绪障碍》，将认知疗法作为专业术语和一种心理治疗方法首次正式提出。而在此之前，Albert Ellis 在 20 世纪 50 年代创立了"合理情绪行为疗法"，它是 A. T. Beck 认知行为治疗的重要理论基础。认知心理学则兴起于 20 世纪 50 年代中期，U. Neisser 于 1976 年出版《认知心理学》，标志着认知心理学学科的诞生。

认知疗法的产生与认知心理学密切相关。从心理学角度来看，认知疗法是认知心理学应用发展的一个部分。认知疗法工作强调发展和解决在意识领域内此时此地的问题，并借鉴和引用其他心理治疗的方法。认知行为治疗是一组通过改变思维和行为的方法来改变不良认知、达到消除不良情绪和行为的短程心理治疗方法。其理论假设是认知过程影响情感和行为，适应不良的行为或情感与不恰当的认知方式有关。有代表性的治疗方式是美国的 Albert Ellis 的合理情绪行为疗法、A. T. Beck 和 V. C. Raimy 的认知疗法以及 Donald Meichenbaum 的认知行为疗法。

认知行为治疗关于认知对情感和行为的影响的理论，对心理治疗长期存在的两大学派——精神分析与行为治疗起到了一个桥梁作用，沟通和整合了精神动力学和行为主义。

认知行为治疗的基本原理是：治疗师通过言语交谈与行为技术相结合的方式，与患者共同找出不恰当的认知，并提供“学习”或训练的机会去改正它们，或取代以新的认知方式，从而改变患者的情绪和行为表现，增强患者的社会适应能力。认知行为治疗具有以下特点：① 医患间是合作关系；② 假设心理痛苦在很大程度上是认知过程发生障碍的结果；③强调改变认知，从而产生情感与行为方面的改变；④ 通常是一种针对具体和结构性的目标问题的短程教育性的治疗。所有的认知行为治疗都建立在一种结构性的教育模型之上，强调家庭作业的作用、赋予更多的责任，让他们在治疗之中和治疗之外都承担一种主动的角色，同时注意吸收各种认知和行为策略来达到改变的目的。

本章节主要介绍 Albert Ellis 的“合理情绪疗法（rational emotive therapy）”和贝克的认知疗法（cognitive conversion therapy）。

一、合理情绪疗法

合理情绪行为疗法是美国著名心理咨询学者 Albert Ellis 在 20 世纪 50 年代创立的。他认为情绪障碍是由于非合理信念、绝对性思考和错误评价所形成的。教会患者改变非合理信念，代之以合理的生活哲学，则可以促使患者的情绪好转。所以，它是以改变认知为主要目标的心理治疗。合理情绪行为疗法的基本理论主要为 ABC 理论，但要了解这一理论，首先要了解 Albert Ellis 及合理情绪行为疗法对人的基本看法。

（一）合理情绪行为疗法对人的本性的看法

（1）人既可以是有合理的，也可以是无合理的，当人们按照合理去思维、去行动时，他们就会是愉快的，富有竞争精神以及行有成效的人。

（2）情绪是伴随着人们的思维而产生的，情绪上的心理困扰是由于不合理的、不合逻辑的思维所造成。

（3）人具有一种生物学的和社会学的倾向性，倾向于存在有合理的合理思维和无合理的不合理思维。即任何人都不可避免地具有或多或少的合理思维与信念。

（4）人是有语言的动物，思维借助于语言而进行。不断地用内化语言重复某种不合理的信念就会导致无法排解的情绪困扰。

（5）情绪困扰的持续是由于那些内化语言的结果。Albert Ellis 曾指出：“那些我们持续不断地对我们自己说的话经常就是，或就会变成我们的思想和情绪。”

（二）ABCDE 理论

ABC 理论或 ABCDE 理论是合理情绪疗法的核心理论，它是 Albert Ellis 关于非理性思维导致情绪障碍和神经症的主要理论，其主要观点是强调情绪或不良行为并非由外部诱发事件本身所引起，而是由于个体对这些事件的解释造成的。Albert Ellis 常借用古希腊哲学家埃皮克迪特斯（Epictetus）的名言来阐述自己的观点：“人不是被事情本身所困扰，而是被其对事情的看法所困扰。”在 ABC 或 ABCDE 理论中可做如下图解（如图16 - 1 所示）。

A：activating event 指激发事件；

B：belief 指个人对该事件所持的信念；

C：emotional consequence 指信念引起的情绪反应；

D：disputing intervention 指对该信念进行劝导干预（意即“诘辩”）；
E：effect 指治疗效果。

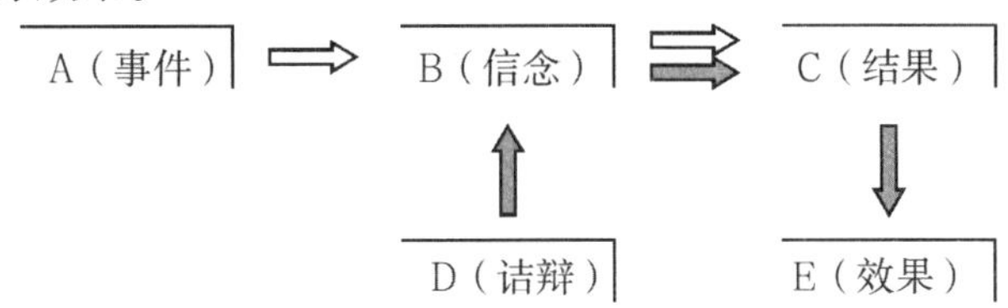

图 16－1　ABCDE 理论图解

上述图解，可用于代表理性治疗法的理论，也可以用来说明其实际应用。A 代表已经发生的与己有关的事件，例如学习上出现困难、生活上遭受挫折等。B 代表个人对既成事实所产生的信念。C 代表个人对该事件的情绪反应后果，可以是积极的反应（如喜爱），也可以是消极的反应（如沮丧）。按图中箭头方向所指，无论个人情绪反应后果 C 是什么样子，均非由事件 A 本身所引起，而是人对该事件所持的信念 B 所引起。换言之，事件本身的刺激并非引起情绪反应的原因，而个人对刺激的认知解释，才是引起个人情绪反应的直接原因。

对同一件事情，不同人对它的认知不同，会产生截然相反的情绪反应结果，例如对离婚这个事件，有的人认为是由于自己存在某种不可饶恕的缺点而造成的，把造成婚姻破裂的责任归咎于自己，结果产生沮丧的情绪，甚至发展为抑郁症；而有的人认为是由于对方没有眼光或自己遇人不淑造成的，把造成婚姻破裂的责任归咎于对方，结果并不会产生消极的情绪。因此，在合理情绪治疗过程中，改变引起不良后果的信念是至关重要的。

（三）不合理信念

Albert Ellis 把人们经常出现的非逻辑思维或信念归纳为如下 11 点：①人应该得到生活中所有重要人物的喜爱和赞许。②一个人就应该在各方面都能力十足。③犯了错误，就一切都完了，应该受到惩罚。④任何事情都要按自己的意愿发展，否则就太糟糕了。⑤情绪是由外界事件决定的，自己无法控制。⑥总是担心灾难降临。⑦逃避困难和责任比正视它们容易得多。⑧人要依靠他人，尤其是依靠强者。⑨过去事件的影响是无法消除的。⑩任何问题都应有一个圆满的正确答案。⑪个人应对别人的问题关注和负责。

Wessler 将不合理信念归纳为三大特征：①绝对化的要求。绝对化的要求指个体从自身意愿出发，对某一事物怀有认为必然发生或不发生的信念，使用“必须”“应该”等字眼。例如，“我必须获得成功”“别人必须很好地对待我”。②过分概括化。过分概括化是一种以偏概全、以一概十的不合理信念。例如当自己失败时就说自己“一无是处”“一钱不值”，别人稍有失误就说别人“很坏”或“居心不良”。③糟糕至极。糟糕至极是指一种认为如果不好的事发生将是非常可怕的、灾难性的想法。显然，持有这些信念的人对生活缺乏理性的认识，缺乏现实的态度，生活在顾虑个人得失的漩涡核心。以这样的信条去认识事情，必然惶惶不可终日，情绪不会得到松弛和宁静。

（四）合理情绪行为疗法的操作过程

1. 心理诊断阶段

明确患者的 ABC。治疗师在这一阶段的主要任务是根据 ABC 理论对患者的问题进行初步分析和诊断，通过与患者交谈，找出他情绪困扰和行为不适的具体表现（C）以及这些反应相对应的诱发事件（A），并对两者之间的不合理信念（B）进行初步分析。同时向患者解说合理情绪疗法关于情绪的 ABC 理论，使其能够接受这种理论以及对自己问题的解释。

2. 领悟阶段

帮助患者领悟合理情绪疗法的原理，使其真正理解并认识到：①引起其情绪困扰的不是外界发生的事件，而是他对事件的态度、看法、评价等认知内容，是信念引起了情绪及行为后果，而不是诱发事件本身。②要改变情绪困扰不是致力于改变外界事件，而是减轻或消除他们目前存在的各种症状。③ 帮助患者理解情绪困扰或行为问题的原因与患者自己有关，使其对自己的情绪和行为反应负起责任。

3. 修通阶段

这是合理情绪疗法中最主要的阶段。所谓修通，是指治疗师运用多种技术，使患者修正或放弃原有的非理性偏见，并代之以合理的信念，从而使情绪症状得以减轻或消除。此阶段常用的方法包括：与不合理信念辩论、合理情绪想象技术、认知作业和行为训练等。

4. 再教育阶段

此阶段的主要任务是巩固前几个阶段治疗所取得的成果，帮助患者进一步摆脱原有的不合理信念及思维方式，使新的观念得以强化，从而使患者在治疗结束后仍能用新的思维方式、合理信念应对生活中遇到的问题，更好地适应现实生活。

二、贝克的认知疗法

（一）基本原理

贝克认为，一个人对事物的认知方式，决定了其内心的体验和行为反应。人的不良认知或认知缺陷并不是一朝一夕形成的，而是经过长期反复的“演练”发展而成的。心理治疗的根本任务就是纠正这类错误认知。认知转变法的基本原理是：①认知是情感和行为的中介，情绪和行为的障碍主要与适应不良性认知有关，而不是外部事件的直接后果。②情绪障碍通常有消极的认知，它们与情绪障碍互相加强，形成恶性循环，从而导致情绪障碍经久不愈。③情绪障碍患者的认知常蕴含着重大的曲解，若这些曲解得到识别和修正，其情绪和行为也将随之改善。

（二）认知疗法的过程

Freeman 等（1992）进一步发展了贝克的理论，提出了认知疗法可以分为 3 个阶段，共 8 条治疗原则。

1. 第一阶段

了解患者的情况，建立良好的医患关系。①～④条：①认真搜集病史，详细了解患者的症状、思维、信念、情绪和行为。②患者需积极主动参与治疗，而非被动地求治。③医生应与患者直接面谈，提出多个合理化的建议让患者自己考虑选择，加强双方的沟通，充分发挥患者的主观能动性。医生应避免一个人反复陈述，也不应成为患者移情的对象。④建立良好的医患关系，树立治愈疾病的信心，并取得患者亲属的理解和支持，积极配合共同参与治疗。

2. 第二阶段

明确治疗目标和问题，有针对性地进行认知调整。⑤～⑦条：⑤确定需要治疗目标，即靶症状，如焦虑、抑郁、恐惧、害怕等具体表现。⑥进行心理教育及认知调整，采用行为矫正技术进一步改变认知。⑦疗程一般为 12～20 次，不应无限期地延长。

3. 第三阶段

巩固新概念。⑧认知复习，就是以布置家庭作业或让患者阅读有关认知疗法材料的方式给患者提出某些相应的任务，是之前的治疗过程在实际生活中的延伸。

（三）五种具体的治疗技术

有五种具体的认知疗法技术，帮助治疗师达到治疗目的。这些方法不是解释自动思维和不合理信念，而是通过经验和逻辑分析检验这些信念来促使患者领悟。

1. 识别自动性思维

自动性思维是介于外部事件同个体对事件的不良情绪反应之间的思维，多数患者不能意识到。在治疗过程中，通过提问、指导患者自我演示或模仿等具体的技术，帮助患者学会发掘和识别自动化的思维过程。

2. 识别认知错误

典型的认知错误有前面提到的几种，这些错误相对于自动化思维更难以识别。因此，治疗师应听取并记录患者诉说的自动化思想以及不同的情境和问题，然后要求患者归纳出一般规律，找出其共性。

3. 真实性验证

将患者的自动化思维和错误观念视为一种假设，然后鼓励患者在严格设计的情境中对这一假设进行验证。让患者认识到他原有的观念是不符合实际的，并能自觉加以改变。这是认知疗法的核心。

4. 去中心化

很多患者总感到自己是别人注意的中心，为此常常感到自己是无力、脆弱的。为消除这一错误信念，可让患者记录周围人的反应，使他发现事实上并非如自己想象的那样。

5. 监视苦恼和焦虑水平

多数抑郁和焦虑患者往往认为他们的抑郁或焦虑情绪会一直不变地持续下去，而实际上这些情绪常常有一个开始、高峰和消退的过程。鼓励患者对自己的忧郁或焦虑情绪加以自我监控，就可以使他们认识到这些情绪的波动特点，从而增强治疗信心。

第二节　行为疗法

行为疗法（behavior therapy）是美国行为主义学派心理学家斯金纳（Burrhus Frederic Skinner，1904—1990，如图 16－2 所示）于 1954 年首先提出来的，其代表人物主要有巴甫洛夫、华生、斯金纳、班都拉、沃尔帕、艾森克等。

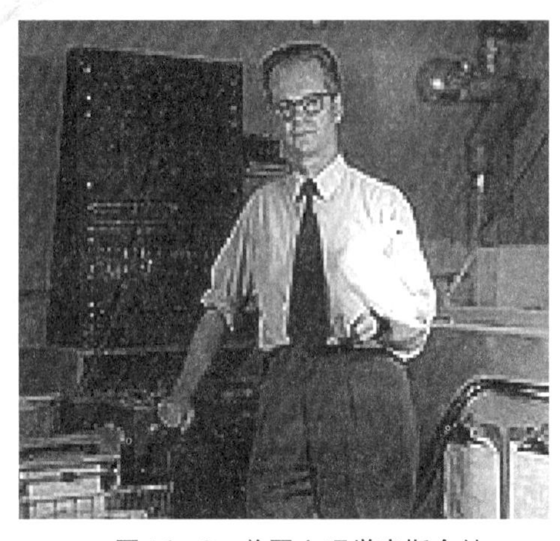
图 16－2　美国心理学家斯金纳

行为主义的治疗理论认为，行为是通过后天的学习获得的。异常的行为是在不利的环境条件影响下进行某种不适当学习的结果。通过发现和改变不利的环境条件，采取一定的教育、训练、强化等治疗措施，进行系统的学习过程就可以改变、矫正患者的不良或不正常行为，从而达到适应环境的目的。不良行为和一些疾病的病理生理变化可以通过条件反射习得或消除，也可以借助于观察、模仿等学习方式获得或消除。

一、行为疗法的基本理论

行为疗法的理论基础主要有经典条件反射理论、操作条件反射理论和社会学习理论。

（一）经典条件反射理论

经典条件反射（classical conditioning）是指不随意的反应行为，是由苏联著名生理学家巴甫洛夫在 19 世纪 20 年代创立的。巴甫洛夫通过实验发现，犬吃食物时大量分泌唾液。铃声原来与食物无关，并不引起犬唾液的分泌，是与食物刺激无关的刺激。在铃声单独作用几秒后，给犬食物，这叫强化。重复若干次以后，铃声单独作用即可引起犬唾液分泌，这是铃声引起的条件反射。而原来与食物无关的铃声变成了食物的信号，也称为条件刺激。形成条件刺激后，如果只给予铃声而不喂食，反复多次后唾液分泌量会逐渐减少直至完全消失，我们称之为条件反射的消退（如图 16－3 所示）。

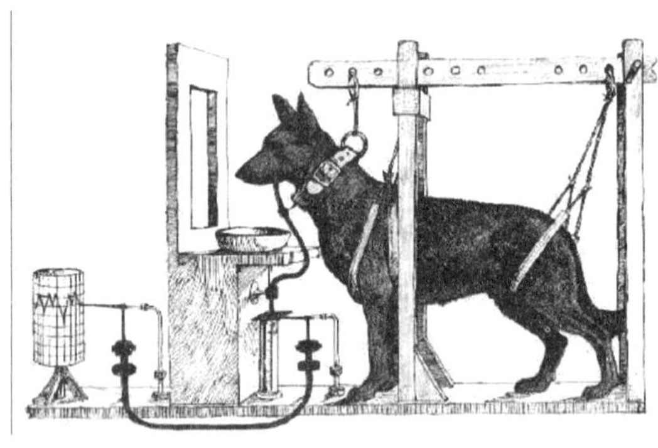
图 16－3　唾液分泌条件放射实验

以上便是巴甫洛夫的经典条件反射理论，许多行为疗法（例如系统脱敏疗法、厌恶疗法等）都运用了该理论揭示的原理。

（二）操作条件反射理论

操作条件反射（operant conditioning）是个体随意行为的建立，指通过一些措施来改变行为发生的频率。

斯金纳利用斯金纳箱这个独特的实验装置，对白鼠的操作性行为进行了一系列的研究。斯金纳箱内有一个杠杆，只要按下这个杠杆就会有食物滚落在食物盘里。斯金纳将一只饥饿的白鼠放入箱中。出于动物的本能，刚开始的时候，它在里面嗅来嗅去，偶然碰到杠杆后得到食物，如此反复强化，不久白鼠便学会了按压杠杆获得食物的行为，形成了条件反射。这便是动物的奖励学习过程。斯金纳又用带孔的隔板将斯金纳箱从中间隔开，并在右侧箱底装上电网，然后把白鼠放入右侧箱中，将电网突然通电，白鼠立刻通过隔板的小孔逃入左侧箱内，如此重复多次，结果刚把白鼠放入右侧箱中尚未通电，它便立即逃到左侧箱内，也形成了条件反射。这便是动物的惩罚学习过程。

操作条件反射说明行为的后果直接影响到该行为发生的频率：对行为的结果给予奖赏可以使行为频率增高（阳性强化），对行为的结果给予惩罚就使得行为频率减少（阴性强化）。

（三）社会学习理论

班都拉（Albert Bandura，1915—1997，如图 16－4 所示）是学习理论（learning theory）的代表人物之一，他认为个体的行为都是通过对榜样的学习而习得的。该学习过程可以分为以下 4 个阶段。

1. 注意

个体根据自己的认知力、价值观等条件选择学习的对象，予以模仿学习。注意可分有意注意和无意注意两种。

2. 记忆

指将要模仿学习的内容保存在脑海里，作为学习的标准。

3. 再现

将记忆中的榜样作为标准来不断校正自己的行为，同时将自身的人格特征融入其中。

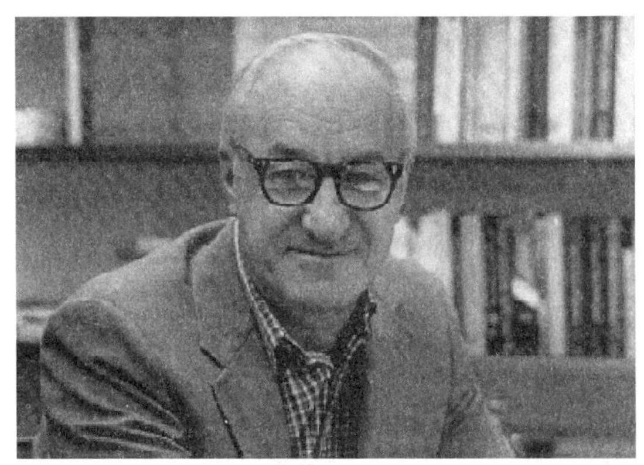

图 16－4　美国心理学家班都拉

4. 定型

按照操作性条件反射的强化原则，通过各种形式的强化作用，使通过学习而获得的行为相对稳定地建立起来。

学习理论的种类繁多，它们都与条件反射、认知过程相联系，从不同的角度阐明人类的学习过程。学习理论认为，人类偏离正常的行为与正常行为一样，都是通过学习获得的，两者的区别在于偏离正常的行为可引起社会适应不良，应用学习原理可以对偏离正常的行为进行矫正治疗。

二、行为疗法的基本治疗内容

行为治疗采取的是以实验为基础、仅针对当前问题和以特殊行为为目标的治疗策略，并且对不同的患者是在具体问题具体分析之后采用不同的方法。治疗一般包括以下几点内容：①首先要确认来访者的不良行为，详细了解这些不良行为产生的原因，并据此制定明确的治疗目标、选择合适的治疗技术和方法。②耐心向来访者说明治疗的目的和使用的方法，使来访者对治疗有所了解，从而能够积极有效地配合治疗。③以所选择的技术对不良行为进行矫正，帮助来访者建立起新的行为方式。④根据治疗过程中的病情变化，及时调整治疗方法，并要求来访者自己能够掌握和使用。⑤当治疗达到一定程度时，鼓励来访者逐渐在非医疗环境下，自己练习和使用已选择好的治疗方法，使其巩固下来，逐渐建立起适应性行为，最终达到消除异常行为的目的。

三、常见的行为疗法的治疗技术

（一）系统脱敏疗法

系统脱敏疗法（systematic desensitization）是指按照一定的治疗程序诱导患者缓慢地暴露出焦虑、害怕及其他强烈情绪反应的情境，并通过心理放松来对抗这种情绪状态，从而达到逐渐消除不良情绪的目的。

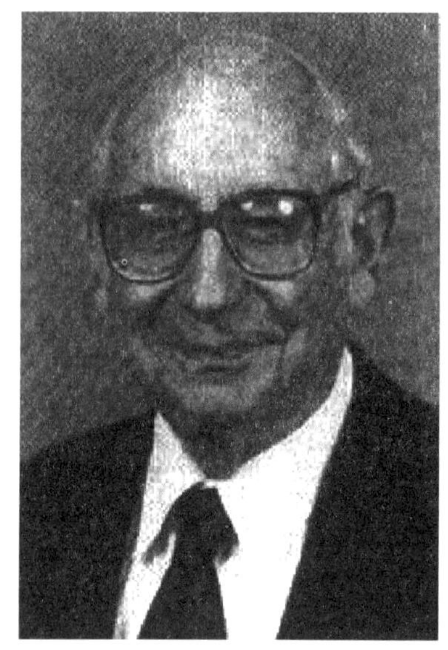

图 16－5　南非精神病专家沃尔帕

1958 年，沃尔帕（Joseph Wople，如图 16－5 所示）做了个典型实验：将一只饥饿的猫放入笼中，当食物出现猫将要取食时，给予强烈电击。如此重复多次后，当食物再次出现时即使不再有电击，猫也惧怕去取食物；同时，猫对整个实验环境也产生恐惧反应，形成了“实验性神经症”。如何消除这种恐怖性神经症呢？沃尔帕先在原来的实验条件之外给猫食物。此时，猫虽然也有轻微恐惧，终因进食欲望强烈而出现因饥饿而进食的正常行为，即正常反应抑制了异常反应。此后，逐渐将食物移到原来的实验环境，而一直不再电击，猫最终能在原来恐怖的环境中进食而恐惧反应消失。这种通过渐进性暴露于日益恐惧的刺激情境以逐步消除恐惧反应的治疗方法，就叫系统脱敏疗法。

系统脱敏疗法实际运用时具体分三步进行：

第一步，进行放松训练。通过一系列的步骤，让来访者进行肌肉松弛训练，并学会在各种环境中能随意放松自己，以便对抗治疗中出现的焦虑反应。

第二步，确立恰当的恐怖或焦虑的等级层次。通过与来访者的一系列交谈和问卷识别建立起让来访者焦虑的情境，并与来访者一起以引起恐惧的强度将此情境分解成一个系列，由最不害怕到最怕排成一个“焦虑层次”，并且注意各“层次”之间的距离要合适。

第三步，分级脱敏训练。首先进行想象脱敏训练。令来访者想象焦虑层次中的第一个子情境，同时运用之前学会的放松练习，保持放松状态。如果来访者能放松，不感到害怕，那就开始想象第二个子情境，并同时放松全身，直到最后一个子情境出现时来访者仍能保持放松为止。想象脱敏训练结束后，再进行实地脱敏训练。让来访者逐步接近引起恐怖或焦虑的情境，循序渐进，直到能够完全接受该情境而无恐惧反应为止。

（二）冲击疗法

冲击疗法（flooding therapy）又称情绪冲击疗法（emotional flooding therapy）或“骤进暴露疗法”“满贯疗法”，指让来访者迅速、长时间地暴露于最感恐惧的刺激情境以消除其心理障碍的一种行为治疗方法。该疗法由斯坦普夫尔（Thomas Stampfl）于 1975 年首创，他认为来访者一旦体验到最恐惧的情绪，又看到自己仍然安然无恙时，恐惧会自然地减弱乃至消失。著名行为治疗家马科斯（Marks）指出：“对患者的冲击越突然，时间持续得越长，患者的情绪反应越强烈，这样才能称之为满贯。迅速向患者呈现让他害怕的刺激，并坚持到他对该刺激习以为常为止，是不同形式满贯疗法的共同特征。”

采用冲击疗法进行治疗时，治疗开始时就让患者直接进入使他最恐惧的情境中。首先，一般先采用想象的方式，鼓励患者直接想象使他进入最恐惧的场面，也可以不厌其烦、详细地给患者讲解其最恐惧的情境的细节，或者通过图片、录像等将令其最恐惧的情境呈现给患者，同时不允许患者采取逃避行为。在这种情况下，患者产生呼吸急促、心跳加快、四肢发冷等紧张的表现，但患者担心的情况始终没有发生，如此重复多次。最终，在想象的情况下，患者的紧张和焦虑的情绪逐渐减轻直至消失，然后再直接将患者带入他最恐惧的情境中去，通过切身体验，使其觉得只不过如此而已，其恐惧症状自然会慢慢消失，从而达到治疗的目的。

由于冲击治疗会引起剧烈的心理、生理反应，故选择该治疗方法需要十分慎重。该法不宜用于有严重心、脑血管疾病的来访者。实施冲击疗法前，应充分考虑患者的文化程度、对事物的接受能力以及患者的健康状况等，并且告知患者可能需要付出痛苦的代价，再排除心、肝、肾、内分泌、重度精神疾患等疾病。最后，在治疗前，还要征得患者及其家属的同意，并且在治疗同意书上签字，完成上述步骤后方可实施。

（三）厌恶疗法

厌恶疗法是通过提供令人不愉快的或惩罚性的刺激，并把它与某种要戒除的不良行为结合在一起，从而达到戒除不良行为的一种行为治疗方法。

厌恶疗法可以直接依据经典条件反射理论而设计，在临床上对于戒酒、戒烟、戒除同性恋等均有效。以饮酒为例，把酒看作条件刺激，把见到酒就贪饮看作是习得的条件反应。给一个惩罚性刺激作为无条件刺激，它所引起的个体痛苦反应即为无条件反应。在饮酒的同时给予该惩罚性的非条件刺激，经过条件刺激物与非条件刺激物的多次结合后，新的条件反射就建立起来了，即只要患者见到酒就恶心、呕吐，出现对酒的厌恶、恐惧而逃避，并消除了原来的见酒必饮的条件反射。

常见的厌恶疗法有电击疗法、药物厌恶疗法、想象厌恶疗法等。行为治疗往往只能暂时压抑而不是消除不良行为。此外，对于有强烈行为动机的个体实施惩罚，可导致其他不良的行为出现，例如对露阴癖实施厌恶疗法，有时候会导致阴茎勃起功能障碍的发生。故实施厌恶疗法应取得来访者或家属的同意方可考虑，应当签署治疗同意书。

（四）生物反馈疗法

生物反馈是利用电子仪器反映我们通常觉察不到的身体内部的生理活动信息的过程。人借助丁生物反馈信息了解自身的生理变化，并依据这些变化逐渐学会对其加以随意控制和矫正，这就是生物反馈疗法（biofeedback therapy）。

生物反馈是在控制论和操作条件反射的基础上发展起来的。从控制论的角度看，人体各种功能的调节都是在自动控制下进行的。自动控制的一个关键因素是要获得受控制部分感受调节器官工作状态的信息，控制部分将这个信息与原来发出的信息加以比较，以便使下一个指令更精确。另外，按照斯金纳的操作条件反射理论，人和动物可以通过强化而学会主动控制自己的行为。

1968 年，米勒（George A. Miller）将实验鼠随机分为甲、乙两组。当甲组白鼠出现心率加速便给予食物奖赏，而对于乙组白鼠则出现心率减少时给予食物奖赏。用塑造技术进行多次训练后，甲组白鼠会主动以心率增加来获得奖赏，乙组白鼠会以心率减少来获得奖赏。用同样的方法，他们也使白鼠建立了增加或减少肠收缩，升高或降低血压的操作条件反射。米勒的实验证实，在生物反馈仪的指引下，自主神经系统控制下的内脏活动便能够通过操作条件作用来改变。

生物反馈治疗不能直接治病，它只是告诉来访者自身的状态，让来访者自己去寻找合适的方法来改变或维持这种状态。在该治疗过程中，来访者是治病的主体，来访者自己对疾病治疗的快慢、疗效负责；医生起到指导、帮助、强化来访者动机的作用。生物反馈治疗包括肌电生物反馈治疗、皮温反馈治疗、皮电反馈治疗、脑电反馈治疗、胃酸反馈治疗、血压反馈治疗等。

第三节　认知行为疗法在性医学中的应用

认知行为疗法出现之初，医生们就尝试将其应用到性医学临床中来，也取得了不少成绩和经验。但是由于认知行为疗法的治疗周期比较长，要求夫妻双方共同参与、共同配合治疗的情况较多，因此一些原本有用的治疗方法被日益开发出来的新疗法所替代。如夫妻性感集中训练治疗早泄情况目前多数被药物治疗所替代；许多在过去被诊断为心理性 ED 的患者通过特殊检查后发现器质性病因而采取外科治疗。但是可以说，认知行为疗法的理念普遍被融入其他诊疗之中，只是我们没有过多地理会。如患者签署手术知情同意书过程中医生认真诚恳的态度、手术前麻醉师温和渐进的诱导动作对促进患者术后恢复、减少不适感有不可忽视的作用。在涉及心理精神活动的性医学疾病诊疗中，认知行为疗法依然发挥着重要的作用。

一、认知行为疗法在勃起功能障碍中的应用

虽然，近年来发现勃起功能障碍患者中，约 70% 患有器质性的病因，但绝大部分患者合并有心理方面的困扰，因此，心理治疗在勃起功能障碍的治疗中占有相当重要的地位。

勃起功能障碍的心理治疗方法有数种，例如心理分析疗法、行为疗法等，但是应用最广泛的要数两周强化疗法。两周强化疗法起源于 20 世纪 70 年代，是认知疗法与行为疗法的结合，要求夫妻同治，具有疗程短、效果良好的优点。在对患者进行完常规的病史询问、体格检查、实验室检查以及某些特殊的检查（例如性激素、血糖、NPT 等），详细评估勃起功能障碍的程度之后，就可以开始 2 周强化治疗。

治疗可分为以下两个阶段进行。

第一阶段，医患双方的沟通阶段。在该阶段，医生需要与患者夫妻一同探讨勃起功能障碍的发病原因、发病过程，在详细了解病史的同时帮助患者夫妻摒弃不正确的性观念，重建良好的性交流。要注意的是，该阶段的目的是消除患者的性焦虑，由于导致性

焦虑的原因是内在的心理冲突，因此可通过谈话的心理治疗手段来促进患者对自己心理冲突的领悟，从而达到修通、放弃旧有观念，代之以新的、开放的性观念；同时进行放松训练，为之后的行为训练阶段做好准备；最好不要有性生活。

第二阶段，行为治疗阶段。该治疗阶段又可以分为 4 个阶段，每个阶段的疗程为 2 周左右。进行治疗时，要保证周围环境安静舒适，没有外界干扰，有条件的话可以播放一些轻音乐，有助于心情的放松。每天坚持练习 1 个小时。

二、认知行为疗法在早泄中的应用

早泄的原因很多，遵循“生物—心理—社会”的现代医学模式，在诊断评估和治疗的过程中都应持身心一体的观念，探明生理因素与心理因素的交互影响。不应停留在先排查、治愈器质性疾病后再进行心理治疗的阶段，而应在治疗器质性疾患以及精神性疾患，例如糖尿病、泌尿系统感染、内分泌疾患、抑郁症、焦虑症的同时，也结合心理治疗，这将会使疗效获得最大化。

首先，医护人员与患者夫妇交谈了解患者的发病情况，通过交谈使患者夫妇认识到性功能障碍是双方的事情，应当双方共同面对，而不能单靠男方独自解决这个问题。由于多数患者对性疾病具有焦虑甚至恐惧的心态，因此交谈的环境应当是舒适而安静的，交谈的气氛也应当是轻松而愉快的（如图 16－6 所示）。另外，还应当告诫患者在治疗期间不能饮酒、不能有婚外性行为、减少或暂时停止服用其他药物。经过交谈，使患者夫妇对早泄产生了一个正确的认识并且能够积极配合治疗之后，就可以进行下一个治疗阶段——行为治疗。

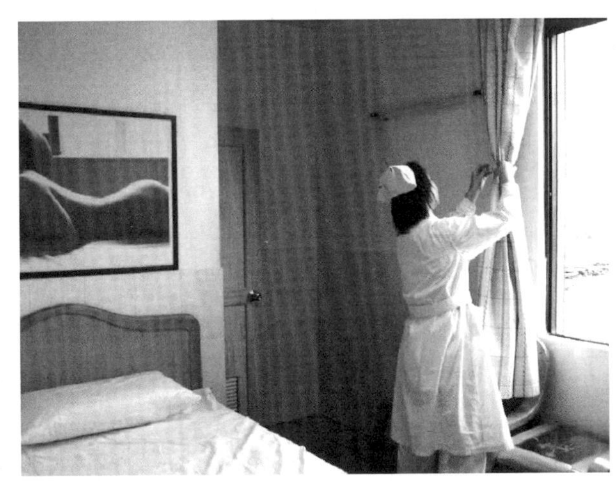

图 16－6　舒适的诊疗环境非常重要

三、认知行为疗法应用发展

目前，尽管各种性功能治疗药物、治疗仪器、性用品大量出现，在治疗男女性功能障碍方面我们依然要采取综合的治疗方法。在重视药物治疗、手术治疗等手段的同时，不可忽视认知行为治疗的重要作用。如在治疗勃起功能障碍的过程中不能单纯考虑如何增加阴茎勃起的硬度，而忽略男女双方的互动和感受。在实际诊疗过程中，应该将患者夫妻双方当成一个整体来处理，以期获得更好的治疗效果。

（臧志军　张　滨）

【本章思考题】

1. 如何理解“医生接诊的开始就是治疗的开始”这句话?
2. 性交能力是无师自通，还是后天习得?
3. 早泄的患者如何采用认知行为疗法治疗?
4. 利用所学知识给不射精患者一些建议。

【本章参考文献】

1. Beutel M. Psychosomatic Aspects in the Diagnosis and Treatment of Erectile Dysfunction [J]. Andrologia, 1999, 31 (1): 37-41.

2. Tiefer L. The Medicalization of Sexuality: Conceptual, Normative and Professional Issues [J]. Annual Review of Sex Research, 1996 (7): 252-282.

3. Bodie J A, Beeman W W, Monga M. Psychogenic Erectile Dysfunction [J]. Int J Psychiatry Med, 2003, 33 (3): 273-293.

4. Klotz T, Sachse R, Heidrich A, et al. Vardenafil Increases Penile Rigidity and Tumescence in Erectile Dysfunction Patients: A Rigidity and Pharmacokinetic Study [J]. World Journal of Urology, 2001, 19 (1): 32-39.

5. Williams G, Abbou C C, Amar E T, et al. The Effect of Transurethral Alprostadil of the Quality of Life of Men with Erectile Dysfunction, and Their Partners [J]. British Journal of Urology, 1998, 82 (6): 847-854.

6. 郭念锋. 国家职业资格培训教程——心理咨询师（二级）[M]. 北京: 民族出版社, 2012.

7. 刘继红, 熊承良. 性功能障碍学 [M]. 北京: 中国医药科技出版社, 2004.

8. 钱铭怡. 心理咨询与心理治疗 [M]. 北京: 北京大学出版社, 2006.

9. 王长虹, 丛中. 临床心理治疗学 [M]. 北京: 人民军医出版社, 2001.

10. 许又新. 心理咨询与治疗原理及实践 [M]. 北京: 北京大学医学出版社, 2007.

11. 张春兴. 现代心理学 [M]. 上海: 上海人民出版社, 1994.

第十七章 性传播疾病

性传播疾病（Sexually Transmitted Disease，STD）主要指通过性接触、类似性行为或间接接触传播的一组传染性疾病，WHO 建议将 STD 更改为包括无症状感染在内的术语——性传播感染（Sexually Transmitted Infections，STI）。性传播疾病广义上可包括生殖系统念珠菌病、阴道毛滴虫病、细菌性阴道病等女性内源性感染及阴虱、疥疮、传染性软疣、乙型肝炎、阿米巴病、股癣等 20 种以上病原体通过性行为接触而感染的疾病，但目前，我国把艾滋病、梅毒、淋病、软下疳、性病性淋巴肉芽肿、非淋菌性尿道炎、尖锐湿疣、生殖器疱疹 8 种列入法定管理范围。

近年来，性传播疾病出现流行范围扩大、无或轻微症状者增多和耐药性增多等现象。同时，发病年龄不仅限于性活跃期，低年龄段和老年患者也呈明显增多的趋势，已成为全球最严重的公共卫生问题之一。

性传播疾病常见的传播途径包括：①性行为传播。95% 以上的性传播疾病，都是通过异性或同性的性交、肛交、口交等性行为或类似性行为而传播的。②间接传播。如通过污染的衣物、公用物品等传染。③血液及其制品。共用污染的注射器或针头、输入污染的血液或血液制品等。④垂直传播。感染的母亲通过胎盘而感染胎儿，胎儿通过产道或通过母乳喂养而感染等。⑤医源性传播。通过被污染的医疗器械而感染或医务人员在诊疗过程中不慎被感染等。⑥器官移植、人工授精等。由于接受了感染的供体或精液而传播疾病。

第一节 淋 病

淋病（gonorrhea）是由淋病奈瑟菌（neisseria gonorrhoeae）（也称淋病双球菌或淋球菌）感染所致的一种性传播疾病，主要通过性生活传染。临床上主要表现为泌尿生殖系统的化脓性炎症，部分可引起盆腔、直肠、眼、咽部感染，极少数可经血液播散，产生播散性淋病，引起淋菌性关节炎、心内膜炎、脑膜炎、菌血症等。

长期以来淋病一直是我国最常见的性传播疾病之一，由于个人保护意识的加强，抗菌药物的广泛使用，淋病的发病率有下降之趋势，但随之而来的耐药菌株的不断出现，给本病的防治带来了许多困难。

一、病因

淋病的病原体为淋病奈瑟菌，为革兰阴性双球菌，可呈卵圆形或肾形，长0.6～

0.8 μm，宽 0.5 μm，无鞭毛、芽孢，常成对排列；淋球菌培养适宜的条件为，温度35～36 ℃，pH 7.2～7.5 及5%左右的 CO_2 环境；淋球菌较娇嫩，对外界理化因素的抵抗力较弱，在完全干燥的环境中 1～2 小时就死亡，39 ℃可存活 13 小时，42 ℃存活 15 分钟，100 ℃即刻死亡；在潮湿环境中或脓液中可存活 10～24 小时；一般消毒剂均可杀死淋球菌；淋球菌对硝酸银特别敏感，1∶4 000 硝酸银溶液可使脓液中的淋球菌在 7 分钟内死亡。

二、发病机制

人是淋球菌的唯一天然宿主。淋球菌具有黏附宿主黏膜特别是黏膜柱状上皮细胞的特性。淋球菌感染进入尿道、宫颈后，其外膜的菌毛、外膜蛋白Ⅱ使淋球菌黏附到黏膜的柱状上皮细胞表面，被上皮细胞吞饮并再繁殖，导致细胞溶解破裂。随后淋球菌释放到黏膜下层，外膜中的脂多糖内毒素在宿主补体的协同作用下，产生化学毒素，诱导中性粒细胞的聚集和吞噬，引起局部的炎症反应，充血、水肿，上皮细胞坏死、脱落，出现大量脓液和尿道刺激征；当淋球菌上行蔓延时，可引起前列腺、精囊、输精管和附睾的炎症；当炎症反复发作时，可导致尿道狭窄、输精管或输卵管堵塞等；若淋球菌进入血循环，可引起败血症及播散性淋病。

三、临床表现

患者多数为性活跃期的中青年，有性接触史，尤其是在有性乱行为者、性工作者中发病率最高；新生儿淋菌性结膜炎是通过患病的母亲产道感染；极少数是接触患者的脓性分泌物或其污染的物品感染；也有医源性感染的可能。潜伏期多数为 2～10 天，平均 3～5 天。临床上可表现为无合并症淋病、合并症淋病和播散性淋病。

（一）无合并症并发症淋病

1．男性无合并症并发症淋病（如图 17－1 所示）

临床上最常见，开始表现为尿道口红肿，自觉轻度瘙痒、刺痛，有少量稀薄黏液流出。以后症状、体征迅速加剧，2 天内出现典型化脓性前尿道炎症状，即尿道刺痛，排尿时刺痛加剧，排尿困难、尿急、尿频及尿痛，夜间可有阴茎痛性勃起，尿道口红肿加剧及合并包皮龟头炎，尿道分泌物变稠，呈深黄色黏稠脓性。病程第一周最严重，若不治疗，症状逐渐减轻或消失，也可能继发其他合并症。部分患者症状、体征较轻或不典型，类似非淋菌性尿道炎。1%～5%的患者可无症状，成为带菌者。

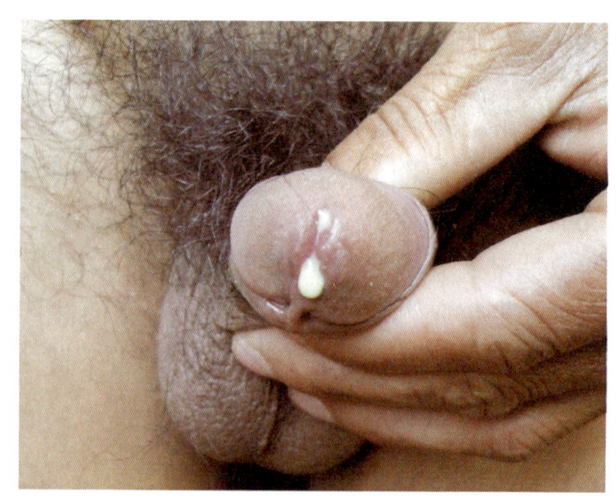

图 17－1　男性急性淋菌性尿道炎

2．女性无合并症并发症淋病

子宫颈是女性淋病的原发部位，多数

患者（60%）为无症状带菌者，部分患者症状、体征轻微。典型的表现为阴道分泌物异常或增多，月经异常，外阴刺痒及烧灼感，偶有下腹部坠痛、隐痛及腰痛，检查可见宫颈有不同程度的红肿、糜烂、触痛和大量黄绿色黏稠脓性分泌物。女性淋菌性尿道炎临床表现与男性的相似，即化脓性尿道炎症状，出现尿频、尿急、尿痛、尿道口红肿、排出脓性分泌物，但症状通常比男性轻，也可无症状。淋菌性前庭大腺炎表现为单侧前庭大腺红肿、疼痛，严重时形成脓肿，可有全身症状。

3. 幼女淋病

其传染源多数来自家庭与患病父母密切接触，即接触淋病脓性分泌物或受污染物品感染，少数因性虐待所致。与成年女性相比，幼女更易被淋球菌感染。可在小范围内流行如家庭、幼儿园。表现为弥漫性外阴阴道炎，可有阴道、尿道、外阴红肿、疼痛，尿痛、阴道有脓性分泌物，部分合并肛门直肠炎。

4. 淋菌性肛门直肠炎

主要见于男性同性恋者或有肛交历史的患者，部分女性淋病患者可因阴道脓性分泌物感染肛门直肠而发病。多数可无临床症状，部分可有肛门瘙痒、灼热感，重者可有里急后重、脓血便、黏液样便、局部疼痛，检查可见局部红肿，有黏液或脓性分泌物。值得注意的是肛交易损伤直肠黏膜，而易并发梅毒及其他病毒感染包括艾滋病病毒（Human Immunodeficiency Virus，HIV），部分可为隐性感染，因此全部淋菌性肛门直肠炎患者应做相关检查。

5. 淋菌性咽炎

主要见于口交者，表现为急性咽炎或急性扁桃体炎。有咽干、咽痛、吞咽痛，并有发热、颈部淋巴结肿大。

6. 淋菌性结膜炎

多见于新生儿，是新生儿在分娩时经过感染的产道而受染，出生后2～4天发病，多为双侧；成人少见，多为自身接种所致，单侧多见。表现为眼睑红肿、结膜充血，有大量黏稠脓性分泌物。若治疗不及时，可致角膜混浊、浸润、溃疡，甚至穿孔、失明。应注意与新生儿衣原体结膜炎相鉴别。

（二）有合并症并发症淋病

多数是由于急性期未得到及时有效的治疗，或者患者体弱，抵抗力低下，以及患有其他疾病，或妊娠期、月经期内性交等因素，均可促进淋球菌急性上行感染。对于男性，淋病由前尿道上行感染，蔓延至后尿道，引起后尿道炎、前列腺炎、精囊炎、附睾炎、睾丸炎、尿道球腺炎及包皮腺炎，临床上出现局部红肿热痛、触痛，部分可形成脓肿及会阴坠胀、疼痛不适。也可出现尿频、尿急、尿痛、血尿、排尿困难、尿液混浊，严重时有发热、畏寒、外周血白细胞升高。反复发作可导致尿道狭窄、输精管狭窄或梗阻，继发不育。对于女性，炎症上行感染，可蔓延至子宫内膜、输卵管、卵巢、盆腔、肛周，引起局部炎症或脓肿。临床上出现下腹部隐痛、坠胀、局部压痛、触痛、腰背酸痛、白带和分泌物增多，严重者可产生腹膜刺激征和全身症状。反复发作可致输卵管的狭窄或闭塞，导致宫外孕和不孕症。

（三）播散性淋病

临床上少见，占淋病患者的1%～3%，2/3为妇女，多数在月经期发病。另外，新生儿（尤其是早产儿）也有发生播散性淋病的报道。淋球菌通过血行播散，发生菌血症、败血症，同时侵犯许多脏器，产生化脓性炎症和相应局部症状及较严重的全身症状。临床上可表现为关节炎、腱鞘炎、脑膜炎、心内膜炎、心包炎、胸膜炎、肺炎、肝炎及皮疹。皮疹为瘀斑、斑丘疹、水疱、脓疱，或出血性、坏死性病变，常发生在肢体远端。

四、实验室检查

（一）直接涂片检查

取患者脓性分泌物涂片做革兰染色，在多形核白细胞内发现革兰阴性双球菌即为阳性。淋球菌呈肾形或卵圆形，常成双排列，凹面相对，大小为 0.6 ~ 0.8 μm。急性期主要分布于细胞内，少数也可分布在细胞外；慢性期则以细胞外为主。取材部位一般为男性尿道和女性宫颈，或有脓性分泌物的部位。也可取前列腺液、精液、尿沉渣检查。本法对有大量脓性分泌物的单纯性急性淋菌性前尿道炎，尤其是男性淋菌性尿道炎敏感性可达 95%，对慢性期的合并症并发症淋病、女性淋病患者敏感性较低。女性患者易出现假阳性，此时诊断应慎重。细胞外查到革兰阴性双球菌只可作为诊断线索，需做淋球菌培养鉴定以明确诊断。淋菌性咽炎涂片检查无意义，因为正常咽部存在其他类型的奈瑟菌。

（二）淋球菌培养及生化试验

淋球菌培养是淋病最重要的检查，有确诊意义。淋球菌菌落在血平皿上为圆形、湿润、稍凸或平、光滑、透明或灰白色的菌落，边缘呈花瓣状，直径为 0.5 ~ 1.0 mm，易乳化，有黏性，可根据菌落形态、涂片染色做出初步诊断，如氧化试验阳性、糖发酵试验分解葡萄糖则可确定诊断。

（三）单克隆抗体检测法

使用特异性的单克隆抗体，通过抗原—抗体的特异性结合，检查淋球菌抗原。主要有荧光标记和酶标记法，也有人用协同凝集试验（CoA、SPA）检查淋球菌。本检测法操作简单、快速、敏感性强，特异性高。

（四）基因诊断法

聚合酶链式反应（Polymerase Chain Reaction，PCR）、基因探针、连接酶链式反应（Ligase Chain Reaction，LCR）等特殊方法，在 DNA 分子水平上检测淋球菌的特异性基因片段。此类方法敏感性高、特异性强，可用于慢性、轻症、治疗后复查的患者。但需高精度设备，特殊试验条件，费用较高，对操作人员素质要求较高。注意本检查方法不能区分淋球菌是否存活，患者在治愈后的一段时间内，仍会有死亡的淋球菌排除，基因诊断检查法会持续阳性。所以对于治疗后复查的患者，应在治疗 3 周后复查。

（五）药物敏感试验

用于确定淋球菌对抗生素的敏感性，指导临床合理用药。淋球菌 β - 内酰胺酶的检测，可检测产生青霉素酶的淋病奈瑟菌（Penicillinase-Producing Neisseria Gonorrhoeae，PPNG）的流行并指导临床使用青霉素。由于淋球菌的耐药性发展很快，不间断检查淋球菌的药物敏感试验，对淋病的防治有重要意义，常用的方法有琼脂稀释法、纸片扩散法。

五、诊断和鉴别诊断

（一）诊断

1. 病史

有非婚性接触史或配偶感染史，或儿童与淋病患者共用物品史，或新生儿的母亲有淋病史等。

2. 临床表现

（1）无合并症并发症淋病。潜伏期1～10天，平均3～5天。男性患者有轻重不等的尿道炎，主要表现为尿痛和尿道分泌物。女性患者除有轻度的尿路刺激症状外，主要表现为宫颈内膜炎。宫颈水肿，红斑，触之易出血，有黄色黏液脓性分泌物。幼女可有外阴阴道炎。感染也可无症状。

（2）合并症并发症淋病。男性可有附睾炎、精囊炎、前列腺炎；女性患者可有子宫内膜炎、输卵管炎和盆腔炎等。

（3）其他部位淋病。包括眼结膜炎、咽炎、直肠炎。

（4）播散性淋球菌感染。

3. 实验室检查

（1）直接涂片检查：从男性患者尿道涂片观察到典型的细胞内革兰阴性双球菌。女性患者检出率低，应做细菌培养。

（2）淋球菌培养：从临床标本中分离到形态典型、氧化酶试验阳性的菌落。取材做涂片检查，可见革兰阴性双球菌。

具备接触史、临床表现及涂片阳性的患者，当无培养条件时，男性可根据涂片阳性，女性宫颈内涂片显示革兰阴性细胞内双球菌者，为报告病例。同时为细菌分离培养鉴定证实的病例，为确诊病例。

（二）鉴别诊断

需与非淋菌性尿道炎、生殖器念珠菌病、滴虫病等鉴别。

六、治疗

（一）治疗原则

（1）早期诊断，早期治疗，排除合并其他性传播疾病。

（2）遵循及时、足量、规则的用药原则，并根据不同的病情、本地区淋球菌耐药流行情况、患者的反应，选用不同的治疗方法方案。

（3）对性伴追踪、检查或同时治疗。

（4）治疗后进行随访和复查，以保证治愈，消灭传染源。

（5）对新生儿给予预防性滴眼（1%硝酸银液或红霉素、四环素眼膏），防止新生儿淋菌性结膜炎，或者提倡对孕妇产前进行性病检查。

（二）一般治疗

注意适当休息，避免过劳。避免进食刺激性食物和烈性饮料。注意隔离，未治愈前禁止性生活；污染衣物要煮沸消毒；浴具分开使用；可能污染物品如坐厕可用2%消佳净等消毒。保持外阴清洁，可用1：5 000的高锰酸钾溶液、0.1 %新洁尔灭清洗外阴。

（三）治疗方案

淋病治疗的方案选择受多种因素的影响，而且随着时间的推移，耐药菌株感染比率增加和新药不断开发，不同时期、不同地区治疗方案也在不断变化。推荐的治疗方案为：

1. 无合并症并发症淋病（包括淋菌性尿道炎、宫颈炎、肛门直肠炎、咽炎）

（1）头孢曲松（ceftriaxone）。250 mg，一次肌注；或头孢噻肟1 g，一次肌注，治愈率达98% ~100%。是目前最理想、最有效治疗淋病的药物。

（2）大观霉素（spectinomycin）。2 g（宫颈炎4 g），一次肌注，治愈率达90% ~100%。大观霉素主要用于治疗淋病，特异性很强，副作用少，可用于治疗孕妇、儿童淋病。注意本药对淋病性咽炎无效。

（3）阿奇霉素（azithromycin）。1 g，一次口服，本药最大的优点是对淋球菌、衣原体、支原体、梅毒螺旋体、杜克雷嗜血杆菌感染或混合感染治疗都有效。具有广谱、高效、菌体内浓度高于血清浓度，且耐酶、耐酸、副作用少的优点。阿奇霉素是目前唯一单剂量口服就能治愈合并衣原体、支原体感染淋病的有效药物。

（4）氟喹诺酮类药物。如环丙氟哌酸（ciprofloxscin）500 mg一次口服；本类药物具有抗菌谱广、高效、口服方便、易吸收、体内分布广等优点，但目前，耐氟喹诺酮淋球菌已在我国较为普遍出现，且耐药菌株比率逐年增高，部分地区淋球菌分离株对该类药的耐药率达75% ~99%，在临床上亦常可见到喹诺酮类药物治疗淋病失败的病例。而且注意喹诺酮类药物禁用于肝肾功能障碍、孕妇及少年儿童。因此，不推荐使用氟喹诺酮类药物治疗淋病。

2. 有合并症并发症淋病

推荐连续给药，以维持血药浓度，直到症状消退，用药时间为10天。推荐的治疗方案为：头孢曲松250 mg或大观霉素2 g或头孢噻肟1 g，肌注，每日1次。

3. 播散性淋病

推荐住院治疗。除使用更大剂量的高效抗生素外，给药时间长，最好结合药敏试验选择敏感抗生素，用药时间为10 ~28天，另外需请有关专科医生会诊，协助治疗，推荐的治疗方案为：头孢曲松1 g，肌肉或静脉注射，每天1次，或大观霉素2 g，肌内注射，每天2次，或头孢噻肟1 g，静脉注射，每8小时1次，均连用10天以上；淋病性脑膜炎上述治疗疗程约2周；淋菌性心内膜炎疗程至少4周。

4. 妊娠期淋病

头孢曲松250 mg，一次肌注；或头孢噻肟1 g，一次肌注；或大观霉素4 g，一次肌注。

5. 儿童淋病

体重大于45 kg者按成人方案治疗，体重小于45 kg者按下列方案治疗：头孢曲松125 mg，一次肌注；或大观霉素40 mg/kg，一次肌注。应禁用喹诺酮类药物，年龄小于8岁者禁用四环素类药物。

6. 局部治疗

（1）淋菌性结膜炎眼部处理。1：10 000高锰酸钾液或生理盐水局部冲洗，每小时冲洗 1 次，青霉素 50 000 ~ 20 000 U/mL 滴眼，每 15 分钟 1 次，四环素或红霉素眼膏涂眼。

（2）淋菌性咽炎口腔处理。复方硼砂溶液、0.1% 雷佛奴尔溶液、1∶5 000 呋喃西林溶液漱口。

（四）治疗过程中注意的几个问题

（1）淋病性咽炎不宜选用氨苄青霉素、羟氨苄青霉素、大观霉素；淋菌性直肠炎不宜选用氨苄青霉素、羟氨苄青霉素及四环素类抗生素，因其疗效差。

（2）由于近一半的患者同时合并衣原体性等非淋菌性尿道炎（Nongonococcal Urethritis，NGU），所以一般应常规预防性给予强力霉素 100 mg 口服，每日 2 次，连服 7 天。孕妇用红霉素 500 mg，口服，每日 4 次，连服 7 天，或阿奇霉素 2 g，一次顿服。也可给予对两者均有效的药物。

（3）单纯性淋病推荐单次给药方法，部分药物虽然对其他性病有治疗效果，但是单次给药方法是否可以治愈其他性病？不能肯定，需根据不同的疾病、病情、病期以及具体药物而定，最好能全面检查，排除隐性感染、带菌状态、合并感染，并进行针对治疗。

（4）结合我国目前实际情况，滥治或不规范治疗现象十分普遍，使用推荐治疗方案治疗后仍有临床症状或患处分泌物实验室检查淋球菌仍阳性，应考虑：

①有合并症：这可能是淋病治疗不彻底或复发的主要原因。有合并症淋病如按单纯性淋病治疗，则治疗时间和药物剂量不足够，所以强调做详细全面检查，并注意有无脓肿、瘘道或窦道。

②再接触感染：性伴未得到诊治。尤其是女性带菌者较多见。有报道病患者 78%（90/130）的女性配偶淋球菌阳性；46%（7/15）的男性性伴淋球菌阳性。

③实验室结果假阳性：主要是检查技术不标准、不规范，或者标本受到污染。

④淋球菌耐药：可改用其他方案治疗或按药敏试验结果选用治疗方案。

⑤药品质量：药品质量有问题，或药品过期、存放条件不符合要求等。

⑥治疗有效，患部取材检查，淋球菌检查阴性，但症状未完全消失时，应考虑：

其一，合并非淋菌性尿道炎。是最主要的原因，此时可做衣原体等非淋菌性尿道炎的病原体检查和治疗，要排除其他少见的引起尿道炎、宫颈炎的原因。

第二，淋病诊断是否明确。实际上可能是临床症状较重的 NGU 患者，常见于仅做涂片染色后做出淋病诊断而未做淋球菌培养的女性患者，如给予仅对淋球菌有效的药物，则治疗可能无效，此时应做 NGU 有关的检查。

第三，实验室结果假阴性。如取材不准确、培养不及时、条件控制不佳、不同的培养基或培养基配制不当、实验人员素质不高、操作不准确等，即使是敏感性极高的 PCR 检查也可能由于模板 DNA 提取过程中靶序列的丢失或模板中存在 PCR 抑制物或标本处理不完善而出现假阴性，此时可做敏感性较高的检查方法，如淋球菌 PCR、LCR 或同时做多项检查（培养和非培养检验结合使用）或加强质检控制，可避免假阴性。

（五）联合用药问题

虽然淋球菌耐药性发展很快，并出现耐多种药的菌株，但在临床上真正对推荐治疗方案无效的患者极少。国内有许多联合用药治疗淋病的报道，但是多数是与四环素类、大环内酯类抗生素合用，实际上是用后者治疗 NGU，部分报道缺乏严格的对照或样本太小，选择的不是一线药物，且副作用大。部分淋病高发区或分离出耐药菌株较多的地区，可考虑加大药物剂量或延长治疗时间来处理，如单纯性急性前尿道炎，可用头孢曲松 1 g/d，静脉注射治疗，连续 1～3 天；或阿齐霉素 1 g，一次口服。有条件的地区或医院，应不间断地做淋球菌药物敏感试验，动态观察本地区耐药淋球菌的流行趋势，并应定期公布结果，公布推荐使用的药物、治疗方案和建议淘汰的药物。若一个地区耐药菌株超过 5% 以上，则所有病例均应按耐药菌株处理。

七、预防

（1）宣传教育，提倡高尚的性道德，避免无保护的性接触。

（2）推荐使用安全套。

（3）性伴同时检查治疗。

（4）患者注意个人卫生与隔离，不与家人、小孩同床、同浴。

（5）执行新生儿硝酸银溶液或其他抗生素液滴眼制度，防止发生淋菌性眼炎。

第二节　非淋菌性尿道炎

非淋菌性尿道炎（Nongonococcal Urethritis，NGU）广义上是指通过性接触传染的，除淋菌性尿道炎以外的尿道炎；狭义上是指由沙眼衣原体或（和）支原体（包括解脲支原体、人型支原体和生殖支原体）所引起的尿道炎症。在 2006 年出版的我国《性传播疾病临床诊疗指南》中已将与性传播相关的沙眼衣原体感染独立出来，称为“生殖道沙眼衣原体感染”，而对传统的“非淋菌性尿道炎”中所包括的其他内容却在另外的“男性尿道炎”章节中加以描述。但在张学军主编的全国高等医学院校教材《皮肤性病学》第 8 版中，又恢复了“非淋菌性尿道炎”这一名称。

一、病因

沙眼衣原体（Chlamydia Trachomatis，CT）、解脲支原体（Ureaplasma Urealyticum，UU）、人型支原体（Mycoplasma Hominis，MH）、生殖支原体（Mycoplasma Genitalium，MG）是非淋菌性尿道炎的主要病原体，其他少见的病原微生物包括解脲类杆菌、大肠杆菌、腐生葡萄球菌和阴道毛滴虫、念珠菌、单纯疱疹病毒等。

（一）沙眼衣原体

沙眼衣原体的血清型中，与非淋菌性尿道炎有关的是 D～K 型。沙眼衣原体为革兰染色阴性，专性细胞内生长，在细胞内生长繁殖中，有独特的发育周期：原体在宿主细胞外较为稳定，但具有高度的感染性；当与易感细胞接触时，以吞饮的方式进入细胞内，由宿主细胞膜包围原体而形成空泡，在空泡内的原体增大，发育成为始体；始体在空泡以二分裂形式繁殖，在空泡内形成众多的子代原体，构成各种形态的包涵体（inclusion body）；包涵体的形态、在细胞内存在的位置、染色性等特征，对鉴别衣原体有重要意义；

成熟的子代原体从宿主细胞释放出来，再感染其他的宿主细胞，开始新的发育周期；每个发育周期约需40小时；始体是衣原体周期中的繁殖型，而不具有感染性。沙眼衣原体感染在56 ℃中5～10分钟即可灭活；在干燥的环境中仅半小时失去活性；但在－70 ℃可保持5年；液氮内可保存10年以上；冰冻干燥保存30年以上仍可复苏，说明沙眼衣原体对冷及冷冻干燥有一定耐受性。许多普通消毒剂可使沙眼衣原体灭活，如用0.1%甲醛溶液或0.5%石炭酸溶液经24小时即杀死；用2%来苏儿仅需5分钟；四环素、氯霉素和红霉素等抗生素有抑制衣原体繁殖作用。

（二）支原体

与非淋菌性尿道炎感染有关的主要是解脲支原体和生殖支原体。支原体是一群介于细菌与病毒之间，可通过滤菌器、无细胞壁、能在无生命培养基中生长繁殖的最小原核微生物。支原体培养营养要求高，需要胆固醇等。其中UU可分解尿素、MH分解精氨酸和Mg水解葡萄糖。在固体培养基上，在95% N_2和5% CO_2的适宜环境中培养，可形成典型的“油煎蛋”状菌落。支原体的抵抗力较差，UU对来苏和一些表面活性剂敏感，55 ℃时5～15分钟即死，且不耐干燥；MH易被脂溶剂、清洁剂及常用消毒剂灭活，对紫外线、干燥和热敏感，56 ℃ 30分钟被灭活；MG对热敏感，56 ℃ 30分钟即被灭活，对各种消毒剂敏感。但在低温或冷冻干燥条件下支原体可长期保存。

二、发病机制

（一）衣原体的致病机制

沙眼衣原体通过什么机制诱发炎症并破坏组织，现在还不十分清楚。它的靶细胞是结膜、直肠、泌尿道的上皮细胞，女性的宫颈及其上部生殖道黏膜的扁平柱状上皮细胞，男性的附睾和前列腺、新生儿呼吸道的柱状上皮通常也会受感染。在生殖道感染中，主要是浆细胞浸润。在沙眼衣原体引起的生殖道疾病中，当急性炎症开始消退时，淋巴滤泡随之形成。生殖道的原发性感染，不引起或仅引起轻微的组织损伤。但再次感染会迅速引发剧烈的炎性反应，导致组织损伤和瘢痕形成。抗衣原体感染的特异性免疫保护作用是一种诱因，可引起剧烈的但无菌株特异性的严重病变。大部分炎症、组织损伤也应归因于宿主对衣原体的免疫应答。衣原体热休克蛋白60（Heat-shock Protein 60，HSP－60）致敏的人类血清可与类似HSP－60的人类蛋白发生反应，推测衣原体疾病的发病机制是由衣原体HSP－60作为致敏原引起的自身免疫应答。衣原体可诱发INF－γ（Interferon－γ）等细胞因子的产生。INF－γ可抑制衣原体复制，在动物模型中，INF－γ可使被感染的时间缩短。在体外，INF－γ可在衣原体HSP－60与结构膜的合成长期不相称的情况下，诱发持续性感染。但是去除INF－γ后，衣原体又可复原。在持续感染患者中，抑制性细胞因子、衣原体增殖、抗原产生、变态反应等的周期性变化造成了慢性炎症和瘢痕形成。

（二）支原体的致病机制

目前认为，解脲支原体、人型支原体和生殖支原体的感染与尿道炎有关，但解脲支原体在女性下生殖道的致病性问题仍然存在争议，有的研究认为其可能是引起宫颈炎症的因素，但亦有研究表明，在性成熟无症状的女性宫颈或阴道中的检出率可达40%～80%，争议的焦点主要为UU与黏液脓性宫颈炎究竟有无必然联系以及与何种类型相联系。另一项临床研究表明，UU在宫颈中可能具有其本身的致病作用，有一定的致病性，在与其他性病病原体混合存在时，不只是作为其他性病病原体致病作用的伴随角色。

支原体感染后致病机制和免疫反应比较复杂，宿主的免疫应答比其毒力作用要强。支原体毒株通过其特殊结构，紧密黏附于易感宿主细胞膜上，通过与宿主细胞膜间相互作用，释放有毒代谢产物，使宿主细胞受损。有的支原体引起宿主细胞膜抗原结构改变，产生自身抗体，又可因宿主组织中存在与支原体膜相似的抗原成分，发生交叉反应而引起病理免疫反应，造成组织损伤。支原体多克隆激活B细胞增殖，产生特异性及非特异性抗体。特异性抗体对疾病恢复及防止发病起一定作用，但增强的抗体反应亦可成为致病因素引起不良结果。

三、临床表现

多数有性接触传染史，主要见于性活跃期的中青年，其中年轻人感染率较高，性伴侣越多，感染机会越大。新生儿可经产道时感染。潜伏期为1～3周。

（一）男性非淋菌性尿道炎（如图17－2所示）

与淋菌性尿道炎相似，但程度较轻，表现为尿道不适、瘙痒、刺痛或灼热感，少数有尿频、血尿、尿痛，尿道口轻度红肿。分泌物为浆液或黏液性，且稀薄、量少，自行流出者很少，多数为早晨尿道口分泌物结成黏糊状污染内裤或痂样封住尿道口（称为“糊口”）。部分患者可无症状或症状轻微，易被忽视或误诊。10%～20%患者常合并淋球菌感染。

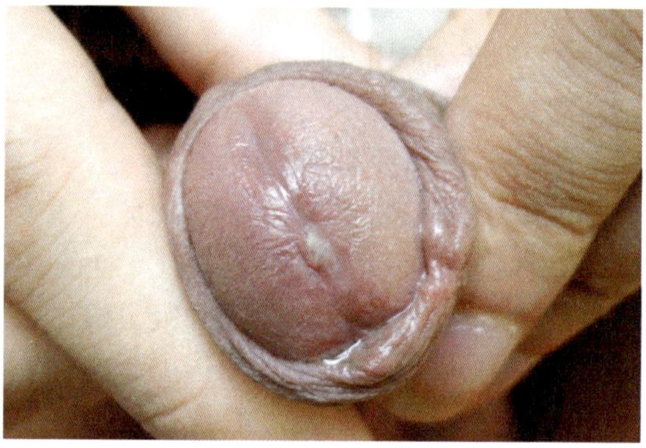

图17－2　男性非淋菌性尿道炎

（二）女性非淋菌性尿道炎

其实女性的非淋菌性尿道炎并不少见，但在临床中常常被临床医生所忽略，女性泌尿道的衣原体、支原体感染，可表现为尿道刺激征，如尿道灼热感、尿频、排尿困难或轻度尿痛，尿道口轻度红肿，有少许分泌物等。

（三）衣原体或/和支原体性宫颈炎

女性生殖道的沙眼衣原体感染，主要表现为黏液脓性宫颈炎，而多数无症状或症状轻微，临床上主要表现为白带增多、色黄，有时有腥味，检查时可见，阴道白带增多，水样或稀脓性，宫颈水肿、充血潮红、糜烂、宫颈举痛等，有时可见特征性的肥大性滤疱状外观。而女性生殖道中的解脲支原体感染，部分也可引起宫颈炎等，其临床也可表现为黏液脓性宫颈炎，但也有流行病学的调查表明，正常健康女性中，也有相当部分女性宫颈有解脲支原体的感染而无任何症状体征。

（四）合并症

1．男性合并症

（1）附睾炎。最常见，多为单侧，可有附睾肿大、发硬、触痛。累及睾丸时可有睾丸疼痛、触痛、阴囊水肿和输精管增粗。

（2）前列腺炎。可有会阴部坠胀、钝痛、性功能障碍。指检有前列腺肿大、结节、压痛。多数患者为亚急性或慢性前列腺炎，部分可无症状，急性期可有尿路梗阻的症状。

（3）少见的合并症。有急性滤泡性眼结膜炎、Reiter 病（关节炎—结膜炎—尿道炎三联征）、眼虹膜炎、强直性脊柱炎、不育症等。

2．女性合并症

输卵管炎最常见，急性期可有高热、下腹疼痛，可伴有消化道和泌尿道症状。检查腹部一侧附件处有局限性腹膜刺激征，可扪及增粗的输卵管或附件的炎性肿块。慢性输卵管炎可表现为下腹部隐痛 、腰痛、月经异常；也可无任何症状，仅有不孕症。少见的合并症有异位妊娠、流产、早产、羊膜早破、子宫内膜炎、宫内死胎、肛周炎、盆腔炎、前庭大腺炎等。

四、实验室检查

实验室检查对衣原体或支原体感染有确诊意义。但首先要除外淋病，可做有关的实验室检查。一般男性取尿道分泌物标本，也可取尿道上皮细胞、清晨初段尿离心沉淀物、前列腺液及精液标本检查；女性取宫颈或尿道标本或初段尿离心沉淀物。实验的结果与标本的采集有密切的关系。标本采集应取得黏膜柱状上皮细胞，而不是脓液。男性取尿道标本时，拭子应深入尿道 2～4 cm，轻轻旋转拭子，并停留 10～20 秒；女性取宫颈标本时，应用窥阴器扩张阴道，先用一个棉球将宫颈口擦拭干净，然后用拭子插入宫颈内 1～2 cm，摩擦采取宫颈黏膜柱状上皮细胞，并停留 20～30 秒。

（一）分泌物多形核白细胞检查

采集新鲜标本进行涂片、革兰染色，尿道分泌物或尿道拭子涂片镜检多形核白细胞≥5/HP或女性宫颈分泌物涂片镜检多形核白细胞≥10/HP 者，临床上可初步诊断为尿道炎或宫颈炎。

（二）病原体检查

1．直接涂片检查

一般制成生理盐水湿片和直接涂片各一个。湿片用于直接检测念珠菌、滴虫；直接涂片染色可用于检测念珠菌、滴虫及上皮细胞内衣原体的包涵体，阳性即可确定诊断，阴性结果不能排除诊断。

2．培养法的种类

（1）衣原体细胞培养。是检查衣原体最可靠的方法。常用 McCoy 细胞或 Hela229 单层细胞培养，通过观察细胞病变（肿大、变性、脱落）及细胞内特征性包涵体可确定诊断，其敏感性为 80%～90%，特异性为 100%。并可用于药物敏感试验，还可检测治疗后患者是否存在活的衣原体，以判定疗效。该方法操作烦琐、费时，设备昂贵，技术性强，临床不易推广。

（2）支原体培养。不同的支原体使用不同的培养基。包括液体和固体培养基。检测解脲支原体和人型支原体最可靠的方法是先接种于液体培养基，待有生长后（液体颜色发生改变），再接种于固体培养基上，72 小时后，如无菌落生长可视为阴性。生殖支原体很难成功培养。

3. 单克隆抗体检查法

单克隆抗体检查法是一种简便快速的方法，以特异性单克隆抗体检测标本中的抗原，包括荧光标记和酶标记两种方法。敏感性高，特异性强。临床上最常用的是沙眼衣原体荧光标记和酶标记的单克隆抗体检查法。

4. 基因检测法

最常用的是聚合酶链式反应（PCR），及连接酶链反应（LCR），已用于衣原体、支原体检测。

5. 血清学诊断试验

对生殖器疱疹病毒感染的诊断有重要参考价值。也可用于支原体、衣原体感染的检测，但对临床诊断意义不大，常用于流行病学调查。

五、诊断与鉴别诊断

（一）诊断

1. 病史

患者有非婚性接触史或配偶感染史。

2. 临床表现

潜伏期平均 1 ~3 周。男性患者表现为尿道炎，常有尿痛或尿道分泌物。尿痛的程度比淋病轻，有时仅表现为尿道的刺痛和痒。尿道分泌物常为浆液性或黏液性，较稀薄，量较少。女性患者有尿急、尿痛等尿道炎症状，但主要为宫颈内膜炎。宫颈有充血、水肿、触之易出血、黄色黏液脓性分泌物增多以及下腹不适等症状。但也有相当数量的患者症状轻微或无任何临床症状。

3. 实验室检查

用涂片、培养检查，无淋病奈瑟菌的证据。分泌物多形核白细胞检查，男性尿道分泌物涂片在油镜（1 000 倍）视野下平均每视野中多形核白细胞数≥5 个为阳性。晨尿（前段尿 15 mL）沉淀物在高倍镜（400 倍）视野下每视野平均≥15 个多形核白细胞有诊断意义。女性宫颈黏液脓性分泌物，黄色，在油镜（1 000 倍）下平均每视野多形核白细胞 >10个有诊断意义（但应除外滴虫感染）。

凡诊断非淋菌性尿道炎，首先应排除淋球菌感染，其次要确定尿道炎的存在，同时经实验室检查，证实有沙眼衣原体或其他致病的病原体，即为确诊病例。

（二）鉴别诊断

主要与淋菌性尿道炎/宫颈炎鉴别：淋菌性尿道炎的尿道刺激征较重，尿道口有脓性分泌物溢出。宫颈口潮红，有黄色脓性分泌物，细菌镜检或培养可确诊。

六、治疗

（一）一般人群

1. 多西环素（doxycycline）

多西环素 100 mg，口服，每日 2 次，连服 7～10 天。本药的优点是安全、价廉、疗效肯定。缺点是不适用于儿童、孕妇，副作用大，尤其是胃肠道反应，可使部分患者不能坚持用药。

2. 阿奇霉素（azithromycin）

对于衣原体泌尿生殖道感染，阿奇霉素 1 g，一次单剂量口服。本药的优点是只需单剂量给药，患者依从性好、疗效高、副作用主要为轻微的胃肠道症状。

3. 米诺环素（minocycline）

米诺环素 100 mg，口服，每日 2 次，连服 10 天。有报道对 NGU 的治愈率为 94.4%。但是不适用于儿童、孕妇。

4. 红霉素（erythromycin）

红霉素 500 mg，口服，每日 4 次，连服 2～3 周。或罗红霉素 150 mg，口服，每日 2 次，连服 7～10 天。主要用于孕妇或对其他药物不能耐受时使用。

（二）妊娠期妇女

1. 红霉素

红霉素 500 mg，口服，每日 4 次，连服 7 天。

2. 罗红霉素

罗红霉素 150 mg，口服，每日 2 次，连服 7 天。

（三）婴幼儿

1. 新生儿眼结膜炎

红霉素 30～50 mg/（kg·d），分 4 次口服，连服 2～4 周。

2. 新生儿肺炎

红霉素 50 mg/（kg·d），分 4 次口服，连服 3～4 周。

3. 儿童衣原体感染

儿童体重小于 45 kg 时，红霉素 50 mg/（kg·d），分 4 次口服，连服 7～14 天；儿童体重大于或等于 45 kg 时，可按成人治疗方案治疗。

治疗结束一周后复查。治愈标准是症状完全消失，尿道或宫颈分泌物涂片检查多形核白细胞阴性。最好能做病原体检查排除带菌状态，但一般不作为常规检查。如治疗失败，可改用其他方案治疗，疗程适当延长。

七、注意事项和预防

（1）诊断非淋菌性尿道炎应首先注意排除淋病，如不能排除可给予头孢曲松钠 250 mg一次肌注或使用对两者都是有效果的药物。

（2）该病的治疗总体效果不如淋病，因为其致病病原体种类多，可单独或混合感染，目前缺乏对所有病原体清除均理想的药物，各种病原体对抗生素的敏感性有差异，所以应全面检测各种病原体，选用相应可能较有效的药物，一疗程结束后给予复查，如无效可改用其他方案。可行衣原体、支原体的药物敏感试验，根据药敏试验选用不同的抗生素，制定治疗方案。

（3）治疗后症状复发或持续存在，病原体检查阳性，要排除再感染，性伴未得到治疗是最常见的原因。有报道沙眼衣原体阳性患者的性伴 30.6% 阳性，解脲支原体阳性患者的无症状性伴 34.29% 阳性。

（4）治疗后症状仍存在，应考虑：

①合并前列腺炎。据报道有泌尿道症状的 1 100 例 NGU 患者前列腺炎的检出率为 74%，慢性前列腺炎可能是顽固 NGU 治疗最困难的原因，病程越长，合并前列腺炎的机会就越大，可做前列腺液检查。如前列腺液多形核白细胞数量平均每高倍视野（400 倍）超过 10～15 个，即可诊断为前列腺炎，前列腺液的卵磷脂小体明显减少或消失或有成堆倾向，也是前列腺炎的敏感指标，最好能做病原体检查，包括各种 NGU 病原体和其他一些少见或条件致病菌。反复大剂量使用抗生素的患者，要注意排除合并念珠菌感染。由于解剖学和病理学两方面的原因，前列腺炎治疗较困难，选用易弥散进入前列腺的药物，根据病情、病程，适当延长治疗时间，定期按摩前列腺、会阴部热水坐浴、理疗对慢性前列腺炎有辅助治疗作用。

②正常菌群失调。主要是反复大量或长期使用广谱抗生素的患者，也有原发感染者。当性病病原体检查阴性，尿道、宫颈分泌物、前列腺液多形核白细胞检查阳性，并在尿道或阴道中可培养出占优势的条件致病菌应考虑正常菌群失调。国内报道在性病患者的泌尿生殖道中培养出：金黄色葡萄球菌、表皮葡萄球菌、腐生葡萄球菌、大肠埃希菌、类白喉棒状杆菌、乙型溶血链球菌、肺炎球菌、甲型链球菌和其他一些病原体（包括一些正常寄生菌）。

③非细菌性前列腺炎。是慢性前列腺炎中最多见的，其临床症状、肛门指检与分段尿培养无致病性微生物生长，但前列腺液多形核白细胞检查阳性等结果，在排除其他类型的前列腺炎后，可诊断为非细菌性前列腺炎。

④性病疑病症。当病原体检查阴性，尿道、宫颈分泌物、前列腺液多形核白细胞检查阴性时，对有心理素质缺陷，出现过多的非性病性主诉的患者，在排除性病及其合并症的情况下，要考虑性病疑病症。患者往往有异常的心理和行为异常，病史和症状无特定性病的表现，体检无性病改变。主要给予心理、暗示治疗，必要时给予三环类抗抑郁药物如多塞平、阿米替林或安定等精神药物治疗。

⑤对非培养性检查要在治疗结束后 3 周进行，否则可因排泄已死亡的病原体而出现假阳性，需结合临床和培养检查判断结果。

⑥由于该病的病原体在正常人群中有一定的检出率，特别是女性下生殖道的解脲支原体，当病原体检查阳性时，是否需要治疗尚无定论，我们认为对无临床症状、体征，泌尿生殖道多形核白细胞检查阴性，性伴不超过一个的患者可不治疗。

第三节　梅　　毒

梅毒（syphilis）是由苍白螺旋体又称梅毒螺旋体（Treponema Pallidum，TP）引起的慢性传染性疾病。梅毒可侵犯人体所有器官，可呈长期的无症状性的潜伏状态，早期传染性强，晚期破坏性大，引起多种多样的临床表现，并可通过胎盘传播，严重影响人们的身心健康。

一、病因

梅毒的病原体为梅毒螺旋体。Schaudinn 和 Hoffmann 于 1905 年首先报告，梅毒螺旋体形态似螺旋状，长 6～20 μm，直径≤0.2 μm，有 6～12 个螺旋，在暗视野显微镜下因其透明不易染色而折射光线呈苍白色；其运动形式有旋转、伸缩、摆动三种；增殖方式有横断分裂和芽子增殖两种；目前梅毒螺旋体仍未能在体外培养基培养成功，猴、家兔、荷兰猪、白鼠等均是梅毒螺旋体的感染模型；其在体外不易生存，很容易被煮沸、干燥、肥皂及一般消毒剂等杀死，37 ℃ 为最适宜温度，41～42 ℃可生存 1～2 小时，100 ℃即刻死亡，但其耐寒力强，在 4 ℃可生存 3 天，低温（－78℃）下可存活数年。

二、发病机制

性接触是获得性梅毒感染的主要途径，约 1/3 的人与传染性梅毒患者性交后出现感染，由于在性接触时易出现肉眼看不到的损伤，梅毒螺旋体易被植入皮内或皮下，通过其旋转运动穿过细胞或钻进细胞间，附着于细胞上；其产生的趋化因子，吸引宿主的嗜中性白细胞、淋巴细胞和巨噬细胞等聚集并被吞噬，被吞噬的螺旋体可能由于其外膜上的物质对溶菌酶不敏感，缺乏颗粒与吞噬细胞的空泡融合，或螺旋体持续存在于吞噬体外但仍在细胞浆内而不被杀死，或是仅部分螺旋体被吞噬消化，其他却能对抗吞噬反应；未被杀死的螺旋体进行繁殖，引起宿主细胞的破坏，同时，刺激宿主产生细胞和体液免疫。大多数患者在硬下疳期即出现各种抗体，如 80% 以上一期梅毒可测到抗梅毒螺旋体抗体，表面 B 淋巴细胞参与作用；在硬下疳 3～6 周后出现二期梅毒，二期梅毒的持续存在主要可能是机体对梅毒螺旋体抗原的迟发性过敏反应性的缺乏，但此期有传染性免疫，不易出现新的下疳；三期梅毒皮肤或内脏的树胶肿，是机体对螺旋体抗原的免疫反应。

三、临床表现

梅毒可根据传染途径的不同分为获得性梅毒（后天梅毒）与胎传梅毒（先天梅毒）。获得性梅毒，包括早期和晚期梅毒。早期梅毒病期在 2 年以内，如一期（硬下疳）、二期及早期潜伏梅毒。晚期梅毒病期在 2 年以上，如三期皮肤、黏膜、骨、眼等梅毒，心血管梅毒、神经梅毒及晚期潜伏梅毒。胎传梅毒，根据年龄分早期胎传梅毒（小于 2 岁）及晚期胎传梅毒（大于 2 岁）。

（一）获得性（后天）梅毒

1．一期梅毒（硬下疳）

潜伏期为2～4周，为梅毒螺旋体侵入的部位，损害多数为一个，初起为一红斑或丘疹，后为硬结，很快形成单个圆形、基底平坦、无明显脓性分泌物的溃疡，直径约1 cm大小，周围稍高出皮肤表面，绕以红晕，境界清楚，不痛不痒，触之为软骨样硬度，损害中含大量梅毒螺旋体，传染性很强。硬下疳90%发生在外生殖器，如男性多发生在冠状沟（如图17－3所示）、包皮、龟头、阴茎及系带上，女性多见于大小阴唇、子宫系带、宫颈上，男性同性恋者多发生在肛门周围；硬下疳少数也可以发生在唇、咽、舌、乳房等处。患者大多伴有局部单侧淋巴结肿大，淋巴结较硬，表面不红，不化脓，无压痛，也不破溃。硬下疳不经治疗3～8周可自然愈合，不留痕迹或仅有轻度萎缩性疤痕。

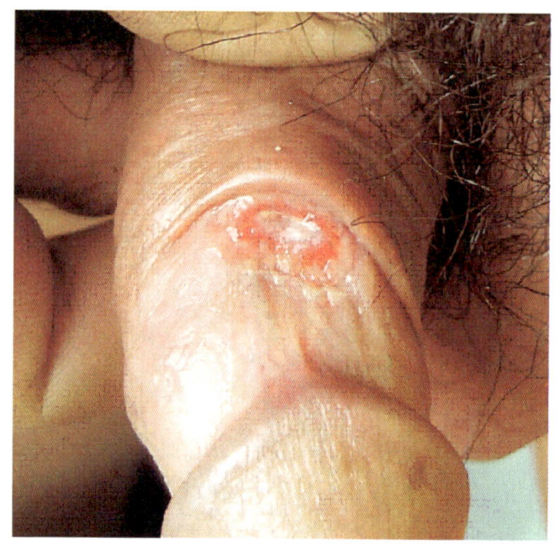

图17－3　一期梅毒（硬下疳）

2．二期梅毒

多发生在感染后9～12周或硬下疳消退3～4周后。

（1）皮肤黏膜损害。80%～95%的患者可发生，皮疹形态多种多样，但以斑疹、丘疹、脓疱、黏膜损害多见；没有自觉症状或仅有轻微瘙痒感；损害破坏性小而传染性大，除脓疱疹外，多愈后不留疤痕；不经治疗可自然消退。

①梅毒疹。可表现为梅毒性斑疹、斑丘疹、丘疹、丘脓疱疹、脓疱疹、毛囊炎、蛎壳状、雅司样疹和溃疡等，皮疹多泛发、对称，躯干、四肢较多见，皮疹数目多，皮损较小，常以一种皮疹为主或多种类型同时存在。梅毒性斑疹即为玫瑰疹，为最常见，广泛对称分布于躯干和四肢近端曲侧，为直径约1 cm大小的圆形或类圆形玫瑰色斑；若在掌跖出现，则为呈钱币状铜红色、浸润性的斑疹或斑丘疹，常有领圈样脱屑，具有一定的特征性（如图17－4所示）。

②扁平湿疣。多见于肛门周围及外阴部等皮肤摩擦和潮湿部位，为表面潮湿的扁平丘疹融合而成，直径1～3 cm大小，高于皮面，表面糜烂有少量渗液，含有大量梅毒螺旋体，传染性强。

③黏膜损害。约1/3的二期梅毒出现黏膜损害，可见于口腔或生殖器。最典型的损害为黏膜斑，分布于唇和颊的内侧、舌、咽、扁桃腺和喉部，典型表现为一处或多处的黏膜红肿、浅糜烂，

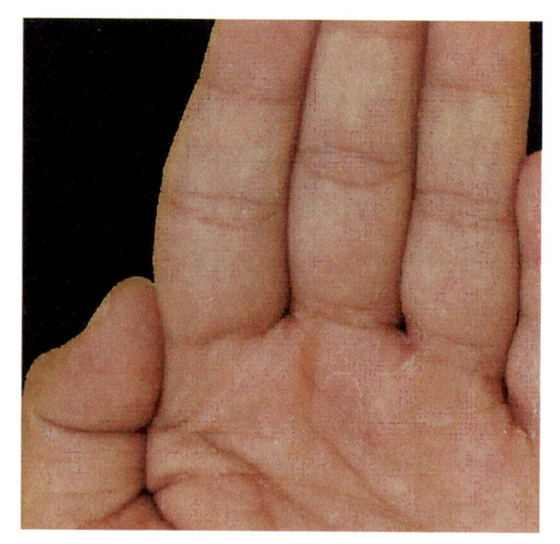

图17－4　二期梅毒疹（手掌部）

表面有灰白色膜状物，边缘为暗红色晕。

④梅毒性秃发。常发生在6个月后，颞部及头后部头发可呈虫蛀样脱落（如图17－5所示）。

二期梅毒患者第一批出现的梅毒疹为二期早发梅毒，此皮疹经2～3个月后可自行消退，在1～2年内又复发者称为二期复发梅毒，与二期早发梅毒相似，但二期复发梅毒皮疹数目少、皮损较大、形状奇异、分布不对称，好发于前额、口角、颈部、外阴、掌跖等处。

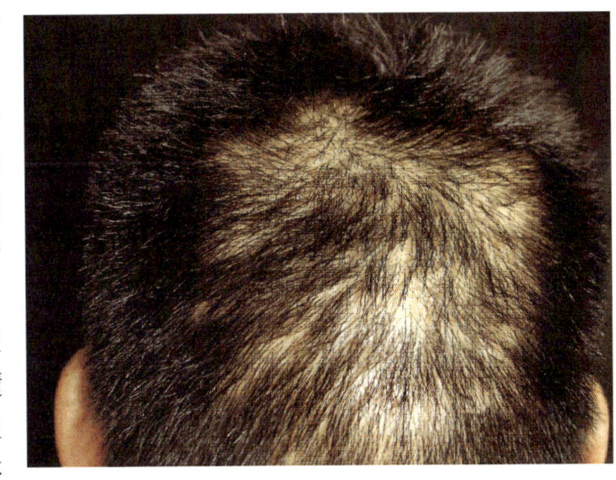

图17－5　梅毒性脱发

（2）二期梅毒骨关节损害。骨膜炎和关节炎多见，也可发生骨炎、骨髓炎、滑囊炎和腱鞘炎；多发生于四肢长骨和大关节；患者无发热、白细胞增多等全身症状，损害表面组织也无炎症现象，但患者出现局部疼痛，以晚上和休息时痛剧，而白天和活动时较轻；X线检查可见受损部位赘生性改变，但关节炎则无明显改变。

（3）二期梅毒眼损害。可发生虹膜炎、虹膜睫状体炎、脉络膜炎、视神经炎和视网膜炎，其中以虹膜炎常见。

（4）二期神经梅毒。以无症状神经梅毒多见，临床无症状体征，但脑脊液检查有异常，可出现脑脊液白细胞增多，蛋白量增多，VDRL试验阳性等；但也可出现脑膜炎、脑血管梅毒和脑膜血管梅毒等。

3. 晚期（三期）梅毒

发生在感染2年后，是早期未经治疗或治疗不彻底，机体对体内残余梅毒螺旋体的变态反应所致。30%～40%未经治疗的梅毒患者可发生晚期梅毒。晚期梅毒临床具有以下特点：①发生时间晚，持续时间长；②病损数目少，局限不对称；③损害破坏性大，传染性不强；④梅毒血清反应不稳定，感染年限长则血清反应减弱，但脑脊液则多呈阳性，如晚期皮肤黏膜梅毒疹的梅毒血清反应呈阳性约75%。

（1）皮肤黏膜梅毒疹。典型的皮损表现为树胶肿和结节性皮疹。

①树胶肿。为典型的晚期梅毒损害，80%发生于皮肤黏膜，少数发生于骨骼、内脏器官及眼损害；多发生于感染后3年或以上，病程长；可发生于全身各处，但以面部四肢多见，一般为单发，局限于某部位；常为结节溃疡形，溃疡呈喷口状，边缘呈弧形，堤状隆起；病损呈橘红色，浸润明显，有胶样分泌物；无明显自觉症状，不治疗可自愈，愈后有疤痕。

②结节性梅毒疹。多为古铜色的皮下结节，多见于前额、臀部、面部、四肢等，直径约0.5 cm，不对称分布，可呈蛇形、环状或肾形排列，可自行消退而留下萎缩斑，或发生浅溃疡。

（2）骨梅毒。以骨膜炎常见，常侵犯长骨；其次为骨树胶肿性骨炎，扁骨多受累。

（3）眼梅毒。可发生虹膜睫状体炎、视网膜炎等。

（4）心血管梅毒。约10%未经治疗的患者可发生，多在感染10～30年后发生，约25%患者可同时合并神经梅毒。临床上，27%～36%表现为单纯性主动脉炎、30%～45%表现为主动脉关闭不全、20%出现主动脉瘤、1/4～1/3出现冠状动脉口狭窄，心肌的树胶肿少见。

（5）神经梅毒。10%左右患者神经系统受侵犯，多在感染3～20年后发生，主要有脑脊液检查异常而无临床表现的无症状神经梅毒、脑膜血管梅毒、脑实质梅毒的脊髓痨与麻痹性痴呆等。

4. 潜伏（隐性）梅毒

梅毒未经治疗或剂量不足，虽无临床症状，但梅毒血清反应阳性，没有其他引起梅毒血清反应阳性的疾病存在，脑脊液正常，这类患者称为潜伏梅毒患者。感染期在2年以内的称为早期潜伏梅毒，如不治疗，约20%有发生二期复发损害的可能。感染期2年以上称为晚期潜伏梅毒。

（二）胎传（先天）梅毒

1. 早期胎传梅毒

临床表现常出现于产后第2～6周。

（1）营养障碍。发育营养较差，体重轻，皮肤松弛，貌似老人。

（2）梅毒性鼻炎。流涕、鼻塞、呼吸和吸乳困难，可损及鼻骨。

（3）皮肤黏膜损害。口腔黏膜损害、弥漫性斑丘疹及丘疹鳞屑性损害，扁平湿疣，口角及肛周放射性皲裂或瘢痕，可发生水疱—大疱型皮损。

（4）骨损害。为骨膜炎、骨软骨炎，梅毒性假瘫。

（5）肝脾、淋巴结肿大等病变。

2. 晚期胎传梅毒

一般5～8岁发病，13～14岁才相继出现多种表现，以角膜炎、骨损害和神经系统损害常见。

其临床表现分为两组：

（1）永久性标记。为早期病变所遗留，已无活动性，具特征性，如前额圆凸、胡氏齿、桑葚齿、马鞍鼻、腔口周围皮肤放射性皲裂。

（2）仍有活动性损害所致的临床表现。常见的实质性角膜炎、肝脾肿大、神经性耳聋、树胶肿、骨膜炎等。

四、实验室检查

（一）暗视野显微镜检查

一期梅毒硬下疳的溃疡渗出物中，二期梅毒肛周及外阴部的扁平湿疣表面分泌物中都有大量的梅毒螺旋体，取材后，滴加生理盐水加盖玻片，在暗视野显微镜下检查。

（二）梅毒血清试验

1. 非螺旋体抗原血清试验

目前常用的有：甲苯胺红不加热血清试验（TRUST）及快速血浆反应素环状卡片试验（RPR），性病研究实验室试验（VDRL），它们可做定量（滴度）分析。本试验敏感性高但特异性低，可出现假阳性，一般作为筛选和定量试验。根据病程及治疗前后滴度的变化，可有助于判断疗效、复发及再感染。

2. 螺旋体抗原血清试验

主要有梅毒螺旋体血凝集试验（TPHA）、梅毒螺旋体颗粒凝集试验（TPPA）、荧光螺旋体抗体吸收试验（FTA－ABS）、酶联免疫吸附试验（ELISA）、快速免疫层析检测法（RT）和化学发光免疫分析法（CLIA）。螺旋体抗原血清试验的敏感性及特异性均高，一旦阳性，则不管治疗与否或疾病是否活动，通常终身保持阳性（只有在治愈的一期梅毒患者中，15%～25%在2～3年后螺旋体抗原血清试验可以转为阴性），所以主要作为确诊试验，不能用于观察疗效、复发和再感染。

（三）脑脊液检查

对神经梅毒的诊断、治疗及预后的判断均有帮助。检查项目包括细胞计数、总蛋白测定、性病研究实验室（Venereal Disease Research Laboratory，VDRL）试验、胶体金试验等。

（四）组织病理

硬下疳表面常有溃疡形成，其下真皮内为致密、弥漫、以浆细胞为主的浸润，嗜银染色在表皮及真皮乳头血管周围常可见梅毒螺旋体。二期梅毒疹组织学改变以真皮浅层及深层血管周围有淋巴组织浸润，并有数量不等的浆细胞及血管扩张、管壁增厚、内皮细胞肿胀为其特点。有的损害如扁平湿疣尚可见棘层肥厚，表皮突下延，在真皮乳头及表皮内有嗜中性粒细胞浸润。晚期活动性梅毒的损害有大量的淋巴细胞、浆细胞、上皮样细胞、巨噬细胞浸润。先天性梅毒的组织病理与早期或晚期活动性后天梅毒相似。

五、诊断与鉴别诊断

（一）诊断

1. 病史

有非婚性接触史、配偶感染史或间接感染史；或有一期、二期或三期梅毒病史。

2. 临床表现

临床表现包括：①一期梅毒；②二期梅毒；③皮肤黏膜等三期梅毒疹，病期在2年以上；④心血管梅毒；⑤神经梅毒；⑥潜伏（隐性）梅毒；⑦胎传（先天）梅毒。

3. 实验室检查

实验室检查包括暗视野检查、梅毒血清学检查、脑脊液检查、组织病理学检查等。

根据接触史、临床表现，结合特异的实验室检查，可对不同的梅毒患者做出诊断。

（二）鉴别诊断

一期梅毒硬下疳应与软下疳、生殖器疱疹、白塞病、固定型药疹等鉴别；二期梅毒疹主要与玫瑰糠疹、银屑病、股癣等疾病鉴别；三期梅毒应与皮肤结核、麻风、皮肤肿瘤等鉴别。

六、治疗

（一）治疗原则

早诊断早治疗，且治疗要规则、足量，治疗后定期随诊。对传染源及其性伴侣，应同时检查或治疗。治疗期间禁止性交。吉海反应多发生于梅毒患者在首次使用驱梅药物治疗时，以早期梅毒中较多见，晚期梅毒（神经梅毒和心血管梅毒）发生率较低，但危险性较大，多见于首次用药后的数小时至24小时，出现流感样症状，如发热、寒战、头痛、肌痛、全身不适，梅毒性损害暂时加重，内脏神经系统梅毒症状可显著恶化等。可给予一个短程（3天）泼尼松治疗，其剂量为0.5 mg/(kg·d)，以避免吉海反应。

（二）治疗方案

1. 早期梅毒（包括一期、二期、病期在2年以内的潜伏梅毒）

苄星青霉素G（长效西林）：240万U/次，分两侧臀部肌注，每周1次，共2~3次。或普鲁卡因青霉素G：80万U/日，肌注，连续10~15天，总量800万~1 200万U。

对青霉素过敏者选用以下代用药品：盐酸四环素500 mg，每日4次，连服15天（肝、肾功能不全者禁用）；或多西环素100 mg，每日2次，连服15天；或米诺环素100 mg，每日2次，连服15天；或红霉素500 mg，每日4次，连服15天。

2. 晚期梅毒（三期皮肤、黏膜、骨骼梅毒，病期超过2年的潜伏梅毒及二期复发梅毒）

苄星青霉素G：240万U，1次/周，肌注，共3次。或普鲁卡因青霉素G：80万U，1次/日，肌注，连续15天，也可考虑给第二个疗程，疗程间休药2周。

青霉素过敏者，选用代用药品：盐酸四环素500 mg，每日4次，连服30天（肝、肾功能不全者禁用）；或多西环素100 mg，每日2次，连服30天；或米诺环素100 mg，每日2次，连服30天；或红霉素500 mg，每日4次，连服30天。

3. 心血管梅毒

应住院治疗，如有心力衰竭，应予以控制后，再开始抗梅治疗。为避免吉海反应的发生，青霉素治疗前一天口服泼尼松，剂量为0.5 mg/(kg·d)，连续3天。首日用水剂青霉素G 10万U肌注1次，次日用10万U，2次/日，肌注；第三天20万U，2次/日，肌注；自第四天起用普鲁卡因青霉素G80万U，肌注，连续15天，共2个疗程（或更多），疗程间休药2周。不用苄星青霉素。

青霉素过敏者，选用代用药品：盐酸四环素500 mg，每日4次，连服30天（肝、肾功能不全者禁用）；或多西环素100 mg，每日2次，连服30天；或米诺环素100 mg，每日2次，连服30天；或红霉素500 mg，每日4次，连服30天。

4. 神经梅毒

应住院治疗，为避免吉海反应的发生，青霉素治疗前一天口服泼尼松，10 mg/次，2

次/日，连续3天。

水剂青霉素G，1 200万～2 400万U静脉滴注（300万～400万U，每4小时1次），连续14天。继以苄星青霉素G，每周240万U，肌内注射，共3次。或普鲁卡因青霉素G，240万U/d，分次1次肌内注射，同时口服丙磺舒，每次0.5 g，每日4次，共10～14天。必要时，继以苄星青霉素G，每周240万U，肌内注射，共3次。

青霉素过敏者，选用代用药品：盐酸四环素500 mg，每日4次，连服30天（肝、肾功能不全者禁用）；或多西环素100 mg，每日2次，连服30天；或米诺环素100 mg，每日2次，连服30天；或红霉素500 mg，每日4次，连服30天。

5. 妊娠期梅毒

治疗原则与非妊娠患者相同，但禁用四环素类。妊娠期初3个月内注射1个疗程，妊娠末3个月注射1个疗程。

普鲁卡因青霉素G：80万U/d，肌注，连续15天。或苄星青霉素G：240万U，分为二侧臀部肌内注射，每周1次，共3次。

青霉素过敏者只选用红霉素：服法及剂量同非妊娠期患者，但其所生婴儿应该用青霉素补治。

6. 先天梅毒

（1）普鲁卡因青霉素G：5万U/kg/d，肌注，连续10天为一疗程，晚期先天梅毒可以考虑给第二疗程。

（2）苄星青霉素：5万U/kg/d，肌注，有神经梅毒损害者不用（效差）。

（3）较大儿童青霉素的用量，不应超过成人同期治疗量，青霉素过敏者改用红霉素，8岁以下儿童禁用四环素。

七、随访

（1）早期随访时间。早期梅毒在充分治疗后第一年内每3个月复查一次，以后每半年复查一次，共2～3年。每次复查包括临床和血清复查（非螺旋体抗原血清试验），严密观察临床变化和血清反应滴度变化。一般认为二期梅毒比一期梅毒和潜伏期梅毒非螺旋体抗原血清试验抗体滴度高，而且阴转时间长。一期梅毒治疗后1年内和二期梅毒治疗后2年内，非螺旋体抗原血清试验应转为阴性，不转阴的发生率为2%～10%。在硬下疳初期血清反应阴性时接受了足量驱梅治疗，血清反应可以不出现阳性反应。如发现血清复发（血清反应由阴性转为阳性，或滴度升高4倍，如VDRL试验阴性后滴度又超过1∶8）或症状复发，应加倍量复治（按晚期梅毒治疗）。早期梅毒患者治疗3个月后，非螺旋体抗原血清试验不出现4倍以上下降，应视为治疗失败。开始血清反应为高滴度（≥1∶8），一年持续不变，则应考虑复治，无论复治与否，都应做神经系统及脑脊液检查，以便早期发现神经梅毒。

（2）早期梅毒治疗后血清反应固定（不阴转）而无临床症状者应根据情况考虑：①检查脑脊液，以除外无症状神经梅毒；②再感染；③合并HIV感染。

（3）晚期梅毒与晚期潜伏梅毒治疗后血清固定，需随访3年以判断是否终止观察。

（4）心血管梅毒及神经梅毒，应由有关专科随访终身。

（5）妊娠期梅毒治疗后，在分娩前应每月检查一次梅毒血清反应。分娩后按一般梅毒病例进行随访。梅毒孕妇分娩出的婴儿，经过充分治疗的梅毒孕妇所生婴儿：①婴儿出生时，如血清反应呈阳性，且未超过母亲的血清滴度，应每月复查一次；8 个月时，如呈阴性，且无胎传梅毒的临床表现，可停止观察。②婴儿出生时，如血清反应呈阴性，应于出生后 1 个月、2 个月、3 个月及 6 个月复查，至 6 个月时仍为阴性，且无胎传梅毒的临床表现，可除外梅毒。③在随访期间出现滴度逐渐上升，或出现胎传梅毒的临床表现，应立即予以治疗。未经充分治疗或未用青霉素治疗的梅毒孕妇所生婴儿，或无条件对婴儿进行随访者，可对婴儿进行预防性梅毒治疗，对孕妇进行补充治疗。

八、预防

（1）加强对梅毒防治的宣传，提倡使用安全套。
（2）严禁嫖娼卖淫活动。
（3）提高警惕，对梅毒早期发现、早期规范彻底治疗。
（4）严格把好婚前、产前梅毒血清学检查关。
（5）严格挑选好血源。

第四节　尖锐湿疣

尖锐湿疣（Condyloma Acuminatum，CA）是人类乳头瘤病毒（HPV）引起的一种表皮瘤样增生，常发生在肛门及外生殖器等部位。近年来，本病的亚临床感染、潜伏（隐性）感染、尖锐湿疣与生殖器癌（主要是宫颈癌）的关系日益受到重视。尽管本病可以通过自身接种，也可以通过其他接触途径感染，但绝大多数仍为性传播所致。

一、病因

乳头状瘤病毒是一组小 DNA 病毒，病毒颗粒直径为 45～55 nm，病毒颗粒无包膜，由 72 个壳微粒组成，为二十面体对称结构，内为 7.9 kb 与细胞组蛋白相关的双连环状基因组。HPV 感染有严格的属或种特异性，不同型的 HPV 感染可引起不同的临床表现，感染生殖道的 HPV 在 30 种以上，根据受染细胞发展为癌的可能性大小，生殖器部位的 HPV 可分为高险型和低险型，如宫颈部位感染 HPV16、18 型有高度致癌性，感染 HPV31、33、35 型为中度致癌性，而感染 HPV6、11 型的致癌性较小；尖锐湿疣与 HPV6、11、16、18 型感染有关。

二、发病机制

人是人类乳头瘤病毒的唯一宿主，性接触传染是最主要的传播途径，在性生活过程中，即使是很细小的皮肤黏膜的损伤，都可能导致病毒颗粒进入表皮细胞或角蛋白而感染，但有关 HPV 病毒进入细胞、转移至核及病毒基因组的脱壳机制，尚无所知；当 HPV

病毒感染细胞后，根据细胞分化状态进行 HPV 基因转录，在基底细胞中以附加型基因组进行稳定复制和在较分化细胞中以失控性或营养性复制的模式进行病毒复制，并可能在上皮颗粒层中进行组装，大量的病毒颗粒从细胞中释出，引起细胞的脱落变性。同时，由于机体免疫功能特别是细胞免疫功能的下降，感染的 HPV 病毒不断地复制、释出，大量的细胞脱落、变性、空泡形成等，使表皮棘层增厚，真皮乳头延伸，导致疾病的发生。

三、临床表现

本病潜伏期长短不一，一般为 1 ~ 8 个月，平均为 3 个月。好发于外生殖器、肛门以及包皮系带（如图 17 - 6 所示）、会阴、阴蒂、宫颈、阴道等处（如图 17 - 7 所示），亦有尿道口、尿道、直肠、口腔、乳头、脐窝、腹股沟以及趾间受累的报道。本病基本的损害为淡红色、灰白色或淡褐色的柔软增生物，少数表面角化较明显，增生物大小不一，单个或多个，表面呈分叶或棘刺状，湿润，基底较窄或有蒂，阴茎体部可见基底不窄的"无蒂疣"，阴道损害可为扁平疣状；由于皮损排列分布的不同，外观上常表现为颗粒状、线状、重叠状、乳头瘤状、鸡冠状、菜花状、蕈状等不同形态，少数呈乳头瘤样增殖的巨大型尖锐湿疣，即 Buschke-Loewenstein 巨大型尖锐湿疣。尖锐湿疣常无自觉症状，擦之易糜烂出血，少数患者有疼痛及瘙痒，肛门、直肠、阴道、子宫颈尖锐湿疣可有疼痛、性交痛，局部分泌物或白带增多，若继发感染，分泌物增多或清洗不够，可伴恶臭。在妊娠期或局部异常分泌物增多或伴有其他炎症时，可促使疣体增殖。有的湿疣在妊娠末期或分娩后可自然缩小以至消退。部分湿疣也有恶变的可能，特别是巨大型尖锐湿疣。

少数患者可为潜伏感染或亚临床感染，潜伏感染时，皮肤黏膜外观正常，醋酸白试验阴性，但局部组织的分子生物学检查有 HPV 感染的证据；亚临床感染为肉眼不能证实的皮损，用 5% 醋酸液涂抹皮损处，1 分钟左右呈白色，即醋酸白试验阳性者，有资料显示，男性尖锐湿疣患者中 22% 有亚临床感染，亚临床感染可单独存在，也可与典型的尖锐湿疣同时发生。潜伏感染和亚临床感染是尖锐湿疣复发的重要因素之一。

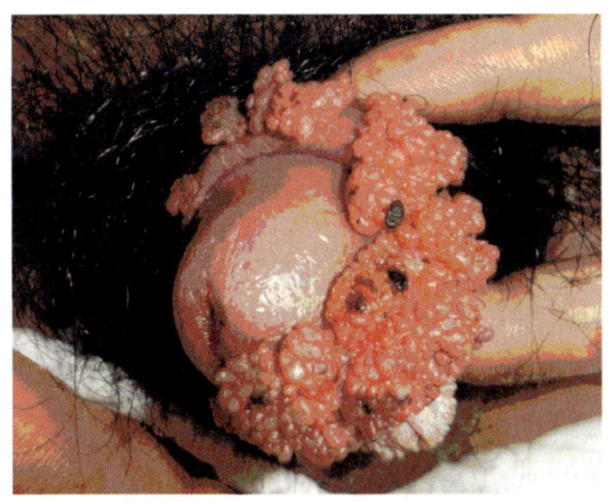

图 17 - 6　男性尖锐湿疣

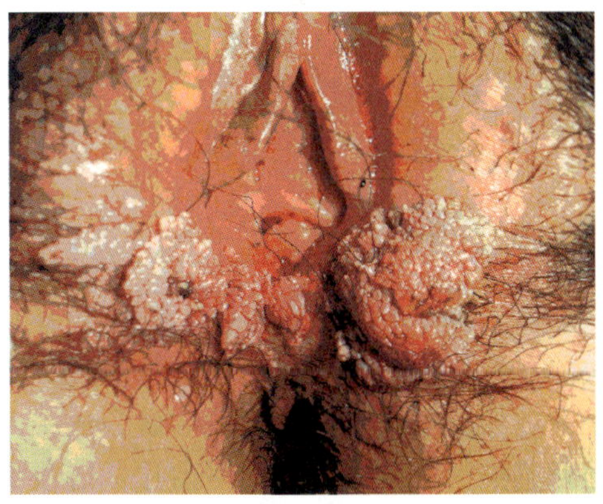

图 17 - 7　女性尖锐湿疣

四、诊断与鉴别诊断

（一）诊断

本病根据皮疹特点、发病部位、发展情况结合可能询及的接触史，一般诊断不难。亚临床感染可单独或与典型损害并存，可用醋酸白试验帮助诊断，组织病理及免疫病理检查有利于确诊。

醋酸白试验是用棉拭子蘸5%醋酸溶液涂布于待检的皮损及周围皮肤黏膜，1分钟左右即出现局部为均匀一致、境界清的白色区，即为试验阳性，对尖锐湿疣亚临床感染的诊断有一定意义，但并不具有特异性。

（二）鉴别诊断

1. 扁平湿疣

为二期梅毒疹，表现为扁平的潮湿丘疹，常常融合，基底不窄，可找到梅毒螺旋体，梅毒血清呈阳性。

2. 女阴假性湿疣

多见于青壮年。皮疹位于两侧小阴唇内侧面，为群集不融合的鱼子状或息肉状小丘疹，触之有颗粒感或柔软感，淡红色，较潮湿，一般无自觉症状，有的有轻度痒感。

3. 阴茎珍珠状丘疹

多见于青壮年，为冠状沟部珍珠状半透明丘疹，白色、淡黄或红色，呈圆锥状、球状或不规则状，沿冠状沟排列成一行或数行，甚或包绕一圈，无明显自觉症状。

4. 鲍温样丘疹病

皮疹常由多个色素性丘疹组成，也可单个出现，散在分布或有群集倾向，排列成线状或环形，严重可融合成斑块，发展缓慢（数月或数年），本病为原位鳞癌，或由尖锐湿疣发展而来。本病女性稍多，分布部位主要在大小阴唇、肛周。

5. 皮脂腺异位症

丘疹在黏膜内，无重叠生长，多为淡黄色。

6. 传染性软疣

单个不融合的皮色半球形丘疹，周围光滑，中央有脐凹，可挤出软疣小体。

五、治疗

由于本病有一定自限性，同时治疗后易于复发，因此，尽管治疗方法较多，但是以去除局部增生性疣为主，在选择时仍以有效、简便、安全、不引起疤痕为基本原则。对于亚临床感染区，可在醋酸白试验的指示下，可同时按治疗临床感染的方法治疗；对于潜伏感染，是否治疗或如何治疗？还没有统一的观点。另外，对性伴及可能伴发的其他性病，也要及时有效地诊治。

（一）局部药物涂抹

为目前常用的方法之一，若恰当地采用联合疗法，可取得更满意的疗效。

1. 0.5%鬼臼毒素酊

可抑制表皮细胞有丝分裂，并引起组织坏死，且副作用小。用药前清洗患部，擦干，每日涂药2次，3天为一疗程，重复用药需间隔4天或4天以上。国内报道第一疗程治愈率为54.8%，第二疗程治愈率为32.1%，第三疗程治愈率为13.1%，主要副作用为局部轻度红斑、水肿、糜烂和疼痛。

2. 10%～25%足叶草脂安息香酊（或乙醇液）

作用机制同鬼臼毒素，但刺激性较大，涂药前需用凡士林防护正常皮肤黏膜，涂药后2小时用肥皂水清洗患部，每周1次，每次用量应限于0.5 mL以下，用药面积小于10 cm^2。孕妇及儿童禁用。

3. 5%咪喹莫特霜

为免疫调节制剂。用手指涂药于疣体上，每隔1天1次，晚间用药，1周3次，用药10小时后，以肥皂和水清洗用药部位，最长可用至16周。副作用以局部刺激作用为主，可有瘙痒、灼痛、红斑、糜烂。妊娠期忌用。

4. 5%5－氟尿嘧啶（5－FU）

通过阻断脱氧尿甙酸合成胸腺嘧啶甙酸的甲基化而阻断DNA合成，抑制病毒的复制。局部涂擦软膏、乳膏或用不透水胶布封贴，24小时换用一次，连用4周，同时注意保护正常皮肤。用于治疗男性尿道内疣时待膀胱排空后用喷管注入霜剂12 mL或用棉棍涂布，每日4次，治疗后扩张尿道以免粘连。用于阴道湿疣时将5%药液浸湿纱布，塞入阴道，2小时后取出。

5. 25%～50%三氯醋酸溶液

有化学性剥脱、止血和收敛作用。每日1次，连用4～6天，间隔1周可再用。药液只能涂于疣体，并用滑石粉或碳酸氢钠粉去除未发生反应的酸液。

6. 3%酞丁胺软膏

是一种α－醛酮缩硫脲衍生物，对病毒性皮肤病有满意疗效。每天外用2～3次，4周一疗程。

（二）物理疗法

1. 激光

利用其热效应，使病变组织因高温而汽化。注意不要过度治疗，否则易致疤痕形成。CO_2激光可用于治疗任何部位的疣。Rb－YAG激光对尿道近端2/3部的疣及一些黏膜部损害尤为适用。有人在用CO_2激光治疗尖锐湿疣的同时，采用CO_2激光浅表凝固法处理亚临床感染病灶以及疣体周围2 cm的范围，可减少尖锐湿疣复发。

2. 光动力治疗

是一种光激发的化学疗法。与CO_2激光联合应用，可有效降低复发率。

3. 电烧灼或电干燥

使细胞变性、坏死，以清除疣体，带有心脏起搏器的患者或接近肛门边缘的疣，禁用电干燥法。

4. 冷冻

一般采用液氮，亦可用CO_2干冰，使疣组织坏死要持续到全部皮损冻结冰球，基底部见到一受冻皮肤晕为止。冷冻范围扩展至疣体周围1～2 cm的正常皮肤则效果更佳。黏膜部冷冻要特别慎重，以防溃疡等严重并发症。

5．微波

局麻后，用治疗仪之针状辐射器刺入疣基底部。微波输出功率 40 ~ 50 W，每点持续 2 秒，见组织凝固发白，赘生物去除。

6．手术切除

应用于较大的损害，但易复发，并要注意减少形成疤痕。有人认为对包皮过长的患者进行包皮环切术，有助于防止或减少尖锐湿疣复发。

（三）局部药物注射

1．干扰素

具有抗病毒、抗增殖及免疫调节作用。推荐用 α－2a 基因工程干扰素治疗，以 100 万 U 用注射用水或生理盐水 0.5 ~ 1 mL 稀释，均匀注射于各病损基底部，隔日注射，每周 3 次，共注 9 次。

2．博来霉素

抑制 DNA 合成及部分抑制 RNA 合成。以 0.1% 溶液注入疣体基底部，每次总量限在 1 mL。

3．5－氟尿嘧啶

常规消毒，将药液 125 mg 注入基底部，再用软膏外敷于疣体。

（四）全身治疗

目前多与局部治疗联合使用，可起辅助治疗作用。可酌情选用聚肌胞、干扰素、胸腺肽（素），每日或隔日肌内注射，或者局部损害部位做皮下注射。

（六）孕妇尖锐湿疣

据调查孕妇的患病率为 1.5% ~2.5%，另有人报道，孕妇尖锐湿疣占女性患者的 11.33%。妊娠时尖锐湿疣增殖较快，疣组织较大、较脆，有人认为与妊娠时孕妇血中雌激素、孕激素升高有关。虽然患尖锐湿疣的妇女所生新生儿有发生该病的危险性，但如无其他原因，没有足够的理由并不应草率地建议患尖锐湿疣的孕妇终止妊娠。治疗上以冷冻、激光、微波、手术为主，忌用足叶草脂、咪喹莫特、5－氟尿嘧啶等药物。较大的疣体可妨碍分娩，分娩时疣体外伤可引起大出血和感染。如果疣体巨大阻塞产道或有引起大出血的可能时，则以剖腹产为宜；不推荐为了预防新生儿感染 HPV 而行剖腹产。

六、预防

在治疗上尖锐湿疣复发是最大的问题，目前各种治疗都不能完全防止尖锐湿疣复发。减少和预防尖锐湿疣复发要注意以下几个事项。

（1）彻底治疗，包括显性感染和亚临床感染。注意其他发病部位的治疗，包括子宫颈、阴道、肛门、直肠、尿道。

（2）对可能伴发的其他性病，也要及时有效地彻底诊治。

（3）定期门诊复查，尽早治疗。

（4）动员性伴检查、治疗，防止再感染。

（5）联合治疗，尽量消除 HPV 病毒。

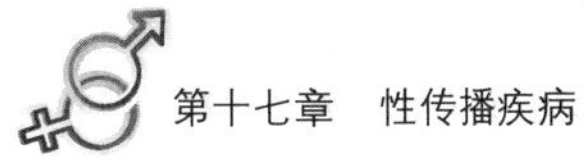

（6）对包皮过长的患者进行包皮环切术。

第五节　生殖器疱疹

生殖器疱疹（Genital Herpes，GH）是最为常见的性传播疾病之一，是单纯疱疹病毒（Herpes Simplex Virus，HSV）感染引起的泌尿生殖器及肛周皮肤黏膜的一种慢性、复发性和难治性疾病。由于目前尚无有效的防止复发的药物，而在女性，生殖器疱疹病毒的感染与宫颈癌的发生有关，严重影响人们的身心健康。

一、病因

生殖器疱疹的病原体为人类单纯疱疹病毒，为嗜神经病毒。根据血清学和流行病学的研究，可分为 HSV－1 和 HSV－2，两型间有血清交叉反应，一般来说，HSV－1 通常可由唇部、面部和眼部病损，以及脑炎病例的脑部病损中分离出来，而 HSV－2 通常是由生殖器病损或经产道受染的新生儿处分离出来，但并不绝对，近年来 HSV－1 在生殖器部位的感染率明显增高（10%～40%）。

二、发病机制

HSV 感染可引起疱疹性齿龈炎、口唇单纯疱疹、疱疹性角膜炎、生殖器疱疹、疱疹性脑膜炎和脑炎及新生儿疱疹等，疾病的性质与严重性取决于病毒感染的部位、宿主的年龄和免疫状态、病毒株及感染个体的遗传变异性等。生殖器疱疹感染始于病毒与皮肤黏膜的接触，HSV 通过微小的裂隙进入皮肤黏膜的角质形成细胞，继而在细胞内复制，并直接播散到周围细胞，造成细胞的破坏和炎症，临床上出现炎症基础上的水疱。在初发感染时，HSV 可通过淋巴管传播到局部淋巴结，且初次接触到感觉神经元，建立起潜伏性感染，在神经组织中有限地复制，病毒又经神经轴突回到感染部位，当机体免疫力正常时，免疫反应可清除一些病毒，但有部分病毒逃避了机体的免疫反应而长期潜伏于神经节中。当宿主由于感冒、疲劳、失眠、外伤、精神紧张等造成抵抗力下降时，激活和复制潜伏性 HSV 导致疾病复发，由于激活的病毒量、HSV 病毒株的毒性、机体免疫功能等因素，造成的症状严重性有很大变化。

三、临床表现

初次感染生殖器疱疹的患者中，80%～90% 为隐性感染，即没有临床症状，显性感染只是少数，一般初次感染恢复后多数转为潜伏感染。

（一）原发性生殖器疱疹

潜伏期 3～14 天，原发损害是多个小而有痒感的红丘疹，迅速变成小水疱，3～5 天后破溃形成糜烂、溃疡，伴有疼痛。好发于男性龟头、冠状沟、阴茎体（如图 17－8 所示）或尿道口，女性多在阴唇、肛周或阴道发疹，90%的患者可同时侵犯子宫颈，也可累及直肠黏膜。常伴有发热、头痛、乏力、肌痛、腹股沟淋巴结肿大和压痛。症状持续1～2周，一般3～4周皮损结痂、愈合。

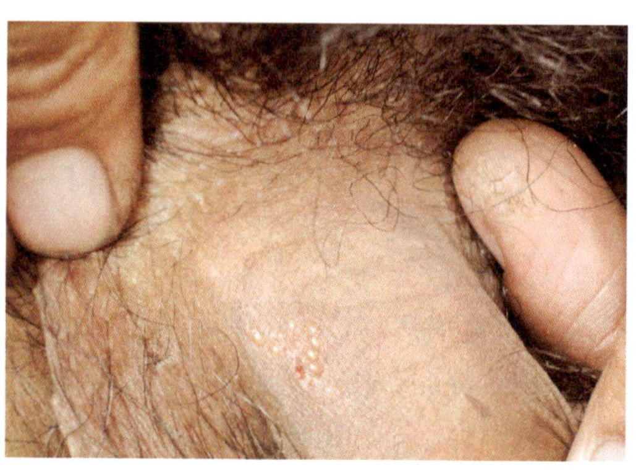

图17－8 生殖器疱疹

（二）复发性生殖器疱疹

多在原发感染后1～4个月内复发。复发性生殖器疱疹的临床表现与原发性的相似，但症状轻，皮疹范围小，病程也短，一般在数日内可自愈。复发前1～2天，局部常有刺痒或烧灼感等前驱症状。复发与疲劳、发热、月经期、酗酒等诱因引起的免疫力低下有关。

（三）肛门直肠疱疹病毒感染

发生在男性同性恋者。患者肛门直肠疼痛，肛门有分泌物，大便时有里急后重感。

（四）孕妇、新生儿HSV感染

HSV发生先天感染罕见，妊娠期间有症状性原发性生殖器疱疹的妇女，发生自然流产和早产的风险增高，在临近分娩时受HSV感染的母亲将疾病传播给新生儿的危险性为30%～50%，而在妊娠期有复发性生殖器疱疹的母亲或在妊娠前半程受HSV感染的母亲将疾病传播给新生儿的危险性<1%。50%新生儿感染是发生在经原发感染孕妇产道分娩时，可出现高热、疱疹、肝脾淋巴结肿大、脑炎，甚至败血症，严重者可致死亡。

（五）亚临床生殖器疱疹

50%的HSV－1感染者和70%～80%的HSV－2感染者出现亚临床感染，仅出现生殖器部位的微小裂隙或浅表糜烂，为生殖器疱疹的主要感染源。

（六）艾滋病毒（Human Immunodeficiency Virus，HIV）感染者并发HSV感染

复发更频繁，持续时间可达1个月以上，可表现为广泛性、多发性、慢性持续性的溃疡及坏死；常合并细菌、念珠菌等感染，易发生疱疹性脑膜炎、播散性HSV感染等的严重感染。

（七）并发症

（1）中枢神经系统并发症，包括无菌性脑膜炎、自主神经功能障碍、横断性脊髓炎和骶神经根病。

（2）播散性HSV感染，包括播散性皮肤感染、疱疹性脑膜炎、肝炎、肺炎等。

四、实验室检查

有条件可进行病毒分离培养、免疫荧光检查病毒包涵体、电镜检查病毒颗粒，酶联免疫吸附试验或放射免疫、聚合酶联反应（PCR）测定检测病毒抗原以及核酸杂交技术检测病毒型等。

五、诊断与鉴别诊断

（一）诊断

1. 病史

有非婚性接触史或配偶感染史。

2. 临床表现

有原发性或复发生殖器疱疹的典型临床表现。

3. 实验室检查

有条件和必要时做病毒分离培养或病毒包涵体检查。

具备接触史、典型临床表现者为报告病例，确诊病例需具备接触史、临床表现及实验室检查中的任何一项指标。

（二）鉴别诊断

1. 固定性药疹

有明确服药史，无性接触史，药疹为红斑、水疱、糜烂伴灼痛，愈后有色素沉着。

2. 生殖器部位接触性皮炎

包皮、龟头出现边界尚清的红斑、水疱、糜烂和渗液，有接触刺激性或致敏性物质史。

3. 软下疳

有不规则的基底和刀样出血性边缘，杜克雷嗜血杆菌阳性。

4. 白塞病

有复发性生殖器、口腔溃疡、眼部有虹膜睫状体炎等和针刺反应等。

六、治疗

（一）一般疗法

主要是给患者必要的解释，让患者了解疾病的自然进程，强调复发的潜在可能及可能诱因、传播的危险性、对生育的影响及目前治疗的方法等，以免精神上恐惧。应保持局部清洁、干燥及疱壁完整。并发细菌感染时，应用敏感抗生素。

（二）系统抗病毒药物治疗

1. 初发生殖器疱疹（包括原发性生殖器疱疹）

阿昔洛韦 200 mg，口服，每天 5 次，共 7 ~ 10 天；或阿昔洛韦 400 mg，口服，每日 3 次，共 7 ~ 10 天；或伐昔洛韦 1 g，口服，每天 2 次，共 7 ~ 10 天；或泛昔洛韦 250 mg，口服，每天 3 次，共 7 ~ 10 天。

2. 疱疹性直肠炎、口炎或咽炎

适当增大剂量或延长疗程至 10 ~ 14 天。

3. 播散性 HSV 感染

指原发感染症状严重和损害广泛者，可给予阿昔洛韦 5 ~ 10 mg/kg，静脉滴注，每 8 小时 1 次，疗程为 5 ~7 天或直至临床表现消失。

4. 复发性生殖器疱疹

阿昔洛韦200 mg，口服，每天5次，共5天；或阿昔洛韦400 mg，口服，每日3次，共5天；或伐昔洛韦500 mg，口服，每天2次，共3～5天；或泛昔洛韦125～250 mg，口服，每天3次，共5天。

5. 频繁复发（每年复发≥6次）

可采用长期抑制疗法。需长期持续给药，疗程一般为4个月～1年。

阿昔洛韦400 mg，口服，每天2次；或伐昔洛韦300 mg，口服，每天1次；或泛昔洛韦125～250 mg，口服，每天2次。

（三）免疫调节剂

包括左旋咪唑、干扰素、白介素、卡介苗多糖核酸等，此类药物可适当应用于频发性复发性生殖器疱疹患者，对提高机体免疫调节功能有一定帮助。

（四）局部处理

局部处理包括清洁创面和防止继发感染。皮损局部可采用生理盐水或3%硼酸溶液清洗，要保持患处清洁、干燥。可外用3%阿昔洛韦霜、1%喷昔洛韦乳膏等，但单独局部治疗的疗效远逊于系统性用药。

七、预防

（1）鼓励所有的HSV感染者将疾病如实告知性伴侣。

（2）HSV感染者在无生育要求的性生活时，不管有无HSV发作都应该使用安全套。生殖器疱疹患者应避免发生性接触。

（3）患原发性生殖器疱疹的孕妇，分娩时仍有活动性损害时，建议进行剖腹产。

（4）对频繁发作者，口服核苷类药物可减少复发的次数；复发患者在前驱期口服，有部分或完全保护作用。

第六节　软　下　疳

软下疳（chancroid）是由杜克雷嗜血杆菌（hemophilus ducreyi）引起的一种急性溃疡性疾病，临床以急性疼痛性生殖器溃疡、局部淋巴结肿大、化脓和溃疡为特点。本病多见于热带及亚热带发展中国家和地区。

一、病因

杜克雷嗜血杆菌是一种革兰染色阴性的兼性厌氧菌，呈球杆状，两端钝圆，长约2 m，宽约0.5 m，多在细胞外成对或链状排列，少数在细胞内呈团状分布；该菌不活动、无芽孢形成，该菌培养要求较高，需在巧克力血液琼脂或血红蛋白琼脂等营养丰富的培养基中才能生长，而且需要氯化高铁血红素、半胱胺酸、谷酰胺等，适宜的培养温度为30～33 ℃。由于该菌耐热性差，65 ℃即可迅速将其杀死，但在低温下可长期生存。

二、发病机制

有研究发现，杜克雷嗜血杆菌只有在皮肤黏膜发生创伤或磨损时，才能穿透表皮，而且引起感染所需要的细菌浓度应大于 10^4 CFU/mL。在病损处，细菌存在于巨噬细胞和中性白细胞中，也可成团出现于间质中，病损处可出现肿胀、增生和红细胞外渗，IL－2等细胞因子参与疾病的过程；软下疳的淋巴结炎主要是一种化脓性炎症反应，其发病机制尚不清楚；免疫反应在软下疳易感性方面及发病机制上所起的作用还不了解。

三、临床表现

潜伏期多为4～7天。皮损好发于男性的冠状沟、包皮、龟头、肛门，女性为大小阴唇、阴蒂、会阴等处，偶见非外阴部位。皮损初起为有触痛的丘疹，周围有红晕，常为1个或数个，24～48小时内迅速发展为脓疱，继而破溃形成糜烂、溃疡。偶然有损害一直表现为脓疱，形成所谓的侏儒软下疳。典型的溃疡呈圆形或卵圆形，直径2～20 nm，周围皮肤潮红，境界清楚、边缘不整齐，可为潜行性或穿凿性，溃疡底部被灰色或黄色坏死性脓性渗出物所覆盖，刮除底部渗出物时易引起出血。相邻的溃疡可互相串通或融合成大溃疡（超过2 cm）或匐行性溃疡。因可自身接种，故在溃疡周围可出现卫星病灶。溃疡质软，后期基底部有颗粒状肉芽组织增生，形成不规则的瘢痕。男性溃疡疼痛明显，女性的溃疡常无疼痛，可自愈，但可复发。软下疳有以下几种特殊的类型，也称异型软下疳。

1. 一过性软下疳

溃疡较小，发生快，消退也快，病程4～6天，可有淋巴结病变。

2. 毛囊性软下疳

见于阴毛区域，皮损为毛囊性丘疹，类似毛囊炎，可形成毛囊深部小溃疡。

3. 隆起性软下疳

皮损早期为隆起的结节或斑块，之后其上出现溃疡，肉芽组织增生明显，此型病程较长。

4. 匐行性软下疳

由于溃疡互相融合或自身接种，形成窄而长的浅溃疡，愈合后瘢痕不规则。

5. 混合性软下疳

初发为软下疳，后并发梅毒硬下疳，兼有两者特点。

6. 巨大型软下疳

溃疡较大，并向外扩展增大。

7. 崩蚀性软下疳

指继发其他病原体感染，引起广泛的蜂窝组织炎和组织坏死，导致外阴坏死、破坏。

约半数的软下疳患者合并有腹股沟急性淋巴结炎，多为同侧，淋巴结红肿、高出皮面，有明显疼痛和压痛，称为软下疳横痃，最后淋巴结化脓、破溃，溃疡口呈“鱼口”状外翻，脓液黏稠，呈奶油样。

由于病原体可沿淋巴管引流，引起阴茎淋巴管炎，阴茎出现条状红肿，呈串珠状的炎症性结节或溃疡。淋巴管炎和淋巴结节可致淋巴液回流受阻，形成阴囊、阴唇象皮肿。发生在包皮的软下疳由于包皮炎症水肿，可形成炎性包茎或包皮嵌顿。溃疡和瘢痕可引起尿道瘘，尿道狭窄。

四、实验室检查

（一）直接涂片

送检材料最好从横痃处取得，也可为溃疡底部或边缘的分泌物，革兰染色可检出杜克雷嗜血杆菌，涂片阳性率30%～50%，阳性可做出初步诊断，但易出现假阳性或假阴性。特异性和敏感性均不理想，可能都低于50%。

（二）培养检查

杜克雷嗜血杆菌培养结果较可靠，且可做药敏试验，指导临床用药。菌落1周后生长，菌落大小不同，色灰黄、凸起、粗糙，能在培养基上推动。可从菌落取材做革兰染色检查及做生化反应（碱性磷酸盐、β－内酰胺酶、硝酸盐还原试验阳性，过氧化酶试验阴性，卟啉试验阴性），以进一步鉴定，可确定诊断。由于不同的菌株对营养的需求不同，有人认为平行使用两种培养基，可提高分离率至90%以上。

（三）非培养检查

包括有单克隆抗体免疫检测（免疫荧光法、免疫印迹试验和酶免疫试验）、DNA探针、聚合酶链式反应（PCR）等，对软下疳的诊断很有价值。

（四）药敏试验

因为已分离出许多耐药菌株，包括四环素、磺胺、青霉素、氨苄青霉素、氯霉素、卡那霉素，所以应根据药敏试验选择敏感抗生素。

（五）鉴别诊断的实验室检查

另外应做相应实验室检查除外梅毒（硬下疳）、生殖器疱疹和性病性淋巴肉芽肿及并发HIV感染。

（六）组织病理

中央为溃疡，溃疡边缘表皮增生。在溃疡下方，可见三个炎症带：①浅表带。以嗜中性白细胞为主，混有纤维素及坏死的组织，有血管外红细胞。②中间带。较宽，组织明显水肿，有许多与表面垂直的新生血管，有嗜中性白细胞、淋巴细胞、组织细胞等浸润，纤维母细胞数量增多。③深在带。以淋巴细胞及浆细胞为主的弥漫性浸润，尤以血管周围为著。

五、诊断与鉴别诊断

（一）诊断

1. 病史

有非婚性接触史或配偶有感染史。

2. 临床表现

3. 实验室检查

除涂片检查外。

确诊病例应符合接触史、临床表现及经培养鉴定证实为杜克雷嗜血杆菌感染的病例。同时还应符合：①溃疡发生在7天以上，未做驱梅治疗，暗视野显微镜检查不到梅毒螺旋体或梅毒血清学试验阴性。②临床表现上溃疡不是单纯疱疹病毒引起的典型表现或实验室检测不到HSV。

（二）鉴别诊断

1. 硬下疳

潜伏期3周，多单发，溃疡面清洁，软骨样硬，无痛，梅毒螺旋体及血清学检查阳性。

2. 性病性淋巴肉芽肿

潜伏期2～4周，单侧或双侧淋巴结肿大，软化破溃，形成瘘口。

3. 生殖器疱疹

生殖器疱疹有群集的小疱阶段，溃疡面表浅。

六、治疗

（一）全身治疗

原则为根据药敏试验选择敏感抗生素，控制继发感染。推荐的治疗方案为：

阿奇霉素1 g，一次口服。或头孢曲松250 mg，一次肌注。或红霉素500 mg，口服，每日3～4次，连服1～2周。或环丙沙星500 mg，口服，1日2次，共3～7天。

推荐方案疗效肯定，治愈率高，副作用少，对其他性病也有效。单剂量疗法，患者依从性好、方便。环丙沙星禁用于孕妇及哺乳期妇女。

（二）局部治疗

在全身使用抗生素治疗的同时，应配合局部治疗。因软下疳可自身接种，局部清洗就显得格外重要。可用1：5 000的高锰酸钾溶液或3%双氧水清洗，外用红霉素软膏。淋巴结脓肿不可切开引流，可反复于病灶周围正常皮肤处穿刺抽取脓液，并注射药物。龟头或包皮软下疳引起包茎或包皮嵌顿时，可行阴茎背侧纵切术。

（三）治疗注意点

（1）本病有自限性，一般可自愈。有效的治疗，3～7天内可明显改善症状。溃疡较大者愈合较慢。疗效欠佳时应注意：病原体耐药，继发感染，合并梅毒、HIV感染，诊断是否明确等。

（2）由于软下疳的临床表现缺乏特异性，实验室检查特异性和敏感性不高，所以软下疳的诊断应综合考虑，应首先排除生殖器溃疡中最常见的疾病。对缺乏相应实验室检查设备的地区，在排除其他性病的条件下，可给予试验性治疗。

（3）杜克雷嗜血杆菌耐药性发展迅速，注意选用敏感抗生素。

（4）软下疳患者的性伴如果在患者出现症状之前10天内，与患者有过性接触，无论有无此病的症状，都必须进行检查和治疗。

（5）在治愈前，应避免性生活。在随诊期间，性生活应有防护（使用安全套）。

第七节　性病性淋巴肉芽肿

性病性淋巴肉芽肿（Lymphogranuloma Venereum，LGV）是由沙眼衣原体引起的性传播疾病之一，主要通过性接触传播，偶可经污染或实验室意外传播。主要发生于热带、亚热带地区。由于本病又称腹股沟淋巴肉芽肿或第四性病，需注意不要与腹股沟肉芽肿（又称性病性肉芽肿）相混淆，腹股沟肉芽肿是由革兰染色阴性的肉芽肿荚膜杆菌引起的一种慢性、进行性、具有轻度传染性的细菌感染，通常累及生殖器区域。

一、病因

性病性淋巴肉芽肿通常由沙眼衣原体的三个血清型 L_1、L_2、L_3感染而引起，比引起非淋菌性尿道炎和眼部感染的其他型沙眼衣原体，此三种血清型更具有侵害性，主要侵犯淋巴组织。

二、发病机制

衣原体可能通过微小的裂伤或擦伤的皮肤黏膜而进入人体，引起淋巴组织的损害。其基本病理过程是血栓性淋巴管炎和淋巴管周围炎，伴随着炎症过程从淋巴结向周围组织播散，其中淋巴管炎的特征是淋巴管内壁的内皮细胞炎症和淋巴结内的淋巴隙增生，炎症和增生导致淋巴结肿大、坏死区形成，吸引更多的多形核白细胞聚集，形成特征性的三角区或四角形的“卫星脓肿”；炎症通过腺周炎症将临近的淋巴结联结，多个脓肿连成一片并溃破，形成脓肿、瘘管或窦道。炎症经数周或数月后慢慢消退，纤维化出现，破坏淋巴结并阻塞淋巴道，继而出现慢性水肿及硬化性纤维变性，局部形成硬结和膨大，同时，由于纤维化变性的影响，血流供应受限，引起皮肤黏膜炎症、溃疡形成，导致直肠等炎症性狭窄、粘连等。

三、临床表现

性病性淋巴肉芽肿发病潜伏期为1～6周，一般在3周左右。临床经过分为三期：

（一）生殖器初疮期

为病原体侵犯的部位，好发于男性包皮、冠状沟、龟头等，女性的阴唇、阴唇系带、阴道等。原发损害有丘疹、溃疡或糜烂、小疱疹样病损和非特异性尿道炎，最常见的病损是非硬结性疱疹样溃疡。初发时为单发或多个的丘疹或疱疹，可溃破成溃疡，数天后可自行痊愈而不留疤痕。有直肠性交者，可发生原发性肛门或直肠感染；指淫或口淫者也可见于手指或口腔；若发生于尿道口，可并发尿道炎，有黏液或黏液性脓性物排出，但初疮多不被注意，尤其是女性，发现初疮者更为罕见。

（二）腹股沟横痃期

初疮出现 1 ~4 周后发展至第二期，表现为腹股沟淋巴结病。2/3 患者只累及单侧淋巴结，1/3 累及双侧，表现为淋巴结肿大，与周围组织粘连，融合成大的团块，质硬，疼痛并有压痛，表面皮肤呈紫红色，称为“第四性病性横痃”。肿大的淋巴结被腹股沟韧带上下分开形成具有诊断意义的“沟槽症”（groove sign）。1 ~2 周后淋巴结软化破溃，排出黄色脓液并形成许多瘘管，似“喷水壶状”。愈后留有疤痕，也可不化脓而自然吸收消退。在此期患者可出现发热、寒战、头痛、恶心、呕吐、关节痛等全身症状，也可有皮肤多形红斑、结节性红斑、眼结膜炎、无菌性关节炎、假性脑膜炎、脑膜脑炎等。

（三）晚期（生殖器象皮肿和直肠狭窄）

1. 生殖器象皮肿

出现于发病 1 ~2 年后或更晚，表现为女性患者阴唇象皮肿，男性阴茎或阴囊象皮肿，表面可出现疣状增殖或息肉，也可有直肠阴道瘘或阴道尿道瘘。

2. 肛门生殖器直肠综合征

常在会阴、肛门或直肠下段、肛周等出现脓肿、肛瘘、直肠狭窄等病变。其亚急性临床表现为直肠结肠炎及肠淋巴结和直肠周围淋巴组织的增生，慢性或晚期临床表现为直肠周围脓肿、坐骨直肠瘘、肛瘘及直肠狭窄，患者可有直肠疼痛、脓血便及里急后重，肛检可触到坚硬增厚病变。

生殖器象皮肿及肛门生殖器直肠综合征可继发癌变。

四、实验室检查

（一）衣原体培养

将抽取的淋巴结脓液接种于小鼠的脑组织内或鸡胚卵黄囊或 McCoy 细胞，可分离出病原体，但敏感性不高。

（二）血清学检查

可采用补体结合试验、微量免疫荧光（MIF）试验、单一包涵体免疫荧光试验和酶联免疫吸附试验等，在感染 4 周后可出现阳性，高滴度的衣原体抗体（补体结合试验滴度≥1∶64，MIF 滴度≥1∶512），或者间隔 2 周以上前后 2 次的抗体滴度相比，有 4 倍增加者对本病有诊断意义。

（三）组织病理学检查

有符合本病的组织病理改变。

（四）核酸检测

聚合酶链反应法等检测沙眼衣原体核酸阳性。核酸检测应在通过相关机构认定的实验室开展。

五、诊断与鉴别诊断

（一）诊断

1. 病史

有非婚性接触史或配偶感染史。

2. 临床表现

（1）潜伏期。1～6周，一般3周。

（2）早期。有初疮，在外生殖器部位出现单个或多个的小丘疹、丘疱疹、溃疡，数日后可自愈。

（3）1～4周后。出现单侧腹股沟淋巴结肿大、压痛。可被腹股沟韧带上下分隔成“沟槽症”。破溃后形成瘘管似的“喷水壶状”，愈后留有疤痕，可有发热、关节痛、肝脾肿大、结节性红斑等。

（4）晚期。发生肛门直肠狭窄、生殖器象皮肿。

3. 实验室检查

（1）在感染4周后用衣原体补体结合试验呈阳性，1∶64以上有诊断意义。或做微量免疫荧光血清学试验。

（2）肿大的淋巴结做病理检查有星状脓肿，周围有上皮细胞栅状排列。淋巴结抽取物中的白细胞用免疫荧光法显示有包涵体。有条件可做沙眼衣原体培养。

具备接触史和临床表现者为报告病例，符合接触史、典型临床表现及实验室检查者，为确诊病例。

（二）鉴别诊断

1. 梅毒

特别是梅毒性腹股沟淋巴结炎者，其腹股沟淋巴结质硬、不痛、不破溃，而其病原体为梅毒螺旋体，暗视野检查可见螺旋体。

2. 软下疳

腹股沟淋巴结炎时，疼痛明显，脓液较多，病原体为杜克雷嗜血杆菌。

3. 腹股沟肉芽肿

腹股沟肉芽肿的病原体为肉芽肿荚膜杆菌（杜诺凡小体），当有“假性横痃”时，也应与性病性淋巴肉芽肿鉴别，但“假性横痃”仅损害腹股沟皮肤组织，不侵犯其下的淋巴结。

六、治疗

（一）药物疗法

多西环素100 mg，2次/日，连服14～21天；或红霉素500 mg，4次/日，连服14～

21 天，孕妇首选；或四环素 500 mg，4 次/日，连服 14 ~21 天；或米诺环素 100 mg，2 次/日，连服 14 ~21 天。

（二）手术

横痃可穿刺吸脓，以促进愈合，但严禁切开引流。直肠狭窄可行扩张术，象皮肿可做整形手术切除。

经正规治疗后，患者活动性症状和体征消失。早期治疗预后良好，晚期可发生直肠狭窄、象皮肿等后遗症。

七、预防

（1）提倡高尚的性道德观，打击嫖娼卖淫活动。

（2）提倡使用安全套。

（3）早期诊断，及时治疗，避免后遗症发生。

（4）患者注意个人卫生，避免污染衣物等间接传播他人。

（5）最近与患者有性接触者应做预防性治疗。

（陆　春）

【本章思考题】

1. 性传播疾病或性传播感染的概念。
2. 列入我国法定管理范围的性传播疾病有哪几种？
3. 性传播疾病的传播途径有哪些？
4. 淋病的发病机制是什么？
5. 男女淋病的临床表现有何区别？
6. 非淋菌性尿道（宫颈）炎的概念。
7. 淋病与非淋菌性尿道（宫颈）炎的鉴别。
8. 梅毒的分期及其临床意义。
9. 梅毒的传播途径。
10. 获得性早期和晚期梅毒的临床特点。
11. 先天性梅毒的临床特征。
12. 潜伏梅毒的概念。
13. 梅毒实验室检查项目及临床意义。
14. 各期梅毒的诊断标准。
15. 各期梅毒的治疗及随访。
16. 尖锐湿疣的临床特点。
17. 需与尖锐湿疣鉴别的生殖器部位的其他皮肤病有哪些？
18. 比较尖锐湿疣各种治疗方法的优缺点。
19. 生殖器疱疹的典型临床表现。
20. 生殖器疱疹反复发作的可能原因。

21. 软下疳病因和典型临床表现。
22. 软下疳与硬下疳的鉴别。
23. 性病性淋巴肉芽肿的病因。
24. 性病性淋巴肉芽肿的临床分期及各期临床特点。

【本章参考文献】

1. 赵辩. 临床皮肤病学 [M]. 3版. 南京：江苏科学技术出版社，2001.
2. 张学军. 皮肤性病学 [M]. 6版. 北京：人民卫生出版社，2004.
3. King K. Holmes，等. 性传播疾病 [M]. 3版. 王贤才，主译. 西安：世界图书出版公司，2001.
4. 中国疾病控制中心性病控制中心. 性传播疾病临床诊疗指南（第2稿）[Z]. 2006.

第十八章　性法医学

第一节　概　　述

一、性法医学概念

法医学是应用医学、生物学、化学和其他自然学科的理论和技术，研究和解决司法实践中涉及有关医学问题的一门科学。而性法医学是性医学在司法实践中应用而形成的边缘学科。

性法医学不仅包含了法医学和性医学的基本理论和技术，还结合法学、犯罪学以及性生理学、性心理学、性社会学、性伦理学、性教育学等相关学科的理论，对司法实践中出现的性医学问题进行研究，并以法律规定的原则、程序、规范作为行为准则，依据司法机关或诉讼当事人的委托，通过适当途径、方法，向其提供科学证据，证明相关事实，以解决司法实践中遇到的相关问题。

上述解决问题、得出相应结论的过程，即为性法医学鉴定。而从事该项鉴定，并获得相应执业资格的鉴定人，即为性法医学鉴定人。

二、性法医学的研究对象

性法医学的研究对象主要是司法活动中所涉及的性医学问题。研究的对象主要包括现场、尸体、活体、相关物证和文证。

（一）现场

对涉及性问题的现场进行勘查，有助于确定案件性质，对事发经过的分析判断，以及发现特殊物证及分析特殊行为方式。

（二）尸体

研究尸体，一般用以确定死亡的原因和性质，判明是暴力或非暴力死亡，推断死亡时间、致伤物、致伤方法、犯罪手段和特征等，而性法医学主要是针对与死因有关的一些性学问题，包括是否存在性行为，是否存在性损伤，是否与性病或特殊生理状态相关。

（三）活体

研究活体，以诊察当事人的生理状态和病理状态。包括性机能状态的研究、性犯罪鉴定的研究、特殊人群性法医学方面的研究、计划生育和人工授精中涉及性法医学方面问题的研究等，主要解决相关法律事务中涉及有关活体的性问题。

（四）物证

与性问题有关的各种物证的研究，是证实相关事实存在的客观依据，其范围包括血痕、分泌物、排泄物、呕吐物、胃内容物、毛发、骨骼以及各种遗留物品和痕迹。

（五）文证

研究文证，是多数重新鉴定、复核鉴定需要面临的问题。而在处理医疗纠纷或非法行医等案件时，文证往往是唯一的证据。因而，经常需要性法医学鉴定人通过文证的研究、检查，判断、鉴定涉及的有关性问题。

三、性法医学的任务

（一）揭露违法犯罪事实

在侦查阶段，发现和证实犯罪事实是非常重要的诉讼活动。性法医学的最初应用，即是广泛运用在涉及性问题的案件侦查中。性法医学有助于侦查部门，以及检察和审判机关发现性犯罪事实，并提供相关案件线索。

（二）鉴定取证

不论是刑事案件、民事纠纷，还是行政诉讼，厘清事实是非常重要的一环。例如性犯罪中确定性侵害的存在，离婚纠纷中对当事人性功能状态的确定，亲子关系的确定，性别的确定，等等，通过性法医学的检查和鉴定，为司法机关处理案件提供科学依据，发挥着十分重要的作用。

（三）提供立法依据

在一定程度上，当立法机关讨论通过涉及有关性问题的法案时，比如婚姻、计划生育、人工授精、性病传播等，有关性法医学专家的参与，能提供有利于法案制定或实施的必要依据。

四、性法医学鉴定人

受司法机关指派获聘请，承担性法医学鉴定任务的人，称为性法医学鉴定人。但我国目前并无专门的性法医学鉴定人，性法医学鉴定人的工作一般由具有法医临床司法鉴定资格的鉴定人或受指派、聘请的法医学鉴定人承担。

性法医学鉴定人必须首先是法医临床司法鉴定人或法医学鉴定人。目前，我国专门针对司法鉴定制定通过的法规是 2005 年 10 月 1 日开始实施的《全国人民代表大会常务委员会关于司法鉴定管理问题的决定》（以下简称《司法鉴定管理决定》）。该决定规定国务院司法行政部门主管全国鉴定人和鉴定机构的登记管理工作，省级人民政府司法行政部门依照该决定的规定，负责对鉴定人和鉴定机构的登记、名册编制和公告。根据该决定颁布的 2005 年司法部令第 95 号第十二条，对司法鉴定人的申请条件做了具体规定。

五、性法医学鉴定文书

性法医学鉴定文书实际上就是法医学鉴定文书，是鉴定人根据鉴定要求，以及鉴定人对鉴定客体进行检验的客观结果以及结论，按一定格式编制成的具有法律证据效力的书面文件。在我国，法医学鉴定书的格式，目前尚无统一规定。

（一）司法鉴定文书种类及制作

司法鉴定文书一般分为司法鉴定书、司法鉴定检验报告书等。司法鉴定文书的制作应当规范、标准，不得使用文言、方言和土语，不得涉及国家秘密，不得载有案件定性和确定当事人法律责任的内容。司法鉴定文书应当载明受理日期、委托人、委托事由、鉴定要求、送鉴材料情况、检验或者检查过程、鉴定（检验）结论或者审查（咨询）意见、鉴定（检验、审查、咨询）人以及其他应当包括的内容。鉴定（检验、审查、咨询）人应当在司法鉴定文书上签名并注明专业技术职称，对鉴定结论进行复核的司法鉴定人应当在司法鉴定文书上签名。司法鉴定文书经签发人签发后加盖司法鉴定机构司法鉴定专用章。

同时，若出现以下情况，可重新制作司法鉴定文书：非正式印刷的，鉴定文书有表述错误的，不符合委托书要求的，有其他明显差错的以及司法鉴定文书无效的几种情形，如司法鉴定机构超越司法鉴定业务范围的，行为人不具备司法鉴定人执业资格或者超越执业类别的，未加盖司法鉴定机构司法鉴定专用章或者无司法鉴定人签名的，法律、法规有其他规定的。

（二）司法鉴定书的内容

而鉴定书的内容，一般包括以下几个部分。

（1）绪论。主要应记录委托单位的名称、要求鉴定事项、检材的名称和数量。检材如为尸体或活体，应记录姓名、年龄、性别、民族、籍贯、住址等；检材如为人体组织、分泌物、排泄物等，应记录名称、数量、性状、取材部位及地点、包装情况等；如为文件，应记录名称、数目编号、出处等。还要记录检验时间、地点、在场人姓名、单位。

（2）案由。简明扼要地摘录发案时间、地点、案件基本情况和有关调查材料。

（3）检验。客观详细地记录检验方法、检验过程和检验结果。包括尸体或活体检验所做的各种检验、物证检验、文证检验及其他检验之结果。检验部分的基本要求是要客观、不应带有任何推断、分析的成分和意见。

（4）分析评价。在检验的基础上，由鉴定人应用相关理论，结合案情和现场勘查资料等实事求是地对检验所见进行分析和评价，为做出结论提供依据。

（5）结论。在分析和评价的基础上，综合全部资料，并针对委托单位的要求，做出具有科学依据的结论。

（6）在文字部分的后面应附有照片，对文字起补充说明的作用。所附照片应清晰准确。鉴定书应由鉴定人签名盖章并注明日期。

鉴定结论是重要的法律证据之一。因此，书写与制作鉴定书时一定要严肃、认真，做到内容真实、全面，文字简练、准确、科学。

六、鉴定方法

性法医学鉴定主要应用临床性医学的检查、检验技术和方法，结合相关法律要求进行鉴定。因而，其鉴定方法与临床医学的基本一致，包括临床问诊、体检、临床观察、生化检验、病理检查、组织学检查、影像学检查等。但必须注意的是，所有检查记录和结果应按法律文书的要求进行制作。鉴定采用的具体方法与委托事项有关，可参见本章第三节或其他相关章节。《司法鉴定管理决定》规定，司法鉴定应当采用现代科学技术。有国家或者行业标准的，应当采用国家或者行业标准。

七、性法医学鉴定程序

性法医学鉴定程序一般包括委托、受理、检验、做出结论、制作鉴定书、出庭等步骤。必要时，可以进行补充鉴定、重新鉴定、复核鉴定。

（一）委托

司法鉴定机构一般接受司法机关、仲裁案件当事人、律师、负有举证责任的当事人的司法鉴定委托。委托应当采取书面形式。因提供的鉴定材料虚假或者不完全而出现的错鉴，由委托人负责。

委托时，司法鉴定人是本案的当事人，或者是当事人近亲属的，或者本人或其近亲属与本案有利害关系的，担任过本案的证人、勘验人、辩护人、诉讼代理人的，与本案当事人有其他关系可能影响司法鉴定公正的，应当自行回避；不自行回避的，委托人、当事人及利害关系人有权要求其回避。

（二）鉴定

司法鉴定从受理之日起一般应当在 15 日内出具司法鉴定文书。如确需延长时限的，经向委托人说明理由，可延长至 30 日。复杂、疑难案件的鉴定时限确需延长的，经司法鉴定机构负责人批准，并征得委托人同意，可再适当延长。延长期不得超过 60 日。

司法鉴定机构对复杂、疑难的技术问题或者对鉴定结论有重大分歧意见时，应当由司法鉴定机构主管业务负责人主持会鉴，或者在听取有关专家意见后再做出结论，不同意见应当如实记录在案。对涉及多学科知识和技术手段的司法鉴定，司法鉴定机构可聘请有关专家协助鉴定，专家意见应当记录在案。

司法鉴定过程中应当妥善保管送检材料，并依鉴定程序逐项建立档案。鉴定时若需耗尽检材或者损坏原物的，应当征得委托人同意。

在鉴定过程中，如委托人要求终止鉴定的，或出现不可抗力致使鉴定无法继续进行的，或确需补充鉴定材料而无法补充的，或发现自身难以解决的技术问题的，应当终止鉴定。终止司法鉴定，应当退回有关鉴定材料，并向委托人说明理由。

（三）其他注意事项

（1）鉴定同一司法鉴定事项应由两名以上司法鉴定人进行。第一司法鉴定人对鉴定结论承担主要责任，其他司法鉴定人承担次要责任。司法鉴定结论应当由本机构内具有本专业高级技术职务任职资格的司法鉴定人复核。复核人对鉴定结论承担连带责任。

（2）司法鉴定文书由本机构内主管业务的负责人或者由其指定的人员签发。

（3）补充鉴定是指发现新的相关鉴定材料或原鉴定项目有遗漏时，由委托方委托进行的鉴定。补充鉴定可以由原司法鉴定人进行，也可以由其他司法鉴定人进行。补充司法鉴定文书是原司法鉴定文书的组成部分。

（4）重新鉴定是指出现司法鉴定机构、司法鉴定人超越司法鉴定业务范围或者执业类别进行鉴定的，或送鉴的材料虚假或者失实的，或原鉴定使用的标准、方法或者仪器设备不当而导致原鉴定结论不科学、不准确的，或原鉴定结论与其他证据有矛盾的，或原司法鉴定人应当回避而没有回避的，或原司法鉴定人因过错出具错误鉴定结论等情况，而接受委托进行的鉴定。重新鉴定所提供的鉴定材料必须是与初次鉴定相同的鉴定材料，除第一项应由其他司法鉴定机构进行重新鉴定外，其他各项重新鉴定可由原司法鉴定机构进行。重新鉴定应当由原司法鉴定人以外的司法鉴定人进行。

（5）复核鉴定是指对鉴定结论有异议需进行的鉴定，其他资质较高的司法鉴定机构可以接受委托，进行复核鉴定。复核鉴定除需提交鉴定材料外，还应提交原司法鉴定文书。复核鉴定人须有不低于原司法鉴定人的专业技术职务的任职资格。

（6）出庭是指法庭或仲裁机构在审理案件过程中，因鉴定方面的专业问题对鉴定人提出要求，鉴定人在庭上做出相关解释和说明，回答司法鉴定相关问题的过程。出庭是鉴定人的法定义务。

（7）性犯罪受害者的检查，应由有经验的法医师或妇产科医师负责，主检医师若为男性，则必须有女性工作人员或第三者在场。对未成年人的检查，应有监护人在场。

八、鉴定结论的审查

性法医学鉴定结论与其他法定证据一样，依照法律规定，必须经过查证属实之后，才能作为定案的根据。对于审判、检察、侦查人员来说，明确如何对性法医学鉴定进行审查，是十分必要的。具体来说，对性法医学鉴定的审查主要应注意以下几个方面。

（一）鉴定的主体和客体

鉴定结论的审查主体是司法机关或司法机关委托的专门机关。主要审查司法鉴定机构应该具有相应类别的执业许可，鉴定人应该具有相应的专业执业资格，委托受理遵循不应该违背回避原则。其次，对鉴定客体的合法性、真实性、关联性、可检性等进行审查。

（二）鉴定结论的审查

1. 审查检验方法和过程

包括检验方法的科学性、普适性、合规范性，设备的有效性和优良性，检验过程的无干扰性，检验所见与客观记录的一致性等。如果需要在专门的实验室里进行检查，相关实验室必须符合相关技术标准，并具备适合质量控制的管理措施和相关实验记录的保存。

2. 审查鉴定结论本身

包括结论依据的客观性和全面性、结论依据的价值、结论的合理性等。

第二节　性法医学主要内容

一、性行为的法学分类

人类性行为本质属性的社会性，决定了性与法律的关系，即人类性行为不仅要受道德规范的约束，而且还必须符合法律行为规范的要求，接受其限制与制约。人类性权利、性行为的社会性决定了社会必须对其正当权益进行法律保护，同时又必须严禁和惩治各种不法性行为，特别是对他人以及社会构成严重危害的性侵犯行为。由于各国、各地区、各民族、各时代的国情、社会文化、风俗习惯、性道德观念不同，与之相应的与性行为调控有关的法律内容也常常因国家、地区、民族、时代的不同而有所不同。

依照法律对性权利、性行为的保护、限制、制约、调控的不同，可以将人类性行为进行法学分类，即合法性行为与非法性行为。

（一）合法性行为

合法性行为是指受到当时、当地的相关法律明确保护的性行为。往往需要通过法定程序、仪式，以获取相关法律规定的契约或证明，从而获取法律明确保护，如合法婚姻等。

（二）非法性行为

非法性行为包括中性性行为和违法性行为。其中中性性行为，又称越轨性行为，是指当时、当地的相关法律规定未明确禁止，又因未达到法定条件或未经法定程序、仪式，在未获取相关契约和证明的情况下发生的性行为，如婚前性行为等。违法性行为是指违反了当时、当地的相关法律规定，是明确禁止的，并有相应责罚措施的性行为，包括一般违法性性行为和犯罪性性行为。犯罪性性行为一般由当时、当地的刑法明文禁止，刑法中有规定明确的判定标准，并由当事人承担相应强制性惩罚措施，如强奸、强制侮辱、强制猥亵等。而一般违法性性行为是指未达到刑法中明确规定的判定标准，但违反了其他相关法规的性行为，如情节轻微的嫖娼行为。

与性行为判定相关的法律规范，在不同国家、地区、民族，以及不同时代，都是不尽相同的，因而具体行为的分类可以说是相对的，而不是绝对的。我国现阶段与性行为判定相关的法律规范，包括宪法、刑法、民法、婚姻法、未成年人保护法、治安管理处罚法等。

二、证据学的原则

性法医学鉴定过程中，固定、记录、提取相关证据是非常重要的步骤，其实质是一项重要的诉讼活动。因此，为保证其顺利进行，为正确处理案件提供可靠的依据，达到法庭举证的公平、公正，要求证据的获取，即鉴定的过程，必须遵循一定的原则。

（1）鉴定必须严格按法定程序进行。目前，相对具体的法定程序只有《司法鉴定程序通则（试行）》（司发通〔2001〕092 号）。其中，需要特别注意的包括回避程序、见证人程序、鉴定复核程序等。

（2）鉴定的过程必须实事求是，客观如实记录。

（3）鉴定文书必须符合法律文书的要求，以及鉴定文书相关规范的要求。

三、性器官、性生理、性病理

（略，可参见本书相关章节）

四、特殊性心理状态

性心理障碍或异常性心理的概念和表现在本书第七章、第八章已有充分的说明，下面内容主要介绍性心理障碍或异常性心理与法律的关系，以及性犯罪心理学的特征。

（一）性心理障碍

1. 特征

性心理障碍（psychosexual disorder）也称性变态（sexual deviation，paraphilia），泛指以两性行为的心理和行为明显偏离正常，并以这类性偏离作为性兴奋、性满足的主要或唯一方式为主要特征的一组精神障碍，除此之外与之无关的精神活动并无其他明显异常。主要包括性身份障碍、性偏好障碍和性指向障碍 3 种类型，涵盖了性身份异常、性对象异常、性目的异常、性行为手段方法异常等 4 个方面。它包括露阴癖、窥阴癖、恋物癖、异性装扮癖等多种类型，其共同特征是性兴奋的唤起、性对象的选择以及两性行为方式等出现反复、持久性异乎常态的表现。一般认为，与生殖没有直接关系，或者替代了引起生殖的性活动。

2. 分类

国内对性心理障碍的分类为：①性身份障碍（易性症、其他或待分类的性身份障碍）；②性偏好障碍（恋物症、异装症、露阴症、窥阴症、摩擦症、性施虐与性受虐症、混合型性偏好障碍、其他或待分类的性偏好障碍）；③性指向障碍（同性恋、双性恋、恋童症、恋尸症、恋兽症、其他或待分类的性指向障碍）。

3. 与法律的关系

主要取决于其行为和行为结果对社会的影响，或是否侵害他人受法律保护的权益。同性恋、异装癖、易性癖、恋兽癖、性窒息与性缢死等，一般而言，如果没有因此发生侵害他人受法律保护权益的后果，可以单纯视之为疾病，一般不会带来违法的后果。甚至，随着公众的态度发生改变，有些传统的性心理障碍，如同性恋，在世界的部分地区已经得到法律明确的保护。

但有些性心理障碍，如露阴癖、窥阴癖、恋物癖、恋尸癖、恋兽癖、恋童癖、性施虐癖与性受虐癖等，由于在实施性行为的过程中常常会侵犯到他人的合法权益，甚至给公共安全带来严重威胁，因此应当受到法律的约束和制裁。特别是恋童癖、性施虐癖与性受虐癖，很可能发展到奸淫幼女、故意伤人或杀人，从而触犯刑法。

对于性心理障碍患者触犯法律后的责任能力，不同国家、地区、民族的看法不尽相同。在我国，基本上认定为完全责任能力。也就是，性心理障碍的诊断并不能帮助这些患者减轻或逃避法律的制裁。

性偏好障碍的患者有时会采用窒息的方法，如以自缢来激发性兴奋，达到性满足，但在此过程中有可能因为过失或失误而导致意外死亡。这在性法医学中称之为性窒息或性缢死。

（二）性犯罪

除以上性心理障碍以外，法学、心理学对性犯罪的心理特征也进行了刻画。

1．性犯罪的定义

所谓性犯罪，简单地说，是指违反刑法的性行为或与性有关的行为。在刑法学上，专指侵犯人的性权利和性权益的一类犯罪行为，主要包括强奸、轮奸、奸淫幼女、强制侮辱、强制猥亵、卖淫、重婚等。其中，强奸、轮奸、奸淫幼女、强制侮辱、强制猥亵等属重罪，即使未遂，也是刑法处罚的对象。

2．性犯罪心理

这些性犯罪的心理特征，共同点在于性欲不能满足的苦恼和不安、强烈的心理冲突和侥幸心理、认知能力暂时下降以及逃避处罚的心理。在性法医学鉴定过程中，需要鉴定人对这些心理变化的情况有足够的了解和认识，以判断和鉴别性犯罪的物证遗留部位、方法，以期提供侦查线索、物证和串并案件的依据。

五、性物证学

性法医学鉴定中涉及的物证可分为法医学物证和其他物证。前者主要包括精液（斑）、阴道分泌物、前两者的混合斑、血痕、毛发、唾液斑、阴道脱落细胞、性病传染的证据、骨骼等，后者包括纤维物及现场环境物证等。

法医学物证往往用于判断性活动的存在、完成过程及方式、性活动的参与人。而其他物证，则用于判断与性相关的其他活动的经过，以及性活动与周围环境中物体的关系。在现场勘查中，两种物证必须互相关联，形成证据链，才能对现场真实情况提供证明。而单靠其中任何一种物证，很多时候无法对现场做出准确判断。

目前，在法庭上可以直接同一认定的证据不多，现场所遗留的DNA证据是其中最常见的一种。但即使DNA证据也只能证明谁曾将DNA成分遗留在现场，或其他人的身体里。所以，性法医学鉴定在物证鉴定方面切忌依靠主观判断、推断来得到结论，而只能陈述所发现或所检验到的事实。

性物证学的常见鉴定技术，主要依赖性医学的常用诊疗技术，包括生化检验、组织学检验、遗传学检验等，详细技术方法可参看本书相关章节。

六、性损伤学

如果性物证学可以用来证明某种事实的存在，那么性损伤学则可用于证明该事实中是否涉及暴力以及暴力因素是否符合法律规定的条件。具体来说，性损伤学是研究人体性器官及与性有关器官在各种与性有关因素作用下所致的损伤。主要包括性器官损伤、与性有关的非性器官损伤。

（一）性器官损伤

性器官损伤，分为男性性器官损伤、女性性器官损伤。

1. 男性性器官损伤

主要有阴茎损伤，阴囊和睾丸损伤、前列腺损伤。阴茎损伤主要由钝性暴力形成，包括挫伤、裂伤、剥裸伤、脱位、绞窄、咬伤、硬结症、折断等，偶见锐器伤（阴茎被切断，如图 18－1 所示）。

2. 女性性器官损伤

主要有乳房损伤、外阴部损伤、内生殖器官的损伤。外阴部损伤可由异物、性交、手淫、分娩堕胎等原因引起。其表现包括阴唇挫伤、阴唇撕裂伤、阴蒂裂伤、尿道旁侧裂伤，会阴撕裂伤、刺切割伤、腐蚀性损伤、切除等。内生殖器官的损伤包括阴道损伤、子宫损伤、输卵管及卵巢损伤。阴道损伤可由产伤、暴力、异物作用、化学性损伤、意外因素作用引起。子宫损伤可由产伤、暴力、异物作用导致。

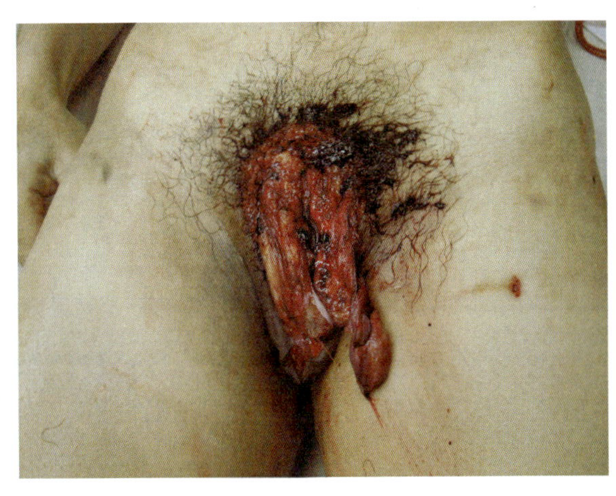

图 18－1 阴茎、阴囊、睾丸被切除

处女膜损伤在女性性器官损伤中较为特殊。处女膜是阴道入口周缘突起的一圈薄膜，为阴道黏膜皱襞的延续部分。处女膜中央有一小孔，称为处女膜孔，亦即阴道口。正常处女膜菲薄，光滑，其厚薄及处女膜孔的形状、大小因人而异，一般可根据处女膜的形状特征分为若干类型（如图 18－2 所示）。人群中，环状处女膜最多见。处女膜从结构上可分为基底部、膜部和游离缘三个部分。基底部与阴道壁相连接，游离缘则构成处女膜孔的边缘，基底部与游离缘之间即为膜部。性法医学鉴定一般认为处女膜破裂只有在暴力的直接作用下才能完成，而且一般在第一次性交时形成，但也有因自慰、插入手指或异物等导致处女膜破裂的。从处女膜游离缘至基底部的破裂，称为完全性破裂；裂口未达基底部的，称不完全性破裂。分娩后，处女膜进一步破裂而留下永久性的处女膜残痕。一般用截石位时钟盘面来显示处女膜的破裂情况。图 18－3 表示：处女膜在相当于钟面 5 点及 7 点处各一处破裂，且裂口均深达处女膜的基底部。正常性交时，处女膜破裂多发生在时钟 3～9 点处。性犯罪案件中受害者的处女膜破裂则多发生在下半部，相当于 4～5 点钟和 7～8 点钟之间。这与嫌疑人心情紧张，动作粗暴，阴茎强行插入时造成的张力性破裂有关。

（二）与性有关的非性器官损伤

可广泛分布在头部、面部、颈部、胸部、腹部、背部、臀部、四肢等部位，一般由打击、碰撞、咬、撕裂、切割、刺击等引起，表现为表皮擦伤、挫伤、皮下出血、骨折等等。与性有关的非性器官损伤有助于分析和判断暴力分布的范围及形式，进而可以判断性犯罪的行为方式和过程，为侦查破案提供线索和证据，同时也为案件审理提供暴力手段及损伤程度的证据。

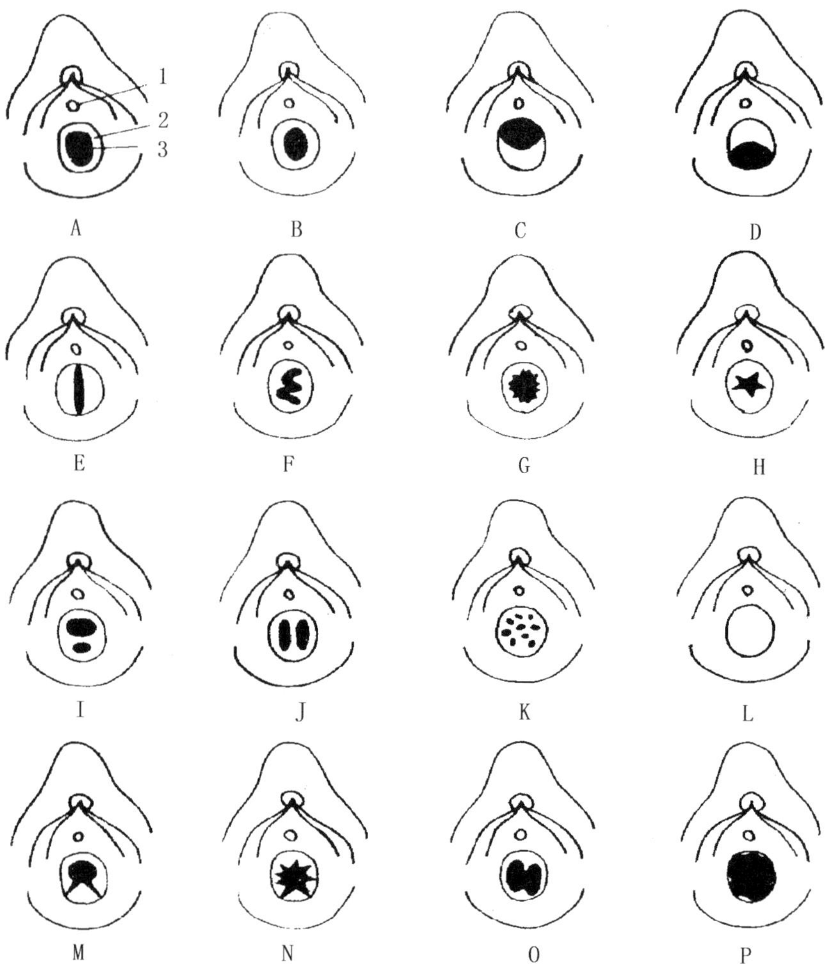

图 18－2 处女膜的形态

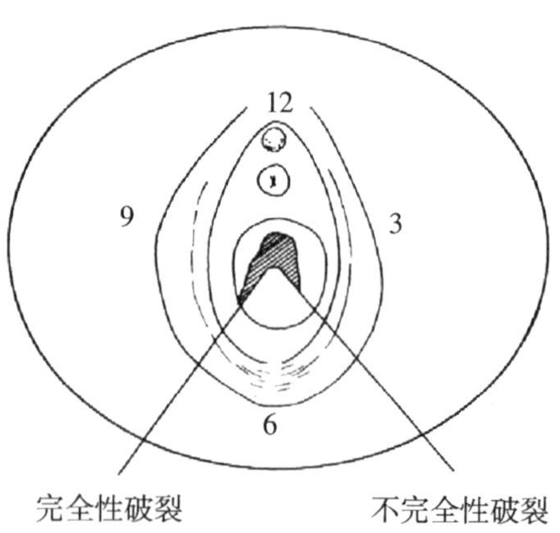

图 18－3 处女膜破裂的指示法

第三节 常见的性法医学鉴定

一、性别的判定

多数人的性别特征显而易见，无须鉴定。但在少数情况下则需进行性别鉴定：出生登记性别不准；因性别问题引起结婚或离婚诉讼；犯罪嫌疑人自述性别可疑；征兵服役，特殊职业就业或对运动员的性别有争议；性别、身份可疑的间谍及出入境人员；怀疑为男扮女装或女扮男装的在逃人员。

（一）性别的分类

事实上，性别鉴定并非一个简单的问题。性别一般可以分为生理性别、心理性别和社会性别。所谓生理性别，亦即“性”，是指男女在生物学方面的差异，如遗传、内分泌、解剖及生理的差异。心理性别，简称“性别”，表示男女在人格特征方面的差异。社会性别，又称“性别角色”，表示社会对男女在态度、角色和行为方式方面的期待。绝大多数人能把自己在生物、心理和社会方面的“性”协调一致，但如果后天的性别认同教育不当，就又可能出现性别认同偏离。

人的生理性别从不同的水平和层次，还可区分为染色体性别、性腺性别、生殖道性别、外阴性别、激素性别等。染色体性别又称遗传学性别，由个体的性染色体组成决定。凡具有 Y 染色体者，则为男性。在一般情况下，性腺性别是指有睾丸的个体为男性，有卵巢者则为女性。法医学对性别的认定一般以性腺为标准。

（二）性畸形

如果同一个体兼有两种性别特征，称两性畸形。多数两性畸形是胚胎性别分化发育异常所致。依据个体的性腺，可分为真性和假性两性畸形两种。真两性畸形患者同时具有睾丸和卵巢，但睾丸和卵巢均发育不良。患者外生殖器及第二性征多似男性，但也可表现女性特征。假两性畸形是指外生殖器和第二性征与染色体、性腺的性别不符或体内无性腺存在。如果性腺性别与染色体性别不符，医学上则称为性反转综合征，如 46、XX 男性和 46、XY 女性。

二、性成熟的判定

若怀疑受害者为法律规定的未成熟幼女，首先要判明是否已经性成熟。尚需注意其全身发育状态和精神的发育程度，以及是否具有独立生活和抚养、教育子女的能力。所以要求案发后，即刻进行检查，综合评价。

与性别相似，性成熟也表现为生理性成熟、心理性成熟和社会性成熟。而法医学鉴定主要对个体的生理性成熟进行鉴定。由于性成熟受个体的遗传差异、营养状况、社会风俗、教育方式以及地理环境如气候条件等多种因素的影响，其迟早差异甚大，因而并无明确的年龄界限。但由于司法实践的需要，我国法律规定，未满 14 周岁的为幼女幼童。

一般判定某人是否性成熟主要根据性器官外形、生殖细胞的成熟情况、性心理状态、体形及第二性征等生理现象，进行综合分析，得出结论。其主要根据包括：①外生殖器呈成年型。男性外生殖器——阴茎变粗；女性外生殖器——阴阜肥厚、大阴唇丰满、阴道变宽，有性交基础。一般来说，不满 14 周岁的女孩其外生殖器的发育程度不能适应与成年男子发生性交行为（近年来出现性早熟案例，12 岁女孩已发育非常好并可顺利分娩成熟胎儿）。②男性有性冲动，性冲动时阴茎能勃起、射精；女性有月经，性兴奋时阴蒂会勃起。③有成熟的生殖细胞。这是最实质的标志，男性精液中有成熟的精子；女性能定期地排出成熟卵子。④分娩能力。通常根据骨盆大小来决定。一般 16 ~ 17 岁的青年女性的骨盆变宽，其结构形态已发育成适合于胎儿娩出的大小。

第二性征出现：又称副性征。男性：有阴毛、腋毛、胡须出现，喉结变粗，声音低沉，肌肉开始结实；女性：有阴毛、腋毛生长，乳房膨隆，乳头变粗，音调高尖，皮下脂肪开始丰满，体形曲线逐渐明朗。

做性成熟的判定，要求全身检查，并对第一性征、第二性征的各要素一一检视，同时还应调查被鉴定人的月经史或梦遗史等。

三、性功能与生殖能力的法医学鉴定

性功能与生殖能力的法医学鉴定，一般是在医疗诊断的基础上进行。另外需注意的是鉴别伪装以及判断病因与涉法事项的关系。具体检验方法和诊断要点请参见本书相关章节。

四、性器官损伤程度评定

（一）损伤程度评定的法医学意义

在侵害人身权利，如健康权、生命权、性权利的犯罪构成中，“损伤程度”是犯罪的客观方面的重要组成部分。

是否犯罪、罪轻罪重、罪名裁判的依据，决定司法干预的方式，影响诉讼进程。

（二）性损伤评定的原则

重伤是指使人肢体残废、毁人容貌、丧失听觉、丧失视觉、丧失其他器官功能或者其他对于人身健康有重大伤害的损伤。其特点是伤害严重，危及生命，如不及时抢救，常导致死亡；造成容貌毁损或五官、肢体严重功能障碍；外伤的后遗症造成重度残废，严重影响生活能力、劳动能力和社会适应能力。

根据《中华人民共和国刑法》第 95 条，我国最高人民法院、最高人民检察院、公安部、安全部、司法部联合颁发的《人体损伤程度鉴定标准》从 2014 年 1 月 1 日起开始执行。文件具体规定了颅脑及脊髓、面部及耳郭、颈部、胸腹部、盆腔及会阴部、脊柱及四肢损伤、听力听器、视力视器、其他损伤和男性阴茎勃起功能障碍等鉴定标准细则。司法部出台了司法鉴定技术规范《男子性功能障碍法医学鉴定规范》（SF/Z JD0103002—

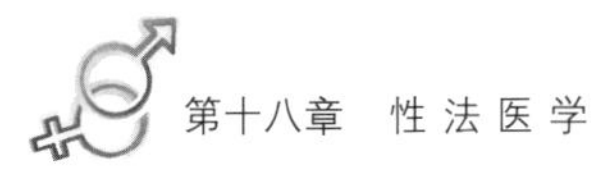

2010）。

（三）几种特殊的性损伤的损伤程度评定

1. 阴茎损伤

阴茎损伤程度的判定关键在于有无缺损和畸形，以及其缺损和畸形对功能的影响程度。重度器质性阴茎勃起功能障碍，定重伤二级；中度器质性阴茎勃起功能障碍，定轻伤一级；轻度器质性阴茎勃起功能障碍，定轻伤二级；没有障碍可视情况定轻伤或轻微伤。

2. 睾丸损伤

睾丸损伤程度的判定关键在于对生育能力影响。丧失生育能力的，为重伤二级；否则为轻伤或轻微伤。

3. 阴道损伤

阴道损伤程度的判定主要通过检查损伤对阴道交媾和分娩等功能影响程度。阴道重度狭窄为重伤二级，其他为轻伤或轻微伤。

4. 子宫及附件损伤

子宫、附件损伤后期并发内生殖器萎缩或者影响内生殖器发育，以及腹部损伤造成子宫、附件穿孔或破裂的，须手术治疗，可评重伤二级。

5. 女性乳房

女性两侧乳房损伤，完全丧失哺乳功能；女性一侧乳房大部分缺失，均评定为重伤二级；女性一侧乳房损伤，丧失哺乳功能，评为轻伤一级；女性一侧乳房部分缺失或者乳腺导管损伤，评为轻伤二级。

6. 会阴、阴囊损伤

外力造成阴囊两侧皮肤从深层组织撕脱总面积达50%，或会阴部深二度以上的烧、烫伤，严重影响会阴部的外形或者其有关功能，均应评定为重伤。

另外，妊娠20周前，创伤致妊娠终止后流产，如并发失血性休克或严重感染的，以及损伤致性功能障碍的，可评重伤。

五、性器官损害的伤残程度评定

性残疾是指由于外伤或疾病等各种因素影响，致性能力和生育能力障碍。目前，国内进行伤残程度评定的依据较多，主要包括《劳动能力鉴定　职工工伤与职业病致残等级》（GB/T 16180—2006）、《道路交通事故受伤人员伤残评定》（GB 18667—2002）、中华人民共和国金融行业标准《人身保险伤残评定标准及代码》（JR/T 0083—2013）、《革命军人评定伤残等级的条件》等。一般伤残评定，均依据病历中所载明的检查结果、诊断、治疗等，结合以上标准，适应不同情况，分别加以评定。

六、性犯罪的法医学鉴定

强奸是性犯罪中最常见的一种，也是性质特别恶劣、受刑法处罚最重的性犯罪。

（一）强奸的概念

强奸是指男女一方强迫另一方与之发生性行为，包括强奸未遂。男方强迫女方称为强奸妇女。《中华人民共和国刑法》（以下简称《刑法》）第236条对此做了具体的规定："以暴力、胁迫或者其他手段强奸妇女的，处三年以上十年以下有期徒刑。奸淫不满14岁幼女的，以强奸论，从重处罚。"强奸妇女、奸淫幼女多人、情节恶劣，在公共场所当众强奸、轮奸或者致人重伤、死亡的，处十年以上有期徒刑、无期徒刑或者死刑。同时，还规定明知是不满十四周岁的幼女、无行为能力的痴呆及精神病患者或者意识丧失者，而与其发生性关系，不论女方形式上同意与否，亦不论罪犯采用什么手段，都以强奸论处。利用邪教、迷信奸淫妇女的，也以强奸论处。

强奸的构成要件：①违背妇女的意愿与允诺；②采用非正常手段；③非合法的性关系；④性交；⑤被害对象为女性。

从生理学而言，性交是指阴茎插入阴道内，并达到射精的整个过程。但在法律学上，一般认为只要男子的阴茎与女性的阴道前庭接触，不论是否射精或处女膜是否破裂，均已构成强奸罪。而以暴力、胁迫或者其他方法进行猥亵或者侮辱，称为强制猥亵或强制侮辱。强奸、强制猥亵或侮辱均构成犯罪，即使未遂，也是刑法处罚的对象。

法医学对强奸案件的活体鉴定，依照《中华人民共和国刑事诉讼法》（以下简称《刑诉法》）第105条第一款和第三款进行。若被害人已经死亡，则与法医病理学家一起进行尸体检查。不论尸体或活体检查，均应注意被害人在受害时的性成熟程度。

（二）强奸的证明

强奸的证明关键在于获取证据。法医学对强奸案件的鉴定，主要就是通过检查被害人、嫌疑人和勘查现场，并对提取的物证进行检验，从而得到线索和证据，为侦查破案服务。强奸的证据包括以下两个方面。

1. 暴力损伤的证据

（1）被害人生殖器官的损伤。处女膜常在初次性交时破裂。因而处女被强奸后，多数发生处女膜破裂。采用暴力性手段强奸往往造成处女膜后半部的放射性完全破裂，相当于截石位（仰卧）时钟方向的4～8点之间。典型的处女膜新鲜撕裂伤表现为破裂缘红肿、出血，并有凝血，触痛明显，2～3天后各种反应减轻，约1周后痊愈。此后裂口的边缘渐变圆，留下不闭合的处女膜裂口，但很少见到疤痕。在一些强奸案件中，尤其是少数奸淫幼女案件中还可见到由野蛮的强奸行为造成被害人阴道及会阴部的严重撕裂伤。所以，当发现阴道出血时，应检查阴道的损伤情况。

在有些情况下，尽管未经性交，由于手指和异物的插入等猥亵行为，也可能引起处女膜与性交相同的变化。相反，如果处女膜的弹性好，即使性交也不会留下显著的变化。因此，仅仅依据处女膜的检查结果作为强奸的证据应该慎之又慎。对于未满14岁的少女，由于阴道口较小，成人的阴茎插入比较困难，所以只要双方生殖器接触即可以认定强奸既遂。

（2）被害人身体其他部位的损伤。在强奸过程中，如果被害人强力抵抗，可以在受害妇女身体的各部位留下许多损伤痕迹。如外阴部、大腿内侧、下腹部、乳房、颜面部及四肢部位常可见皮下出血、表皮剥脱、抓痕及压痕等，有时这些部位还可发现咬痕或吸吮痕。颈部也可能留下勒痕或者扼痕，有时也可见手足被捆绑的痕迹等。眼睑结膜点状出血提示被害人颈部受到暴力掐勒，而股内侧紫绀则有可能是暴力强行分开双腿时造成的。若罪犯采用催眠、醉酒、麻醉等手段行奸，被害人则可相应出现中毒症状（可留下中毒的证据）。

（3）犯罪嫌疑人的损伤。在强奸的过程中，常可因被害人反抗而给罪犯身上造成一些损伤，如面部、手指、肩部、胸部、阴茎等部位的抓伤或咬伤等。认真检查嫌疑人，并注意发现这些损伤证据，也是证实犯罪、认定罪犯的重要依据。

2．强奸的物证

强奸的物证可分为法医学物证和其他物证。前者包括精液（斑）、血痕、毛发、唾液斑、阴道分泌物、阴道脱落细胞、性病传染的证据等，后者包括纤维物及现场环境物证等。

（1）精液（斑）。在强奸案件的法医学鉴定中，阴道内检出精液成分是性交的确证。据统计，性交后12小时内，阴道内精子的检出率可达60%，少数案例在5天内仍可检出。被强奸后，由于奔跑、走路，阴道内精液可能流到肛门。一般人死后2～3天，尸体阴道内尚可检见精子。有报道称死后3周，或冰冻两个半月，阴道内仍可检出精子。而在被害人的外阴部、大腿内外侧皮肤以及衣裤、被褥床单、手帕、卫生纸，现场地面上等地方也可提取到精斑检材。

采取检材部位以阴道后穹窿部为最合适，用妇科消毒棉签（尸体则可用长钳子夹取小纱布）插进阴道内，在后穹窿多次擦拭后取出做1～2张涂片，再摊开棉花或纱布，在阴凉处晾干，用透明胶袋标记后送检。

（2）血痕。在强奸案件，特别是强奸杀人案，在现场勘查及对被害人和嫌疑人的检查过程中，要注意查找血痕。除了在有损伤的部位发现血痕外，必须注意对被害人指甲缝内、衣裤上及其他隐蔽部位的检查，查找嫌疑人的血痕或是在嫌疑人的手指、指甲缝内、阴茎、衣裤及身体的其他隐蔽部位查找被害人的血痕。找到这些血痕对证实强奸及认定罪犯有重要意义。

同时应注意查找现场上的血痕。对不同地点的血痕应分别提取，因为血痕可能是被害人的，也可能是罪犯的。通过检验和分析现场血痕，有助于证实犯罪的存在，揭露犯罪真相，识别和认定嫌疑人。

（3）毛发。与血痕类似，在被害人手中、指甲缝内、外阴部、衣裤或现场中发现嫌疑人的毛发，或者在嫌疑人的外阴部、衣裤或其他部位发现被害人毛发，都极具价值。因此，在现场勘查或对被害人和嫌疑人的检查中，也要仔细查找脱落的毛发。特别是被害人和嫌疑人的阴毛。

（4）其他物证检材。

①纤维物：在强奸过程中，可因搏斗或相互撕扯等原因，在现场、被害人及嫌疑人的手中、指甲缝内、身上可能查找到脱落的棉毛纤维。将这些纤维物和被害人、嫌疑人事发当时所着服装进行同一认定，往往具有很大的价值。

②阴道分泌物与脱落细胞：检查嫌疑人时，可用生理盐水冲洗其阴茎，并收集冲洗液做阴道上皮细胞检查或直接在其阴茎龟头及冠状沟处涂片检查阴道上皮细胞及提取阴道分泌物斑痕，对发生不久的强奸案件的侦破和认定有一定的意义。

③性病检查：若发现被害人或嫌疑人染有梅毒、淋病等性病，则可结合案情对另一方进行细菌学或血清学检查。这有时可以提供重要的侦查线索或认定罪犯的证据。

（三）强奸的后果

妇女被强奸，多数是活体，少数妇女被强奸后再被杀害，个别被杀害后又被奸尸。由于这类案件性质严重，诬告或使真正的罪犯逃脱惩罚都将对个人、家庭和社会带来严重的后果。因此，法医或妇产科医师在鉴定此类案件时，责任特别重大。被强奸后，无论是活体或尸体身上，都可有强奸时留下的许多证据。

1. 死亡

以强奸为目的的罪犯，常因被害人呼喊、反抗或害怕被害人报案而往往不惜采用扼颈、堵塞口鼻、打击头部等各种暴力手段，最终导致被害人死亡。采用催眠、醉酒、麻醉手段行奸者，有时可因药物过量导致被害人死亡。

2. 精神创伤

在传统道德观念的束缚下，许多妇女，尤其是未婚女青年在被强奸后，容易陷于极度痛苦之中而难以自拔，有的还可能因受到周围人的歧视，长期消沉，自甘堕落或者产生精神错乱或自杀。

3. 妊娠

性成熟的妇女被强奸后，有可能发生妊娠。

4. 会阴撕裂

由于生殖器官尚未发育成熟，幼女被暴力强奸后容易发生会阴部撕裂，严重者可导致肛门括约肌断裂，引起大便失禁，或因创口感染长期不愈而致阴道直肠瘘，有的甚至可以发生大出血或在感染后死亡。

5. 传染疾病

若罪犯患有淋病、梅毒、艾滋病等性病，则可通过强奸传染给被害人。

（四）强奸的鉴定

1. 案情调查

鉴定强奸，首先要进行案情调查：向受害者及监护人了解有关案情，被害人的一般情况，被强奸的经过细节、加害手段，防卫及抵抗情况，加害人的体貌特征等。法医的鉴定工作职责，要证实：①被害人是否达到性发育成熟；②是否发生过性交；③有无遭受暴力、是否妊娠或被传染性病；④尽量收集物证。

2. 现场勘验

注意现场是否遗有抵抗、格斗痕迹。注意收集物证，仔细在现场的衣裤、床单、被褥或草纸上寻找精斑、阴毛或血迹。

对强奸案件的法医学鉴定，需要强调的是，鉴定进行得愈早愈好，及时检验和取得证据，对正确鉴定起着关键作用。随着时间的推移，现场遭到破坏、创伤愈合，各种反应消失、精液（斑）消失，活体创伤愈合、尸体发生腐败以及其他物证流失，使法医学鉴定的条件越来越差，证据的价值也会大为降低。同时还应注重案情研究及现场勘查，综合分析，相互印证。

3. 对被害人的检查

对被害人的人身检查主要任务在于：明确有无性交的证据，是否存在违背妇女意志即暴力损伤的证据，提取相关的物证，了解被害人的年龄及精神状态等。

检查生殖器官的损伤情况，详细记录处女膜的形态、颜色、厚度、弹性等特征。处女膜破裂者，应采用时针方向标记法记录裂口的位置、数目、程度等，并注意创口有无出血或凝血块附着，阴道口周围有无红肿、擦伤、触痛等现象。同时，注意对被害人身体其他部位的损伤进行仔细检查，特别要留意一些比较隐蔽而又十分重要的损伤如大腿内外侧、外阴部、乳房的表皮剥脱、皮下出血或吸吮痕等。对所有发现的损伤均应详细记录其损伤部位、数目、形态、程度等（如图 18－4 所示）。目前国外检查性犯罪受害者有两个目的：①治疗由性暴力引起的躯体和精神的损伤；②收集可靠的证据用于控告和审判。这方面的内容已被列入医学院校的课程，儿科医师、妇产科医师、急诊医师及一些家庭医师在毕业后也要进行这方面的专门训练。

4．对嫌疑人的检查

在强奸案件的鉴定中，除对被害人进行检查外，还应对嫌疑人进行全面系统的检查。检查嫌疑人时，应注意发现其生理或病理性特征，因为有时被害人能够提供罪犯的生理或病理性特征，如高矮胖瘦、文身、黑痣、疤痕等，通过比对，可为侦查提供重要线索和证据。同时，注意嫌疑人的身体损伤情况，特别注意颜面部、手指、肩部的抓伤和咬痕，并详细记录及摄影固定。

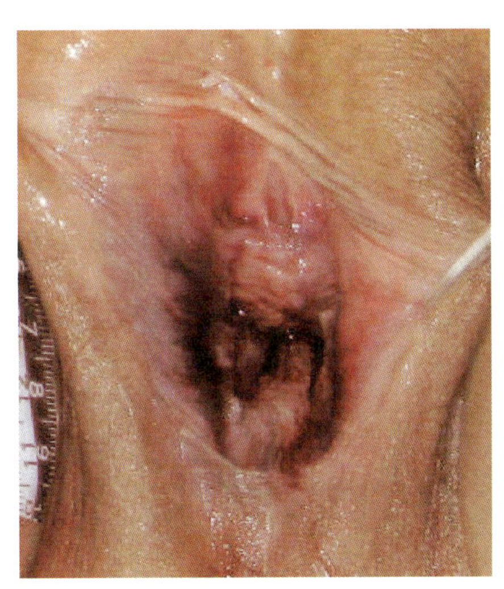

图 18－4 处女膜破裂并阴道前庭出血

5．物证检验

在现场勘查和对被害人、嫌疑人的检查过程中，应及时对发现的精液（斑）、血痕、毛发、衣服碎片、细小纤维等物证加以固定、提取。并注意发现罪犯在现场活动所留下的痕迹和遗留的物品。同时要提取被害人与嫌疑人的唾液以备查。

对于采集的精液、精斑、唾液或阴道分泌液等进行血型及细胞学检查，必要时做 DNA 指纹分析，并根据检查结果，对检材与被害人和嫌疑人的关系做出判定。

若检查出性病，应对性病的传播途径做出科学的判定；若被害人在强奸后发现怀孕，应对胎儿和嫌疑人做血亲关系判定。

无论提取的检材是精液或精斑，在法医学鉴定中都有十分重要的意义，但是否检出精液（斑），不是认定或否定强奸的唯一标准。

精斑检出阳性，说明曾有性交，但不一定是强奸时所留。特别对已婚或已有过性生活史的妇女，要排除是否为与丈夫或他人性生活时所遗留。轮奸案时的混合精斑，可通过检测 DNA 进行个人甄别。未检出精液（斑），并不能否定强奸的可能性，因为许多因素可影响精斑的检出：①加害人精神紧张未射精；②加害人使用避孕用具或体外射精；③加害人已做绝育手术或患无精子症；④强奸历经时间太久，精斑已遭破坏；⑤被害人反复冲洗阴道或坐盆；⑥取材不当或检验技术有误等。因此，要结合全案资料进行综合分析，才能正确做出判断。

6．鉴定的注意事项

在强奸的法医学鉴定中，考虑到这一类案件涉及个人隐私，具有一定的特殊性，结合现行的法律要求，还需要注意：不能强制被害人接受人身检查，应当说服教育，在取得其同意后方能检查；对被害人应该关心、同情、尊重，不得羞辱和侮辱其人格；检查妇女的身体，应由女法医师担任或者在有女工作人员在场的情况下进行；应注意选择检查本身隐蔽，而旁人又能够听到和能看到的地点；如果需要照相固定，应与被害人商量并取得其书面同意；检查结果应写成笔录，并由参加检查的人和见证人签名；注意对被害人的个人资料和检查结果保密。

七、生殖器官切除的法律问题

导致女性性器官损伤的原因很多，临床上分为医源性和非医源性两大类。医源性的因素有分娩、人流、手术操作失误或不当等；非医源性的因素有意外、灾害、工作事故，强奸、猥亵、流氓等非法性行为、非法堕胎、取环以及性变态和不当性行为等，还有输卵管妊娠破裂、子宫肌瘤或宫颈恶性肿瘤等病理原因。上述三种因素造成子宫、输卵管破裂致大出血者，就需进行生殖器官切除。

有关生殖器官切除的法律问题：①患者及其亲属对“病情及手术方式等”有知情权。②切实履行手术前患者家属签名制度。③尊重患者，应将手术的后果或并发症给患者家属做详细解释，让其理解。④落实签名制度，最好能加上“上述情况××医生已做说明，本人明白”的字样，避免以后口说无凭。

八、其他性问题的鉴定

除以上性问题的鉴定外，在法律实践中，还有许多与性有关的问题，比如与卖淫嫖娼相关的犯罪性性行为、性窒息、性活动致意外死亡、人工授精等相关性问题的鉴定。本章只简单介绍前三类的鉴定要点。

（一）与卖淫嫖娼相关的犯罪性性行为

我国《刑法》第360条规定，“明知自己患有梅毒、淋病等严重性病卖淫、嫖娼的，处五年以下有期徒刑、拘役或者管制，并处罚金。嫖宿不满十四周岁的幼女的，处五年以上有期徒刑，并处罚金。”

对嫖宿幼女的法医学鉴定，实质上是对被害人是否幼女进行鉴定。幼女的鉴定主要是根据其出生年月、生理发育、生物学特征来认定其年龄，同时可以对其性成熟程度做出判定。对故意传播性病的法医学鉴定，则可通过三方面来判断：①被鉴定人，包括嫌疑人和被害人，是否患有性病，患何种性病，程度及预后如何等；②被害人的性病是否由嫌疑人所传染；③嫌疑人是否知道自己患有性病。

嫖宿幼女罪、故意传播性病罪的最后认定往往关键在于嫌疑人是否明知对方是幼女以及是否明知自己患有性病。

（二）性窒息的鉴定

性窒息（sexual asphyxia）是性心理和性行为变态者独自在极为隐蔽的场所用某种或非常奇异的窒息方式，引起一定程度的缺氧以刺激其性欲，增强其性快感而进行的一种性行为活动。

性窒息多由于所用的措施失误或过度，意外地导致窒息性死亡。性窒息者多为未婚青壮年男性，年龄上国内多为25岁左右的青壮年；偶有女性、年老者性窒息的报道。性格多内向，不善于接触异性；大多数都有不同程度的异装癖、恋物癖、淫物癖等变态性行为的表现。

现场常是隐蔽而僻静场所。在现场有时可发现色情画报或色情书刊、小镜子、妇女的发辫、胸罩、花布、妇女用品、各种绳索、塑料薄膜袋等。死者有裸体者，但多装束奇异，着女性花衬衣、内裤，假造女性乳房，梳长发或结扎女性发辫，用女性物品进行装扮。

由于性窒息现场的特殊性，发现者往往是死者的亲属或朋友。受传统思想影响，这些发现者经常对现场进行清理和改变后，方才报警。有时会严重影响警方的判断，导致对案件性质的误判。因而，这类现场需要法医鉴定人运用性法医学的理论，对死者的性心理状态和过程做出科学的分析，从而帮助警方准确判断现场。

（三）性活动致意外死亡的鉴定

人类性活动致意外死亡就是指性兴奋引发的猝死。多数发生在性交过程中，也有因手淫引起的。除所采用的窒息方式和尸体的姿势较为奇特外，其余形态学改变与一般的机械性窒息死亡者的征象相类似。

1．死亡原因

在性兴奋过程中，人的心率、呼吸频率和血压都有明显的增加。在严重心血管系统疾患的条件下，可因心血管系统的负荷明显增加，容易发生猝死。另外，饱食、饮酒之后进行性活动，也可以出现猝死。妇女在性交中发生意外死亡，还可能是空气栓塞、吸入性窒息或压迫性窒息等较为少见的因素所致。

2．现场勘查

现场经常有变动、伪装痕迹，可发现性活动的证据，如精斑、避孕器具或药物等。尸体衣着多不整齐，体表少见外伤。现场应当仔细询问性伙伴关于性活动的情况，特别是性交姿势。对于没有明显心血管疾病的女尸，应于口腔、咽喉等部位取拭子检查是否存在精液。所有尸体均应提取血液及胃内容，进行毒物分析。

3．法医学鉴定

由于地点隐蔽，死者绳套和绳结奇异复杂，常被误认为是他杀。应仔细现场勘查，系统进行尸解，结合窒息者的特点及毒物检测做出鉴定。

（罗　斌　邓大中）

【本章思考题】

1．简述医务工作者了解司法鉴定一般常识的意义。
2．性法医学鉴定中，性别的判定依据是什么？
3．常见的性损伤有哪些？简述病历中关于性损伤记载的法律意义。
4．如何证明强奸的存在？简述医务工作者在其间承担的义务。
5．常见的性物证有哪些？简述在医疗过程中固定、提取这些物证的意义。

【本章参考文献】

1．杨冬梓．小儿和青春期妇科学［M］．2版．北京：人民卫生出版社，2008．
2．骆世勋，宋书功．性法医学［M］．北京：世界图书出版公司北京公司，1996．
3．朱小曼．法医临床学［M］．广州：暨南大学出版社，1996．
4．邹明理．司法鉴定法律精要与依据指引［M］．北京：人民出版社，2005．

第十九章　计划生育与性

广义的计划生育是有计划地调节人类的生育，控制人口数量既包括对超生者及人口过度增长地区的人口控制，又包括对未育者生育权的保障及对人口负增长地区的人口生产的激励，但更重要的是控制人口的质量，使人口的增长与人类的资源、环境和社会的发展相适应。1978 年以后实行计划生育成为我国的一项基本国策，《中华人民共和国宪法》明文规定："国家推行计划生育，使人口的增长同经济和社会发展计划相适应。"既往我国计划生育的重点是控制和减少人口的数量，提高出生人口素质，有效地减轻了人口过快增长对资源环境带来的压力。计划生育政策中的独生子女政策和目前新推出的"单独二胎"政策都是调整人口结构的重要手段，有利于中国经济和社会发展保持持续稳定增长。狭义的计划生育包括生育年龄夫妇决定是否生育下一代、何时生育以及生育间隔；夫妇能够知情选择和获得安全、有效的节育方法。

计划生育的实施需要安全有效的避孕措施，本章主要阐述计划生育中采取的避孕方法对性生理和性心理的影响。生育与性有着密切的关系，性的目的不仅仅是为了生育，也是夫妻身体和情感的交流，保持身体健康和生活幸福的重要方式。性生活是一个本能表达的过程，当男女双方互相接触自然而然地出现性兴奋，男性性反应出现迅速，操作复杂的避孕方法对性有抑制作用，采用安全性不高的避孕方法，性生活后双方会有意外妊娠的担忧，对性生活有负面影响。如果没有采取有效的避孕措施，有意外妊娠的风险，尤其是有过意外妊娠终止妊娠的女性，思想负担更重。在担忧意外妊娠心理的压力下，性的快感和高潮都可能受到抑制。如果意外妊娠造成女方人流之苦，而男方不顾女方的感受，女方对性生活会产生反感和厌恶情绪。有目的地采取避孕措施对性生活一般没有消极影响。育龄夫妇在选用了安全可靠的避孕方法后，心理上有安全感，给夫妻间的性生活和谐创造了有利的条件，可以更好地享受性爱。

我国实行计划生育国策多年，在避孕和节育措施的推行方面有较成熟的经验，各种节育措施安全有效，并发症、后遗症大为减少。但一些接受者对避孕和节育方法对性功能的影响存在顾虑，所以落实计划生育措施时，必须讲清生育过程、节育原理与性行为的关系，针对个体情况推荐合适的节育方法，开展性教育，传播性知识，对转变生育观念、维护生殖健康有重要意义。

第一节　常用的避孕方法与性

避孕是指采用器具、药物和利用生殖生理的自然规律等方法来达到避孕的目的。常用的有宫内节育器、口服避孕药和男用避孕套等避孕方法，以上避孕方法各有特点，有相应的适应证和禁忌证。以下分类进行介绍避孕方法中的性问题及处理。

一、宫内节育器

宫内节育器是一种放置在子宫腔内的避孕装置，由于初期使用的装置多是环状的，通常叫节育环。宫内节育器抗生育作用是多方面的，主要是局部组织对异物的组织炎症反应所致，达到杀精毒胚和干扰孕卵着床的目的。节育环对全身干扰较少，作用于局部，取出后不影响生育，具有安全、有效、可逆、简便、经济等优点，深受广大妇女欢迎，是最常用的节育用具之一。宫内节育器种类较多，有惰性宫内节育器和活性宫内节育器两大类，不同材质及不同形状的节育器各有特性，适用于不同体质及需要的妇女。活性宫内节育器为二代节育器，内含活性物如带铜宫内节育器、释放孕激素的宫内节育器和释放止血药物的宫内节育器等，活性宫内节育器不仅避孕效果提高，副作用减少，还由于各种添加成分使其具有治疗月经量过多和宫腔粘连等作用。

比尔指数定义为使用该避孕方法一年，每100位妇女中非意愿妊娠的例数。宫内节育器放置方法的比尔指数为0.1，避孕效果可以与绝育相媲美，有效期为5～10年。节育器由于放置方法简单，安全性高，不影响激素分泌，性生活中不需要进行避孕的准备等，夫妇可以放心大胆地去享受性爱，可使性生活更加尽兴。但如果出现宫内节育器的副反应如阴道点滴出血，经期延长或阴道流血淋漓不净，从而被迫减少了性生活的次数，由此会产生心理上的不愉快。如腰酸、腹部坠胀等会导致性快感降低或性交疼痛。还有少数因宫内节育器保留于阴道内的尾丝过长或过短而使性交时男方阴茎不适。由于以上原因产生对性生活的负面影响，经针对性处理后多数可以解除，如处理无效，建议采用其他避孕方法避孕。

二、屏障法

所谓屏障避孕法是指通过物理方法设置障碍物，阻止精子进入子宫；或用化学制剂在阴道内灭活精子；或者两者结合，以此阻断精、卵结合而达到避孕目的。屏障法有男用阴茎套、女用阴道套、阴道隔膜、子宫颈帽和阴道杀精剂等。在众多的避孕方法中，男用阴茎套、女用阴道套因具有避孕和预防性传播疾病的双重功能，其中有些还能促进性功能而格外引人瞩目，并得到迅速的发展。外用避孕药具都是在性生活时局部使用，作用时间较短，通常不会出现严重的并发症和不良反应；即使使用失误、发生意外妊娠后继续妊娠，对子代也无不利影响。在避孕方法知情选择时，常把这类措施作为不宜选用其他方法的后备措施，也常将其作为准备使用某种措施前过渡期间应用的方法。然而，与宫内节育器、甾体激素避孕药相比，外用避孕药具的避孕有效率相对较低，使用失误也较常见。

常用的屏障避孕工具为男用避孕套，需要在每次性交时套在阴茎上使用，射精时让精液排在阴茎套前端的小囊内，性交后阴茎萎软之前将阴茎拔出阴道再取下阴茎套，阻止精液进入阴道，从而阻断受精，阴茎套不但可以避孕，还可以防止性传播疾病的感染。阴茎套避孕的比尔指数为7～14，是可靠可逆的避孕方法选择。有些夫妇认为性反应启动后放置阴茎套，操作烦琐，且双方性器官不能直接接触，降低敏感度影响性反应，对避孕套有抵触情绪。随着制作工艺的发展，现在的避孕套薄且安全，不仅对男性的影响越来越小，还有外在凸起给女性增加额外的性刺激和性美感。

三、药物避孕

激素避孕药分为口服避孕药、注射用避孕针、缓释系统避孕药及避孕贴剂等，生育年龄无禁忌证的健康妇女均可服用。常用的为女性用短效口服避孕药，其避孕原理主要是通过抑制排卵；改变宫颈黏液性状以不利于精子穿透；或使子宫腺体减少改变子宫内膜形态与功能以不利于受精卵着床；或是改变子宫和输卵管的活动方式，阻碍受精卵的运送，使精卵无法结合形成受精卵，从而达到避孕的目的。常规短效口服避孕药的比尔指数为0.03~1，是可靠性高且可逆的避孕方法。由于短效口服避孕药采用雌孕激素复合配方，避孕效果可靠，控制月经周期良好，除药物避孕外，还有调整月经周期等其他治疗作用。药物的副反应有食欲不振、恶心呕吐、乏力头晕等类早孕反应，以及乳房胀痛、体重增加、性欲改变等。

有关避孕药对女性性欲的影响，已进行过大量观察。但由于妇女所受教育、年龄、健康状况等不尽相同，结果不尽相同。更多的妇女在服用避孕药后，由于消除意外妊娠的担忧，且避孕方法不影响性活动，从而可以保持夫妻间自发而亲昵的性和谐，增强了他们的性欲和性反应。少数妇女服用避孕药后由于出现药物副反应，使其性欲和性反应受到一定的影响。大部分女性由于得到避孕药避孕以外的益处，如月经周期规律、痛经减轻、痤疮或多毛症状缓解等，对女性的性生理和性心理有改善作用。研究表明，使用短效口服避孕药妇女的性行为有改善作用或者无明显改变。

人们由于对激素类药物不了解，有偏见，应用避孕药可影响性生活的观念首先是由于对激素类药物存在偏见，导致心理接受度降低，这往往压抑性的表达。采用口服避孕药前要做好沟通解释工作，出现性行为变化时首先要排除生理方面的障碍。

四、体外排精法

体外排精方法指性交时在射精到来之前将阴茎从女性的阴道中抽出，在体外排精，不让精液进入阴道，以达到避孕的方法。体外排精避孕方法的比尔指数为18，避孕效果不可靠。体外排精就是男方在产生射精的感觉时立即中断性交过程，使精液排到女方体外，一旦阴茎抽出不及时，精液就会进入阴道，这种方法需要男方有较高的控制能力，容易引起双方的精神紧张和影响性生活的快感，对双方都产生了不容忽视的生理和心理影响。长期使用这种方法会造成夫妇双方精神极度紧张，影响男女双方的性高潮到来，严重影响性生活的质量。

由于女性可以出现多次性高潮及消退期较长的性生理特点，突然中断性交，失去双方连接，使女方性兴奋一落千丈，心理上受到不良刺激。长期采用此避孕方法会导致女性性冷淡。此外即使阴茎及时抽出，也可能在射精前会有少量精子流出，从而导致避孕的失败。避孕失败对女性造成阴影，降低性欲。

男性的性反应过程是由生理刺激及心理刺激在中枢神经大脑皮层的支配调控下完成的。男子性兴奋后，首先表现为阴茎勃起，当性兴奋逐渐增强达到高亢水平时，阴茎勃起会更坚硬，直至达到高潮并产生射精。由于在勃起初期程度并不充分，很容易受到外界干扰或情绪变化而消失。如果这种干扰反复出现，就会影响阴茎的勃起功能，造成性功能障碍。因为体外排精者，必须警惕、防止精液的射出，因而在性生活时其精神和心理上有负担，这种紧张状态不仅满足不了性兴奋的要求，而且也影响性兴奋高潮的出现，加之在出现高潮时又要强行地抑制射精，所以，久而久之就有可能出现中枢神经和腰骶部射精中枢的功能障碍，导致性神经衰弱症候。临床上确有一些早泄、勃起障碍患者，是由体外排精所造成的。另一方面又害怕妻子怀孕，长期如此紧张和抑郁，初期会使大脑皮质高级性中枢兴奋性减低，脊髓的勃起中枢出现抑制，引起勃起障碍，进一步发展可出现射精中枢紊乱而导致早泄。

五、自然避孕法

卵子自卵巢排出后可存活 1 ~2 天，受精能力最强的时间是 24 小时内；精子进入女性生殖道可存活 3 ~5 天，排卵前后 4 ~5 天内为易受孕期，而其余时间不易受孕，又称为安全期。不用任何药物、工具或者手术方法，而是顺应自然的生理规律，避开排卵期选择性交日期以达到避孕的方法，叫自然避孕法，又称安全期避孕法。

使用安全期避孕法应确定排卵期，一般是根据基础体温测定、宫颈黏液检查、B 超检查及通过月经周期规律来推算。夫妇双方不易掌握前几种方法，一般都选择通过月经周期规律来推算。由于女性的排卵过程可受生活、心情、性生活、健康状况以及外界环境等因素的影响而推迟或提前，还可以发生意外排卵，因此，安全期避孕法不安全，避孕效果不可靠，比尔指数为 14 ~40。安全期避孕法一般不影响性生活，但如果知道了安全期避孕法不安全之后，会产生畏惧怀孕的心理，可使性兴奋降低。

避孕是一件长期的任务，需要在专业人员的指导下进行。在选择避孕方法时，既要考虑到方便，更要考虑到效果，还要根据双方的情况，特别是女方的健康情况和所处不同时期的特点，正确地选择适合自己切实可行而有效的避孕方法。有些避孕方法，如安全期避孕、哺乳期避孕以及体外排精避孕等，因避孕效果不可靠，不建议使用。要指导接受计划生育服务的夫妇学会正确使用合适的避孕方法，并识别避孕失败的情况如发生避孕套破裂或者避孕药漏服等，要及时就诊采取补救措施防止意外妊娠。

第二节　绝育术与性

绝育是通过结扎男性输精管或女性输卵管的手术措施来达到避孕的一种方法，手术创伤小，术后恢复快，是最彻底的避孕方法。绝育术属于永久性节育措施，如再有生育要求，进行复通手术有一定的失败率，手术之前要慎重考虑，一般为有 2 个或者 2 个以上子女的夫妇选择。男性结扎输精管，睾丸仍继续产生精子和分泌雄性激素，成熟的精子在附睾内被吸收，精液中由前列腺液、尿道球腺液等组成，不含有精子。术后阻塞部位以上管腔内精子淤积，管腔内液体静压增高，可能导致附睾组织学改变和肉芽肿发生。

但男性绝育术不会损伤男性性兴奋、勃起和射精的能力，避孕效果安全可靠。女性绝育术是通过手术或者手术配合药物等人工方法，于输卵管部位阻止精子与卵子相遇而达到绝育的目的，其方法有输卵管结扎切断、电凝、输卵管夹、环套和药物粘堵等，现多采用抽心近端包埋法，结扎后精子与卵子遇合的通道被阻断，故而达到永久防止受孕的目的。以上绝育手术操作方便、简单、安全、有效，但对接受手术者来说，如果思想上对手术没有正确的认识，心理上所遭受的刺激比身体创伤要大一些。无论是女性或者男性进行生殖器官的手术对有些人会有一定的心理压力，其所产生的最大心理反应是绝望感和对手术、对性生活所产生影响的种种疑虑，出现性欲降低和性高潮缺失等，甚至手术后出现前列腺炎、头痛等与绝育术无关的病症也归咎于绝育术。手术前应仔细排查受术者是否存在手术禁忌证并和受术者夫妻双方讨论可能出现的问题，让受术者自愿接受绝育手术，最大限度避免并发症发生。极少数手术出现了并发症应积极进行治疗。

一、临床表现

（一）女性输卵管结扎术

1. 心理影响

心理影响表现为情绪不安，焦躁易怒，注意力不集中，记忆减退，并常伴有心悸、多汗等交感神经功能亢进症状。悲观忧郁状态表现为情绪低落，伴有胃纳不佳、体重下降、性欲减退等症状。某些患者可被诊断为抑郁性神经症。反应迟钝，常伴有全身乏力等症状。自认为有生理缺陷，自我统一感丧失，对周围事物过敏，怀疑多虑，出现嫉妒性想法。

2. 躯体症状

术后并发症有出血或血肿、腹壁伤口和盆腔感染，脏器损伤等，出现相应的症状和体征。极少数术后远期出现躯体不适症状如慢性腰痛、腹痛、月经不调、体力减退、倦怠、消瘦、发胖、神经性厌食、恶心等。部分女性出现性功能障碍，表现为性欲降低、性高潮缺乏等。

（二）男性输精管结扎术

1. 心理影响

结扎引起性心理障碍的原因颇多，比较常见的是把输精管结扎误认为是阉割。如患者在未完全征得配偶同意情况下接受输精管结扎术，术后未得到配偶的关心和照顾而出现抵触情绪。有一些人结扎术后解除了担心女性妊娠的拘束，纵欲过度，一段时间后产生性功能障碍。或者部分患有不宜行输精管结扎术的神经官能症的受术者，术后易出现各类性问题。极少数夫妇结扎后失去了可能妊娠的风险，反而觉得性生活失去了“刺激”，出现性反应减退。

2. 躯体症状

输精管结扎术后近期还是远期都不会影响脑垂体和睾丸的内分泌功能，对性功能没有影响。部分患者术后出现附睾郁积症、附属性腺炎症及输精管痛性结节或手术创伤所表现的局部疼痛，疼痛反射可以抑制阴茎勃起和射精功能。疼痛伴随的沮丧、情绪不安、恐怖等不良情绪，进一步加深患者的性抑制，从而导致阴茎勃起功能障碍。部分男性术后在性生活的高潮期由于局部肌肉的收缩强烈，使得局部的轻微疼痛加剧或出现闪电样疼痛，从而导致产生射精疼痛。

二、诊断及鉴别诊断

（一）诊断

1. 病史

男性有输精管结扎术史，女性有输卵管结扎术史。手术后患者出现既往未曾出现的心理精神障碍，如情绪低落、焦虑不安、多疑、性欲急剧下降等，常常认为是绝育手术对自己造成伤害。有些患者出现明显的躯体不适，或固定部位的疼痛。

2. 体检

发现手术后遗症特征，如伤口感染、包块和脓肿等。

3. 辅助检查

实验室检查、多普勒超声、CT、MRI 协助诊断病变部位及病变性质。

通过详细的病情询问、体格检查和辅助检查，大多数可以确诊术后病变与绝育术的关系。

（二）鉴别诊断

鉴别诊断内容包括：①心理精神障碍抑或器质性病变；②疾病的性质；③是否术前合并发病，如术前情绪低落、有精神病家族史、女性慢性盆腔炎、男性慢性前列腺炎等。

三、绝育术并发症的治疗和预防

性功能是一个复杂的生理过程，其完成不仅涉及生殖系统，而且依赖于其他系统的参与，特别是神经系统的控制和内分泌系统的调节作用，夫妻双方的配合默契也占有重要作用。女性结扎后出现心理精神障碍较生理问题为多，应当给予充分的卫生知识教育以解除顾虑。对男性绝育术的术后并发症应该给予重视，特别是对待性功能问题，不可一味认为都是心理问题。对经常出现的局部疼痛症状，应设法解除其反射性和心理性中枢神经抑制，避免性功能障碍进一步加重。

对于术后出现性功能障碍者的治疗除进行性知识的宣传教育外，应取得患者的信任和合作，使患者感受到医生是诚心为自己解除疾病，积极配合治疗，采用支持疗法、局部理疗、封闭及药物等治疗方法。

手术前认真排查可能影响性功能的合并疾病，如男性的前列腺炎、女性的盆腔炎、出现腰酸腹痛症状等，对性功能有所影响的问题进行处理和沟通，对受术者可能存在绝育术影响性功能的思想顾虑进行计划生育与性科学知识的宣传教育。受术者自愿接受绝育手术，对预防绝育术时出现手术并发症以及术后发生性功能障碍有不可低估的积极作用。

第三节　避孕措施的选择和失败的补救措施与性

避孕措施的选择建立在了解常用避孕方法的避孕原理、适应证、禁忌证，并了解常见的副反应及其防治方法的基础上。在医务人员和计划生育工作者的指导下，提供一些合适的避孕方法供受术者夫妇选择。根据育龄夫妇的生育状况，选择合适的避孕措施，才可以让育龄夫妇更好地享受性生活的乐趣。无论是激素避孕、非激素避孕，还是绝育术，都有一定的失败率。避孕失败的补救包括预防妊娠和避孕失败后妊娠终止。避孕方法使用不当和低效避孕方法的使用最终导致避孕失败，给女性造成不必要的痛苦和心理负担，对性生理和性心理产生一定负面影响。

一、计划生育措施的选择

（一）新婚夫妻

新婚夫妻的避孕要考虑到不久将准备生育，可选择能够迅速恢复生育能力的临时避孕方法。男用避孕套，偶有套脱落或者破裂时，采用紧急避孕方法。口服短效避孕药，停药后即可受孕，不必停药 6 个月。女用避孕套或者外用避孕药，一般不选择宫内节育器。

（二）哺乳期妇女

激素药物会影响哺乳期妇女乳汁分泌，哺乳期不宜服用避孕药。可以选用避孕套、外用避孕膜、放置宫内节育器。

（三）围绝经期妇女

围绝经期妇女仍可能排卵，应坚持避孕。可选用避孕套、外用避孕药。45 岁以后不宜选用激素类避孕药。长期服用口服避孕药的，此时可考虑换避孕方法。原先放置宫内节育器的，如未过有效期，可放置至绝经后半年至一年取出。

（四）已生育的夫妻

已生育孩子的夫妻，若无继续生育要求的，宜选择长期避孕。放置宫内节育器是首选。其他可选择的方法有皮下埋植剂、口服避孕药等。

二、避孕失败的补救措施与性

避孕失败预防妊娠的方法为紧急避孕。避孕失败后妊娠的补救措施有人工终止妊娠和孕早期采用药物终止妊娠。

（一）紧急避孕

紧急避孕药在临床应用已有 30 多年，至今世界各地对这类避孕方法的了解和使用并不普遍。形成这种局面的原因之一是紧急避孕知晓率低，广大育龄人群缺乏紧急避孕的知识，同时对无防护措施的性交是否会发生妊娠存有侥幸心理。应用甾体激素类紧急避孕一般应在无保护性生活后3～5天内口服紧急避孕药。紧急放置带铜宫内节育器在无保护性生活后5天内，特别适合希望长期避孕且符合放环条件的夫妇。

紧急避孕药相当安全，至今尚无与紧急避孕药使用相关的死亡病例或严重并发症发生的情况。服用紧急避孕药物的副反应如恶心和呕吐等，也通常是轻微和一过性的，一般无须特殊处理。如果服用紧急避孕药物后2小时内呕吐，应予以补服。如果发生数次呕吐，可以采用阴道内给药的方式。

应用甾体激素类紧急避孕只能对这一次无保护性生活起保护作用，在本周期内不应再有性生活，除非采用避孕套避孕，应在咨询医生或计划生育人员后落实长期的避孕措施。紧急避孕出现月经延迟或提前、不规则阴道流血等要排除异位妊娠，这种副反应也是短期的，对卵巢功能和子宫内膜的影响仅是一次性的，不会影响今后的性反应和生育能力。一部分人经常地服用紧急避孕药避孕，对意外妊娠的担忧和药物对卵巢功能的抑制作用，会导致下丘脑—垂体—卵巢轴功能紊乱，导致性欲低下和性高潮障碍。如果紧急避孕是用于特殊情况性交（如被强奸）后防止非意愿妊娠时，药物不会对被害人的性生理和性心理造成影响，但强奸事件本身对被害人的性生理和性心理造成的影响很严重，被害人会产生羞愤、恐惧、自暴自弃、报复和自责心理等，甚至有轻生念头。在以后的性生活中可能产生性交恐惧、性欲低下和性高潮障碍等。应在提供紧急避孕的同时，给予心理疏导，抚慰心灵创伤，促使其健康成长，减少对其恋爱、婚姻和性生活的影响。

（二）流产

1. 人工流产

人工流产分为早期人工流产和中期妊娠引产，采用手术方式用负压吸引或者钳刮术清除宫内妊娠物。人工流产并发症有子宫穿孔、疼痛、出血、人流不全、感染等，远期并发症有宫颈、宫腔粘连、慢性盆腔炎、月经异常、继发性不孕等，而且与子宫内膜异位症和免疫问题有关。人工流产虽然手术安全简单，但手术信息作为一种应激源，可使妇女在术前产生焦虑和抑郁等心理反应，术中并发人工流产综合征，术后出现内分泌失调和情绪障碍等。

人流术后建议禁性生活1个月。人流术后提前性生活并且没有采取避孕措施又发生再次妊娠并不鲜见。女性会产生恐惧和后悔心理，对性反应有一定的抑制作用。人流术后配偶的支持和关心，对女性的身体和性心理的恢复都非常重要。已婚育龄妇女人流后是否出现性生活异常除了手术并发症的影响外，与家庭内特别是配偶的支持有关，可提高她们对家庭内外及社会支持的利用程度，从而提高性生活质量。

2. 药物流产

药物流产指应用药物终止早期妊娠的方法，常规限于妊娠49天内，由于方法简便，不需要宫内操作，无创伤性，深受患者欢迎。药物流产副反应轻，仅有恶心、呕吐、下腹痛和乏力等，主要是流产后出血时间长和出血量多，需要抗感染和止血处理。药物流产无须手术操作，妇女没有对手术的恐惧心理和顾虑，除了术后要求禁止性生活1个月外，对远期性生活没有不良影响。对流产后感染应注意预防和及时治疗，如转为慢性盆腔炎等，可出现慢性下腹痛和性交疼痛，对远期性生活有不良影响。

（张二红）

【本章思考题】

1. 避孕方法的选择主要考虑的因素有哪些？

2. 身体健康的新婚夫妇，暂时没有生育要求，你会推荐哪种避孕方法？原因是什么？

3. 好的避孕方法要满足哪些要求，若开发新的避孕方法，你有什么好创意？

4. 安全期避孕法的机制是什么？安全期安全吗？

【本章参考文献】

1. Pyper C M. Fertility Awareness and Natural Family Planning [J]. Eur J Contracept Reprod Health Care, 1997, 2 (2): 131 -146.

2. McDonald S W. Is Vasectomy Harmful to Health? [J]. Br J Gen Pract, 1997, 47 (419): 381 -386.

3. Caflisch C R, DuBose T D Jr. Effect of Vasectomy on in Situ PH in Rat Testis and Epididymis [J]. Contraception, 1990, 42 (5): 589 -595.

4. Singh S K, Chakravarty S. Histologic Changes in the Mouse Testis after Bilateral Vasectomy [J]. Asian J Androl, 2000, 2 (2): 115 -120.

5. Brenner W E. Evaluation of Contemporary Female Sterilization Methods [J]. J Reprod Med, 1981, 26 (9): 439 -453.

6. Gizzo S, Bertocco A, Saccardi C, et al. Female Sterilization: Update on Clinical Efficacy, Side Effects and Contraindications [J]. Minim Invasive Ther Allied Technol, 2014, 23 (5): 261 -270.

7. Creinin M D, Zite N. Female Tubal Sterilization: The Time Has Come to Routinely Consider Removal [J]. Obstet Gynecol, 2014, 124 (3): 596 -199.

8. Pati S, Cullins V. Female Sterilization: Evidence [J]. Obstet Gynecol Clin North Am, 2000, 27 (4): 859 -899.

9. Salma U, Xue M, Md Sayed A S, et al. Efficacy of Intrauterine Device in the Treatment of Intrauterine Adhesions [J]. Biomed Res Int, 2014: 58, 92, 96.

10. Parazzini F, Cavalieri D'oro L, Naldi L, et al. Number of Sexual Partners, Condom Use and Risk of Human Immunodeficiency Virus Infection [J]. Int J Epidemiol, 1995, 24 (6): 1 197 -1 203.

11. Liu Z, Wei P, Huang M, et al. Determinants of Consistent Condom Use among College Students in China: Application of the Information-Motivation-Behavior Skills (IMB) Model [J]. PLoS One, 2014, 9 (9): e108976.

12. Widman L, Noar S M, Choukas-Bradley S, et al. Adolescent Sexual Health Communication and Condom Use: A Meta-analysis [J]. Health Psychol, 2014, 33 (10): 1 113 -1 124.

13. Sanders J N, Smith N K, Higgins J A. The Intimate Link: A Systematic Review of Highly Effective Reversible Contraception and Women's Sexual Experience [J]. Clin Obstet

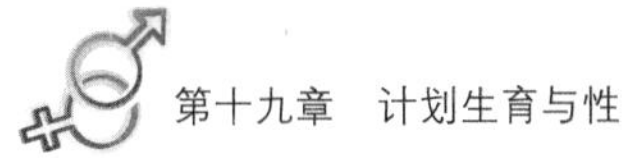

Gynecol, 2014 : 26.

14. Paterno M T, Jordan E T. A Review of Factors Associated with Unprotected Sex Among Adult Women in the United States [J]. J Obstet Gynecol Neonatal Nurs, 2012, 41 (2): 258 -724.

15. French R, Van Vliet H, Cowan F, et al. Hormonally Impregnated Intrauterine Systems (IUSs) Versus other Forms of Reversible Contraceptives as Effective Methods of Preventing Pregnancy [J]. Cochrane Database Syst Rev, 2004 (3): CD001776.

16. Lethaby A E, Cooke I, Rees M. Progesterone or Progestogen-releasing Intrauterine Systems for Heavy Menstrual Bleeding [J]. Cochrane Database Syst Rev, 2005, 8 (4): CD002126.

17. Freundl G, Frank-Herrmann P, Brown S, et al. A New Method to Detect Significant Basal Body Temperature Changes During a Woman's Menstrual Cycle [J]. Eur J Contracept Reprod Health Care, 2014, 19 (5): 392 -400.

18. Klaus H. Natural Family Planning: A Review [J]. Obstet Gynecol Surv, 1982, 37 (2): 128 -150.

19. Kursun Z, Cali S, Sakarya S. The Standard Days Method: Efficacy, Satisfaction and Demand at Regular Family Planning Service Delivery Settings in Turkey [J]. Eur J Contracept Reprod Health Care, 2014, 19 (3): 203 -210.

20. Gribble J N, Lundgren R I, Velasquez C, et al. Being Strategic about Contraceptive Introduction: The Experience of the Standard Days Method [J]. Contraception, 2008, 77 (3): 147 -154.

21. Higgins J A, Gregor L, Mathur S, et al. Use of Withdrawal (Coitus Interruptus) for Both Pregnancy and HIV Prevention among Young Adults in Rakai, Uganda [J]. J Sex Med, 2014, 11 (10): 2 421 -2 427.

22. Dude A, Neustadt A, Martins S, et al. Use of Withdrawal and Unintended Pregnancy among Females 15 -24 Years of Age [J]. Obstet Gynecol, 2013, 122 (3): 595 -600.

23. 胡承阅. 输卵管节育的自身免疫和安全性 [M] //现代生殖免疫学. 北京: 人民卫生出版社, 2006: 523 -532.

24. 田雪原. 中国人口政策 60 年 [M]. 北京: 社会科学文献出版社, 2009.

25. 程利南. 紧急避孕药的安全性 [J]. 实用妇产科杂志, 2014, 30 (7): 488 -490.

26. 杨光祥. 强奸案件未成年被害人的心理疏导 [J]. 青少年犯罪问题, 2003, 6 (11): 43 -45.

27. 葛宇翔. 性侵未成年人案件中的被害人化预防 [J]. 青年学报, 2014 (2): 43 -45.

第二十章　性医学教育

性医学的专业教育过程包括在校教育和继续医学教育（Continuing Medical Education，CME）。在校教育的主要对象是医科院校的学生包括研究生。性医学的继续医学教育是对医学院校毕业后的在职医务人员所进行的知识更新与补缺的教育，目的是使医务人员在整个职业生涯中不断更新知识，提高业务技术水平和工作能力以适应社会的发展，更好地为大众服务。由于国内外开设性医学课程的医学院校并不普遍，因此继续医学教育尤为重要。

性，是人类最基本的生物学特征之一，是生命健康和幸福的基本要素。性医学是现代医学体系中的一个重要组成部分，建立完整的医学科学知识体系离不开科学、系统的性健康教育和性医学知识培训。性医学教育指导性医学知识的学习、运用与实践，是医学生和住院医师培养计划中既基础又重要的课题之一。

目前，国内医学院校系统开设性医学专业课程的尚不普遍，整个医学教育中也缺乏完整系统的性知识教育。由于学校性医学教育的不足，医学生在踏上工作岗位时仍未能对性医学知识形成全面清晰的认识，因此开展性医学继续教育的必要性也随之凸显出来。

一、临床医疗中存在的性相关问题

（一）当前的性健康状况

许多研究证明了性健康对患者的重要性。美国的一项民意调查显示 94% 的成人认为性快感提高了生活质量，然而，性焦虑是很常见的。1999 年一个关于美国成年人（18～59 岁之间）性行为的分析发现，43% 的女性和 31% 的男性经历过对其生活质量产生负面影响的性问题。而性功能障碍则可能导致抑郁症和人际关系间的冲突。近年来，随着男女两性性反应解剖学和生理学研究取得的显著进步，性功能障碍药物和其他疗法也得到了进一步发展。

（二）医患性问题沟通障碍

与其他行业不同，医务人员在服务过程中时刻都可能涉及与性相关的问题，如在对异性患者身体敏感部位进行诊疗过程中，如何取得患者的理解和信任？这就要求医务人员除了必须运用医学专业知识之外，还必须理解患者的性心理活动及心理状态，熟悉患者的表征与性疾患的关系，同时也要了解当地性文化习俗以及当时所处的外部环境。虽然许多国家的医学生和执业医师接受过不同程度的性病史采集和性医学评估的教育培训，但医患之间在讨论性障碍问题时还是会存在很明显的隔阂，临床医师对性医学知识的学习应用与患者的需求之间仍有很大差距。在一些基本的诊疗过程中，医师和患者仍然会犹豫是否要讨论疾病与性功能的相互关系问题。国外的一项研究报道称 47% 的患者抱怨他们的初级保健医师从来没有询问他们最近是否有正常的性生活。只有 25% 的初级保健医师会记录患者的性生活史，之所以没有这样做最常见的原因是医师缺乏训练。医师采集性生活史时，还存在一些欠缺。比如他们常常关注的是性传播疾病（STD）的风险评估以及预防或避孕，而不是性问题本身。对性功能及性功能障碍认识不够；沟通技巧不足；对性语言的不适感；缺乏性治疗方法的知识；时间限制或担心他们的咨询是否会冒犯患者以及医师本身对这个话题感到尴尬等。

另外，患者也不愿主动向他们的医师提出性问题。有资料显示75%的被调查者认为他们的医师会忽略他们的性健康问题，或担心他们的医师对这个话题感到尴尬。许多患者确实对他们的医师处理性问题能力缺乏信心，不相信自己能得到有效的治疗。但大多数患者（超过90%）仍认为医师有责任帮助患者解决性健康问题。

此外，医务工作者的性别对医患的性问题沟通也存在一定影响。例如，女性医务人员在月经期、围绝经期容易出现情绪烦躁，男性医务人员在诊疗过程中对异性患者敏感部位的接触会引起患者的顾虑，对异性患者的诊疗过程中发生身体接触可能引发医务人员自身不同程度的心理反应等。为了消除或减轻由于生理和心理特点而对诊疗技术实施过程中产生的不良影响，男女医务工作者必须接受规范化的培训，提高责任心和诊疗技能，争取获得患者的信任和尊重。

（三）发现性问题

非专科医师在询问病史中一般较少关注患者的性问题，除非该性问题与现病史特别相关，非专科医师很少发现患者存在性疾患的情况。研究发现，尽管女性性功能障碍的患病率为42%，但英国全科医师的记录中只有2%的女性存在性问题。然而增加性问题的咨询确实可以提高性疾患的诊断。在另一项研究中，临床医师进行培训后增加了对患者性生活史的询问，发现有性问题的患者可高达53%。国外某些部门通过针对病史采集等技能的继续医学教育培训和接受医患之间讨论等方式提高了性功能障碍的诊断率。医学教育中有针对性地提高诊疗技能，丰富专业人员性知识是解决患者性健康问题的关键。

（四）医师对性医学继续教育的需求

通常，医师在性医学和性史采集方面没有得到足够的培训，若医师们认为自己应该解决性的问题，并需要更多的培训，可以通过与同事共享一些病例来提高自身处理性问题的兴趣和能力，也可以通过其他途径如学术会议和网络来学习相关的最新知识和技能。

二、医学教育中的性健康问题

鉴于性疾患的高发生率，解决患者的性健康焦虑日益重要。1974年，世界卫生组织（WHO）组织了一场针对人类性教育和治疗的会议，提出性健康定义和提倡性健康培训计划。在2000年由世界卫生组织和美国卫生组织发起的国际会议上，发布了一份名为“促进性健康”的文件资料中，将性健康定义为：“与性欲相关的生理、心理和社会文化持续性体验，性健康是自由和性能力负责任的表达，它不仅仅是指没有疾病，没有性功能障碍，还表现为个人和社会的和谐健康，丰富的个人和社会生活。”文件还指出性（sexuality）是每个人人格的组成部分，其充分发展依赖于人类基本需要，诸如接触欲、亲密感、情感表达、欢愉快乐、温柔体贴与情恋意爱之满足，通过个人与社会结构之间的互动构建而成。性的充分发展为个人、人际关系和社会健康幸福所必需。

三、医学教育中的性权利

性权利乃普世人权，以全人类固有的自由、尊严与平等为基础。鉴于健康乃基本人权，故而性健康亦为基本人权。为确保人与社会发展健康之性，所有社会必须尽其所能去承认、促进、尊重与维护性权利。由于不同国家地区的民族、宗教信仰、文化、政策等的差异，对待性权利的理解和执行也存在差异，1999 年第 14 次世界性学会议通过的《性权宣言》对性权利内容做出如下 11 项阐述。

1. 性自由权

性自由包括个人表达其全部性潜力的可能性；然而，它排除生活中所有形式之性强迫、性剥削与性辱虐，无论何时，亦无论出于何种情况。

2. 性自治权、性完整与肉体安全权

该权利包括在个人与社会的伦理脉络中，个人就其性生活自主决定的能力，亦包括掌握与享用自己的身体使之免于任何虐待、伤残与暴力。

3. 性隐私权

个人就其亲密关系自主决定与行为之权利，只要他们未侵犯其他人之性权。

4. 性公平权

此权利指免于一切形式之歧视，不分生理性别、社会性别、性倾向、年龄、种族、社会阶级、宗教，或生理上、情感上之障碍。

5. 性快乐权

性快乐（包括自体性行为），是生理、心理、理智、精神健康幸福之源泉。

6. 性表达权

性表达内容多于性快乐与性行为。个人有权通过交流、接触、情感表达与爱恋表达其性欲。

7. 性自由结合权

该权意味着结婚、不婚、离婚以及建立其他负责任的性结合之可能性。

8. 自由负责之生育选择权

该权包括是否生育，生育之数量与间隔，以及获得充分的生育调节措施之权利。

9. 以科学调查为基础之性资讯权

意指性资讯必须经由不受限制但科学的伦理调查而产生，并以适当方式传播到所有社会阶层。

10. 全面性教育权

该过程始于出生，终于死亡，并需所有社会组织之介入。

11. 性保健权

性保健须为所有人所享有以预防和治疗一切性忧虑、性问题与性失调。

四、性医学教育在国内外院校的现状

目前，许多医学院校，特别是国内的医学院校仍不能提供足够的性健康教育。2003 年的一个较全面的研究显示，许多院校并没有专人来负责性健康教育。大多数院校

（87.5%）报告称会采用讲座的形式进行性教育。2/3 的院校采用多种方式来进行性健康教育，3/4 的院校声称精神病学是最常涉及性健康的学科之一。超过一半的院校提供3～10 学时的教育，有 1/3 的院校提供 11 个学时或更长的时间的教育。性健康教育中最常见的话题是：性功能障碍的原因和治疗、性取向等问题，此外还包括性传播疾病、不育、性虐以及生命周期等。

在美国，住院医师的性医学培训很大程度上也被忽视，很少注意教育课程的发展和实施，只设有几个对性问题管理方面的跨学科或亚专科（如家庭医学、内科学、产科/妇科学、泌尿科学和精神病学）培训。2003 年一项为那些对性相关话题感兴趣的专业人士提供进修课程的讨论中只有不到一半的医学院（44.6%）有回应。过去 10 年，各种组织机构如研究女性性健康的国际协会发起了致力于提高临床护理的性健康研究和教育课程的会议。我国的住院医师培训项目一般不包括性医学教育，性医学继续教育也没有在全国范围内得到实施，只有少数医学院校提供性医学继续教育培训。

最近，性健康教育已在国外医学教育中开始受到关注。随着社会上关于讨论性健康的话题与日俱增，医患之间关于性健康问题的沟通变得越来越方便、自然，增强性医学培训的意识也逐渐被唤醒。

五、性医学教育的新发展

许多医学院对它们的性健康教育进行了改进，通过跨学科教育方式来提高受训者的态度、知识、技能和处理性健康问题的总体能力。这些方式是基于性健康教育的三个主要目标：态度改变、行为改变和知识获取。通过提高学生自身性态度的意识来完成态度改变；通过加强“性功能各个方面”的沟通技巧来进行行为改变；知识获取包含性健康各方面的跨学科知识，如生物学、性发育和社会因素（民族、种族、文化和经济地位等）对性健康的影响。性健康网站的开发可以提供最新临床相关信息和与性健康接口的广泛领域的相关前沿研究信息，并能促进性健康教育者之间的交流。整合性健康教育的内容策略包括：建设师资队伍以提高性的沟通能力、核心课程中的其他教学模式、基于案例的学习、标准化患者的面谈、采用多选题测试。利用现有站点和独立站点的性健康内容，通过性知识和态度测试来评估学生的态度。

英国的医学院校出现了一些创新模式的课程。1996 年，Glascow 大学制定了性健康的沟通技巧培训课程，旨在提高学生的跨学科技能（妇科、泌尿科、计划生育和初级保健）。它包含三个组成部分：探索学生对性行为的价值观和态度；监督下的临床情境角色扮演及安排医疗资源的讨论。英国另一所医学院也开设了一门与性相关的课程，旨在帮助学生认识到他们对性行为的态度和价值观有可能影响临床实践，方法包括：脱敏作用，解决问题和反思。

2012 年国内由中山大学附属第三医院、上海交通大学医学院附属仁济医院、山西医科大学第一医院联合主办的性医学课程建设研讨会，就性与生殖健康教育现状、教材建设、教学内容与形式、效果评估、师资建设等进行广泛交流，并将课程建设、开展过程中遇到的难点与热点问题展开讨论，就下述 6 个专题达成共识。

1. 在医科院校设置“性医学”课程的重要性和必要性

其一，性医学这门课程有利于学生自身的身心健康；其二，性问题可能是其他疾病的病因或表现。医学生掌握一些性医学知识有助于提高自身综合素养。

2. 课程名称、教学内容和方法

性医学属于临床二级学科，教学应该有理论教学以及实习教学，对于敏感内容，如性技巧是学生需要并渴望获得的知识，这部分内容不能不讲，也不能赤裸裸大张旗鼓地讲，需要有统一的大纲，明确讲授内容的深入程度。

3. 教材建设和师资培训

各院校应该加强教材建设，争取全国统一教学大纲。重视师资培训，其途径包括：自我培养、培训班学习、会议交流。

4. 课程学时

除了极少数生殖医学专业开设性医学必修课之外，绝大多数院校的性医学课程为通识教育，学时为18～20学时、36学时、50学时不等。建议以不少于36学时比较合适。

5. 教学效果评估

建立校际通用题库，横向评估教学效果。

6. “性医学”课程建设的交流平台

开展性医学教育是教师的社会责任，也是医学教育系统中不可或缺的一部分，建立一个校际交流平台和交流机制有利于提高我国性医学教育水平。

六、住院医师性医学教育的发展

各国对医师的性健康教育改革也在不断进行。1980年，英国医学总会（GMC）提出，医学生毕业后应能与患者及其家属对敏感话题进行有效的沟通。美国国立卫生研究院对性健康教育推荐了三方面重要内容：对专业医护人员的人类性行为课程中强调性病史学习，通过研究生继续医学教育（CME）提高诊断和治疗性功能障碍水平以及采用跨学科的方法来评估和处理性功能障碍。我们应该逐步与国际的指南同步，从而对所有性功能障碍者进行识别、评估以及管理。

少数住院医师培训计划体现了性健康教育的创新。自1973年以来，罗伯特·伍德·约翰逊医学院（RWJMS）实行的性教育模式一直是国际公认的为学生进行性健康教育的模式。使用小组互动模式的目的是提供一种多元文化和以患者为中心的方法，重点体现在三个部分：整合认知和学习态度、多学科团队在处理性方面问题的作用及临床技能，包括一般沟通技巧和采集性生活史。在我国，几乎所有医院的住院医师培训计划都没有包含性健康教育的培训，这需要卫生决策部门的政策制定及加强公众对性健康教育培训的认识。

七、美国课程中的性医学教育评审内容

美国医学教育联络委员会决定医学院校的评审标准，指出与性健康有关的课程是综合的，学习包括行为主体、沟通技巧、常见社会问题的医学后果如滥用医疗手段、文化和文化体系的多样化和性别歧视。儿科学要求包括学习有关性虐待，男性和女性的生殖健康包括性行为、怀孕、避孕和性病等。泌尿科学住院医师应接受性功能障碍的培训。妇产科学的培训要求包括避孕、不孕、更年期、高风险的性行为，以及采集性病史和性

心理辅导。精神病学的指南比较粗泛，重点是与性别、民族、种族、社会经济状况、地位、宗教/灵性、和性取向（知识和态度）内容有关的文化差异。国外医学继续教育评审委员会提出的以上住院医师培训方案对中国住院医师培训方案也同样适用。

八、未来的发展方向和面临的挑战

为了提高性健康教育水平，医学院和住院医师培训机构需要分析他们目前的课程设置，落实新的培训经验，并评估其影响。面临的挑战包括如何有效地克服课程变化的障碍、受训者对性健康教育可能存在的消极态度或抵触新沟通技巧的理念。医学院本科生的性健康教育只是挑战的初期，还需要更多的工作来对住院医师进行系统的性健康教育培训，需要发展更全面的项目来培训医师的技能从而满足患者对性健康保障的要求。

（夏婷婷　刘穗玲　马　琳　肖明朝）

【本章思考题】

1. 性健康教育的三个主要目标是什么？
2. 医科院校设置“性医学”课程的重要性和必要性是什么？
3. 美国国立卫生研究院对性健康教育推荐的三方面重要内容是什么？

【本章参考文献】

1. Ng EMI, Borras-Valls J J, Perez-Conchillo M, et al. Sexuality in a New Millennium [M]. Bologna: Editrice Composition, 2000.

2. Marwick C. Survey Says Patients Expect Little Physician Help on Sex [J]. JAMA, 1999, 281 (23): 2 173 - 2 174.

3. Laumann E O, Paik A, Rosen R C. Sexual Dysfunction in the United States: Prevalence and Predictors [J]. JAMA, 1999, 281 (6): 537 - 544.

4. Lewis R W, Fugl-Meyer K S, Bosch R, et al. Epidemiology/Risk Factors of Sexual Dysfunction [J]. J Sex Med, 2004, 1 (1): 35 - 39.

5. Prisant L M, Carr A A, Bottini P B, et al. Sexual Dysfunction with Antihypertensive Drugs Arch Intern Med [J], 1994, 154 (7): 730 - 736.

6. Salazar W H. Management of Depression in the Outpatient Office [J]. Med Clin North Am, 1996, 80 (2): 431 - 455.

7. Mathews W C, Linn L S. AIDS Prevention in Primary Care Clinics: Testing the Market [J]. J Gen Intern Med, 1989, 4 (1): 34 - 38.

8. Mccance K L, Moser R J, Smith K R. A Survey of Physicians' Knowledge and Application of AIDS Prevention Capabilities [J]. Am J Prev Med, 1991, 7 (3): 141 - 145.

9. Association of American Medical Colleges Medical School Graduation Questionnaire Final School Report: University of Massachusetts Medical School (1999—2001) [Z].

10. Jonassen J A, Ferrara E, O'Dell K. An intensive, Multidisciplinary Mini-selective

Course Improves Senior Students' Knowledge and Self-confidence about Women's Healthcare and Women's Health Research [R]. Presented at the 113th Annual Meeting of the Association of Medical Colleges, San Francisco, 2002.

11. Ende J, Rockuell S, Glasgowm. The Sexual History in General Medicine Practice [J]. Arch Intern Med, 1984, 144 (3): 558 -561.

12. Read S, King M, Watson J. Sexual Dysfunction in Primary Medical Care: Prevalence, Characteristics and Detection by the General Practitioner [J]. J Public Health Med, 1997, 19 (4): 387 -391.

13. Education and Treatment in Human Sexuality: The Training of Health Professionals [J]. World Health Organ Tech Rep Ser, 1975 (572): 5 -33.

14. Organization W H. Education and Treatment in Human Sexuality: The Training of Health Professionals [R]. Report of a WHO meeting, 2000.

15. Baraitser P, Elliot L, Birigg A. How to Talk about Sex and Do It Well: A Course for Medical Students [J]. Med Teach, 1993 (20): 237 -240.

16. Solursh D S, Ernst J L, Lewis R W, et al. The Human Sexuality Education of Physicians in North American Medical Schools [J]. Int J Impot Res, 2003, 15 (Suppl 5): S41 - S45.

第二十一章　影响性功能药物

人类自古以来就发现很多药物可以影响人类性功能，并不断寻找那些能够明显改善或增强性功能的药物，如古时的“春药”、现代的助性剂等。同时，随着各类药物在疾病治疗中的广泛应用，以及对其药理作用的深入了解，人们逐渐意识到临床上许多常用的药物可能对人类性功能产生不良影响。因此，充分了解药物对性功能的不良作用，在临床治疗过程中既能充分发挥药物的有效治疗作用，又能尽量避免不良反应的发生，对于提高药物治疗效果和患者依从性具有重要意义。

本章介绍临床中常见的增强性功能药物、抑制性功能药物及部分嗜好品。

第一节　增强性功能药物

一、作用于中枢神经系统的药物

1. 育亨宾（yohimbin）

育亨宾，俗名萎必治，是从非洲植物育亨宾树皮中提取的生物碱，我国植物蛇根木和光亮萝芙木的根中也含有少量。非洲当地人自古就以水煎煮育亨宾树皮作为催欲剂和致幻剂。20 世纪初，哥维和苗勒等人将其用于治疗勃起功能障碍，取得一定疗效，并开始广泛应用于临床。

【药理作用】育亨宾是双向 α_2 肾上腺素能受体阻滞剂，它催欲作用的中枢机制与阻断神经节突触前 α_2 肾上腺素受体有关。它使血管平滑肌扩张，增加外周副交感神经张力，降低交感神经张力，因而扩张阴茎动脉，增加海绵窦血液量而使阴茎勃起。一方面，通过阻断中枢 α_2 肾上腺素受体，使去甲肾上腺素分泌增加，以及使脑去甲肾上腺素能核团中的细胞兴奋，引起血浆中游离 3－甲基－4－羟－苯乙醇增加，因而使中枢性交感神经兴奋刺激勃起，并可增加性欲。另一方面，育亨宾还能抑制胆碱酯酶活性，使乙酰胆碱（Acetyl Choline，ACH）破坏减少，提高脊髓骶段勃起中枢及其外周副交感神经的兴奋性，使进入阴茎的血流量增加，排出减少，从而增加阴茎勃起的频率和勃起时间。

【临床应用】有人用育亨宾治疗心理性勃起功能障碍（Erectile Dysfunction，ED），有效率为 46%，但其中仅一半患者能正常性交，安慰剂组为 16%。另外 215 例器质性 ED 患者口服育亨宾后，38% 的患者勃起功能得到改善，但仅 5% 获得完全满意的勃起。对 445 例器质性 ED 综合分析结果显示，治疗有效率为 25%，安慰剂组为 11%，统计学处理差异无显著性。目前比较一致的看法是，育亨宾对心理性 ED 有一定的疗效，但对器质性 ED 疗效甚微。女性使用少量育亨宾可增进情欲、生殖器外阴部肿胀表现，但也有不同的观察结果。常用剂量为 15 ~ 30 mg/d，分 3 次服用，持续 4 ~ 8 周。

【注意事项】副作用较少，偶有心悸、尿频、消化不良、噩梦、一过性高血压、轻微头痛、头晕、颜面潮红、震颤及激动等。

【实验研究】动物实验证明育亨宾能增强有性功能的雄性大鼠的性冲动，并且可诱导没有性活力的大鼠产生性活动。无性功能的大鼠，育亨宾能恢复其交配行为，而给予神经毒素（DSP4，导致中枢去甲肾上腺素能系统损害）的大鼠则不能交配。

2. 左旋多巴（levodopa）

【药理作用】左旋多巴又称 L－多巴，是体内合成去甲肾上腺素、多巴胺等的前身物质。左旋多巴本身并无药理活性，它通过血脑屏障（Blood Brain Barrier，BBB）进入中枢后经多巴脱梭酶作用转化成多巴胺（Dopamine，DA），脑内 4 条 DA 能神经通路，其相应的 DA 受体有 D_1、D_2 两个亚型。中脑边缘系统 DA 通路和中脑皮质 DA 通路均与精神、情绪及行为活动有关，激活 DA 受体能引起唤醒，激活感觉，激活精神活动性，提高动力和增加性欲。左旋多巴能抑制催乳素（Prolactin，PRL）、增加血循环中的生长激素和肾上腺素水平，增加肾上腺素能神经末梢的儿茶酚胺释放量，从而达到兴奋大脑皮层的作用，同时还能兴奋交感神经和体神经，是治疗帕金森综合征的首选药物。

【临床应用】临床报道 50% 以上男性帕金森氏病患者服用左旋多巴后，可以产生催欲作用，左旋多巴对男性和女性均有增强性乐趣或性活力的作用。据报道，左旋多巴 750 mg/d连续用药 14 天治疗 ED 的有效率达 83. 9% 。

【注意事项】左旋多巴的不良反应多见，主要是由于在体内转变成的 DA 所致。

（1）胃肠道反应。治疗初期约有 80% 患者可出现恶心、呕吐、食欲减退，偶见胃溃疡出血或穿孔。

（2）心血管反应。治疗初期约 30% 患者可出现轻度体位性低血压，少数患者有头晕，甚至晕倒，可有心律失常。

（3）不自主异常运动和精神障碍。表现为失眠、焦虑、狂躁、幻觉、情感抑郁等。

（4）禁忌证。急性精神病患者、溶血性贫血、孕妇、严重心血管疾病、严重内分泌病等。

（5）维生素 B6、吩噻嗪类抗精神病药物、利血平类降压药等不宜与左旋多巴合用，因可降低其疗效。

【实验研究】动物实验资料证实：左旋多巴使脑内 DA 水平提高而使催欲作用增强。DA 与勃起间的确切关系非常复杂。实验证实，多巴胺能通路对大鼠性刺激的始动有重要作用。其他神经多肽如催产素（oxytocin）和促肾上腺皮质激素（Adrenocorticotrophic Hormone，ACTH）注射于大鼠下丘脑内也能引起阴茎勃起，这与多巴胺能的应答相关，说明这类药物作用于勃起的中枢性控制部位。研究证实，黑色素细胞激动剂（MSH）与多巴胺能通路也有关联。

3. 溴隐亭（bromocriptine）

【药理作用】溴隐亭为合成的麦角生物碱，是多巴胺能受体兴奋剂，通过抑制垂体前叶催乳素释放而改善相应的精神和躯体症状。通过中枢或外周的作用松弛血管平滑肌，减低交感神经兴奋性，进而使血压下降。

【临床应用】临床上用以治疗高催乳素血症及垂体瘤，可有效地减低高催乳素血症催乳素水平，改善闭经、泌乳、不孕、男子乳房增大、勃起功能障碍等症状，连续应用可使瘤体缩小，压迫症状改善。与左旋多巴合用可增强疗效。有人联合左旋多巴治疗不射精。一般剂量：从小剂量（1.25～2.5 mg/d）开始，逐渐增加至2.5 mg，每日3次维持治疗。

【注意事项】不良反应包括恶心、呕吐和低血压等，每日剂量低于20 mg者，较少发生不良反应。对麦角生物碱过敏者、妊娠妇女、有心血管病、精神病和消化性溃疡病史者慎用或禁用。

【实验研究】溴隐亭可以缩短母犬的发情间隔，诱导其发情，其优点是应用时不考虑犬本身的生殖生理状态。

4. 曲唑酮（trazodone）

【药理作用】曲唑酮为抗抑郁剂，既可阻滞中枢5－HT2受体又可阻断外周突触前5－HT的再摄取。除作用于中枢神经系统外，尚有抗胆碱能活性和α2肾上腺素受体阻滞作用，作用机制较为复杂。曲唑酮增加男性和女性的性欲，被认为可能与增加多巴胺的水平，降低血清中催乳激素的水平有关。

【临床应用】因用于抗抑郁治疗时有异常勃起现象，能改善夜间勃起和性刺激下的阴茎勃起能力，一些患者用药后尝试在早晨性交，取得较高的满意率。有报道曲唑酮治疗非器质性ED的有效率为65%，安慰剂组仅13.6%；与育亨宾联合应用效果提高。对于年龄小于60岁、危险因素少的性功能障碍患者疗效好；对于年龄大于60岁、危险因素多的患者疗效差。有报道，口服曲唑酮治疗早泄，前2周每天口服25 mg，后2周每天口服50 mg，一次给药，疗程4周，有效率为80%。

【注意事项】

（1）神经系统反应。最常见的不良反应是嗜睡，其他有头晕、头痛、视力模糊、便秘、口干、肌肉痛、震颤、协同动作障碍等。用药期间应避免驾驶汽车和攀高作业。

（2）心血管系统。低血压或高血压、心动过速、心律不齐。

（3）泌尿生殖系统反应。有报道称前列腺肥大者服此药可发生尿潴留。男性患者可出现阴茎异常勃起、射精受抑制、女性可发生性感丧失现象。

【实验研究】曲唑酮可显著升高大鼠血清中一氧化氮（NO）水平，其中低、中、高剂量组与空白对照组比较，有显著性差异，考虑其改善ED与促进NO的释放，提高血中NO水平方面存在相关性。

5. 阿扑吗啡（apomorphine）

【药理作用】阿扑吗啡是多巴胺D_2受体兴奋剂，作用于下丘脑室旁核（Nucleus Paraventricularis，PVN），使PVN和脊髓催产素神经元内的cAMP水平下降，消除对NO合成的抑制，使神经元内NO水平升高，神经冲动增强，诱发阴茎勃起。本品对性欲无影响。

【临床应用】有报道显示71%的ED患者在服药后20分钟内产生勃起。皮下注射，对心理性ED患者有效率为60%。由于该药不良反应较多，如恶心、呕吐、出汗、嗜睡和眩晕等，目前尚未广泛应用于临床。

【注意事项】不良反应主要涉及中枢神经系统，如抑制呼吸、抑制咳嗽、引起恶心及呕吐等，其中呕吐尤为常见，亦可引起膀胱括约肌痉挛、促进抗利尿激素的释放从而引起尿少和尿潴留，皮下注射可能引起严重低血压。严禁与对中枢神经系统起抑制作用的吩噻嗪类镇吐药配伍使用。

【实验研究】一项不同剂量（2 mg、4 mg、5 mg、6 mg）的随机临床试验表明，阿扑吗啡起效快，含药 10 ~ 25 分钟后发生勃起，半衰期 3 小时。与安慰剂相比，可显著提高 ED 患者达到充分勃起和性交的成功率。

二、外周性调节剂

1. 麻黄素（ephedrine）

【药理作用】麻黄素又称麻黄碱。本品可直接激活肾上腺素受体，也可通过促使肾上腺素神经末梢释放递质而间接激活肾上腺素受体，对 α、β 两种受体均有兴奋作用。有较肾上腺素更强的中枢兴奋作用，但对 β 肾上腺素受体的选择性不强。

【临床应用】性交前口服麻黄素，可使肌肉张力增加，由于中枢神经系统兴奋增强，可增强性欲，射精也容易。麻黄素 25 ~ 50 mg，睡前口服，以提高性兴奋，促使精道平滑肌收缩，治疗不射精。对腹膜后淋巴结切除术和交感神经切断术后引起的逆行射精，具有良好治疗效果。

【注意事项】对于前列腺肥大者可引起排尿困难。大剂量或长期使用可导致震颤、焦虑、失眠、头痛、心悸、心动过速等。短期内反复用药有快速耐药现象，久用亦可产生耐药性。

【实验研究】小鼠腹腔注射麻黄碱水杨酸 12. 5 mg/kg、25 mg/kg、50 mg/kg、100 mg/kg 后，小鼠外观行为表现为兴奋作用，但同时小鼠的自主活动表现为抑制作用。

2. 酚妥拉明（phentolamine）

【药理作用】酚妥拉明为 α1 肾上腺受体阻滞剂，可同时抑制肾上腺素和去甲肾上腺素的作用，使交感神经张力降低，导致动脉和平滑肌扩张，从而使海绵窦血流增加，白膜平滑肌受压，阻断静脉回流使阴茎勃起。酚妥拉明口服生物利用度低，口服40 mg，30 分钟后达最大作用，持续 3 ~ 6 小时。肌内注射 20 分钟血药浓度达到峰值，持续30 ~ 45 分钟。静脉注射 2 分钟血药浓度达峰值，持续 15 ~ 30 分钟，静注的半衰期约 19 分钟。

【临床应用】口服治疗效果不如阴茎海绵体内注射。效果不确切和不良反应是影响其作为口服治疗的主要原因。有人提出，罂粟碱 15 mg、加酚妥拉明 0. 5 mg 进行海绵体注射对血管性 ED 的初步诊断应为首选。

【注意事项】常见不良反应有直立性低血压、心动过速或心律失常、鼻塞、恶心、呕吐等。

【实验研究】大鼠口服甲磺酸酚妥拉明 10 ~ 20 mg/kg 后阴茎勃起次数和勃起率显著增加，其剂量效应明显优于盐酸育亨宾。在一项多中心、安慰剂对照试验中，ED 患者口服甲磺酸酚妥拉明（40 mg、80 mg）或安慰剂，治疗组的满意率是对照组的 3 ~ 4 倍。另一项研究证明，单独注射罂粟碱治疗 ED 的有效率为 45%，与酚妥拉明合用时有效率为 70%，引起阴茎持续勃起的发生率由 4. 3% 降为 1. 7%，说明联合应用此两种药既可以提高有效率，又可以降低持续勃起的发生率。

三、磷酸二酯酶5型（Phosphodiesterase Type 5，PDE－5）抑制剂

阴茎海绵体平滑肌的松弛主要由上皮交感神经末梢释放的一氧化氮（Nitric Oxide，NO）介导。NO刺激鸟苷酸环化酶（Guanylate Cyclase，GC），使三磷酸鸟苷（Guanosine Triphosphate，GTP）转化为环磷酸鸟苷（Cyclic Guanosine Monophosphate，cGMP），平滑肌细胞中的钙含量降低，平滑肌松弛，阴茎充血、勃起。磷酸二酯酶（Phosphodiesterase，PDE）可分解cGMP和cAMP，使cGMP转化为无活性的鸟苷酸（Guanosine Monophosphate，GMP）。阻断PDE的药物可以增强cGMP的作用，促进阴茎勃起。PDE有7个基因家族同源物质，其结构有65%同源。现已证实，阴茎海绵体平滑肌中有4种同工酶，分别为PDE－2、PDE－3、PDE－4、PDE－5，其中PDE－5与cGMP有高度亲和力，系阴茎勃起的最主要生理因素。PDE－5亦存在于血管平滑肌、肾脏、中枢神经系统中。

西地那非（sildenafil）、他达拉非（tadalafl）、伐地那非（vardenafil）均属于选择性PDE－5抑制剂，通过抑制磷酸二酯酶5型水解活性使勃起组织平滑肌细胞中cGMP增加，而不影响cAMP，从而增加性刺激引起的NO/cGMP的所谓“瀑布作用”，引起阴茎海绵体平滑肌和阴茎小动脉平滑肌的松弛，使血液流入海绵体血窦，产生勃起。

西地那非、他达拉非、伐地那非三种药物的应用比较：①三种药物均为PDE－5抑制剂，具有相同的作用机制，副作用相似；②服药后患者均须在性兴奋条件下才能出现勃起反应，药效与勃起功能障碍的病因无关；③西地那非临床应用时间最长，有长期使用的安全资料，尽管较其他两种药物服用剂量大，但使用率最高、服用中断率最低；④他达拉非服用2小时显效，药效可持续36小时，西地那非的药效为12小时，伐地那非药效仅维持4～5小时；⑤伐地那非的药效最强（最大有效浓度最低），与PDE－5结合最快，因此，服用后10分钟即可显效；⑥三种药物均禁止与任何硝酸酯类药物合用，但西地那非可以谨慎地与任何一种α受体阻滞剂合用，而他达拉非只能与0.4 mg的坦索罗辛（tamsulosin）合用，伐地那非则不能与任何一种α受体阻滞剂合用。

四、性激素

1. 雄激素（androgen）

【药理作用】雄激素种类较多，包括睾酮、双氢睾酮、雄烯二酮、十一酸睾酮、去氢表雄酮等，其中最有代表性的性激素是睾酮。睾酮通过靶器官（肌肉、睾丸、阴茎、阴蒂）内雄激素受体结合发挥作用。

【临床应用】促进男性性器官及第二性征的发育、成熟，恢复性欲。对抗雌激素，抑制子宫内膜生长及卵巢功能。适应男性性腺功能低下如睾丸切除后、无睾症、垂体功能低下、内分泌性ED的长期替代疗法。治疗男性中老年部分雄激素缺乏症状，如性欲减退、脑力及体力减弱等。亦可用于生精功能紊乱引起的某些不育症，但不宜长时间大剂量服用。雄激素与性刺激诱发的阴茎勃起反应的持续时间、硬度的最高峰值有密切关系。口服药物首选十一酸睾酮（商品名：安雄），常用剂量为80～160 mg/d，分2～3次饭中服用。雄激素还用于激发女性性欲，特别适用于绝经妇女，为治疗女性性功能障碍最常用的药物。

【注意事项】禁忌证：①严重的急性或慢性心血管、肺、肾和肝脏疾病；②前列腺癌；③糖尿病、肥胖症和营养不良；④与睡眠有关的呼吸紊乱疾病；⑤血球计数、血球压积过高；⑥血脂严重异常。

【实验研究】一项动物实验显示去势大鼠阴茎海绵体中 NOS、NO 和 CO 含量显著下降，给以中、高剂量睾酮后 NOS 和 NO 和 CO 含量有显著上升。说明雄激素可通过 NO 和 CO 途径介导阴茎勃起。一项临床随机对照研究表明，万艾可与雄激素联合用药较单独用药更能增强性欲并改善阴茎的供血状态。

2. 雌激素（estrogen）

【药理作用】促进女性性器官和第二性征的发育成熟，如子宫、乳腺发育及脂肪分布变化等。在孕激素协同下，使成年女性子宫内膜产生周期性变化，形成月经周期。增强子宫平滑肌对缩宫素的敏感性，也可使阴道上皮增生，浅表层细胞角化，并促进输卵管蠕动，有利于输送卵子。小剂量雌激素促进排卵，大剂量时有抗排卵和抗雄激素作用。小剂量雌激素能刺激乳腺导管及腺泡的生长发育，大剂量雌激素在乳腺水平干扰催乳素的作用下，抑制分娩后泌乳。

【临床应用】激素替代疗法是给予绝经后妇女适量雌激素以解决与雌激素不足有关的健康问题的一种治疗方法。如改善血管运动性潮热、阴道干燥、瘙痒和不适、失眠症状等，提高对性的认知度以及性生活质量。雌激素本身有抗雄激素作用，可用于治疗前列腺癌。

【注意事项】雌激素的副作用包括：头疼、腹痛、神经质、恶心、背痛、关节疼和阴道流血、周期消失或延长、乳房疼痛、增大、性欲增强或降低等。如从小剂量开始，逐渐增加剂量可减轻反应。长期大量应用可引起子宫内膜过度增生及子宫出血，故子宫内膜炎患者慎用。长期大量应用可引起高血压、水肿等，因此心功能不全、高血压患者慎用。肝功能不良者慎用。肿瘤患者（绝经期后乳腺癌和前列腺癌除外）禁用。

【实验研究】卵巢切除去势成年 SD（Sprague Dawley，SD）大鼠，每天肌内注射苯甲酸雌二醇（25 μg/只）1 次，连续用药 7 天，阴道组织一氧化氮合酶（Nitric Oxide Synthase，NOS）活性较对照组显著上升，提示雌激素可能通过调节阴道 NOS 活性而维持女性性反应。

五、海绵体内注射（Intracavernous Injection，ICI）血管活性药物

海绵体内注射血管活性药物是 20 世纪 80 年代发展起来的 ED 诊断和治疗手段。常用药物有罂粟碱（papaverine）、酚妥拉明（phentolamine）、前列腺素 E1（prostaglandin E1，PGE1）等。

【药理作用】①罂粟碱是非特异性磷酸二酯酶抑制剂，抑制了 cGMP 和 cAMP 的分解，使包浆内钙离子浓度下降及平滑肌松弛。②酚妥拉明是 α 受体阻滞剂，阻断张力性交感神经轴突活性，使平滑肌松弛。同时作用于小动脉平滑肌，使动脉流量增加，它对海绵体平滑肌几乎无作用。③PGE1 是一种强有力的平滑肌松弛剂，可能通过以下两种途径起作用：PGE1 与阴茎平滑肌的 PGE1 受体结合，激活腺苷酸环化酶，使 ATP 转化为 cAMP，使细胞内 cAMP 增加而钙离子减少，导致平滑肌松弛；PGE1 直接与血管上皮受

体结合，抑制交感神经末梢释放的去甲肾上腺素活性而扩张血管，降低海绵体阻力及增加动脉血流量使阴茎勃起。

【临床应用】罂粟碱的起始剂量因病因不同而异。心理性 ED 为 15 mg，血管性 ED 为 30 mg，神经性 ED 由于对血管活性物质极度敏感，起始剂量为7.5 mg。最大剂量不超过90～120 mg。由于它的疗效不如 PGE1，且副作用如勃起时间延长和海绵体纤维化较其他药物多见，目前较少单独应用。酚妥拉明单独应用很少有作用，注射剂量为0.5～2 mg。PGE1 的起始剂量，心因性 ED 为5 μg，血管性 ED 为 10 μg，神经性 ED 为2.5 μg。

为最大限度提高疗效和减少副作用，常采用两种以上药物注射。518 篇文章的综合分析结果显示，25 000 例，共24 000 次注射，罂粟碱的有效率为45%，罂粟碱与酚妥拉明联合应用的有效率为70%，PGE1 的有效率为75%，三种药联合应用的有效率为80%。PGE1 是目前 ICI 的首选药物。最佳的选择原则是有效且不易耐受。

ICI 目前依然是诊断血管性 ED 的有效方法之一，虽不作为一线的治疗方法，但在其他无创治疗失败时仍然可以使用。

【注意事项】该类治疗的主要不良反应是阴茎持续勃起和海绵体纤维化。单独应用罂粟碱持续勃起发生率为 4.3%，与酚妥拉明同用为 1.7%，再加用 PGE1 为 1.4%。罂粟碱单用或与酚妥拉明合用阴茎海绵体纤维化发生率约 5.4%，而 PGE1 则很少发生。注射部位疼痛和一过性低血压亦会发生。患者不愿意接受这一治疗的主要原因是害怕注射和不良反应以及在性生活过程中不便操作。镰状细胞贫血、严重精神病以及严重全身性疾病者不宜应用。

【实验研究】动物实验表明，动脉内灌注罂粟碱治疗脑血管痉挛较血管成形术有较高的安全性，同时可以治疗血管成形术达不到的远端痉挛血管，说明选择性动脉持续灌注罂粟碱有预防迟发性脑血管痉挛作用。PGE1 抑制动脉平滑肌细胞、内皮细胞的增殖，保护小动脉结构。

六、局部外用制剂

性功能低下的非创伤性治疗始终是人们不断探索的领域。通过阴茎皮肤、尿道黏膜或女性外阴途径进行治疗及口服药物是当前最主要的无创治疗。

【药理作用】局部外用药物通过皮肤、黏膜吸收发挥药效。经阴茎皮肤用药必须有下列条件：脂溶性，易穿透皮肤；不被皮下血管吸收而带至全身；需穿透 Buck 筋膜和白膜，或从皮下静脉逆流至阴茎海绵体。男性尿道给药药物经过尿道上皮进入尿道海绵体静脉，由于它们与阴茎海绵体静脉相通，使药物经尿道逆流至海绵体平滑肌，发挥治疗作用。经尿道途径的用药量将明显增加。女性通过外阴用药可以有效增加女性阴阜、阴蒂的充血量，增加神经递质的分泌水平，提高神经传导的兴奋强度，加速性唤醒。

【临床应用】①应用于阴茎皮肤的增强性功能的外用药物有硝酸甘油贴片或乳剂、氨茶碱、二硝酸异山梨醇和 Co-dergocrine 混合剂，一般于性交前 15 分钟应用，无明显副作用；还有米诺地尔（Minoxidil）乳剂和 PGE1 乳剂。②经尿道途径药物是前列地尔（Alprostadil，类似于 PGE1 的合成化合物），给药后 10 分钟内约 80% 经尿道黏膜吸收，于用药 15 分钟内阴茎勃起，维持 30～60 分钟，若勃起不坚硬，可于下次使用前于阴茎根部先放置缩窄环以增加勃起硬度。③女性用 PGE1 膏剂，通过血管舒张机制产生阴蒂兴奋，用于治疗女性性功能障碍；雌激素软膏防治老年性阴道炎，达到消除潮热，防止骨质疏松，降低心血管疾病的发生，改善阴蒂的敏感性，增加性欲，减少性交疼痛，治疗阴道萎缩，提高老年妇女的生活质量的效果。

【注意事项】部分外用药物，如 PGE1 常见的不良反应有阴茎疼痛（10.8% ~33%），低血压（3.3%），尿道轻微损伤（5.1%）和眩晕（1.9%）。女方阴道不适亦有报道。其中阴茎疼痛明显增加了治疗中断率。未见异常勃起、尿道狭窄和海绵体纤维化报道。

【实验研究】氨茶碱在穿透皮肤后，释放非特异性的磷酸二酯酶抑制剂茶碱，使 cAMP 和 cGMP 浓度增加，细胞内钙水平下降，导致平滑肌松弛。二硝基异山梨醇提供一氧化氮，也使 cGMP 增加。Co-dergocrine 是 α 肾上腺素阻滞剂，抑制了张力性交感神经，以解除对抗勃起的作用。Alprostadil 能增加细胞内 cAMP 的浓度且半衰期短，1 511 例各种原因 ED 经治疗后，66% 患者有效，但疗效与剂量呈正相关。

第二节　抑制性功能药物

性功能抑制药是指可以导致性欲减低或消失、性唤起障碍或阴茎勃起功能障碍、射精功能障碍（射精延迟或不射精、遗精频繁、逆行射精等）、性高潮障碍的药物。一般而言，性功能抑制多为药物治疗的副作用，而非治疗的初衷（如对性犯罪的药物阉割）。

尽管该类药物种类繁多，但其抑制性功能的作用环节可以归纳为以下几点：①镇静或抑制中枢神经系统；②影响脑内儿茶酚胺系统、5 - 羟色胺系统；③提高血液中催乳素水平；④降低相关性激素水平；⑤抗胆碱作用；⑥抗交感神经作用等。

就其基本药理作用而言，性功能抑制药包括抗高血压药、抗精神失常药、镇静催眠药、抗组胺药、利尿药、肾上腺皮质激素、抗性激素药等。

临床上应用干预性功能的药物主要是利用药物在体内的某些药理作用，针对性功能的表现特点发挥相克或相辅的作用，达到一定的治疗目的。有几点值得注意：①学习中医辨证思维的方法审视利弊，选择治疗药物要根据患者的具体情况，如对待一个 ED 合并遗精频繁的患者应该先调理遗精疾病，其次才选用提高勃起的药物；②性功能障碍概念中有两面性，如 ED 可能是性欲低下引起，而早泄可能是性欲亢进引起，因此抑制性欲的药物可能加重 ED 而对早泄有所帮助；③药物的使用时间和使用剂量可能产生不同或截然相反的效应，也就是某些药既是增进性功能药物又是抑制性功能药物，如小剂量甲基睾丸素可使低睾酮性 ED 症状得到缓解，但是，大剂量应用甲基睾丸素可抑制男性下丘脑—垂体—睾丸轴，而使睾丸逐渐趋于萎缩，结果反而加重原有症状，引起性功能降低、不育或产生其他副反应；④将抑制性功能药物理解为抑制性反应药物可能更确切些，如抗抑郁药物帕罗西汀（Paroxetine，商品名：赛乐特）、舍曲林（Sertraline，商品名：左洛复）在抑制性功能方面的药效是延迟射精，临床上利用这一药理治疗早泄效果明显。

一、抗高血压药

抗高血压药物种类繁多，药物的作用范围涉及中枢神经、自主神经节、神经末梢、神经递质受体、血管平滑肌等多个部位，这些部位均与性功能的调控有密切关系。加之高血压患者多为老年人，常常合并其他疾病需要同时服用多种药物，因此对判断高血压患者的性功能下降和所服降压药的关系造成困难，临床上要注意具体分析。

（一）作用于中枢的抗高血压药

临床上常用的药物为可乐定和甲基多巴，通过作用于中枢抑制外周交感神经的活性，从而达到降压效果。可乐定可以激动延髓 α_2 肾上腺素受体，强烈抑制血中儿茶酚胺和胰岛素的作用，在降压的同时可导致血糖升高和糖耐量降低，进而影响性功能。服用可乐定的男性患者中，10% ~20% 发生勃起功能下降或性欲减低。甲基多巴与可乐定具有相似的中枢降压机制，其对性功能的抑制作用与药量成正比，随着用药量的增加，性欲减低和勃起功能下降的发生率也逐步增加。当每日剂量≥2 g 时，会有一半的患者出现显著的性功能下降，表现为男性性欲降低、射精延迟，女性性高潮丧失和性兴奋降低。同时，甲基多巴能增加体内催乳激素水平，故有可能导致男子出现女性型乳房或溢乳。

（二）神经节阻滞剂

常见药物有美加明、安血定等，通过阻滞交感神经节，扩张外周血管达到降压目的。由于腹胀、尿潴留等药物副作用发生率较高，现已不常应用。该类药物明显抑制了交感神经系统，故性欲降低、射精困难等性问题的发生率很高。

（三）抗肾上腺素能神经药

主要有利血平和胍乙啶类药物，作用机制是耗竭中枢和周围神经末梢中的儿茶酚胺和 5 - HT，或抑制其吸收与释放。利血平对性功能的影响有以下三个方面：其一，通过耗竭大脑中的兴奋性神经递质儿茶酚胺，从而具有较强的镇静作用，甚至可使高血压患者产生抑郁表现，因此会降低性欲，即使剂量相当小，对性欲的影响也很明显。其二，中枢神经受到抑制后，阴茎海绵体内的肾上腺素能 β_2 受体功能受抑，从而引起勃起功能障碍。长期使用利血平的高血压患者中，有 33% ~40% 出现阴茎勃起功能下降或不能勃起。其三，利血平具有潜在的内分泌样作用，可升高体内泌乳素水平，长期使用会引起男子女性型乳房和溢乳。胍乙啶能阻滞交感神经末梢释放去甲肾上腺素，引起男性射精抑制。胍乙啶对性功能的抑制程度与药物剂量有关，每日服用剂量超过 25 mg 的男性患者，一半以上可出现射精延迟或不能射精，约 25% 同时出现勃起功能障碍。胍乙啶的同类药物苄甲胍、异喹胍、胍生与胍氯酚等对性功能的副作用与胍乙啶类似。

（四）β_2 受体阻滞剂

β_2 受体阻滞剂是治疗高血压及心律失常最常用的药物之一，通过阻滞交感神经对心脏的激动作用达到降低血压和恢复正常心率的作用。普遍认为 β_2 受体阻滞剂对性功能影响很小。临床应用较为广泛的 β_2 受体阻滞剂普萘洛尔（心得安），每日剂量低于 160 mg 时，一般不会引起性功能障碍；每日剂量超过 320 mg 时，少数高血压患者出现阴茎勃起功能障碍。β_2 受体阻滞剂引起性功能下降的作用机制目前尚不清楚，可能与干扰肾上腺素能神经活性、减少阴茎血液供应有关。其他 β_2 受体阻滞剂，如吲哚洛尔、阿替洛尔、拉贝洛尔等药物，偶尔也有引起男性性欲减退、阴茎勃起功能障碍的报道。

（五）作用于血管平滑肌的抗高血压药

此类药物通过直接松弛小动脉壁内的平滑肌而扩张血管，达到降压目的。代表药物是肼苯哒嗪（肼屈嗪）。肼苯哒嗪对性功能影响较小，除非服用剂量相当大，一般不会引起性功能损害。每日口服剂量超过 200 mg 时，有少数患者出现性欲减退，有时可伴有勃起障碍。停药后，阴茎可以恢复正常勃起。因此，当高血压患者在治疗过程中服用其他降压药影响性功能时，可以考虑换用肼苯哒嗪。

（六）利尿剂

利尿剂通过降低血容量达到降压目的。利尿剂对性功能的影响与剂量和用药时间密切相关。长期应用噻嗪类利尿剂均可出现不同程度的性功能障碍。

噻嗪类排钾性利尿剂具有引起血糖升高的副作用，而高血糖对性功能有明显影响。部分患者的性功能下降也可能与药物所致的低血钾有关，血钾浓度降低，导致神经肌肉电活动异常，诱发勃起功能障碍。当低血钾得到纠正后，患者的性功能也会随之恢复。

保钾利尿剂中的螺内酯具有对抗雄激素的作用，可抑制与合成雄激素有关的细胞色素 P450 酶活性，降低体内雄激素水平，并抑制雄激素在外周的作用。另外，螺内酯具有拟黄体酮样作用，容易引起男性性欲减退和勃起功能障碍，对于女性则可出现月经失调。螺内酯对性功能的影响也与剂量有关，用药量越大，男性性欲降低和勃起功能障碍、女性月经紊乱的发生率就越高。当停止用药后，症状可得到迅速纠正。

二、精神药物

精神失常是指由于各种原因导致的精神活动障碍，包括精神分裂症、躁狂症、抑郁症、各类神经症等。根据治疗目的，精神药物可以分为抗精神病药、抗焦虑药、抗抑郁药、抗躁狂药、中枢神经兴奋药、促智药、脑代谢促进药等。精神药物对患者的性功能具有不同程度的影响，能导致患者治疗依从性下降，增加精神失常的复发率。因此，避免和纠正精神药物引起的性功能障碍，将有助于提高患者的药物依从性和治疗效果。但对于精神失常患者的性功能障碍评价存在难度。首先，许多精神失常患者存在认知障碍，医患沟通困难；其次，在鉴别患者的性功能障碍究竟是原发精神疾病的症状之一，还是药物所致的副作用常有一定困难。例如，抑郁症患者由于情绪低落常伴有性欲低下、勃起功能障碍、性兴奋降低等表现，随着精神疾病的好转，患者性功能障碍也会有所改善；而抗抑郁药有时也会降低患者的性功能。临床上对此类现象要注意区分并做出相应的处理。精神药物可通过多种机制影响患者的性功能，但药物所引起的性功能障碍大部分是可逆行的，停药、换药一般可取得较好效果。

（一）抗精神病药物

抗精神病药物分为典型抗精神病药物（又称传统抗精神病药物）和非典型抗精神病药物（又称新型抗精神病药物）。典型抗精神病药物主要有：氯丙嗪、奋乃静、氟哌啶醇、三氟拉嗪等；非典型抗精神病药物主要包括：利培酮、帕利哌酮、奥氮平、喹硫平、齐拉西酮、阿立哌唑、氨磺必利、鲁拉西酮、伊潘立酮、布南色林等。非典型抗精神病药物由于更广泛的治疗谱系、较少的不良反应，已经渐渐成为目前国内治疗精神分裂症首选的抗精神病药物，而典型抗精神病药物在一些经济相对落后的地区仍然在一定范围内普遍使用。

抗精神病药物均可引起性功能障碍（Sexual Dysfunction，SD），但是临床研究较难得到准确的发生率，国外文献报道其发生率介于10%～50%之间，国内报道的数据差别也较大，介于22%～64%之间。不同药物所致SD的发生率在不同研究中所得结论也不一致。董欣勇报道氯氮平、氯丙嗪致性功能抑制的发生率分别为26.6%、30.66%。还有报道大剂量氯丙嗪致睾丸萎缩。舒必利也易导致SD，Weizman等观察6例精神分裂症患者予舒必利每日600 mg，其中5例出现了勃起功能障碍。张许来等研究了奋乃静、氯氮平和利培酮对性功能的影响，结果氯氮平组最严重，发生SD数占85.0%，奋乃静组占49.1%，维思通组占41.9%。喹硫平对性功能的影响相对较小。近年来，越来越多的研究显示：在新型抗精神病药物中，利培酮对性功能影响相对较大，阿立哌唑、喹硫平对性功能影响相对较小。

药物所致的男性生殖系统损害发生时间为10分钟至8年，有78.63%的损害发生在用药后30天以内，停药及对症治疗后绝大多数可以恢复或好转。而出现较晚的是乳房发育、性欲低下、前列腺增生及无精子症等，停药及对症治疗后恢复慢。抗精神病药导致的SD与其他药物相似，往往与所用药物的剂量和疗程有关。剂量越大、疗程越长，越易影响性功能。但一般是可逆的，当剂量减少或停药时，SD可以得到缓解或恢复。

抗精神病药物引起性功能障碍的机制可能通过以下几个途径影响性功能：①通过对中枢多巴胺（D_2）受体的阻滞，抑制多巴胺的释放，中枢多巴胺递质的减少使性欲降低、勃起功能减退。②多巴胺的阻滞导致血清催乳素水平提高，从而对体内激素水平产生影响，出现男性乳房发育、闭经、溢乳等；血清催乳素水平的提高，还能够抑制性活动的各个水平（如性欲望、勃起、性高潮等），导致性功能障碍的发生；另外，血清催乳素水平升高还能降低体内睾酮的水平，导致性行为的减少。③抗精神病药引起的镇静作用和体重增加，会降低性兴趣。④外周胆碱能受体拮抗、α－肾上腺素能受体阻滞，可以引起性高潮障碍、射精障碍。⑤5－羟色胺的作用机制也是产生性功能障碍的一个重要因素。5－羟色胺在中枢神经系统中是一种神经递质，而在外周神经系统中却有收缩血管和舒张血管的作用。5－羟色胺可能是通过调节血管的舒张和收缩参与性唤起的过程，同时它还作用于泌尿生殖系统的平滑肌，而且在支配性器官的神经中已经发现了它的存在，所有这些都表明，外周5－羟色胺能的活性与正常的性反应周期有关，因此改变外周5－羟色胺能活性的药物都可以影响性功能。⑥锥体外为副反应（Extrapyramidal Side Effects，EPS）和迟发性运动障碍，可以降低性功能的灵活性。

（二）抗抑郁药物

抗抑郁药是一类主要用于治疗和预防各种抑郁障碍的药物，而今其适应范围还扩大到焦虑症、强迫症、恐惧症和惊恐障碍等和5－HT相关的疾患，是临床最常用的精神药物，也是发展最快的药物。

抗抑郁药物根据受体作用机制可分为：①单胺氧化酶抑制剂（Monoamine Oxidase

Inhibitors, MAOIs)：苯乙肼、超苯环丙胺；②新一代可逆性单胺氧化酶抑制剂(Reversible Monoamine Oxidase Inhibitors, RIMAs)：吗氯贝胺；③三环类抗抑郁剂(Tricyclic Antidepressants, TCAs)：丙咪嗪、阿米替林、氯米帕明、多塞平、去甲替林、马普替林；④选择性5-HT再摄取抑制剂（Selective Serotonin Reuptake Inhibitor 5, SSRIs-5)：氟西汀、帕罗西汀、舍曲林、西酞普兰、草酸艾司西酞普兰、氟伏沙明；⑤5-HT和NE再摄取抑制剂（SNRIs)：文拉法辛、度洛西汀；⑥NE/DA摄取抑制剂(NDRI）安非他酮；⑦5-HT2A受体拮抗剂和5-HT再摄取抑制剂（SSRIs)：曲唑酮；⑧α2-肾上腺素受体拮抗剂和5-HT1，5-HT2受体拮抗剂：米安舍林；⑨NE和特异性5-HT抗抑郁药（NaSSAs)：米氮平；⑩NE再摄取抑制剂（NRIs)：瑞波西汀；⑪其他：氟哌噻吨美利曲辛片、噻奈普汀、圣·约翰草。

由于抑郁障碍本身疾病的影响，抑郁发作时可能出现兴趣下降、性欲减退、快感缺乏等性功能障碍，此时它作为疾病本身的症状存在。同时，服用抗抑郁药物治疗时，抗抑郁药也可能导致各种性功能障碍。因此，对抗抑郁药物导致性功能障碍的评估也存在一定的难度。

抗抑郁剂可能通过以下几种机制引起性功能障碍：①非特异性中枢神经作用，例如镇静，影响性兴趣和性功能。②对中枢神经递质的特异性作用，例如引起DA降低或5-HT增加。③通过神经递质对靶器官的外周作用，例如抗胆碱能药物通过影响外周肾上腺素/胆碱能平衡或α1肾上腺素能拮抗剂而导致阴茎异常勃起。④通过激素起作用，例如由于5-HT升高导致催乳素增加，从而引起性欲增强。⑤通过酶起作用，例如抑制硝酸氧化合成酶，该酶能催化阴茎和阴蒂内硝酸氧化物的生成。

抗抑郁剂的作用机制和对性功能的影响亦不同。目前研究的几种途径如下：①抗胆碱途径：抗胆碱能抑制骶索发出的副交感能纤维，使阴茎海绵体中的2级去甲肾上腺素(Noradrenaline, NE）能纤维脱抑制性兴奋，α1-肾上腺体兴奋，小梁平滑肌收缩，从而抑制充血和勃起，引起阳痿。②α1-肾上腺体途径：阻断α1-肾上腺体，在中枢，会抑制警醒，抑制兴奋；在外周，抑制外周输精管收缩，精液不能被动至尿道球，引起射精抑制和性乐高潮障碍，并通过抑制膀胱颈收缩而引起逆流性射精，激动α1-肾上腺体能抑制阴茎勃起，而阻断该受体则引起阴茎延长痛性勃起。③拟5-HT2A/抗DA_2受体途径：在DA神经元的突触前膜上，有一种异源性5-HT2A受体，该受体兴奋能抑制DA释放。当抑制黑质—纹状体通路DA释放时，引起锥体外系反应，导致性交能力减退、阴茎延长痛性勃起。当抑制下丘脑—漏斗通路递质释放时，引起催乳素释放增加，从而抑制促性腺激素、性激素分泌，导致性欲减退、阳痿。锥体外系反应和性激素分泌受抑可能抑制射精、性乐高潮。

SSRIs通过抑制突触前膜对5-HT的再摄取，提高5-HT能，激活5-HT1A受体，可促进性唤起、促进射精，激活5-HT2受体，可导致焦虑、失眠、性功能障碍的不良反应，激活5-HT3受体，可产生恶心、呕吐等胃肠道不良反应。因此，SSRIs类药物既可能促进性功能，又可能出现性功能障碍的不良反应，具体到临床对患者的影响，还得看患者的个体化的反应。SSRIs理论上抑制性欲、性唤起较轻，抑制性乐高潮较重。SSRIs引起射精延迟，在与安慰剂的对照中发现男性早泄，在予SSRIs推荐剂量治疗6周，结果显示，两组之间有明显差别，其中氟伏沙明对射精的不良影响最小。

SSRIs 所致性功能障碍与剂量有关，也可能与 5 - HT 和 DA 再摄取机制、催乳素释放的诱发、副交感神经效应、NOS 的抑制、过度积累倾向相关，并且可能随亲属的 5 - HT 和 DA 系统有不同作用类型的群体而变化。

文拉法辛与 SSRIs 相似，而丁氨苯丙酮、萘法唑酮、米氮平、噻萘普汀对性功能的影响较少。

曲唑酮引起阴茎延长痛性勃起的发生率为 0.01% ~0.1%，占所有抗抑郁药导致阴茎异常勃起的大部分。氟西汀、帕罗西汀也可导致阴茎异常勃起。曲唑酮、安非拉酮或西酞普兰可导致女性阴蒂异常勃起。阴茎延长痛性勃起的后果是：①引起排尿困难、尿潴留；②1 ~3 天的阴茎充血、缺氧可引起海绵体纤维化、永久性阳痿；③长时间阴茎充血、缺氧可引起阴茎坏疽，而不得不行阴茎切除、再造术。

（三）抗焦虑药和镇静催眠药

抗焦虑药是指用来减轻焦虑、缓解紧张和恐惧、稳定情绪的药物；镇静催眠药是指能引起镇静和近似生理性睡眠的药物。在实际应用中，这两类药物效果具有交叉性，所以常在同一章节内进行介绍。随着非苯二氮䓬类抗焦虑药和新的镇静催眠药的不断问世，这两类药在精神科领域有进一步区分的趋势。临床上评价抗焦虑药和镇静催眠药对性功能的影响存在一定的难度，有关这些药物在性功能方面的副作用，目前尚缺乏系统性的研究。

1. 安定（地西泮）

安定是苯二氮䓬类药物的典型代表，其主要作用部位在调节情绪反应的边缘系统，通过作用于苯二氮䓬类受体，抑制大脑边缘系统中海马和杏仁核神经元电活动的发放和传递。安定的抗焦虑作用效果较好，小剂量即可明显改善患者恐惧、紧张、忧虑等症状。随着使用剂量的增加，安定具有镇静和催眠作用，可明显缩短入睡时间，显著延长睡眠持续时间，减少睡眠中觉醒的次数。若剂量进一步加大，则产生抗惊厥、抗癫痫及中枢性肌肉松弛作用。通常安定可通过减轻焦虑症状而改善焦虑患者的性功能，但在大剂量情况下会引起勃起功能障碍，偶有服药者出现溢乳、月经不调、排卵障碍等副反应。

2. 巴比妥类药

巴比妥类药物是 20 世纪 50 年代最常使用的镇静催眠药物，其中枢抑制作用与激活 GABA 受体、阻断谷氨酸作用于相应的受体有关。小剂量巴比妥类药物可镇静情绪，缓解焦虑、烦躁不安的状态；中等剂量可缩短入睡时间，减少睡眠中觉醒的次数和延长睡眠时间；大剂量对心血管系统有明显的抑制作用；过量可因呼吸中枢麻痹引起死亡。由于这类药易产生耐药性及药物依赖性，现已很少使用。与苯二氮䓬类药物相似，巴比妥类药可通过镇静、抗焦虑作用解除性抑制状态，从而改善服用者的性功能。但是临床应用中发现此类药物导致服药者性欲减退、勃起功能障碍或性高潮障碍等现象更加常见，原因可能与巴比妥类药物抑制垂体促性腺激素的释放、促进肝脏对血中睾酮和雌二醇的灭活有关。

三、激素类药

（一）肾上腺皮质激素

本节主要讲述糖皮质激素对性功能的影响。

由于糖皮质激素在临床上的广泛应用，它的副作用，包括对性功能的影响受到广泛关注。尽管目前缺乏糖皮质激素对性功能影响的针对性研究，但已有其对生殖和性功能方面负面影响的报道，包括其引起男性的性欲降低、勃起功能障碍、女性月经异常，甚至闭经等。这些副作用的出现，一方面是因为滥用皮质激素可诱发糖尿病、增加泌尿生殖系感染机会、引起精神抑郁甚至紊乱；另一方面，大量外源性皮质激素进入人体内后可抑制下丘脑和垂体功能，干扰了下丘脑—垂体—性腺轴，直接或间接降低了体内性激素水平，对患者性功能产生负面影响。皮质激素对性功能产生影响的剂量因人而异，有些患者局部应用皮质激素软膏治疗皮肤病也可能发生性功能障碍。需要注意的是，在分析应用皮质激素患者性方面的有关问题时，必须考虑患者的原发病对性功能的影响，因为慢性病本身以及由慢性病产生的焦虑和抑郁状态都会对性功能产生不良影响。

（二）雄激素拮抗剂

雄激素拮抗剂具有对抗雄激素的作用。按照分子结构中是否含有类固醇结构，雄激素拮抗剂分为甾体类抗雄激素和非甾体类抗雄激素药两大类。安宫黄体酮和氟化酰胺分别为两大类雄激素拮抗剂的代表药物，它们通过减少雄激素生成、阻断雄激素前体活化为活性成分、竞争性结合雄激素受体、反馈性抑制性腺轴等方式拮抗雄激素，致使男性性欲减退、勃起功能损害和性高潮障碍。临床上常用来治疗性欲亢进。

（三）雌激素

天然雌激素主要是雌二醇。它在女性卵巢中合成，经肝脏代谢生成雌酮和雌三醇。应用最广泛的人工合成的雌激素是已烯雌酚，男性肾上腺可产生少量雌激素。此外，睾丸中部分雄激素可在支持细胞的作用下转变为雌激素。

雌激素对于促进雌性生殖器官发育成熟具有重要意义。当女性缺乏雌激素时，将会发生子宫及阴道上皮萎缩、阴道分泌功能下降，导致性交时阴道干涩、性交不适。雌激素对于雌性动物有催情、增强性欲的作用，但对于人类，此项作用似乎并不明显。由于雌激素可抑制睾酮的生成，如果男性患者摄入过多雌激素，可很快出现性欲下降、勃起功能障碍、射精功能损害和精液量减少等症状。

四、其他一些降低性功能的药物

1. M 胆碱受体阻断药

以阿托品为代表，临床常用来解除平滑肌痉挛、抑制腺体分泌、散瞳、提高心率、改善微循环和解救有机磷农药中毒。应用该类药物后，女性常常出现阴道分泌功能下降、阴道润滑性减弱、性兴奋障碍等副作用。

2. N 胆碱能受体阻断药

可作用于突触后膜的 N 胆碱受体，产生阻断神经兴奋传导、肌肉松弛的作用。应用此类药物的男性，由于植物神经受到干扰、阴茎血管反射性舒张受到抑制，可出现勃起功能障碍。

3. H_1 受体拮抗剂

以苯海拉明、异丙嗪等为代表，常用来镇静催眠和防晕止吐。明显的中枢镇静作用可降低用药者的性欲。

4. H_2 受体拮抗剂

西咪替丁作为一种 H_2 受体拮抗剂，有抗雄激素的作用，应用西咪替丁治疗胃溃疡的患者，常出现男性乳腺增生、女性溢乳等不良反应。

第三节　嗜好品与性功能

一、酒类（alcohol）

无论是动物或人类的研究均获得类似结果：长期大量饮酒时，酒精成为中枢神经系统抑制剂，可以导致雄性勃起功能障碍。酒精产生抑制效应的机制可能与下列因素有关：①下丘脑—垂体—性腺轴受到抑制，血浆睾酮含量降低；②阴茎海绵体平滑肌细胞减少；③阴茎组织中 NOS、胆碱乙酰转移酶的活性降低。

然而酒精对性功能所产生的急性效应较为复杂。Farkas 和 Rosen 观察三种不同的饮酒量下男性大学生在观看性影片时阴茎增大的程度。他们发现，酒精浓度低于酒醉水平时，即可显著地抑制勃起。同样，Witon 和 Lawson 给女性大学生不同剂量的酒类，发现在性视觉刺激时，其阴道搏动呈明显的负性效应。另有研究者认为：酒精有一种“非抑制”效应——即如果能适量地饮酒，酒精能降低个体的性抑制，既可以克服对性行为的焦虑或内疚感，又不至于妨碍性行为，其最后效果也许是有益的。部分人感觉轻松并性欲提高。有研究报告，68% 的女性和 45% 的男性认为饮酒可增加性快感，这也许就是所谓的“非抑制”理论。但亦有资料显示，酒精使女性性功能增强的人数少于 36%，而约 55% 的女性却有性功能减退的表现，要解释这种个体间反应的巨大差异，可能要考虑到药物的药理活性所占效应的比重、饮酒者的欲望、饮酒量、饮酒的场合，甚至饮酒者的人格类型等相关因素。

二、烟草（tobacco）

有关吸烟对性功能的影响问题尚缺乏系统的研究报道。现有证据表明，吸烟与女性过早绝经和宫颈癌之间存在一定的联系。吸烟是否可以抑制或增加血浆睾酮的水平，正反两方面均有支持依据。另据调查，ED 患者的吸烟率，与性功能正常、年龄相仿的男性相比，反而要低。动物实验方面的材料显示，吸烟可引起大鼠性功能降低，血、尿、睾丸体内镉（Cd）值升高，T、LH 和 β－羟化甾体脱氢酶（β－SHDH）降低以及睾丸组织水肿、瘀血、炎性变，阴茎海绵体血管壁增厚等情况。另有研究认为，香烟烟雾对低龄鼠性功能影响不大，但对老龄鼠有影响，这可能与阴茎 NOS 活性降低有关。

三、大麻（hemp）

围绕着大麻对性功能影响的问题，有相当大的争论。动物实验表明，大麻或大麻的活性成分可减少大鼠的性交行为，抑制精子生成，并降低血循环中睾酮的水平。据报道，大麻也能抑制雌性大鼠血中黄体生成素和催乳素的水平，在鼠类和灵长类，大麻都有抗排卵的效应。即使排除了种间动物的差异，这些证据也可有力地说明，大麻有影响内分泌的作用。

另外据报道，长期吸食大麻的男性可有女性型乳房，但此后的研究尚未能证实这一发现。然而，无论是短期吸大麻还是长期吸大麻均已证明可降低健康青年男性血循环中的睾酮的水平。已发现某些吸大麻的男性有勃起功能障碍，一旦停止吸大麻，则在几周内恢复性交能力。此外，长期吸食大麻会抑制精子的生成。

四、海洛因（diamorphine）和美散痛（methadone）

研究显示，在滥用海洛因的不同时期，海洛因对性功能的影响有所不同。随着对其依赖性的增强，性欲及性功能都随之明显减弱。脱毒治疗后，性功能可在短期内迅速恢复。国内杨良等研究显示，海洛因依赖者性心理、性行为和性功能都存在明显障碍，表现为98.6%的海洛因成瘾者性欲减退或丧失，性交次数由吸毒前平均 5.6 ± 1.4 次/周减少为 0.3 ± 0.1 次/周，性行为方式由吸毒前 94.8% 以性交为主改变为 84.6% 非性交接触为主；其中男性海洛因成瘾者勃起功能障碍发生率达 32.2%，女性月经异常率达 95.1%，性心理和性功能改变与吸毒水平呈正相关，吸毒人群性心理和性功能变化在毒品依赖形成过程中具有重要发病学意义；对性功能障碍的海洛因依赖者进行性功能康复临床治疗显示，性心理和性功能的恢复水平与脱毒治疗近期疗效呈正相关，从两个方面证明了海洛因对性功能的影响。有资料显示，海洛因吸毒者中，约60%的女性性欲减退，并伴有以下症状：闭经（45%）、不育（90%）、溢乳（25%）以及乳房变小（30%）。

美散痛是具有口服活性的阿片类制剂。因其作用与海洛因类似，已经成为海洛因替代性药品参与到戒毒治疗中。美散痛可降低人的性欲，并且会造成勃起困难、射精延迟甚至性高潮缺失。关于美散痛诱发性功能障碍的机制，一般认为与海洛因基本相同，但由于美散痛的作用时间长，在实际使用中，一般不出现类似海洛因的周期性性功能变化。

Azizi 等证实，经常吸海洛因和美散痛的男性，血清睾酮水平降低，并且血清中的垂体促性腺激素水平也是降低的。Cushman 研究发现，19 名嗜好海洛因的男性，12 名有性欲损害，10 名有 ED，15 名有射精延迟。然而这些海洛因嗜好者、美散痛嗜好者、近来没有吸过毒的海洛因嗜好者以及正常对照组之间，平均血浆睾酮水平并未发现显著的差异。Cicero 等证明，美散痛嗜好者中，43%的人其血清睾酮水平低于正常，但是海洛因嗜好者身上没有发现类似现象。海洛因嗜好者中，性欲抑制达 100%；美散痛嗜好者中，性欲抑制占 96.5%；两组吸毒者均较频繁出现射精延迟或不能射精。一般认为，海洛因和美散痛均可导致性功能障碍，美散痛所造成的血液睾酮水平低下程度较海洛因更为严重，但男性美散痛嗜好者的性功能障碍发生率比海洛因要少。

五、苯丙胺（amphetamine）

像酒精一样，苯丙胺“激起了性的欲望，却让行动化为泡影”。对于男性，苯丙胺常常导致勃起困难或勃起维持困难，出现阴茎疲软，使用者会感到手淫获得快感比完成性交容易得多，当然，尽管困难，阴茎硬度不够时仍有可能获得高潮。但中等剂量的苯丙胺偶尔可以导致阴茎持续勃起。极高剂量的苯丙胺可以诱发自发性性高潮，但此时往往面临癫痫、心衰、中风甚至死亡的危险。男性使用者普遍导致射精困难，且射精后有睾丸不适感。

六、可卡因（cocaine）

小剂量可卡因可以导致兴奋和欣快，常常被使用者误以为是性的兴奋。实际上，长期大剂量使用可卡因可导致性欲下降。由于局部麻醉作用，将药物与阴茎头摩擦还可以延迟射精。

和苯丙胺类似，可卡因也可以导致勃起困难和持续勃起，射精困难在大剂量使用时尤为明显，在超大剂量时，可以出现自发性高潮，但有致死风险。

（过　斌）

【本章思考题】

1. 为什么强调 PDE－5 抑制剂禁止与硝酸酯类药物合用？
2. 简述左旋多巴与溴隐亭合用协同作用的药理。
3. 简述帕罗西汀、舍曲林等抗抑郁药治疗早泄的原理。

【本章参考文献】

1. Lau L C，Adaikan P G. Mechanisms of Direct Relaxant Effect of Sildenafil，Tadalafil and Vardenafil on Corpus Cavernosum［J］. Eur J Pharmacol，2006，541（3）：184－190.

2. Althof S E，O'leary M P，Cappelleri J C，et al. Sildenafil Citrate Improves Selfesteem，Confidence，and Relationships in Men with Erectile Dysfunction：Results from an International，Multi-center，Double-blind，Placebo-controlled Trial［J］. J Sex Med，2006，3（3）：521－529.

3. Goldstein I，Carson C，Rosen R，et al. Vasomax For the Treatment of Male Erectile Dysfunction［J］. World J Urol，2001，19（1）：51－56.

4. 许士凯，李东. 性药物学［M］. 天津：天津科学技术出版社，2005.

5. 沈渔邨. 精神病学［M］. 5 版. 北京：人民卫生出版社，2009.

6. 徐晓阳，马晓年. 临床性医学［M］. 北京：人民卫生出版社，2013.

7. 甘秀国，安瑞华，钟德斌. 酒精对男性性功能的影响及其机制［J］. 中华男科学杂志，2006，12（2）：175－177.

8. 杨良，廖陆桥. 海洛因依赖者性功能损害及临床意义［J］. 中国性科学，2005，

14（6）：3－5.

9. 吕国炳. 左旋多巴在治疗阳痿36例中的临床应用［J］. 四川医学，2004，25（11）：1 185.

10. 杜文民. 药物对性功能及子代的影响［J］. 生殖与避孕，2004，24（6）：1 003－1 007.

11. 郑培良. 育亨宾治疗阳痿的药理机制与临床应用［J］. 中国药理学通报，1993，9（6）：418－420.

附录

附表1　Zung焦虑自评量表
(Self-Rating Anxiety Scale，SAS)

注意：下面有20条目，请仔细阅读每一条，然后根据自己最近1周的实际情况，在适当的方格里画“√”。

项目	很少时间有	小部分时间有	大部分时间有	绝大多数时间有
1. 我觉得比平常容易紧张和着急	1□	2□	3□	4□
2. 我无缘无故地感到害怕	1□	2□	3□	4□
3. 我容易心理烦乱或觉得惊恐	1□	2□	3□	4□
4. 我觉得我可能将要发疯	1□	2□	3□	4□
5. 我觉得一切都很好，也不会发生什么不幸	4□	3□	2□	1□
6. 我手脚发抖打战	1□	2□	3□	4□
7. 我因为头痛、头颈痛和背痛而苦恼	1□	2□	3□	4□
8. 我感觉容易衰弱和疲乏	1□	2□	3□	4□
9. 我觉得心平气和，并且容易安静坐着	4□	3□	2□	1□
10. 我觉得心跳得很快	1□	2□	3□	4□
11. 我因为一阵阵头晕而苦恼	1□	2□	3□	4□
12. 我有晕倒发作或觉得要晕倒似的	1□	2□	3□	4□
13. 我呼气吸气都感到很容易	4□	3□	2□	1□
14. 我手脚麻木和刺痛	1□	2□	3□	4□
15. 我因为胃痛和消化不良而苦恼	1□	2□	3□	4□
16. 我常常要小便	1□	2□	3□	4□
17. 我的手常常是干燥温暖的	4□	3□	2□	1□
18. 我脸红发热	1□	2□	3□	4□
19. 我容易入睡，并且一夜睡得很好	4□	3□	2□	1□
20. 我做噩梦	1□	2□	3□	4□

说明：

一、项目、定义和评分标准

SAS采用四级评分，主要评定项目为所定义的症状出现的频度，其标准为：“1”表示没有或很少时间有；“2”是小部分时间有；“3”是相当多时间有；“4”是绝大部分或全部时间有。

二、结果分析

SAS的主要统计指标为总分，经过下列式换算，$y = \text{int}\ (1.25x)$，即用总分乘以1.25以后取整数部分，就得到标准分（index score，y）。

三、参考

全国部分量表协助组对129例神经衰弱、焦虑症、抑郁性神经症患者进行检查，得出SAS的平均分为42.98±9.94。其中神经衰弱为40.52±6.62，焦虑症为45.68±11.23分。

【参考文献】

张滨. 性医学［M］. 广州：广东教育出版社，2008.

（张亚男　陈　俊）

附表2　Zung 抑郁自评量表
(Self-Rating Depression Scale, SDS)

注意：下面有20条目，请仔细阅读每一条，然后根据自己最近1周的实际情况，在适当的方格里画“√”。

项目	很少时间有	小部分时间有	大部分时间有	绝大多数时间有
1. 我觉得闷闷不乐，情绪低落	1□	2□	3□	4□
2. 我觉得一天中早晨最好	4□	3□	2□	1□
3. 我一阵阵哭出来或觉得想哭	1□	2□	3□	4□
4. 我晚上睡眠不好	1□	2□	3□	4□
5. 我吃得跟平常一样多	4□	3□	2□	1□
6. 我与异性密切接触时和以往一样感到愉快	4□	3□	2□	1□
7. 我发觉我的体重在下降	1□	2□	3□	4□
8. 我有便秘的苦恼	1□	2□	3□	4□
9. 我心跳比平常快	1□	2□	3□	4□
10. 我无缘无故地感到疲乏	1□	2□	3□	4□
11. 我的头脑跟平常一样清楚	4□	3□	2□	1□
12. 我觉得经常做的事并没有困难	4□	3□	2□	1□
13. 我觉得不安而平静不下来	1□	2□	3□	4□
14. 我对将来抱有希望	4□	3□	2□	1□
15. 我比平常容易生气激动	1□	2□	3□	4□
16. 我觉得做出决定是容易的	4□	3□	2□	1□
17. 我觉得自己是个有用的人，有人需要我	4□	3□	2□	1□
18. 我的生活过得很有意思	4□	3□	2□	1□
19. 我认为如果我死了，别人会过得好些	1□	2□	3□	4□
20. 平常感兴趣的事我仍然感兴趣	4□	3□	2□	1□

评分方法：

每一条目均采用四级评分。把20项目中的各项分数相加，即为总的粗分，然后通过公式转换：$y = \text{int} + (1.25x)$。即用粗分乘以1.25后，取其整数部分，得到标准总分，如粗分20的标准分为$20 \times 1.25 = 25$。中国部分常模结果SDS粗分的分界值为41分，标准分为53分。

【参考文献】

张滨. 性医学［M］. 广州：广东教育出版社，2008.

（陈　俊）

附表3　症状自评量表

（Symptom Check List－90，SCL－90）

注意：仔细地阅读以下每一条目，根据最近1周以内您的实际感觉，在5个方格中选择1格画“√”。

项目	没有 1	很轻 2	中等 3	偏重 4	严重 5
1. 头痛	□	□	□	□	□
2. 神经过敏，心中不踏实	□	□	□	□	□
3. 头脑中有不必要的想法或字句盘旋	□	□	□	□	□
4. 头昏或昏倒	□	□	□	□	□
5. 对异性的兴趣减退	□	□	□	□	□
6. 对旁人责备求全	□	□	□	□	□
7. 感到别人能控制您的思想	□	□	□	□	□
8. 责怪别人制造麻烦	□	□	□	□	□
9. 忘性大	□	□	□	□	□
10. 担心自己的衣饰整齐及仪态的端正	□	□	□	□	□
11. 容易烦恼和激动	□	□	□	□	□
12. 胸痛	□	□	□	□	□
13. 害怕空旷的场所或街道	□	□	□	□	□
14. 感到自己的精力下降，活动减慢	□	□	□	□	□
15. 想结束自己的生命	□	□	□	□	□
16. 听到旁人听不到的声音	□	□	□	□	□
17. 发抖	□	□	□	□	□
18. 感到大多数人都不可信任	□	□	□	□	□
19. 胃口不好	□	□	□	□	□
20. 容易哭泣	□	□	□	□	□
21. 同异性相处时感到害羞、不自在	□	□	□	□	□
22. 感到受骗、中了圈套或有人想抓住您	□	□	□	□	□
23. 无缘无故地突然感到害怕	□	□	□	□	□
24. 自己不能控制地发脾气	□	□	□	□	□
25. 怕单独出门	□	□	□	□	□
26. 经常责怪自己	□	□	□	□	□
27. 腰痛	□	□	□	□	□
28. 感到难以完成任务	□	□	□	□	□

续上表

项目	没有 1	很轻 2	中等 3	偏重 4	严重 5
29. 感到孤独	□	□	□	□	□
30. 感到苦闷	□	□	□	□	□
31. 过分担忧	□	□	□	□	□
32. 对事物不感兴趣	□	□	□	□	□
33. 感到害怕	□	□	□	□	□
34. 我的感情容易受到伤害	□	□	□	□	□
35. 旁人能知道您的私下想法	□	□	□	□	□
36. 感到别人不理解您、不同情您	□	□	□	□	□
37. 感到人们对您不友好、不喜欢您	□	□	□	□	□
38. 做事必须做得很慢，以保证正确性	□	□	□	□	□
39. 心跳得很厉害	□	□	□	□	□
40. 恶心或胃部不舒服	□	□	□	□	□
41. 感到比不上他人	□	□	□	□	□
42. 肌肉酸痛	□	□	□	□	□
43. 感到有人在监视您、谈论您	□	□	□	□	□
44. 难以入睡	□	□	□	□	□
45. 做事必须反复检查	□	□	□	□	□
46. 难以做出决定	□	□	□	□	□
47. 怕乘电车、公共汽车、地铁或火车	□	□	□	□	□
48. 呼吸有困难	□	□	□	□	□
49. 一阵阵发冷或发热	□	□	□	□	□
50. 因为感到害怕而避开某些东西、场合或活动	□	□	□	□	□
51. 脑子变空了	□	□	□	□	□
52. 身体发麻或刺痛	□	□	□	□	□
53. 喉咙有梗塞感	□	□	□	□	□
54. 感到没有前途没有希望	□	□	□	□	□
55. 不能集中注意	□	□	□	□	□
56. 感到身体的某一部分软弱无力	□	□	□	□	□
57. 感到紧张或容易紧张	□	□	□	□	□
58. 感到手或脚发重	□	□	□	□	□
59. 想到死亡的事	□	□	□	□	□
60. 吃得太多	□	□	□	□	□

续上表

项目	没有 1	很轻 2	中等 3	偏重 4	严重 5
61. 当别人看着您或谈论您时感到不自在	□	□	□	□	□
62. 有一些不属于您自己的想法	□	□	□	□	□
63. 有想打人或伤害他人的冲动	□	□	□	□	□
64. 醒得太早	□	□	□	□	□
65. 必须反复洗手、点数目或触摸某些东西	□	□	□	□	□
66. 睡得不稳不深	□	□	□	□	□
67. 有想摔坏或破坏东西的冲动	□	□	□	□	□
68. 有一些别人没有的想法或念头	□	□	□	□	□
69. 感到对别人神经过敏	□	□	□	□	□
70. 在商店或电影院等人多的地方感到不自在	□	□	□	□	□
71. 感到任何事情都很困难	□	□	□	□	□
72. 一阵阵恐惧或惊恐	□	□	□	□	□
73. 感到在公共场合吃东西很不舒服	□	□	□	□	□
74. 经常与人争论	□	□	□	□	□
75. 单独一人时神经很紧张	□	□	□	□	□
76. 别人对您的成绩没有做出恰当的评价	□	□	□	□	□
77. 即使和别人在一起也感到孤单	□	□	□	□	□
78. 感到坐立不安心神不安	□	□	□	□	□
79. 感到自己没有什么价值	□	□	□	□	□
80. 感到熟悉的东西变成陌生或不像是真的	□	□	□	□	□
81. 大叫或摔东西	□	□	□	□	□
82. 害怕会在公共场合昏倒	□	□	□	□	□
83. 感到别人想占您的便宜	□	□	□	□	□
84. 为一些有关“性”的想法而很苦恼	□	□	□	□	□
85. 您认为应该因为自己的过错而受到惩罚	□	□	□	□	□
86. 感到要赶快把事情做完	□	□	□	□	□
87. 感到自己的身体有严重问题	□	□	□	□	□
88. 从未感到和其他人很亲近	□	□	□	□	□
89. 感到自己有罪	□	□	□	□	□
90. 感到自己的脑子有毛病	□	□	□	□	□

一、项目定义和评分标准

SCL－90 表的每一个项目均采用五级评分制，具体说明如下：

1. 没有：自觉无该项症状。

2. 很轻：自觉有该项问题，但发生得并不频繁、不严重。

3. 中等：自觉有该项症状，其程度为轻到中度。

4. 偏重：自觉常有该项症状，其程度为中到严重。

5. 严重：自觉该项症状的频度和强度都十分严重。

二、统计指标

1. 单项分：90 个项目的个别评分值。

2. 总分：90 个单项分相加之和。

3. 总均分：总分/90。

4. 阳性项目数：单项分≥2 的项目数。表示患者在多少项目中呈现“有症状”，若超过 3 分，即表明该因子的症状已达到中等以上严重程度。

5. 阴性项目数：单项分 = 1 的项目数，即 90 - 阳性项目数。表示患者“无症状”的项目有多少。

6. 阳性症状均分：阳性项目总分/阳性项目数；另一计算方法为（总分 - 阴性项目数总分）/阳性项目数，表示患者在所谓阳性项目，即“有症状”项目中的平均得分，反映该患者自我感觉不佳的项目，其严重程度究竟介于哪个范围。

7. 因分子：共包括 9 个因子。

（1）躯体化：包括 1、4、12、27、40、42、48、49、52、53、56 和 58，共 12 项，主要反映主观的身体不适感。

（2）强迫症状：包括 3、9、10、28、38、45、46、51、55 和 65，共 10 项，反映临床上的强迫症状群。

（3）人际关系敏感：包括 6、21、34、36、37、41、61、69 和 73，共 9 项，主要指某些个人不自在感和自卑感，尤其是在与其他人相比较时更突出。

（4）抑郁：包括 5、14、15、20、22、26、29、30、31、32、54、71 和 79，共 13 项，反映与临床上抑郁症状群相联系的广泛的概念。

（5）焦虑：包括 2、17、23、33、39、57、72、78、80 和 86，共 10 个项目，指在临床上明显与焦虑症状群相联系的精神症状及体验。

（6）敌对：包括 11、24、63、67、74 和 81，共 6 项，主要从思维、情感及行为三方面来反映患者的敌对表现。

（7）恐怖：包括 13、25、47、50、70、75 和 82，共 7 项，它与传统的恐怖状态或广场恐怖所反映的内容基本一致。

（8）偏执：包括 8、18、43、68、76 和 83，共 6 项，主要是指猜疑和关系妄想等。

（9）精神病性：包括 7、16、35、62、77、84、85、87、88 和 90，共 10 项，其中幻听、思维播散、被洞悉感等反映精神分裂样症状项目。

19、44、59、60、64、66 及 89 共 7 个项目，未能归入上述因子，它们主要反映睡眠及饮食情况，我们在有些资料分析中，将之归为因子 10“其他”。

【参考文献】

1. 张明岛. 医学心理学［M］. 2 版. 上海：上海科学技术出版社，2004.

2. 张滨. 性医学［M］. 广州：广东教育出版社，2008.

（陈　俊）

附表4 国际勃起功能问卷-5

(International Index of Erectile Function 5，IIEF-5)

问题	0	1	2	3	4	5	得分
1. 对阴茎勃起及维持勃起有多大信心?		很低	低	中等	高	很高	
2. 受到性刺激后，有多少次阴茎能够坚挺地进入阴道?	无性活动	几乎没有或完全没有	只有几次	有时或大约一半时候	大多数时候	几乎每次或每次	
3. 性交时，有多少次能在进入阴道后保持阴茎勃起?	没有尝试性交	几乎没有或完全没有	只有几次	有时或大约一半时候	大多数时候	几乎每次或每次	
4. 性交时，保持勃起至性交完毕，有多大困难?	没有尝试性交	非常困难	很困难	有困难	有点困难	不困难	
5. 尝试性交时是否感到满足?	没有尝试性交	几乎没有或完全没有	只有几次	有时或大约一半时候	大多数时候	几乎每次或每次	

注：请根据过去6个月内的情况评估。正常值：各项得分相加，≥22分为勃起功能正常；12~21分为轻度ED；8~11分为中度ED；5~7分为重度ED。

【参考文献】

1. Rosen R C, Riley A, Wagner G, et al. The International Index of Erectile Function (IIEF): A Multidimensional Scale for Assessment of Erectile Dysfunction [J]. Urology, 1997, 49 (6): 822-830.

2. 张滨. 性医学 [M]. 广州：广东教育出版社，2008.

(张亚男 陈 俊)

附表5　阴茎勃起硬度分级评分表
(Erection Hardness Grading Scale，EHS)

Ⅰ级	阴茎只胀大但不硬	重度 ED
Ⅱ级	硬度不足以插入阴道	中度 ED
Ⅲ级	能插入阴道但不坚挺	轻度 ED
Ⅳ级	阴茎勃起坚挺	勃起功能正常

【参考文献】

Mulhall J P，Levine L A，Jünemann K P. Erection Hardness：A Unifying Factor for Defining Response in the Treatment of Erectile Dysfunction［J］. Urology，2006，68（3 Suppl）：17－25.

（陈　俊）

附表6 早泄诊断工具表

（The Premature Ejaculation Diagnostic Tool，PEDT）

问题	0	1	2	3	4
1. 对你来说延迟射精困难吗？	没有困难	有点困难	中等难度	非常困难	极度困难
2. 你有过在你意愿之前射精吗？	几乎没有	少于半数	大约一半	超过半数	几乎总是
3. 你有过在很小刺激的情况下射精吗？	几乎没有	少于半数	大约一半	超过半数	几乎总是
4. 由于在预想之前射精，你是否因此感到沮丧？	几乎没有	少于半数	大约一半	超过半数	几乎总是
5. 你对你的射精时间无法让你的伴侣达到性满足的关注度是多少？	一点也没有	轻度	一般	非常	极度

评分标准：评分≥11 分建议诊断早泄，评分为 9～10 分建议进一步评估，评分 <9 分诊断早泄概率较小。

【参考文献】

1. Althof S，Symonds T. Patient Reported Outcomes Used in the Assessment of Premature Ejaculation [M]. In：Jannini E A，McMahon C G，Waldinger M D. Premature Ejaculation Premature Ejaculation：From Etiology to Diagnosis and Treatment. New York：Springer-Verlag Italia，2013：199－212.

2. Symonds T，Perelman M A，Althof S，et al. Development and Validation of a Premature Ejaculation Diagnostic Tool [J]. Eur Urol，2007（52）：565－573.

（陈　俊）

附表7 阿拉伯早泄指数

(The Arabic Index of Premature Ejaculation，AIPE)

请根据您的情况选择一个最佳答案，每个问题只有一个答案。

问题	1	2	3	4	5
1. 你的性欲?	非常低	低	正常	高	非常高
2. 在性刺激下，你多少次能获得完成性交的坚硬勃起?	几乎从没有	很少	有时	大多数时间	几乎每次
3. 从插入到射精共花了多长时间?（使用秒表计算）	小于30秒钟	大约1分钟	1~2分钟	2~3分钟	大于3分钟
4. 延长射精时间对你来说困难吗?	几乎每次	大多数时候	有时	很少	几乎从没有
5. 你对性交的情况感到满意吗?	几乎从没有	很少	有时	大多数时候	几乎每次
6. 你的伴侣对性交的情况感到满意吗?	几乎从没有	很少	有时	大多数时候	几乎每次
7. 在性交过程中，你感到焦虑、沮丧或者紧张吗?	几乎每次	大多数时候	有时	很少	几乎从没有

评分标准：评分≤30分建议诊断早泄，评分>30分诊断无早泄；敏感性98%，特异性88%。

【参考文献】

Arafa M，Shamloul R. Development and Evaluation of the Arabic Index of Premature Ejaculation (AIPE) [J]. J Sex Med，2007，4 (6)：1 750－1 756.

（陈　俊）

附表8　中国早泄指数

(Chinese Index of Premature Ejaculation，CIPE)

问题	1	2	3	4	5	得分
1. 您平时的性欲望或性兴趣的程度如何?	很低	低	一般	较高	很高	
2. 性生活时阴茎勃起硬度足以插入阴道的频度如何?	几乎没有	少于半数	大约一半	超过半数	几乎总是	
3. 性生活时，能够维持阴茎勃起直到完成性生活的频度如何?	几乎没有	少于半数	大约一半	超过半数	几乎总是	
4. 性生活时，从阴茎插入阴道直到射精的时间有多久?	极短 <30 秒	很短 <1 分钟	短 <2 分钟	比较短 <3 分钟	不短 >3 分钟	
5. 性生活时您试图延长性交时间的困难程度如何?	很困难	困难	有些困难	一般	没困难	
6. 总体而言，您对性生活的满意程度如何?	很不满意	不满意	一般	满意	非常满意	
7. 总体而言，您的配偶对性生活的满意程度如何?	很不满意	不满意	一般	满意	非常满意	
8. 性生活时，您的配偶达到性高潮的频度如何?	几乎没有	少于半数	大约一半	超过半数	几乎总是	
9. 对圆满地完成性生活的自信程度如何?	很低	低	一般	自信	很自信	
10. 性生活时，您有多少次感到焦虑、紧张或不安?	几乎总是	多数时候	一般	少数几次	几乎没有	

评分标准：(1) 早泄患者组 CIPE 积分范围 14～36 分，平均值 (26.7±4.6) 分。正常对照组 CIPE 积分范围 34～50 分，平均值 (41.9±4.0) 分。(2) 评分≤35 分建议诊断早泄，评分>35 分诊断无早泄；敏感性 97.6%，特异性 94.74%。早泄患者轻度>13 分，中度 (10～13 分)，重度 (5～9 分)。

【参考文献】

1. Yuan Y M，Xin Z C，Jiang H，et al. Sexual function of premature ejaculation patients assayed with Chinese Index of Premature Ejaculation [J]. Asian J Androl，2004，6 (2)：121－126.

2. 袁亦铭，辛钟成，金泰乙，等. 中国早泄患者性功能评价表对早泄患者的多维评估 [J]. 中国男科学杂志，2003 (5)：302－306.

(张亚男　陈　俊)

附表9 女性性功能积分表

(Index of Female Sexual Function, IFSF)

项目	0	1	2	3	4	5	得分
1. 在过去的4周内感觉的性交不适	未性交	总有	多于半数时候	大约半数	很少	从不	
2. 在过去的4周内感觉的性交干涩	未性交	总有	多于半数时候	大约半数	很少	从不	
3. 在过去的4周内性交的次数	0次	1~2次	3~4次	5~6次	7~10次	11次以上	
4. 在过去的4周内感觉性欲的次数		从未有过	很少	大约半数	很多	总是	
5. 在过去的4周内感觉性欲的强度		极低	低	中度	高	极高	
6. 在过去的4周内对性生活的满意程度		非常不满意	不满意	满意与不满意各半	满意	非常满意	
7. 在过去的4周内对性伴侣关系的满意程度		非常不满意	不满意	满意与不满意各半	满意	非常满意	
8. 在过去的4周内性交或性刺激时感觉性高潮的次数		从未有过	很少	大约半数	很多	总是	
9. 在过去的4周内性交或性刺激时阴蒂感觉的强度		极低	低	中度	高	极高	

注：S. A. Kaplan 曾经采用 IFSF 调查30名绝经后妇女，平均分数为（24.8 ±9.8）分。

【参考文献】

1. Kaplan S A, Reis R B, Kohn I J, et al. Safety and Efficacy of Sildenafil in Postmenopausal Women with Sexual Dysfunction [J]. Urology, 1999, 53 (3): 481 -486.

2. 张滨. 性医学 [M]. 广州：广东教育出版社，2008.

（陈　俊）

附表10　女性性功能指数
(Female Sexual Function Index，FSFI)

指导语：以下问题为评估您最近4周内的性感受和性反应而设定，请您尽量清楚、真实地作答。您的回答将完全保密。在回答问题时，请参照以下定义：

性活动——包括亲吻、爱抚、自慰和阴道性交。

性交——男性将阴茎插入女性阴道内的性活动。

性刺激——包括与伴侣间的亲吻、爱抚、自慰（手淫）或性幻想。

性欲或性兴趣——是渴望与另一个体发生性关系，愿意接受伴侣的性要求，或幻想性活动等的一种感觉。

性兴奋或性唤起——为身体和精神两方面的性兴奋。包括：外阴发热或麻刺感，阴道润滑，或肌肉收缩。

1. 在过去的4周内，您感受到有性欲（性兴趣）的频率如何？
　(5) 几乎总是或总是
　(4) 大部分时间（一半以上的时间）
　(3) 有时（约一半的时间）
　(2) 较少的时间（不到一半的时间）
　(1) 几乎没有或完全没有

2. 在过去的4周内，您如何评价您的性欲（强度）？
　(5) 非常高
　(4) 高
　(3) 中度
　(2) 低
　(1) 非常低或没有

3. 在过去的4周内，在性活动或性交时，您感受到“性兴奋”（性唤起）的频率如何？
　(0) 没有性活动
　(5) 几乎总是或总是
　(4) 大部分时间（一半以上的时间）
　(3) 有时（约一半的时间）
　(2) 较少的时间（不到一半的时间）
　(1) 几乎没有或完全没有

4. 在过去的4周内，在性活动或性交时，您如何评价您的“性兴奋”（性唤起）程度？
　(0) 没有性活动
　(5) 非常高
　(4) 高

(3) 中度
(2) 低
(1) 非常低或没有

5. 在过去的 4 周内，在性活动或性交时，您对能性兴奋（性唤起）的自信程度如何？

(0) 没有性活动
(5) 非常高
(4) 高
(3) 中等
(2) 低
(1) 很低或没有

6. 在过去的 4 周内，在性活动或性交过程中，您对您的“性兴奋”感到满意的频率如何？

(0) 没有性活动
(5) 几乎总是满意或总是满意
(4) 大部分时间感到满意（一半以上的时间）
(3) 有时满意（约一半的时间）
(2) 较少的时间满意（不到一半的时间）
(1) 几乎不满意或完全不满意

7. 在过去的 4 周内，在性活动或性交时，您的阴道能够润滑（湿润）的频率如何？

(0) 没有性活动
(5) 几乎总是或总是能够
(4) 大部分时间能够（一半以上的时间）
(3) 有时能够（约一半的时间）
(2) 较少的几次能够（不到一半的时间）
(1) 几乎不能或完全不能

8. 在过去的 4 周内，您在性活动或性交过程中阴道润滑（湿润）的困难程度如何？

(0) 没有性活动
(5) 无困难
(4) 稍有困难
(3) 困难
(2) 非常困难
(1) 极度困难或完全不能

9. 在过去的 4 周内，您能够维持阴道润滑（湿润）到性活动或性交完成的频率如何？

(0) 没有性活动
(5) 几乎总是或总是能够
(4) 大部分时间能够（一半以上的时间）
(3) 有时能够（约一半的时间）

(2) 较少的几次能够（不到一半的时间）

(1) 几乎不能或完全不能

10. 在过去的4周内，您维持阴道润滑（湿润）到性活动或性交完成的困难程度如何？

(0) 没有性活动

(5) 无困难

(4) 稍有困难

(3) 困难

(2) 非常困难

(1) 极度困难或完全不能

11. 在过去的4周内，您在进行性刺激或性交时，能够达到性高潮的频率如何？

(0) 没有性活动

(5) 几乎总是或总是

(4) 大部分时间（一半以上的时间）

(3) 有时（约一半的时间）

(2) 较少的几次（不到一半的时间）

(1) 几乎不能或完全不能

12. 在过去的4周内，您在进行性刺激或性交时，达到性高潮的困难程度如何？

(0) 没有性活动

(5) 无困难

(4) 稍有困难

(3) 困难

(2) 非常困难

(1) 极度困难或完全不能

13. 在过去的4周内，您对您在性活动或性交过程中能达到性高潮的能力的满意程度如何？

(0) 没有性活动

(5) 非常满意

(4) 有些满意

(3) 既不感到满意，也不感到不满意

(2) 有些不满意

(1) 非常不满意

14. 在过去的4周内，您对在性活动或性交过程中与性伴侣的感情亲密度的满意程度如何？

(0) 没有性活动

(5) 非常满意

(4) 有些满意

(3) 既不感到满意，也不感到不满意

(2) 有些不满意

(1) 非常不满意

15. 在过去的4周内，您对与性伴侣的性关系的满意程度如何？

(0) 没有性活动
(5) 非常满意
(4) 有些满意
(3) 既不感到满意，也不感到不满意
(2) 有些不满意
(1) 非常不满意

16. 在过去的4周内，您对您性生活的总体满意程度如何？

(0) 没有性活动
(5) 非常满意
(4) 有些满意
(3) 既不感到满意，也不感到不满意
(2) 有些不满意
(1) 非常不满意

17. 在过去的4周内，您在性交过程中（阴茎反复抽插阴道期间）感到阴道疼痛或不适的频率如何？

(0) 没有性活动
(5) 几乎没有或完全没有
(4) 较少的几次（不到一半的时间）
(3) 有时（约一半的时间）
(2) 大部分时间（一半以上的时间）
(1) 几乎总是或总是

18. 在过去的4周内，您在性交结束后（阴茎不再进入阴道后）感到阴道疼痛或不适的频率如何？

(0) 没有性活动
(5) 几乎没有或完全没有
(4) 较少的几次（不到一半的时间）
(3) 有时（约一半的时间）
(2) 大部分时间（一半以上的时间）
(1) 几乎总是或总是

19. 在过去的4周内，您如何评价在性交结束后（阴茎不再进入阴道后）阴道疼痛或不适的程度？

(0) 没有尝试性交
(5) 非常低或没有
(4) 低
(3) 中度
(2) 高
(1) 非常高

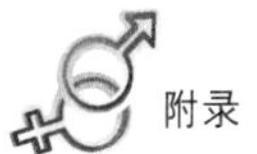

注：女性性功能指数是由 R. Rosen 等人于2000 年编制的一份用于评估女性性功能的自我报告式的调查问卷。目前 FSFI 已经被翻译成中文、日文、韩语、埃及语、土耳其语、印度语等多国语言，不同的语言版本均被证明具有较好的信度和效度，因而被世界各国广泛使用，甚至被称为“女性性功能障碍筛查的金牌工具”。

一、评定项目和方法

女性性功能指数由 19 个条目组成，分别从性欲、性唤起、阴道润滑、性高潮、性满意度以及性交痛 6 个维度对女性的性功能进行评估。包括维度得分和量表总分，维度得分等于该维度属下的各条目的得分之和乘以该维度因子；量表总分等于所有的维度得分之和（见下表）。

FSFI 的条目构成以及计分方法

维度	条目	条目得分范围	维度因子	最低分	最高分
性欲	1、2	1 ~ 5	0.6	1.2	6
性唤起	3、4、5、6	0 ~ 5	0.3	0	6
阴道润滑	7、8、9、10	0 ~ 5	0.3	0	6
性高潮	11、12、13	0 ~ 5	0.4	0	6
性满意度	14、15、16	0 或 1 ~ 5	0.4	0	6
性交痛	17、18、19	0 ~ 5	0.4	0	6
全量表总分范围				1.2	36

二、评分标准

不同语言版本的临界值略有不同。英文原版的量表总分的临界值为 26.55，各个维度得分的临界值分别为——性欲：5.0；性唤起：5.0；阴道润滑：4.95；性高潮：4.6。国内 Jiehua Ma 等研究发现，中文版 FSFI 量表总分的临界值为：23.45，各个维度得分的临界值分别为——性欲：2.7；性唤起：3.15；阴道润滑：4.05；性高潮：3.8；性交痛：3.8。如量表总分或维度得分等于或小于临界值，表示存在相应的性功能障碍。

【参考文献】

1. Rosen R, Brown C, Heiman J, et al. The Female Sexual Function Index (FSFI): A Multidimensional Self-report Instrument for the Assessment of Female Sexual Function [J]. J Sex Marital Ther, 2000, 26 (2): 191 - 208.

2. Wiegel M, Meston C, Rosen R. The Female Sexual Function Index (FSFI): Cross-validation and Development of Clinical Cutoff Scores [J]. J Sex Marital Ther, 2005, 31 (1): 1 - 20.

3. Sun X, Li C, Jin L, et al. Development and Validation of Chinese Version of Female Sexual Function Index in a Chinese Population—A Pilot Study [J]. J Sex Med, 2011, 8 (4): 1 101 - 1 111.

4. Ma J, Pan L, Lei Y, et al. Prevalence of Female Sexual Dysfunction in Urban Chinese Women Based on Cutoff Scores of the Chinese Version of the Female Sexual Function Index: A Preliminary Study [J]. J Sex Med, 2014, 11 (4): 909 - 919.

5. Meston C M, Derogatis L R. Validated Instruments for Assessing Female Sexual Function [J]. J Sex Marital Ther, 2002, 28 (Suppl 1): 155 - 164.

6. Gerstenberger E P, Rosen R C, Brewer J V, et al. Sexual Desire and the Female Sexual Function

Index (FSFI): A Sexual Desire Cutpoint for Clinical Interpretation of the FSFI in Women with and without Hypoactive Sexual Desire Disorder [J]. J Sex Med, 2010, 7 (9): 3 096 - 3 103.

7. 张爱霞, 潘连军, 陈湘玉, 等. 南京市城区女性性功能障碍的调查 [J]. 中华男科学杂志, 2011, 17 (6): 488 - 491.

(甘照宇　陈　俊)

附表11 ADAM问卷

（Androgen Deficiency in the Aging Male Questionnaire，ADAM）

问题	是	否
1. 是否有性欲减退?		
2. 是否有体能下降?		
3. 是否有体力和（或）耐力下降?		
4. 是否有身高降低?		
5. 是否有生活乐趣降低?		
6. 是否有忧伤和（或）脾气不好?		
7. 是否有勃起不坚?		
8. 体育运动能力最近是否有下降?		
9. 餐后是否爱打瞌睡?		
10. 最近的工作表现是否不佳?		

判定标准：对每个问题回答“是”或“否”，问题1或问题7或任何3个其他问题回答“是”即定为阳性问卷。

【参考文献】

邓春华. 男性性功能减退症诊疗手册［M］. 北京：人民卫生出版社，2009：35－101.

（陈 俊）

附表12 老年男性症状问卷
（Aging Male Symptoms Questionnaire，AMS）

下列哪些症状已经发生在您的身上？请将您的答案标示在相应栏位中。如果您并没有下列所描述的症状，请将答案标示在“无症状”的栏位中。

症状	无症状	轻微	中度	严重	非常严重
	1	2	3	4	5
1. 感到总体健康状况下降（总体健康状况，主观感受）					
2. 关节痛与肌肉痛（腰痛、关节痛征，四肢痛、全背痛）					
3. 多汗（非预期的或突然的阵汗，非劳力性潮热）					
4. 睡眠障碍（入睡困难、睡眠过程障碍、早醒和感觉疲劳、睡眠不好，失眠）					
5. 需要增加睡眠时间，常常感到疲劳					
6. 烦躁易怒（爱发脾气、为小事生气、情绪化）					
7. 神经质（内心压力、焦虑、烦躁不安）					
8. 焦虑不安（感到惊恐）					
9. 体力极差，缺乏活力（表现总体下降、活动减少、对休闲活动缺乏兴趣、感到做事少和收获少、感到必须强迫自己参加一些活动）					
10. 肌肉力量减少（感到无力）					
11. 情绪忧郁（情绪低落、忧伤、几乎落泪、缺乏动力、情绪波动、感到做什么事都没有意思）					
12. 感到个人已走了下坡路					
13. 感觉到精疲力竭，人生已到了最低点					
14. 胡须生长减少					
15. 性生活的能力及频率减少					
16. 晨间勃起次数减少					
17. 性欲减退（性活动失去愉悦感、缺乏性交欲望）					
除上述症状之外，您是否还有其他的症状？如果有请描述：					

备注：（1）1～5，9～10项目为躯体分量表；6～8，11，13项目为心理学分量表；12，14～17项目为性分量表。

（2）以上每项症状的评分：没有 =1 分，轻度 =2 分，中度 =3 分，重度 =4 分，极重 =5 分；所有症状评分累加为总分。

（3）总分评价如下：

总分	17～26分	27～36分	37～49分	≥50分
症状严重程度	没有	轻度	中度	重度

（4）解读：该量表可以作为治疗LOH疗效的独立预测指标。阳性预测率为89%，敏感性96%，特异性30%。

【参考文献】

邓春华. 男性性功能减退症诊疗手册［M］. 北京：人民卫生出版社，2009：35－101.

（陈　俊）

附表13　中国中老年男子筛查LOH推荐调查表
(Symptomatic Inventory for Screening Late Onset Hypogonadism in Males, SILOH)

症状	半数以上时间	半数时间	少数时间	没有
体能症状				
1. 是否感到容易疲劳?				
2. 是否有肌肉或骨关节痛?				
精神神经症状				
3. 是否有潮热阵汗?				
4. 是否有烦躁易怒?				
5. 是否有无原因的惊恐不安?				
6. 是否有记忆力减退?				
7. 是否失去生活的乐趣?				
性功能症状				
8. 是否对女人失去兴趣?				
9. 是否对性生活感到厌倦?				
10. 是否有晨间自发勃起消失?				
11. 是否有勃起功能障碍?				
12. 是否有胡须或阴毛脱落?				

评分标准：以最近6个月的个人感受为依据。该项症状半数以上时间记1分，半数时间记2分，少数时间记3分，没有记4分。总分≤18分为重度症状，18~24分为中度症状，24~36分为轻度症状，总分>36分为正常。有轻度症状以上的患者应进一步做血清雄激素水平测定。

【参考文献】

邓春华. 男性性功能减退症诊疗手册［M］. 北京：人民卫生出版社，2009：35-101.

（陈　俊）